全国卫生职业教育康复治疗类应用技能型
人才培养"十四五"规划教材

供康复治疗技术及相关专业使用

康复评定技术

U0278832

主　编	杨　毅　卢健敏
副主编	章　琪　庄洪波　张　雪　梁志刚
编　者	（按姓氏笔画排序）

	王　维	沧州医学高等专科学校
	卢健敏	泉州医学高等专科学校
	伍继刚	湖南环境生物职业技术学院
	庄洪波	湘潭医卫职业技术学院
	杨　毅	湖北职业技术学院
	肖　娟	随州职业技术学院
	张　雪	广州卫生职业技术学院
	张华锴	郑州工业应用技术学院
	陈　双	萍乡卫生职业学院
	易佳丽	辽宁医药职业学院
	郑子豪	仙桃职业学院
	孟晓旭	兴安职业技术学院
	章　琪	宁波卫生职业技术学院
	梁志刚	邢台医学高等专科学校
编写秘书	蒋　欣	湖北职业技术学院

华中科技大学出版社
http://www.hustp.com
中国·武汉

内 容 简 介

本教材是全国卫生职业教育康复治疗类应用技能型人才培养"十四五"规划教材。

本教材共9章,内容包括绪论、人体形态评定技术、躯体功能评定技术、特殊评定技术、神经-肌肉电生理检查技术、日常生活活动能力评定技术、精神心理功能评定技术、言语与吞咽功能评定技术、生活质量与社会功能评定技术。

本教材主要供职业院校康复治疗技术专业教学使用,也可作为康复治疗专业工作者及其他医疗卫生人员的阅读参考书。

图书在版编目(CIP)数据

康复评定技术/杨毅,卢健敏主编.—武汉:华中科技大学出版社,2022.6
ISBN 978-7-5680-8227-3

Ⅰ.①康… Ⅱ.①杨… ②卢… Ⅲ.①康复评定-高等职业教育-教材 Ⅳ.①R49

中国版本图书馆 CIP 数据核字(2022)第 079138 号

康复评定技术
Kangfu Pingding Jishu

杨　毅　卢健敏　主编

策划编辑:罗　伟
责任编辑:张　琳
封面设计:原色设计
责任校对:阮　敏
责任监印:周治超
出版发行:华中科技大学出版社(中国·武汉)　　电话:(027)81321913
　　　　　武汉市东湖新技术开发区华工科技园　　邮编:430223
录　　排:华中科技大学惠友文印中心
印　　刷:武汉市籍缘印刷厂
开　　本:880mm×1230mm　1/16
印　　张:21.25
字　　数:613千字
版　　次:2022年6月第1版第1次印刷
定　　价:69.80元

全国卫生职业教育康复治疗类
应用技能型人才培养"十四五"规划教材

编委会

丛书顾问 文历阳　胡　野

主任委员 王左生

委员（按姓氏笔画排序）

马　金	辽宁医药职业学院	汪　洋	湖北中医药高等专科学校
马国红	天门职业学院	张　俊	重庆城市管理职业学院
王小兵	金华职业技术学院	张光宇	重庆三峡医药高等专科学校
左天香	安徽中医药高等专科学校	张志明	顺德职业技术学院
卢健敏	泉州医学高等专科学校	张绍岚	江苏医药职业学院
叶泾翔	皖西卫生职业学院	张维杰	宝鸡职业技术学院
任国锋	仙桃职业学院	陈春华	南阳医学高等专科学校
刘　洋	长春医学高等专科学校	范秀英	聊城职业技术学院
刘　敏	周口职业技术学院	尚　江	山东医学高等专科学校
刘　尊	沧州医学高等专科学校	罗　萍	湖北职业技术学院
刘　静	武汉民政职业学院	罗文伟	阿克苏职业技术学院
刘金义	随州职业技术学院	孟令杰	郑州铁路职业技术学院
刘勇华	黄河科技学院	赵其辉	湖南环境生物职业技术学院
刘铁英	长春医学高等专科学校	宫健伟	滨州医学院
许　萍	上海健康医学院	黄　薇	昆明卫生职业学院
许　智	湖北职业技术学院	黄先平	鄂州职业大学
杜　平	齐齐哈尔医学院	黄拥军	清远职业技术学院
李　渤	聊城职业技术学院	黄岩松	长沙民政职业技术学院
杨延平	陕西能源职业技术学院	崔剑平	邢台医学高等专科学校
肖文冲	铜仁职业技术学院	彭　力	太和医院
何　侃	南京特殊教育师范学院	税晓平	四川中医药高等专科学校
辛增辉	广东岭南职业技术学院	曾　西	郑州大学第一附属医院
汪　欢	随州职业技术学院	薛秀琍	郑州澍青医学高等专科学校

编写秘书 罗　伟　史燕丽

网络增值服务使用说明

欢迎使用华中科技大学出版社医学资源网yixue.hustp.com

1.教师使用流程

（1）登录网址：**http://yixue.hustp.com** （注册时请选择教师用户）

（2）审核通过后，您可以在网站使用以下功能：

管理学生

建立课程　　　　　　　　　布置作业

下载教学　　　　　　教师　　　　　查询学生学习
资源　　　　　　　　　　　　　　　记录等

2.学员使用流程

建议学员在PC端完成注册、登录、完善个人信息的操作。

（1）PC端学员操作步骤

①登录网址：**http://yixue.hustp.com** （注册时请选择普通用户）

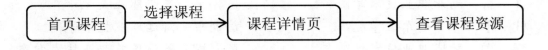

②查看课程资源

如有学习码，请在个人中心-学习码验证中先验证，再进行操作。

| 首页课程 | →选择课程→ | 课程详情页 | → | 查看课程资源 |

（2）手机端扫码操作步骤

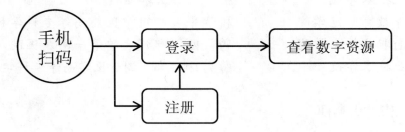

随着我国经济的持续发展和教育体系、结构的重大调整,职业教育办学思想、培养目标随之发生了重大变化,人们对职业教育的认识也发生了本质性的转变。我国已将发展职业教育作为重要的国家战略之一,高等职业教育成为高等教育的重要组成部分。作为高等职业教育重要组成部分的高等卫生职业教育也取得了长足的发展,为国家输送了大批高素质技能型、应用型医疗卫生人才。

康复医学现已与保健医学、预防医学、临床医学并列成为现代医学的四大分支之一。现代康复医学在我国发展有 30 多年历史,是一个年轻但涉及众多专业的医学学科,在我国虽然起步较晚,但发展很快,势头良好,在维护人民群众身体健康、提高生存质量等方面起到了不可替代的作用。

2017 年国务院办公厅发布的《关于深化医教协同进一步推进医学教育改革与发展的意见》中明确指出,高等医学教育必须"坚持质量为上,紧紧围绕人才培养质量要素,深化教育教学改革,注重临床实践能力培养","以基层为重点,以岗位胜任能力为核心,围绕各类人才职业发展需求,分层分类制定医学教育指南,遴选开发优质教材"。高等卫生职业教育发展的新形势使得目前使用的教材与新形势下的教学要求不相适应的矛盾日益突出,加强高职高专医学教材建设成为各院校的迫切要求,新一轮教材建设迫在眉睫。

为了更好地顺应我国高等卫生职业教育教学与医疗卫生事业的新形势和新要求,贯彻落实《国家中长期教育改革和发展规划纲要(2010—2020 年)》中"以服务为宗旨,以就业为导向"的思想精神,以及国家《职业教育与继续教育 2017 年工作要点》的要求,充分发挥教材建设在提高人才培养质量中的基础性作用,同时,也为了配合教育部"十四五"规划教材建设,进一步提高教材质量,在认真、细致调研的基础上,在全国卫生职业教育教学指导委员会专家和部分高职高专示范院校领导的指导下,我们组织了全国近 40 所高职高专医药院校的近 200 位老师编写了这套以医教协同为特点的全国卫生职业教育康复治疗类应用技能型人才培养"十四五"规划教材,并得到了参编院校的大力支持。

本套教材充分体现新一轮教学计划的特色,强调以就业为导向、以能力为本位、以岗位需求为标准的原则,按照技能型、服务型高素质劳动者的培养目标,坚持"五性"(思想性、科学性、先进性、启发性、适用性)和"三基"(基本理论、基本知识、基本技能)要求,着重突出以下编写特点:

(1)紧扣最新专业目录、教学计划和教学大纲,科学、规范,具有鲜明的高等卫生职业教育特色。

(2)密切结合最新高等职业教育康复治疗技术专业教育基本标准,紧密围绕执业资格标准和工作岗位需要,与康复治疗师资格考试相衔接。

(3)突出体现"医教协同"的人才培养模式,以及课程建设与教学改革的最新成果。

(4)基础课教材以"必需、够用"为原则,专业课程重点强调"针对性"和"适用性"。

(5)内容体系整体优化,注重相关教材内容的联系和衔接,避免遗漏和不必要的重复。

(6)探索案例式教学方法,倡导主动学习,科学设置章节(学习情境),努力提高教材的趣味性、可读性和简约性。

(7)采用"互联网+"思维的教材编写理念,增加大量数字资源,构建信息量丰富、学习手段灵活、学习方式多元的立体化教材,实现纸媒教材与富媒体资源的融合。

这套新一轮规划教材得到了各院校的大力支持和高度关注,它将为新时期高等卫生职业教育的发展做出贡献。我们衷心希望这套教材能在相关课程的教学中发挥积极作用,并得到读者的青睐。我们也相信这套教材在使用过程中,通过教学实践的检验和实际问题的解决,能不断得到改进、完善和提高。

全国卫生职业教育康复治疗类应用技能型人才培养
"十四五"规划教材编写委员会

前　言

Preface

随着经济社会的进一步发展，以及国家健康战略的调整，康复医学越来越受到重视。随着国家医疗体制的进一步完善，康复医疗成为大众医疗。人们对康复医疗的技术和质量要求越来越高，临床的现实需求也促进了康复医疗技术的快速发展和康复医疗质量的提高。

康复评定作为康复医疗的重要组成部分，是发展康复医疗技术、提高康复医疗质量的先导和基础。另外随着早期康复、社区康复的增多，以及神经康复、肌骨康复、心肺康复、重症康复等细分领域的增加，对康复评定技术提出了新的、更高的要求。

在康复治疗技术专业教学中，"康复评定技术"既是专业核心课程之一，也是后续"运动治疗技术""作业治疗技术""言语治疗技术""临床疾病康复"等重要专业课程的桥梁和基础。康复评定技术是康复治疗工作者必须掌握的专业技能，没有康复评定就没有康复治疗。

本教材在内容的选取和编排上，紧密结合国家康复治疗师（士）专业技术资格考试大纲的要求，遵从康复治疗技术专业国家教学标准及相关课程标准，符合基于工作过程导向的康复治疗岗位职业能力要求，同时也征求了国内部分康复医疗专家和康复教育专家的意见。

在编写过程中，严格遵循职业教育的认知规律，体现"三教"改革的基本思想，突出课程思政的基本内涵，坚持"三基"（基本理论、基本知识、基本技能）、"五性"（思想性、科学性、先进性、启发性、适用性）、"三特定"（特定学制、特定专业方向、特定对象）的基本原则。

本教材每节都以案例引导为起点组织内容，最后利用该节的评定知识对案例进行解析，并配有单项选择题、名词解释、简答题等能力检测题，以便于学生复习巩固。

本教材共9章，以实用、够用为原则组织编写每章的内容。第一章为康复评定绪论（总论），第二章至第九章分别介绍了人体形态评定、躯体功能评定、特殊评定、神经-肌肉电生理检查、日常生活活动能力评定、精神心理功能评定、言语与吞咽功能评定、生活质量与社会功能评定技术。本教材案例、图表丰富，增强了阅读的直观感和真实感，便于教师教授以及学生学习、实践。本教材是数字融合教材，扫描书中二维码可获取更多学习资源。

本教材主要供职业院校康复治疗技术专业教学使用，也可作为康复治疗专业工作者及其他医疗卫生人员的阅读参考书。

在本教材编写过程中,得到了康复医学界同仁和各编者院校的大力支持,在此一并表示感谢。由于康复治疗技术日新月异,加之编者水平有限,书中难免有不当和疏漏之处,恳请各位读者批评和指正。

编　者

目　录

MULU

第 一 章　绪论　1

　　第一节　康复评定概述　/1
　　第二节　康复评定的方法与实施　/7

第 二 章　人体形态评定技术　12

　　第一节　人体测量　/12
　　第二节　人体姿势评定　/21

第 三 章　躯体功能评定技术　28

　　第一节　关节活动度评定技术　/28
　　第二节　肌力评定技术　/45
　　第三节　肌张力评定技术　/67
　　第四节　感觉功能评定技术　/77
　　第五节　神经反射评定技术　/84
　　第六节　发育性反射与反应评定技术　/92
　　第七节　平衡功能评定技术　/105
　　第八节　协调功能评定技术　/115
　　第九节　步态分析　/120
　　第十节　运动控制功能评定技术　/134
　　第十一节　心肺功能评定技术　/152

第 四 章　特殊评定技术　166

　　第一节　疼痛的评定技术　/166
　　第二节　骨科特殊检查技术　/172
　　第三节　环境评定技术　/185

第 五 章　神经-肌肉电生理检查技术　192

　　第一节　肌电图检查技术　/192
　　第二节　神经传导速度检查技术　/203

第三节　诱发电位检查技术　　　　　　　　　　　　　　/209

第六章　日常生活活动能力评定技术　　　214

第一节　日常生活活动能力评定概述　　　　　　　　　/214
第二节　Barthel 指数评定技术　　　　　　　　　　　/217
第三节　功能独立性评定技术　　　　　　　　　　　　/228
第四节　功能综合评定技术　　　　　　　　　　　　　/236
第五节　功能活动问卷和快速残疾评定技术　　　　　　/239

第七章　精神心理功能评定技术　　　244

第一节　认知功能评定技术　　　　　　　　　　　　　/244
第二节　人格评定技术　　　　　　　　　　　　　　　/253
第三节　情绪情感评定技术　　　　　　　　　　　　　/258

第八章　言语与吞咽功能评定技术　　　265

第一节　失语症评定技术　　　　　　　　　　　　　　/265
第二节　构音障碍评定技术　　　　　　　　　　　　　/278
第三节　儿童语言发育迟缓评定技术　　　　　　　　　/289
第四节　吞咽功能评定技术　　　　　　　　　　　　　/295

第九章　生活质量与社会功能评定技术　　　305

第一节　生活质量评定技术　　　　　　　　　　　　　/305
第二节　职业能力评定技术　　　　　　　　　　　　　/314

参考文献　　　　　　　　　　　　　　　　　　　　　/329

第一章 绪 论

第一节 康复评定概述

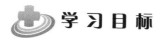学习目标

【知识目标】

1. 掌握康复评定的概念。
2. 掌握康复评定的目的和意义。
3. 熟悉康复评定量表信度与效度检验内容。
4. 了解康复评定与临床诊断的区别。

【能力目标】

1. 培养医疗工作中的康复评定思维。
2. 客观理解康复评定的内涵,学会运用评判性思维分析康复医学实践中的功能障碍问题。

案 例 引 导

案例:患者王某某,男,62岁,工程师,因左侧肢体活动不利5天入院。既往有5年高血压病史。急查颅脑CT显示右侧基底节区脑梗死。发病以来无头痛、恶心、呕吐、意识障碍及大小便障碍。查体:心肺功能基本正常,血压160/90 mmHg。收入康复医学科治疗。

问题:1. 患者为何收入康复医学科治疗?

2. 康复医生接诊患者后首先要做的工作是什么?

一、康复评定的概念和内容

(一)概念

康复评定(rehabilitation evaluation)是对病、伤、残者的功能状况及其水平进行客观、定性及定量的描述,并对结果做出合理解释的过程,又称为功能评定。康复评定是在临床检查的基础上,收集患者的病史和医疗信息等,用客观的方法有效和准确地评定患者功能障碍的种类、性质、部位、范围、严重程度和预后过程,是康复工作流程中的一个重要环节。也是对患者各方面情况

Note

1

的收集、量化、分析以及与正常标准进行比较的过程。它是康复目标得以实现和康复治疗得以实施的前提条件。准确客观地进行康复评定,有利于制订科学合理的康复目标和康复治疗方案,充分挖掘患者的潜能,最大限度地恢复患者的功能。

（二）内容

康复评定分为临床评定和功能评定两个部分:前者是对疾病、功能障碍和临床的全部资料进行综合评定的过程,包括症状、体征、疾病诊断、各种辅助检查结果及患者总体身心状况等;功能评定包括单项功能评定和总体功能评定等,如肌力评定、关节活动度评定和日常生活活动能力评定等。具体有病史询问、体格检查、功能评定等内容。

1. 一般资料　姓名、性别、年龄、婚姻、籍贯、职业、民族、住址、门诊或入院日期、病史来源及可靠性。

2. 主诉　患者就诊的主要症状或体征和发病期限。

3. 现病史　病史的主要部分,包括现在所患疾病的最初症状,到就诊时其发生、发展、变化及诊疗过程。现病史包括以下内容:①起病情况,起病日期、起病缓急、可能原因及诱因;②重要症状的系统描述,部位、性质、持续时间、程度、缓解方式及伴发症状等;③病情的发展及演变;④诊疗经过,患者发病后接受检查与治疗的经过;⑤一般状况,包括病后精神状态、出汗、饮食、大小便、睡眠、体重改变及体力情况等。

4. 既往史　既往一般健康状况,包括系统查询。传染病史及接触史、局部病灶史、外伤手术史、预防接种史、过敏史、冶游及性病史、呼吸系统、循环系统、消化系统、内分泌系统、关节及运动系统等系统疾病查询。

5. 个人史　生活方式、生活习惯、饮食嗜好、经济情况、文化水平、职业性质等。

6. 婚姻及生育史　结婚、孕育及爱人健康情况等。

7. 家族史　家中成员健康情况,有无传染病(如结核病、梅毒等)及与遗传有关的疾病(如血友病、糖尿病、高血压、精神病等)或与患者类似疾病之病史等情况。

8. 体格检查　康复医学体格检查范围有生命体征、皮肤和淋巴、头和五官、颈部、胸部、心脏和周围血管系统、腹部、泌尿生殖系统、肌肉骨骼系统、神经系统检查等。其中对肌肉骨骼系统、神经系统的检查非常关键,有利于评定患者现存的功能水平及功能障碍的情况。肌肉骨骼系统检查内容包括视诊、触诊、关节活动度、关节稳定度和肌力评定等;神经系统检查内容包括精神状态、言语与语言功能、脑神经、反射、中枢性运动整合、感觉和知觉评定等。

9. 功能评定　包括躯体功能、言语(交流)功能、精神心理功能及社会适应功能的评定四个方面内容。其中躯体功能评定包括肌力评定、肌张力评定、关节活动度评定、步态分析、平衡与协调能力评定、偏瘫运动功能评定等。根据 2001 年《国际功能、残疾和健康分类》(International Classification of Functioning Disability and Health,ICF)的精神,对功能障碍分三个层次进行评定,即身体功能/结构与病损、活动与活动受限以及参与与参与受限,但个人因素和环境因素往往会影响患者功能的发挥。

二、康复评定的对象

康复评定的对象为所有需要康复治疗的功能障碍者,包括残疾人、慢性病患者、老年人、手术后或急性病恢复期患者等。对功能障碍进行分析、评价是康复评定的工作内容。世界卫生组织为推动残疾预防和康复事业的发展,先后对功能障碍者进行了不同分类。

（一）残损、残疾和残障

世界卫生组织于 1980 年公布了《国际残损、残疾和残障分类》(International Classification of Impairments Disabilities and Handicaps,ICIDH),它从器官、个体和社会三个层次的功能损害程度,把残疾分为残损(impairment)、残疾(disability)和残障(handicap)。

1. 残损　残损是指解剖结构、生理功能或心理状态的任何异常或丧失,对独立生活、工作和学习有一定程度的影响,但个人生活仍能自理,其影响局限在组织器官水平上,是生物器官或系统水平上的功能障碍。残损主要包括:①心理残损;②智力残损;③语言残损;④视力残损;⑤听力残损;⑥内脏残损;⑦骨骼残损;⑧畸形;⑨综合性残损等。

2. 残疾　狭义的残疾是指由于身体组织结构和功能缺损较严重,身体、精神和智力活动明显障碍,以致患者以正常的方式进行独立日常生活和工作的能力受限或丧失,其影响在个体水平上,是个体或整体水平上的功能障碍。残疾主要包括:①行为残疾;②交流残疾;③运动残疾;④身体姿势和活动残疾;⑤技能活动残疾;⑥生活自理残疾;⑦环境适应残疾等。

3. 残障　残障是指由于形态功能缺损和个体能力障碍严重,不但个人生活不能自理,甚至影响到学习、工作和社会生活。个人无法完成文化、经济等社会活动,属于社会水平的功能障碍。残障主要包括:①定向识别残障;②身体自主残障;③行动残障;④社会活动残障;⑤就业残障;⑥经济自立残障等。

（二）身体功能/结构与病损、活动与活动受限、参与与参与局限

随着世界人口的老龄化,卫生保健服务系统的不断完善,医疗模式也发生了转变,其服务的方面更趋全面。原有的关于残损、残疾与残障等模式也越来越不能满足卫生与康复事业发展的需要,迫切需要建立新的理论模式与分类系统,以适应对残疾认识的社会变化的需要。在 2001 年 5 月第 54 届世界卫生大会上,通过决议并正式颁布了《国际功能、残疾和健康分类》(ICF)。ICF 从三个层面获取与健康和残疾有关的资料,不仅适用于残疾人,也适用于病损者和健康人。

1. 身体功能/结构与病损　身体功能是指身体系统的生理功能和心理功能。身体结构是指身体的解剖部位,诸如器官、肢体及其组成部分。身体的正常结构是身心功能正常发挥的基础,二者不可相互取代。病损是指身体的结构或功能上出现了显著的变异或缺失,指各种原因导致的身体结构、外形、器官或系统生理功能以及心理功能损害,是在身体各系统功能和结构水平上评定功能障碍的严重程度。病损者的功能活动、正常生活和工作有一定影响,但仍能达到日常活动能力自理。

2. 活动与活动受限　这里的活动是指个体水平上的活动,是个体执行一项任务或行为,涉及与生活有关的所有个人活动,是一种综合应用身体功能的能力。活动受限是指个体按正常方式进行的日常活动能力丧失和工作能力的受限,是从个体或整体完成任务、进行活动的水平上评定功能障碍的严重程度。活动与活动受限具体包括行为、交流、生活自理、运动、身体姿势和活动、技能活动和环境处理等方面的活动受限。活动受限可由病损发展而来。

3. 参与与参与受限　参与是指与健康状态、身体功能和结构、活动及相关因素有关的个人生活经历,是与个人生活各方面功能有关的社会状况,包括社会对个人功能水平的反应,参与是个体与内外在因素相互作用的结果,体现在社会水平上,是健康状态的一个方面。参与层面上需要解决个体如何在特定的健康和功能状况下努力生存的问题。参与受限是指由于病损、活动受限或其他原因导致个体参与社会活动的能力受限,影响和限制个体在社会上的交往,导致工作、学习、社交不能独立进行。参与受限是社会水平功能障碍评价的一个指标。常见的参与受限包括定向识别、身体自主、就业、社会活动、经济自主等受限。参与受限直接受社会环境影响。用参与或参与是否受限代替残障,可以更全面地说明与病损和活动有关的社会活动。参与是一个复杂的过程,不仅受到个体健康状况不良或病损、活动限制等残疾因素的影响,也受到个体及其所生活的环境的影响。

三、康复评定的目的和意义

（一）康复评定的目的

康复评定是康复医学的重要环节和组成部分,如果康复医师或治疗师对患者功能障碍缺乏

正确客观的评定,就无法制订科学合理的康复计划,难以让患者获得理想的功能恢复,难以客观评价康复治疗效果。所以康复评定是制订康复治疗计划的前提和基础,也是评价康复治疗效果的重要依据。康复评定的目的包括以下几个方面。

1.明确功能障碍的性质和程度 通过评定,可以准确地掌握现存功能障碍的种类以及障碍的严重程度等信息。如残疾者在人体形态、关节功能、肌肉功能、运动功能的控制能力及反射与平衡、步态、认知等方面的功能是否存在障碍,以及相关功能的障碍程度。

2.分析功能障碍发生的原因 通过评定,可以准确地判断组织、器官或系统损伤与功能障碍之间的因果关系。进而分析阻碍患者功能恢复、回归家庭生活与社会生活的内在和外在因素,最后才能制订出合理的康复目标以及有效的康复计划。

3.指导康复治疗项目的选择 在康复评定的基础上,根据患者存在的功能障碍种类及其程度,特别是针对功能障碍发生的原因选择运动治疗、物理因子治疗、作业治疗、言语治疗、心理治疗、文体治疗以及康复工程治疗等。

4.指导设定康复目标 确定了功能障碍问题及其发生的原因后,才能依据康复评定的结果和数据来设定与之相关的近期康复目标和远期康复目标,即近期和远期所能达到的康复效果。相反,如果没有康复评定的结果,或者康复评定的结果模糊或不准确,不仅会使康复目标的设定发生偏差,也可能会误导患者对预期效果的期望,出现期望值过高、抱有幻想,或悲观失望、对治疗失去信心等情况。

5.指导制订康复治疗计划 患者年龄、职业、文化程度、家庭状况不同,其康复目标和要求也不一样,所以康复治疗方案因人而异。不同类别的功能障碍,以及同一类型不同原因、不同程度的功能障碍,所采取的康复措施与方法是不同的,且同类型的康复举措在实施过程中也会因功能障碍原因、程度、范围的不同而有着不同的侧重点。只有以准确客观的康复评定结果为基础,才能制订出科学有效的康复治疗计划。

例如,同样是肌肉瘫痪,如果是周围神经损伤所致,则康复治疗要以肌力强化训练为主;但如果是中枢神经系统损伤所致,则康复治疗就要以神经生理学疗法为主,如果错误地进行肌力强化训练,则会导致肌肉痉挛及异常运动模式的出现。

再如,同样是关节活动受限,如果是关节周围软组织长时间制动而短缩所致,则康复治疗就要以牵张短缩的软组织为主要手段;如果是软组织水肿、疼痛、痉挛所致,则康复治疗就要以纠正基础性病变为主要手段,进行消肿、止痛、抗痉挛治疗;如果是骨性关节强直所致,则其功能的改善主要依赖于手术治疗,然后再运用以代偿技术或方法为主的康复治疗手段。所以,科学的康复治疗计划和方案必须以正确的康复评定为基础。

6.判定康复疗效 在实际工作中,康复治疗经过一个时间阶段后,要再次进行康复评定,以了解康复治疗效果,判定有效或无效。并根据再次评定的结果,指导制订或修改下一阶段的治疗计划,继续治疗,然后再评定、再治疗,直至达到既定的康复目标。

7.判断预后 由于功能障碍的类别、范围或程度不同,其康复进程和结局也会不同,不同的结局对患者今后的学习、生活、工作的影响也会各异。通过对患者进行全面的康复评定,可以对患者的康复结局,以及今后的学习、生活、工作状态做出比较客观、合理的预测和判断,也能让患者及其家属对未来有一个预期值和心理准备,避免患者及其家属对康复的期望值过低或过高。

（二）康复评定的意义

康复评定是康复医学的基础性工作,康复评定贯穿于整个康复过程,是制订康复治疗方案的前提条件,所以说,没有康复评定,就没有康复治疗。康复评定的意义在于以下方面。

1.有利于患者了解自身疾病和功能状况 通过康复评定,帮助患者重新认识自己,加深了解疾病和活动能力,提高对康复治疗的信心和积极性,使他们主动参与到长期的康复治疗过程中。

知识链接

2. 有利于实施科学合理的康复治疗计划 通过对患者进行全面、系统、准确地评定,康复医师与康复治疗师容易早期发现问题,弥补临床检查与诊断带来的不足之处,便于制订科学合理的康复治疗计划,并依托训练有素的康复治疗师来实施。

3. 有利于发现社会康复方面存在的问题 通过对患者活动功能与社会参与水平的评定,有利于发现社会对提供资助、改进服务质量、改善社会环境状况及制定政策法规方面所存在的不足之处,可以作为社会对残疾人提供适当帮助的依据。

四、康复评定的信度与效度

任何技术和设备应用于医学临床必须具备科学性,而科学性要求其信度高、效度好,灵敏度高。评定工具(包括设备、量表)的性能直接影响评定结果的质量。所以在选用评定工具时首先需要评价其性能,要对其信度、效度、灵敏度、特异性进行考察研究。信度、效度、灵敏度好的工具才能投入临床,推广应用。

(一)信度

信度又称可靠性,是指评定方法可重复性和稳定性的程度,用信度系数表示。一般信度系数越大,说明一致性高,反之则相反。信度可从不同方面说明评定方法的稳定性、不同时间评定的稳定性、不同评定者评定结果的稳定性。常用的信度检验主要为组内和组间的信度检验。组内信度检验是由同一组受试者间隔一定的时间使用同一评定方法进行前、后两次的评定,是检验时间间隔对评定结果稳定性的影响,所以信度也称为重测信度。组间信度检验是不同评定者按相同的评定方法来评定同一组患者时的一致性,以估计评定者的客观性。当不同受试者的结果存在较大差异时,提示该测量方法需要进一步修改完善。

(二)效度

效度又称准确性,是指测量方法的真实性与有效性,是指一种评定方法的评定结果符合评定目的的程度。效度包含了两层意思:一是评定所表明的确为受试者功能障碍的特性;二是评定结果准确地反映了功能障碍严重的程度。

效度检验方法包括内容效度检验、效标(关联)效度检验、构想效度检验。

(1)内容效度是指评定中所选的项目所反映评定内容的程度,是判断所选项目是否有准确性、代表性和真实性的指标。内容效度主要通过专家对评定内容的评价和设计评定方法时严格按预定的定义、行为取样的范畴进行项目筛选来保证。

(2)效标(关联)效度也称为实证效度,是指一个评定方法对处于特定情境的个体行为进行预测的有效性。效标是公认的有效标准(又称黄金标准),效标(关联)效度检验是将新提出的评定方法的评定结果和效标进行相关关系检查,并求出其相关系数的方法,以审查其效度是否满意。如果两者的相关程度(或一致性程度)高,则说明效标(关联)效度理想。

(3)构想效度检验是在无效标(黄金标准)可以参考时,将新提出的评定方法评出的结果和用当前公认的评定方法评出的结果相比较。

在上述三种方法中,如能找到效标(黄金标准)宜首选效标(关联)效度检验;如无适当的效标,可采用构想效度检验;在上述两种方法中的参照标准均无的情况下,则采用内容效度检验方法。此外,常用的还有结构效度,它所反映的是评定方法所依据理论的程度,如编制一个心理防御机制量表,必定依据有关的心理防御机制理论。同时,所编制的量表是否符合原来预计的理论框架,也可用结构效度进行检验。

(三)灵敏度

灵敏度指选择的评定方法应该对所评定的内容敏感,即能测出受试者某一特质、行为或程度上的有意义的变化。评定方法的敏感性既与评定方法的项目数量和结果表达形式有关,又受评

Note

定标准化程度和信度高低影响。此外,评定者的经验和使用该方法的动机也影响评定的敏感性。应用一种评定方法评定有某种功能障碍的人群时,可能出现真阳性(有功能障碍且评定结果亦证实)和假阴性(有功能障碍但评定结果未能证实有功能障碍)等情况。因此,灵敏度也可视为在有功能障碍或异常的人群中,真阳性者的数量占真阳性者与假阴性者数量之和的百分比。灵敏度检验也是检验效度的一种有效方法。

(四)特异性

特异性指应用一种评定方法评定无某种功能障碍的群体时,可能出现真阴性(无功能障碍且评定结果亦证实)和假阳性(无功能障碍但评定结果显示有功能障碍)等情况。特异性是指在无功能障碍或异常的人群中,评为真阴性者的数量占真阴性者与假阳性者数量之和的百分比。特异性检验也是检验效度的一种有效方法。

五、康复评定与临床诊断的区别

康复评定类似于临床诊断,但两者既有联系又有区别。它们都是为了澄清问题而采取的评价方法,为下一步解决问题提供依据。康复评定主要用客观、准确的方法评定功能障碍的性质、部位、范围、程度,并估计其发展、预后和转归,主要方法是通过观察分析、评定量表或少数评定仪器等,为制订康复治疗计划打下科学基础;而临床诊断主要是确定疾病的发病原因、性质、类型和预后,应用微生物检测、临床检验技术、影像诊断技术及有创检查等方法,为临床患者明确诊断,为下一步采取临床治疗措施打下基础。临床诊断与康复功能评定的区别如表 1-1-1 所示。

表 1-1-1　临床诊断与康复功能评定的区别

项　　目	康复评定	临床诊断
目的	明确功能障碍的种类、性质、部位、范围、严重程度和预后	查找病因,明确诊断
结果	定性+定量	定性
范围	反映机体功能水平	反映机体生理、生化改变
方法	综合运动功能评定	体格检查、专项检查
	残疾评定	实验室生化检查
	日常生活活动能力评定	影像学检查
	生活质量评定	组织学和形态学检查
	电生理、生物力学检查	基因检查
	高级脑功能评定、职业能力评定	电生理检查

六、康复评定会

康复医学工作的实施是以工作小组(team work)为单位进行的,工作过程中需要定期召开康复评定会。康复评定会是由康复医师负责组织的,针对某一位患者具体的功能障碍和康复治疗计划进行讨论的康复协作组会议。会上,康复医师介绍该患者的病情和一般功能状况,物理治疗师、作业治疗师、言语治疗师、康复工程师和康复护士等从不同角度报告评定结果,并提出初步康复治疗计划,经大家充分讨论,康复医师做最后总结,形成科学合理的康复治疗计划。定期召开康复评定会,有助于各专业小组之间的相互协调、合作,提高康复治疗效果。

(杨毅)

第二节　康复评定的方法与实施

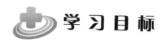 学习目标

【知识目标】

1. 熟悉康复评定的总体方法。
2. 掌握康复评定的实施方法。
3. 掌握康复评定的工作流程。
4. 掌握康复评定的原则和注意事项。

【能力目标】

1. 能根据患者的功能障碍情况选择合适的康复评定方法。
2. 能按工作流程对康复对象实施康复评定。

 案 例 引 导

案例：患者杨某，男，28岁，工商管理硕士，因车祸导致第4颈椎损伤住院3个月。

体格检查：头和颈部能活动，也能做耸肩动作，大小便障碍，上、下肢瘫痪。

问题：1. 针对该患者的功能障碍情况，如何选择恰当的方法为其实施康复评定？

2. 康复过程的前、中、后期，与功能恢复相关的康复流程有哪些？

一、康复评定的总体方法

世界各国康复医学专家和康复医学工作者一直在积极探索客观可信、科学合理的康复评定方法，不断尝试运用具体数据来说明功能障碍的性质、程度等，但由于身体功能障碍发生及功能恢复的复杂性，在很多情况下需要定性与定量相结合来说明问题。所以，康复评定方法从总体上可分为定性评定和定量评定两大类。

（一）定性评定

定性评定是一种最根本、最重要的分析研究过程。它从整体上把握研究对象"质"的特性，即对研究对象进行"质"的分析，主要是解决评定对象"有没有"或"是不是"的问题，适用于个案分析和比较分析中的差异型描述。通过观察、访谈和问卷调查等方法获得描述性定性评定资料，对这些资料进行分析归纳，并与正常人群的表现特征进行比较，可以大致判断患者是否存在障碍及存在障碍的性质。如对偏瘫患者进行的运动模式的评定（屈肌联带运动、伸肌联带运动、分离运动等）、异常步态的目测分析、言语障碍的初步分析等。其优点是在很短的时间内就可做出大致的判断，不需要昂贵的仪器设备，检查不受场地限制，为进一步进行定量评定缩小了范围，提高了评定的针对性。不足之处是评定者带有一定主观性，评定结果不是很准确。所以常常是定量评定的前期工作。

本节 PPT

案例解析

Note

（二）定量评定

1. 等级资料量化评定　将定性评定所描述的内容分等级进行量化，即用等级赋予分值的方法进行评定。如徒手肌力检查采用 0～5 级的 6 级分级法、日常生活活动能力评定采用 Barthel 指数评定（0～15 分）、功能独立性测量采用 FIM 量表（1～7 分）等。其优点是评定结果要比定性评定结果更准确，可大致判断障碍的程度，有部分学者称其为半定量评定。因评定标准统一且操作简单，易于推广，所以是临床康复中常用的评定方法。

2. 计量资料评定　通过测量，将评定内容以数量化的形式说明问题的方法。其优点是评定结果比较准确，便于治疗前后的比较，有利于提高康复医疗质量。如将障碍的程度用数值来表示，关节活动度以度（°）、等速运动肌力检查以牛顿·米（N·m）、步态分析中步幅步宽用厘米（cm）来表示。不足之处是有时需要高级仪器设备、费用贵、耗时长。

定性评定和定量评定是统一、互补的，定性评定是定量评定的基本前提，没有定性的定量评定是一种盲目的、毫无价值的定量，定量评定使定性评定更加科学、准确，有利于提高康复疗效和康复医疗质量。

二、康复评定的实施方法

（一）面谈

面谈是康复评定程序中的重要环节，通过与患者及其家属的直接接触、交谈，不仅可以获得与康复相关的病史资料，同时还可以取得患者及其家属的密切配合，为今后的康复治疗及训练打下良好基础。

（二）观察法

观察法是观察者凭借感觉器官或其他辅助工具，有目的、有计划地观察患者与功能障碍有关的一些特征的一种方法。如观察患者的体态、皮肤颜色、动静态姿势、语言交流及功能活动情况等。该方法具有观察对象的自然性、观察的客观性和直接性等特点。但该方法只能了解观察对象的表面情况，难以直接解释障碍发生的原因。肉眼观察存在观察时间不充分的不足，所以可用摄像机将观察内容记录下来，以便反复观察和与再次评定时的内容加以比较。观察法主要包括内部观察和外部观察。

1. 内部观察　内部观察是对心理、精神、性格、情绪、智能等方面的观察，主要通过言语和行动进行。

2. 外部观察　外部观察，即身体观察，包括：①静态观察，也就是形态观察，如观察姿势与四肢位置等；②动态观察，也就是功能观察，如了解步行时是否存在异常步态等，要求在活动时进行观察；③局部观察，是以障碍部位为中心的观察；④全身观察，通过对全身的查看分析以了解局部障碍对全身所造成的影响。

（三）调查法

调查法是以提出问题的形式收集评定对象有关资料的一种定性评定方法。调查法省时省力，能在较短时间内获取大量与患者有关的第一手资料。调查法包括问卷法和访谈法等。

1. 问卷法　问卷法是以书面形式收集评定对象资料的一种调查方法，为康复评定的常用方法。问卷法可以设计为封闭式问卷或开放式问卷。封闭式问卷预先设计好固定的问题回答模式，方便将结果进行数量化处理；开放式问卷则允许对问题进行自由回答，不设置选择范围。问卷调查多用于情绪障碍诊断以及功能性活动能力评定。

2. 访谈法　访谈法是通过与患者及其家属等直接接触交流的形式收集资料的一种调查方法。访谈法可以了解患者功能障碍发生与持续时间、发展过程以及障碍对日常生活、工作、学习的影响情况等信息,进而可以争取患者对治疗的支持与配合。

(四)量表法

量表法是指运用标准化的量表对患者的功能进行测定的方法,常用的有等级量表法和总结量表法。

1. 等级量表法 等级量表法是将功能按某种标准排成顺序的方法,如 Lovett 肌力检查法采用 0~5 级的分级法,5 级表示肌力正常,4 级、3 级、2 级、1 级表示肌力逐级减弱,0 级表示肌力等于零。

2. 总结量表法 总结量表法是对受试者每一项技能或功能活动表现进行评分并累计的一种方法。如日常生活活动能力评定采用 Barthel 指数评定,进食、穿衣、上楼等项目中可独立完成评为 10 分,需要帮助评为 5 分。

(五)仪器测量法

仪器测量法是指借助于各种仪器设备对受试者的某些功能性变量进行实际、客观的直接测量而获得绝对的量化记录的方法。如关节活动度测量、步态分析仪分析、心肺运动负荷测验等。

(六)视觉模拟尺法

视觉模拟尺法是指通过使用一条标有刻度的直线(长度通常为 10 cm、15 cm 或 20 cm)来定量评定某种障碍或症状的一种方法。直线的两端为某种症状的两个极端表现。以疼痛为例,左端点为无痛,右端点为非常痛,中间区域为无痛到非常痛的过渡情况。

三、康复评定的工作流程

患者从入院到出院一般按照以下流程进行康复医疗活动:患者入院→医生检查→各专业人员根据本专业的需要进行初期康复评定→初期康复评定会→康复治疗→中期康复评定→中期康复评定会→继续治疗→末期康复评定→末期康复评定会→复归家庭或社会。

从该流程中我们可以看出整个康复医疗活动是以康复评定为主线的,这与临床诊断有很大的区别,康复医疗活动以初期康复评定开始,以末期康复评定结束,评定始终贯穿康复医疗的全过程,正确的康复评定是康复治疗的前提。该过程是一个分析问题、解决问题的过程。根据常规,一般至少要在康复治疗前、中、末期各进行一次康复评定。

(一)初期康复评定

初期康复评定是在患者刚入院时制订康复计划或开始康复治疗前的评定。康复评定过程一般包括采集病史、检测功能、记录评定结果、分析评定、制订计划 5 个步骤,其目的主要是了解患者存在的问题、功能状态、障碍程度及患者的需求,了解康复潜能及可能的影响因素,为制订康复治疗计划与方案提供依据,并作为制订康复计划及短期、长期目标的依据。

(二)中期康复评定

中期康复评定是在康复治疗期间某个阶段的评定。评定过程和初期康复评定相同,但重点在于检验康复治疗计划的执行情况和康复治疗效果,其目的是了解功能有无改善及改善程度,并讨论决定是否要对原先的目标和计划进行适当的调整。恢复速度比较快的住院患者,可每1~2周评定1次;恢复速度比较慢、病程比较长的患者,可每3~4周评定1次。

(三)末期康复评定

在康复治疗结束前或住院患者出院前进行最后的评定,其目的是判定康复治疗的效果、是否达到预期目标、对遗留问题提出进一步解决的方法和建议、讨论社区康复目标等。目前,在综合性医院康复医学科,由于住院周期缩短,原来的三期评定制度逐步被科主任带领的团队查房制度所替代,虽然形式发生一些改变,但宗旨并没有发生变化。

（四）随访

随访是对出院后回归社区、家庭的患者进行跟踪评定与了解，其目的是了解患者的功能和能力状况，即是否仍保持着已经获得的进步抑或是退步了、是否需要进一步治疗等。随访评定的患者多为治疗进步缓慢而不需要接受常规康复治疗者。随访可以 2～3 个月或者半年甚至一年进行一次。

四、康复评定的原则和注意事项

在康复评定的具体实施过程中，只有掌握一定的原则和注意事项才可以确保康复评定结果的客观、准确。

（一）康复评定的原则

康复评定的量表和仪器繁多，不同的评定量表侧重点不同，有些量表与特定的治疗方法有着紧密的联系，因此在具体的评定中需要比较各种评定量表和仪器的优劣，根据具体需要选择合适的评定方法和工具。康复评定应遵循以下原则。

（1）选择信度、效度高的评定方法。在满足评定目的的前提下，通过考证，尽量选择信度、效度高的评定方法。

（2）根据实际情况选择具体的评定方法。在进行某一项评定时，要根据不同单位的现有条件选择具体的评定方法。

（3）根据不同的评定目的在同类工具中选择不同的评定方法。康复医生在门诊检查和在病房会诊时，需要简单、快捷、敏感的评价工具对患者障碍的类型、程度、性质和治疗方向进行判断。而治疗师在康复治疗中，为了详细深入地了解和判断患者障碍的水平，制订详细的训练计划，比较各种不同康复治疗方案的有效性，应选择量化程度、精确度、灵敏度、特异性高的评定方法。

（4）选择与国际接轨通用的评定方法。选择国际通用、标准化的方法便于国际学术交流。

（5）结合训练方法选择评定工具。由于各种训练和评定方法的理论基础不尽相同，在选择评定工具，要采用和训练方法一致的评定方法。

（6）尽可能选择操作简单、用时合理的评定方法。

（二）康复评定的注意事项

康复评定应注意以下几点。

（1）选择标准化评定方案时需进行严格的培训。

（2）评定前要向患者及其家属说明评定目的和方法，消除他们的顾虑，以取得积极的配合，必要时给患者进行动作示范。

（3）评定的时间要尽量缩短，动作迅速，尽量不引起患者疲劳。

（4）评定时要将健侧与患侧进行对照。

（5）对某一患者的评定要由一人自始至终地进行，以保证评定的准确性。

（6）评定过程中如患者出现疼痛、疲劳或不适时，要变换体位、休息或改日再进行。

（7）定量评定一般要做三次，然后求出平均值。

（8）评定既要全面，又要有针对性。

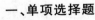 **能力检测**

一、单项选择题

1.康复评定对病、伤、残者的功能状况及其水平的描述结果是（　　）。

A. 定性的 　　　　　　　　　　B. 定量的 　　　　　　　　　　C. 定性及定量的

D. 客观的 　　　　　　　　　　E. 特异的

参考答案

2.表示评定方法可重复性和稳定性的程度的是(　　)。

A.效度　　　　　B.信度　　　　　C.敏感度　　　　D.特异性　　　　E.以上都不正确

3.以下对康复评定的目的描述不正确的是(　　)。

A.明确功能障碍的性质　　　　　　　　　B.准确诊断疾病性质

C.明确功能障碍的程度　　　　　　　　　D.明确康复目标与治疗计划

E.有利于制订科学合理的康复治疗计划

4.康复评定的对象为(　　)。

A.患者　　　　　B.老年人　　　　　C.后遗症者　　　　D.功能障碍者　　　E.以上都不正确

5.康复评定的目的不包括(　　)。

A.明确功能障碍的性质和程度　　　　　　B.分析功能障碍发生的原因

C.指导康复目标的设定　　　　　　　　　D.指导康复治疗项目的选择

E.评价医疗机构的水平

6.以下哪一项不是康复评定的实施方法?(　　)

A.面谈　　　　　B.观察法　　　　　C.调查法　　　　D.追踪　　　　E.视觉模拟尺法

7.以下哪一项不属于康复医学工作正常流程中的环节?(　　)

A.初期康复评定　　　　　　　B.康复治疗　　　　　　　　　　C.中期康复评定

D.末期康复评定　　　　　　　E.阶段性休息

8.以下哪一项不是康复评定的原则?(　　)

A.选择信度、效度高的评定方法

B.根据患者的实际情况灵活掌握评定标准

C.根据实际情况选择具体的评定方法

D.选择操作简单、用时合理的评定方法

E.选择与国际接轨的通用评定方法

9.以下哪一项不属于康复功能评定的注意事项?(　　)

A.定性评定一般要做三次

B.评定前要向患者进行说明,消除顾虑,取得配合

C.尽量不引起患者疲劳

D.选择标准化评定方案时需进行严格的培训

E.评定时患者若出现不适,要变换体位或休息

10.康复评定与临床诊断的区别点不包括(　　)。

A.目的　　　　　B.结果　　　　　C.范围　　　　　D.方法　　　　　E.对象

二、简答题

1.简述康复评定的目的和意义。

2.简述康复评定的实施方法。

3.简述康复评定的工作流程。

(杨毅)

Note

第二章　人体形态评定技术

第一节　人体测量

本节 PPT

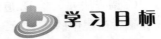

学习目标

【知识目标】

1. 熟悉人体测量的意义和目的。
2. 熟悉人体常用体表位置。
3. 掌握人体身高、体重的测量方法。
4. 掌握正常肢体长度和围度测量方法。
5. 掌握肢体残端长度和围度测量方法。

【能力目标】

1. 能对人体身高和体重进行准确测量。
2. 能对肢体长度进行准确测量。
3. 能对躯干和肢体围度进行准确测量。
4. 能对肢体残端长度、围度进行准确测量。

 案 例 引 导

案例解析

　　案例：患者何某，女，50岁，家庭主妇，半年前出现急性腰痛，诊断为 L_4、L_5 椎间盘突出，在家中休息后缓解，半年来反复出现腰痛，来康复科求诊，治疗师目测患者一侧下肢肢体肌肉有萎缩现象。

　　问题：1. 如何通过评估判断患者是否存在下肢肌肉萎缩？
　　　　　2. 如何进行相应的评估实施操作？

一、人体测量的概述

（一）概念

　　人体测量（anthropometric measurement）是指运用测量工具和设备对人体整体或局部各部位进行形态方面的测量、评定的方法。主要测量内容有身高、体重、四肢肢体长度、躯干及四肢围

Note

度等。

通过人体测量,可以了解到因发育或者伤病引起的人体整体及局部形态上的改变,为分析功能障碍问题、后续进行康复计划的制订以及评判康复治疗效果提供依据。

(二)影响人体形态的常见因素

1.影响身高的常见因素

(1)遗传因素:遗传因素是影响个体身高的决定性因素之一,占到70%。不同人种、族群的基础身高不同。

(2)年龄因素:人的一生中,有两个身高增长高峰,一个是婴儿期,一个是青春期,过后就趋于稳定,正常人身高以20~30岁为峰值,从40岁开始,年龄每增加10岁,身高就降低1~2厘米。

(3)营养因素:除了先天的遗传因素,身高还与后天因素有关,营养的摄入就是其中之一,在生长期注意营养均衡,尤其是蛋白质、钙、铁的摄入对于身高增长很有帮助。

(4)睡眠因素:身高的增长依赖于睡眠的质量,夜间分泌的生长激素可以很好地作用于人体的骨骼,使人体增高。

(5)运动因素:运动可以刺激生长激素分泌,同时促进食欲,有助于睡眠,因此,适度的运动是身高增长的重要后天因素之一。

(6)疲劳因素:个体而言,身高在一天当中,早晨最高,晚上睡前最低。这种变化主要有两方面原因:一是脊柱椎间盘被压缩;二是维持人体正常生理曲度的肌肉逐渐疲劳,脊柱支撑力减小,弯曲度增大,于是降低。但一般经过一夜休息后会恢复正常。

2.影响体重的因素

影响体重的因素有很多,如遗传因素、饮食营养、运动频率、疾病因素、服用激素等都会影响个体的体重。很多康复科患者由于卧床,胃肠蠕动少,摄入减少,常出现消瘦现象。

3.影响肢体长度的因素

患者常出现左右肢体长短不一,下肢较多见。常见的长短腿包括功能性长短腿和结构性长短腿,前者常与姿势不良、肌肉不均衡、神经损伤等有关,后者与先天性发育问题、骨折、小儿麻痹等有关。

4.影响肢体围度的因素

肢体围度不一,常与肢体肌肉发达程度不一或肢体肿胀有关。患者常因肌肉萎缩造成肢体围度变小,或因水肿造成肢体围度变大。

二、常用体表标志

进行人体测量时,常需要一些人体体表标志作为基准点,常用体表标志如图2-1-1所示。

(一)头部体表标志

1.头顶点　顶骨后方的最凸点称为头顶点,测量身高时作为起始点。

2.枕外隆凸　头后部正中线上的骨性突起,位于枕骨大孔的后上方,测量头围时要围绕枕外隆凸水平进行测量。

3.眉弓　眶上缘上方的弓形突起,测量头围时常围绕眉弓水平进行测量。

(二)躯干体表标志

1.胸骨颈静脉切迹　位于胸骨上缘的凹陷处,平第2胸椎下缘高度。

2.胸骨角　平对第2肋骨,可用来辅助定位上下肋及肋间隙的位置,为胸骨体与胸骨柄连接形成的向前的横向突起。

3.剑突　胸骨最下端,可于两肋弓夹角处的三角形凹陷处触及,平对第11胸椎体。

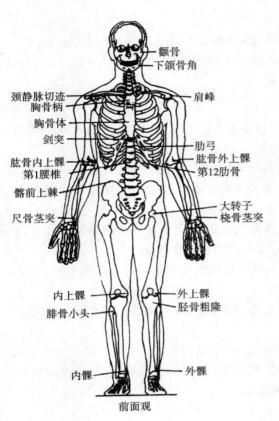
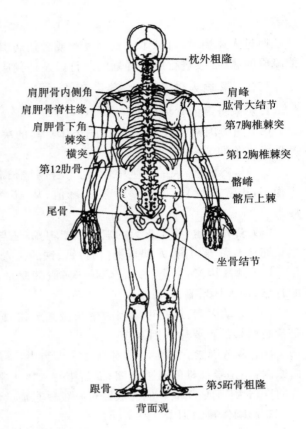

前面观

背面观

图 2-1-1　人体体表标志

4.肋弓最低点　平第 3 腰椎高度。

5.锁骨中线　通过锁骨中点的垂线。

6.脐　位于腹部正中,约平对第 3、第 4 腰椎。

7.髂前上棘　髂嵴前端上部的骨性突起,两侧连线约平第 4 腰椎,前端的突起为髂前上棘。

8.耻骨联合上缘　两侧腹股沟内侧端的骨性横嵴。

9.腋前线　通过腋窝前缘的垂线。

10.腋中线　通过腋窝中点的垂线。

11.腋后线　通过腋窝后缘的垂线。

12.髂嵴　髂骨上缘突起,皮下可触及,两侧连线约平第 4 腰椎棘突。

13.椎骨棘突　在背部正中的皮下可触及,低头时,在平肩处可以触到显著的骨性突起,为第 7 颈椎。

14.髂后上棘　在髂嵴的后端,脂肪较少者为一骨性突起,脂肪较多者则为一皮肤凹陷,平第 2 骶椎棘突。

(三)上肢部体表标志

1.锁骨　位于胸廓前上部,呈"S"形,在皮下可触及。

2.肩胛骨　位于背部外上方,上缘外侧角突起为喙突,上角及下角分别平对第 2 肋和第 7 肋,后面的一横向突起为肩胛冈,肩胛冈根部平对第 3 胸椎棘突。外侧端的耸起为肩峰(肩峰作为上肢测量标志点),可在皮下触及。

3.肱骨大结节　在肩峰的下方,三角肌下触及。

4.肱骨内、外上髁　肘关节内外侧,肱骨下端皮下,内侧为肱骨内上髁,外侧为肱骨外上髁,可作为上肢测量标志点。

Note

5. 尺骨鹰嘴 在肘后方,屈肘时,极为明显,可作为上肢测量标志点。

6. 尺骨茎突 在腕部尺侧,在尺骨头后内侧,旋前时,比较明显,可作为上肢测量标志点。

7. 桡骨头 在肱骨外上髁的下方。

8. 桡骨茎突 在腕部桡侧,桡骨下段外侧的骨性突起,可作为上肢测量标志点。

9. 肱二头肌 在上臂的前面,下部的肌腱可在肘窝处摸到,当屈肘握拳旋后时,可明显在臂前面见到膨隆的肌腹。

10. 肘窝横纹 屈肘时,出现在肘窝的横纹。

11. 腕横纹 屈腕时,在腕掌侧会出现2~3条横行的褶皱。

（四）下肢部体表标志

1. 坐骨结节 坐骨的最低点,坐下时最先与凳子相接触的位置。

2. 股骨大转子 股骨颈与股骨体交界处,外侧的隆起,可在皮下触及。

3. 股骨内、外侧髁 大腿下端,膝关节内外侧间隙上部皮下可触及。

4. 髌骨 膝关节前面皮下触及。

5. 胫骨内、外侧髁 胫骨上端两侧皮下可触及。

6. 胫骨粗隆 在膝关节前面下方皮下易触及,屈膝时更明显。

7. 腓骨头 在胫骨外侧髁下方皮下可触及,屈膝时较明显。

8. 外踝 腓骨下端向外的骨突。

9. 内踝 胫骨下端向内的骨突。

三、人体测量的目的和意义

不同测量项目往往反映了不同的身体指标数值,同时也代表了不同的测量意义,具体如下。

（一）身高体重的测量意义

儿童身高及体重的测量主要辅助判断是否存在生长发育方面的问题,如果数值明显低于同龄人,往往提示其存在内分泌问题、营养不良等情况,便于家长及早干预。由于成年人身高在相当长一段时间变化不大,随着老化,身高会逐年下降,因此可通过测量老年人的身高间接反映其体态问题和骨质情况。成年人体重如在短时间内有不明原因的变化,应引起重视,往往提示营养状况不良或疾病。

（二）躯干、肢体围度测量意义

躯干的围度能够反映一段时期内体格的变化,同时也能够从侧面反映一些生理或病理指标。如:可以通过测量头围间接反映儿童脑部的发育状况;通过测量吸气末和呼气末的胸围反映胸廓的扩张情况;通过测量腹围反映患者腹水的变化情况等。肢体围度的测量往往可以反映肢体肌肉的变化情况,或能够反映损伤肢体水肿的情况。残肢围度测量常用于适配假肢矫形器。

（三）肢体长度测量意义

正常人双侧肢体一般是等长的,如测量的两边肢体不等长,常提示有肌肉或骨骼问题。残肢长度测量常用于适配假肢矫形器。

四、人体测量的注意事项

（1）项目选择要有针对性,应根据疾病、障碍选择相应的项目并进行详尽记录。

（2）评定室应保持安静,光线明亮,室温20~25 ℃。

（3）评定时,检查部位应充分暴露。

（4）评定前应正确选择测量工具,并进行校正。

（5）评定时，要采取正确、适当的体位。

（6）操作应规范准确，必须熟悉解剖结构、体表标志。

（7）评定时，要注意双侧对比并能进行分析。

（8）评定表格设计科学合理，记录方法应严格统一。

五、人体测量的项目与方法

（一）身高测量

身高指的是身体的总高度，即人体直立时，由头顶点到地面的垂直距离，身高可以反映一个人的骨骼发育情况。婴儿因其不会站立，可采用婴儿身高测量用具进行测量，如图 2-1-2 所示。

具体方法：在测量身高前应脱去鞋、帽、袜，直立，两脚并拢，足尖分开 40°～60°，背靠测量尺，足跟、骶骨正中线和两肩胛骨间三处紧贴测量尺，双目平视。测量者站于被测量者侧方，移动滑标紧贴头顶点，读出数据后，嘱被测量者离开。可多测几次，避免误差。

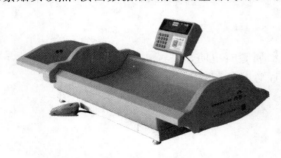

图 2-1-2　婴儿身高测量用具

（二）体重测量

体重是人体各部分的重量总和，是不断变化的，在某一个时期内相对保持恒定。一个人的体重变化可以反映出某个阶段的健康营养状态，应该定时关注。

具体方法：测量前应空腹、排尿，要校正体重计，归零。婴儿可卧于体重计的中央测量，成人一般站立于体重计的中央，双手自然下垂，测量的数据即为体重。测量者读数后再嘱被测量者离开，可多测几次，避免误差。

因体重没有绝对标准，因此常以身体质量指数（body mass index，BMI）来判断营养状况和肥胖程度。计算公式为：体重指数（BMI）＝体重（kg）/[身高（m）]^2。

我国目前常用的成人肥胖诊断标准如下。

轻体重：BMI＜18.5。

健康体重：18.5≤BMI＜24。

超重：24≤BMI＜28。

肥胖：BMI≥28。

婴幼儿和青少年的体重标准如下。

1～6 个月：出生体重（kg）＋月龄×0.6＝标准体重（kg）。

7～12 个月：出生体重（kg）＋月龄×0.5＝标准体重（kg）。

1～12 岁以上：8＋年龄×2＝标准体重（kg）。

13～16 岁：[身高（cm）－100]×0.9＝标准体重（kg）。

（三）躯干围度测量

1.头围　头围可反映颅骨与脑的发育情况。一般被测量者取坐位，测量时将皮尺起始点固定于头部一侧眉弓上缘，紧贴皮肤绕枕骨结节最高点一周回到起点，该读数为头围长度（图 2-1-3）。

2.胸围　胸围可以作为呼吸、循环功能的间接评定项目。测量时被测量者取坐位或立位，上肢自然下垂。测量应分别在平静呼气末和吸气末进行。深呼吸与深吸气的胸围差可以反映胸廓扩张的程度。测量未成年女性时，测量者将皮尺水平放在被测量者两肩胛骨下角，前方放在乳头上，测胸廓一周的围度。对乳房丰满的成年女性，可在乳头稍高位置测量。

3.腹围　腹围一定程度可以反映腹部脂肪堆积的情况。而孕妇测量腹围可以间接反映胎儿

Note

的发育情况(图 2-1-4)。腹围的测量还可以用于了解患者的腹胀程度。体位同上。测量时,用皮尺通过脐水平环绕腹部一周(通过第 12 肋骨下缘和髂前上棘中点水平线)得出的数据。腹部消化器及膀胱充盈程度不同则腹围有所不同。

4.臀围　一般被测量者取立位,双上肢自然下垂。取臀部最丰满的部位测量,约为股骨大转子和髂前上棘连线中间。

5.腰臀比　测量的腰围与臀围的比值。合理的腰臀比应该为:男子 0.85～0.90;女子 0.75～0.80。

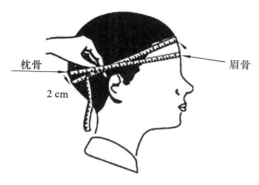

图 2-1-3　头围测量

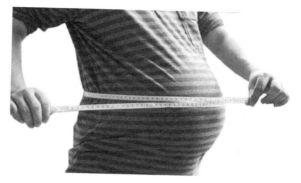

图 2-1-4　孕妇腹围测量

(四)肢体围度测量

通过对肢体围度的测量,可以了解肢体的肿胀程度或有无肌肉萎缩等。测量时皮尺要松紧适度,要与肢体长轴垂直,不能倾斜,并注意两边肢体对称摆放以便对比。测量单位为厘米(cm)。

1.上臂围度　一般分用力屈肘或自然伸展两种情况。测量取上臂肱二头肌肌腹也就是最大膨隆处的围度。肌肉紧张和放松测出的围度差为臂围差,可以反映上臂肌肉发达程度,见图 2-1-5、图 2-1-6。

2.前臂围度　被测量者前臂自然下垂放松,分别测量前臂近端最粗的位置和远端最细位置的围度,见图 2-1-7。

3.大腿围度　被测量者仰卧位,两腿自然分开,膝关节伸展。测量时一般取大腿中段或髌骨上方 10 cm 处或从髌骨上缘向大腿中段 5 cm、10 cm、15 cm 处的围度,记录结果要与测量部位对应,见图 2-1-8。

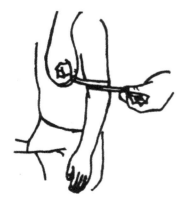

图 2-1-5　自然伸展围度测量

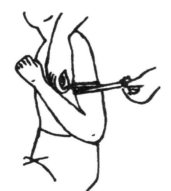

图 2-1-6　用力屈肘围度测量

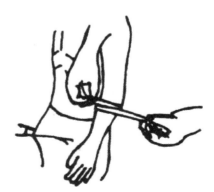

图 2-1-7　前臂围度测量

4.小腿围度　体位同上。分别测量小腿最粗和最细处的围度。

Note

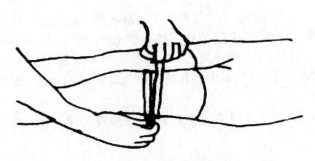

图 2-1-8　大腿围度测量

（五）截肢残端围度测量

通过截肢残端围度的测量可以了解残端的水肿、萎缩程度，为假肢的设计、制作提供必要数据。一天内肢体的围度可能存在微小的变化，因此记录时要注明时间。

1.上臂残端围度　测量时患者一般取坐位或立位。从腋窝向下每隔 2.5 cm 测量一次，直至断端，见图 2-1-9。

2.前臂残端围度　体位同上。从尺骨鹰嘴向下每隔 2.5 cm 测量一次，直至断端，见图 2-1-10。

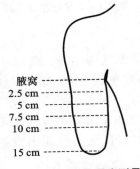

腋窝
2.5 cm
5 cm
7.5 cm
10 cm
15 cm

图 2-1-9　上臂残端围度测量

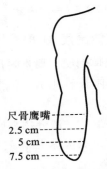

尺骨鹰嘴
2.5 cm
5 cm
7.5 cm

图 2-1-10　前臂残端围度测量

3.大腿残端围度　测量时患者一般取立位。从坐骨结节向下每隔 5 cm 测量一次，直至断端，见图 2-1-11。

4.小腿残端围度　测量时患者一般取坐位。从膝关节外侧间隙向下每隔 5 cm 测量一次，直至断端，见图 2-1-12。

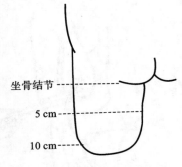

坐骨结节
5 cm
10 cm

图 2-1-11　大腿残端围度测量

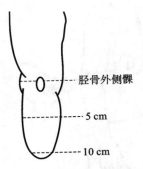

胫骨外侧髁
5 cm
10 cm

图 2-1-12　小腿残端围度测量

（六）肢体长度测量

测量肢体长度时，应将两侧肢体放在对称的位置，便于对比。为了减少误差，必须将皮尺放

Note

在正确的体表标志点上,测量双侧肢体的长度。必要时要画出标记,测量的单位为厘米(cm)。

1.上肢长度测量

(1)上肢总长度:测量时,一般患者取立位或坐位,上肢在体侧自然下垂,肘伸展,前臂旋后,腕关节中立位。测量从肩峰外端至桡骨茎突的距离,若上肢总长度包括手长,则测量从肩峰外端至中指指尖的距离,见图 2-1-13。

(2)上臂长度:体位同上。测量从肩峰外端至肱骨外上髁的距离,见图 2-1-14。

(3)前臂长度:体位同上。测量肱骨外上髁至桡骨茎突的距离或者尺骨鹰嘴至尺骨茎突的距离,见图 2-1-15。

(4)手长度:取手指自然伸展位,测量从桡骨茎突和尺骨茎突连线中点至中指指尖的距离,见图 2-1-16。

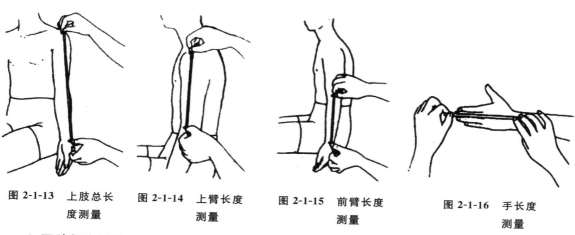

图 2-1-13　上肢总长度测量　　图 2-1-14　上臂长度测量　　图 2-1-15　前臂长度测量　　图 2-1-16　手长度测量

2.下肢长度测量

(1)下肢总长度:测量时,一般患者取仰卧位或立位,骨盆水平,髋关节中立位,下肢自然伸展。测量髂前上棘到内踝下缘的最短距离或者股骨大转子至外踝下缘的距离,见图 2-1-17。

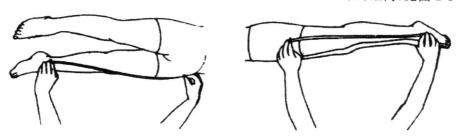

图 2-1-17　下肢总长度测量

(2)大腿长度:体位同上。测量股骨大转子至膝关节外侧关节间隙的距离或者髂前上棘至膝关节内侧间隙的距离,见图 2-1-18。

(3)小腿长度:体位同上。测量膝关节外侧关节间隙到外踝下缘或者膝关节内侧关节间隙至内踝下缘的距离,见图 2-1-19。

(4)足长度:踝中立位,测量足跟至第 2 趾前端的距离,见图 2-1-20。

(七)截肢残端长度测量

截肢者需要佩戴假肢,因此必须进行残端长度的测量,为假肢的设计、制作提供必要数据。截肢残段的测量与正常人体肢体长度测量方法有所不同。

1.上臂残端长度　测量时一般患者取坐位或立位。测量腋窝前缘至残端末端的距离,见图 2-1-21。

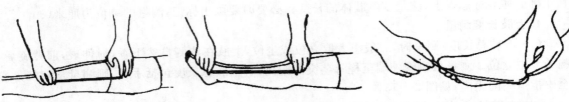

图 2-1-18　大腿长度测量　　　图 2-1-19　小腿长度测量　　　图 2-1-20　足长度测量

2. 前臂残端长度　体位同上。测量尺骨鹰嘴沿尺骨至残端末端的距离,见图 2-1-22。

3. 大腿残端长度　测量时一般患者取立位。测量坐骨结节沿大腿后面至残端末端的距离,见图 2-1-23。

4. 小腿残端长度　测量时一般患者取坐位。测量膝关节外侧间隙至残端末端的距离,见图 2-1-24。

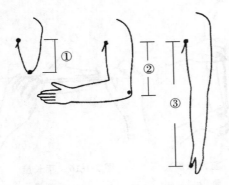

图 2-1-21　上臂残端长度测量

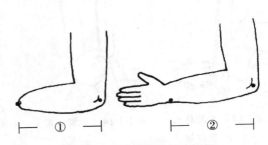

图 2-1-22　前臂残端长度测量

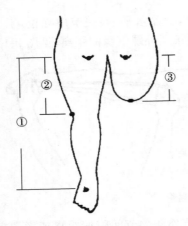

图 2-1-23　大腿残端长度测量

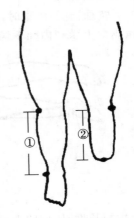

图 2-1-24　小腿残端长度测量

能力检测

一、单项选择题

1. 下列测量肢体长度的方法中,哪一项是不正确的?(　　　)

A. 上肢总长度测量是从肩峰外端至桡骨茎突的距离(不包括手长)

B. 上臂长度测量是从肩峰外端至肱骨外上髁的距离

C. 下肢总长度测量从髂前上棘到外踝下缘的最短距离

D. 大腿长度测量从股骨大转子至膝关节外侧关节间隙的距离

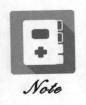

E.臀围测量,取臀部最丰满的部位测量,约为股骨大转子和髂前上棘连线中间

2.下列测量围度的方法中,哪一项是不正确的?(　　　)

A.大腿残端围度测量从坐骨结节向下每隔 10 cm 测量一次,直至断端

B.上臂围度测量取上臂肱二头肌肌腹也就是最大膨隆处的围度

C.上臂残端围度测量从腋窝向下每隔 2.5 cm 测量一次,直至断端

D.头围测量时将皮尺起始点固定于头部一侧眉弓上缘

E.小腿围度测量应分别测量小腿最粗和最细处的周径

3.测量上臂围度,应以何处作为基准?(　　　)

A.腋窝处　　　　　　　　　B.腋窝下 5 cm　　　　　　　C.肱二头肌肌腹

D.肱骨外上髁　　　　　　　E.肱骨外上髁上 5 cm

4.测量小腿长度时,应测量从膝外侧到下列哪个点的最短距离?(　　　)

A.外踝尖　　　　B.外踝下缘　　　C.内踝尖　　　　D.足跟　　　　E.以上都不是

5.针对我国情况,正常的人体 BMI 指数为(　　　)。

A.17～21　　　B.21～24　　　C.24～26　　　D.26～29　　　E.29 以上

二、简答题

1.简述上肢截肢残端长度和围度的测量方法和注意事项。

2.简述正常人体下肢长度和围度的测量方法。

3.简述躯干围度的测量方法。

(章琪)

参考答案

第二节　人体姿势评定

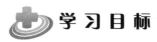

学习目标

【知识目标】

1.熟悉人体异常姿势的危害。

2.熟悉人体姿势评定的意义。

3.掌握人体姿势评定的方法。

【能力目标】

1.能够对患者情况进行针对性的人体姿势评估。

2.能够针对患者体态情况进行简单的分析。

 案例引导

　　案例:患者金某,男,由于生活姿势不良和工作原因,造成颈椎和肩部疼痛,来康复科求诊,治疗师观察到其颈肩部姿势有些异常。

　　问题:1.如何确定该患者确实存在颈肩部姿势问题?

　　　　　2.如何对该患者实施针对性的评估?

本节 PPT

案例解析

Note

一、人体姿势评定概述

（一）基本概念

姿势主要指的是身体的整体位置。人体的姿势反映了骨骼、肌肉、内脏、神经系统等各组织、器官之间的力学关系。在临床实践中，通过人体姿势的观察，治疗师可以初步判断患者功能障碍的情况。

姿势包括静态姿势和动态姿势。静态姿势包括站立、坐位、跪位、卧位等相对静止的姿态；动态姿势是活动中的各种姿势。

（二）理想姿势

实际生活中，绝对完美的姿势是不存在的，每个人的姿态都会受到先天发育、年龄、职业、生活习惯或疾病等的影响。但有相对的理想姿势，相对的理想姿势时肌肉功能处于平衡状态、关节在中间范围移动以减少韧带和关节面的应力，可以使得运动更加高效，以及最大限度地减少损伤和功能障碍风险。

（三）不良姿势

生活中的不良姿势常常与不良的生活习惯有关，如懒散的坐姿和站姿，使用不适合的座椅、沙发、枕头，单侧用力的习惯等。不良的姿势常常会引发以下后续问题。

（1）肌肉和韧带失平衡：肌肉长时间牵拉，容易变得薄弱；长时间处于收缩状态，肌肉出现短缩；韧带因牵拉，会出现薄弱和松弛，进一步使得关节不稳。

（2）关节负重增加、压力分布不均：关节长期负重增加，导致软骨退变，如膝内翻引起膝关节内侧关节面异常受压，造成下肢外侧韧带的牵拉。

（3）继发性功能障碍：人体闭合运动链系统中任何环节的异常，将导致整个运动链各组成部分的相应代偿性改变。

（4）诱发疼痛：过度压力和牵拉，导致关节和周围软组织慢性无菌性炎症，引起疼痛。

（四）姿势评定的意义

姿势评定往往是整体评定过程中的初步评定项目，掌握姿势评定的意义，往往可以帮助治疗师在较短的时间内构建一个对患者的初步评定印象。

（1）通过姿势评定往往可以快速获取一些有效信息，比如异常的姿势往往与患者的疼痛有关，极可能造成其肌肉问题或关节问题。通过姿势的评定可以帮助治疗师确定或排除一些疾病因素。

（2）通过姿势评定，帮助治疗师建立整体治疗的思路。由于姿势评估往往需要整体观察，不能单一去观察某个局部，在分析时也需要有整体观，这些都有助于治疗师在制订治疗方案时，有全局和整体观。

（3）通过姿势评定，可以检验治疗的效果。通过治疗前后姿势的评定，能够反映治疗的效果，如有无纠正肌肉的不平衡问题，有否改善脊柱的曲度等。

（五）姿势评定的常用工具

姿势评定除了基本的目测以外，还需要借助一些评估工具，如铅垂线、姿势评估图、摄影机、姿势评估系统、测角器等，见图 2-2-1。

（六）姿势评定注意事项

（1）评定时，为了更好地观察，一般需要充分暴露。男性患者可以裸露上身，着短裤；女性患者可穿紧身背心和短裤，要注意常见的运动背心不太适合穿着，因为容易遮住肩胛骨。

（2）充分尊重患者隐私，评定通常应安排在温暖和隐蔽的空间中。

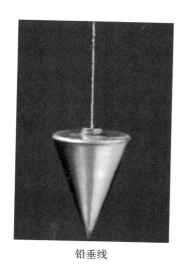
铅垂线

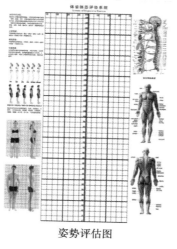
姿势评估图

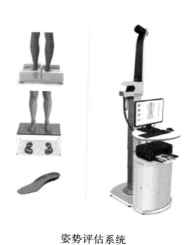
姿势评估系统

图 2-2-1 姿势评定工具

（3）评定前需要与患者解释，取得其信任和配合。

（4）进行测试，要嘱咐患者以平常习惯的状态摆出姿势，不要刻意纠正，以免评定结果不准确。

（5）部分患者有疼痛或眩晕的问题，在评定时要注意安全，充分保护患者，也可改时间进行评定。

二、人体姿势评定分析

一般情况下，人体姿势评定会从三个面去观察，即正面观、背面观和侧面观，见图 2-2-2。

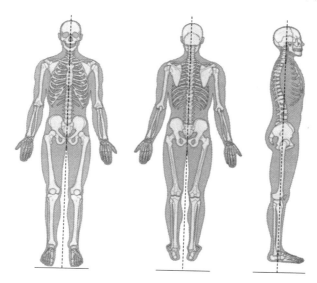

图 2-2-2 姿势评定三面观

（一）正常站立位姿势评定

1. 正面观 头颈无向前或侧向倾斜；肩锁关节和胸锁关节等高；肋弓无旋转，骨盆对称；下肢等长，无明显膝内翻或膝外翻；胫骨无明显弯曲；无明显足内外翻等。

2. 背面观 枕外隆凸、脊柱棘突、臀裂、双膝关节内侧中心、双踝关节内侧中心在一条线上，两侧肩峰、肩胛骨等高、对称；脊柱无明显侧弯；两侧髂嵴、股骨大转子、腓骨头、胫骨等高；膝关节

Note

23

无明显内外翻;胫骨无明显弯曲;无明显足内翻等。

3.侧面观 从侧面看,耳屏、肩峰、股骨大转子、膝、踝五点一线。同时可见脊柱4个生理曲度,即颈椎前凸、胸椎后凸、腰椎前凸、骶椎后凸。其中颈曲和腰曲最大,胸曲次之,骶曲最小,正常的颈曲和腰曲介于3~5 cm之间。

(二)异常站立位姿势评定

1.正面观 异常站立位姿势正面观见表2-2-1。

表 2-2-1 异常站立位姿势正面观

观察部位	观察结果	异常姿势分析
头颈部	头下颌骨不对称	先天性,或者有外伤
	头颈部不对称	头颈侧屈、旋转,肌肉张力不均
肩部	肩部不等高	惯用侧会略低,或提示有肩关节半脱位等
胸部	胸腔有偏移(图2-2-3)	脊柱侧弯、躯干肌肉张力不均
骨盆	髂嵴不对称(图2-2-4)	腰方肌短缩,下肢不等长
髋关节	髋内旋	内旋时,髌骨转向腿内侧
	髋外旋	外旋时,髌骨转向腿外侧
髌骨	高度升高	股四头肌短缩
	高度降低	髌韧带短缩
膝关节	膝内翻(图2-2-5)	两腿呈"O"形,关节内侧压力增加,股薄肌、半腱肌、半膜肌短缩;髂胫束、股二头肌被拉长
	膝外翻(图2-2-6)	两腿呈"X"形,关节外侧压力增加,髂胫束、股二头肌短缩;股薄肌、半腱肌、半膜肌被拉长
小腿	胫骨外旋	胫骨外旋常与股骨后倾、后交叉韧带撕裂、胫骨结构畸形有关
	胫骨内旋	胫骨内旋常与股骨前倾、前交叉韧带撕裂、胫骨结构畸形有关
足	外八字足	髋关节外旋,胫股外旋;髋外旋肌肉短缩
	内八字足	髋关节内旋,胫股内旋;髋内旋肌肉短缩
	踇趾外翻	常因跖骨头内侧过度生长、跖趾关节脱位、踇趾滑膜囊肿引起

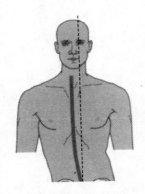

图 2-2-3 胸部偏移

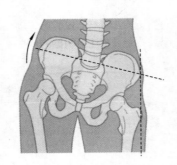

图 2-2-4 髂嵴不对称

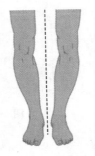

图 2-2-5 膝内翻

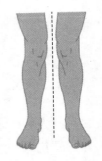

图 2-2-6 膝外翻

2.背面观 异常站立位姿势背面观见表2-2-2。

表 2-2-2　异常站立位姿势背面观

观察部位	观察结果	异常姿势分析
头颈部	头颈部倾斜	由颈部两侧肌群肌张力不均引起
	头颈部旋转	一侧胸锁乳突肌、斜角肌紧张
肩部	不对称	由肩部周围肌群肌张力不均引起
肩胛骨	高低不平	肩部周围肌群肌张力不均，如肩胛提肌、斜方肌上束
	翼状肩（图 2-2-7）	胸长神经或肌肉受损
脊柱	侧弯（图 2-2-8）	先天性或长期姿势不良引起，表现为凹侧组织紧张，凸侧组织薄弱、被牵拉
骨盆	倾斜	由腰背肌肉力量失衡、下肢长短不一、髋关节脱位等原因引起
	旋转	提示腹内外斜肌张力不均或有拉长、短缩
髋关节	股骨大转子高度改变	足膝无异常时为股骨短缩所致
臀线	高低不一致（图 2-2-9）	提示可能存在骨盆倾斜，下肢长短腿
膝关节	膝内翻	两腿呈"O"形，关节内侧压力增加，股薄肌、半腱肌、半膜肌短缩；髂胫束、股二头肌被拉长
	膝外翻	两腿呈"X"形，关节外侧压力增加，髂胫束、股二头肌短缩；股薄肌、半腱肌、半膜肌被拉长
踝关节	足外翻（图 2-2-10）	足内侧承重，足旋后肌群被拉长
	足内翻（图 2-2-11）	足外侧承重，足旋前肌群被拉长

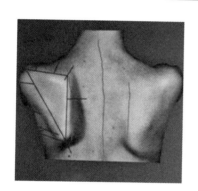

图 2-2-7　翼状肩

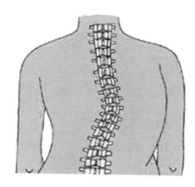

图 2-2-8　脊柱侧弯

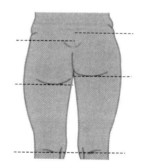

图 2-2-9　臀线高低不一致

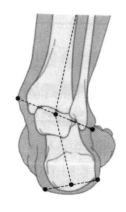

图 2-2-10　足外翻

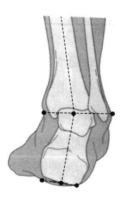

图 2-2-11　足内翻

Note

3. 侧面观 异常站立位姿势侧面观见表2-2-3。

表 2-2-3 异常站立位姿势侧面观

观察部位	观察结果	异常姿势分析
头部	头部向前倾斜	姿势不良造成,颈部伸展肌群被拉长
肩部	肩内扣,圆肩	胸大肌、胸小肌紧张,菱形肌等拉长
胸部	胸椎后凸增加	常见于脊柱结核病、长期前倾疲劳、脊柱的退行性变等
	胸椎后凸减少	胸曲和腰曲小于2～3 cm,常伴骨盆后倾
腰椎	腰椎前凸	腰部后伸肌群短缩,腹直肌、臀大肌等被拉长
	腰椎后凸	臀大肌短缩,髂腰肌等被拉长
骨盆	骨盆后倾(图2-2-12)	耻骨联合位于髂前上棘之前,髂前上棘位于重心线后方
	骨盆前倾(图2-2-13)	耻骨联合位于髂前上棘之后,髂前上棘位于重心线前方
腹部	腹部过度凸出	腰椎前凸增加,骨盆前倾
膝关节	膝过伸(图2-2-14)	常因股四头肌、腓肠肌紧张引起
	膝过屈(图2-2-15)	伴踝背屈,髋屈曲,股四头肌拉长

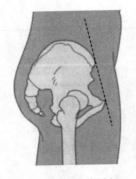
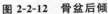
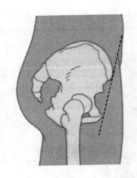
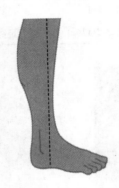
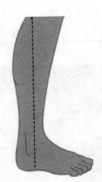

图 2-2-12　骨盆后倾　　　图 2-2-13　骨盆前倾　　　图 2-2-14　膝过伸　　　图 2-2-15　膝过屈

(三) 异常坐位姿势评定

一般情况下,姿势评定不会采用坐位姿势,但由于当前很多患者会采用长时间的坐姿,错误的坐位姿势也常常会产生较大的影响,所以我们也会进行异常坐位姿势评定。坐位情况下一般会有桌子的遮挡,所以可以采用背面观和侧面观来进行评定。

1. 背面观 背面观察时,除了能够观察到站立位头颈部、肩部、肩胛骨、脊柱等要素之外,还能够观察到髋部大腿在坐位以及足部在坐位情况下的状态。如:大腿长时间呈现外展状态,说明臀大肌力量较弱,臀中肌有短缩;很多人坐位后会跷二郎腿,很容易造成骨盆倾斜旋转、肌肉长短不均的问题等。如观察到坐位时,足跟不落地,呈现足下垂状态,说明小腿三头肌可能有短缩,可能与穿高跟鞋有关。

2. 侧面观 侧面观察,头颈部、肩部、胸部的状态与站立位基本相同。而腰椎、骨盆、髋关节和膝关节则有所不同。许多人在坐位时可能会采取跷二郎腿的坐姿或明显的驼背姿势。长时间采取跷二郎腿的坐姿,会造成屈髋肌的短缩;而骨盆后倾会造成腰椎前凸角度变小,后方软组织被牵拉。坐位情况下,膝关节一般都是屈曲的,时间过久,会造成大腿后部腘绳肌的短缩。

Note

能 力 检 测

一、单项选择题

1. 错误的姿势会导致（　　）。

A. 肌肉失平衡　　　　　　　B. 诱发疼痛　　　　　　　C. 继发性功能障碍

D. 关节负重增加　　　　　　E. 以上都是

2. 以下说法不正确的是（　　）。

A. 通过姿势评定往往可以快速获取一些有效信息

B. 通过姿势评定，可以检验治疗的效果

C. 姿势评定需要分部位进行，不需要考虑整体

D. 姿势评定往往是首要印象

E. 姿势评定有利于制订科学合理的康复治疗计划

3. 下列关于姿势评定的注意事项中错误的是（　　）。

A. 为了更好地观察，一般需要充分暴露

B. 评定前需要与患者解释，取得其信任和配合

C. 充分尊重患者隐私

D. 评定时应提醒患者尽量保持肌肉紧绷

E. 注意安全保护

4. 以下对于姿势的描述错误的是（　　）。

A. 脊柱 4 个曲度，以胸椎和腰椎的曲度最大

B. 膝内翻时，两腿呈"O"形

C. 膝外翻时，两腿呈"X"形

D. 股四头肌短缩，引起髌骨高度上升

E. 髌韧带短缩，引起髌骨高度下降

二、简答题

1. 简述站立位姿势评定正面观需要观察的要素。

2. 简述站立位姿势评定背面观需要观察的要素。

3. 简述站立位姿势评定侧面观需要观察的要素。

（章琪）

Note

第三章　躯体功能评定技术

本节 PPT

第一节　关节活动度评定技术

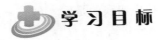

学习目标

【知识要求】

1.熟悉关节活动度的影响因素。

2.掌握关节活动度测量工具的使用方法。

3.掌握人体各主要关节活动度评定结果记录与结果分析。

4.熟悉关节活动度评定的注意事项。

【能力要求】

1.能对全身主要关节实施活动度评定。

2.能对关节活动度评定结果进行客观分析。

 案 例 引 导

案例解析

　　案例:患者王某,男,49岁,农民,长期从事体力劳动。近1个月,感觉右侧肩部酸胀疼痛逐渐加重,肩部活动时疼痛,范围受限。发病后口服止痛药、外用膏药,症状有所缓解。近3日右肩酸痛加剧,活动不利,右侧上肢不能上抬,右手不能提重物。患者无明显外伤史。影像学检查无明显异常。

　　问题:1.患者肩关节活动范围有哪些异常?

　　　　　2.患者关节活动异常的原因是什么?

一、关节活动度概述

(一) 基本概念

关节活动度(range of motion,ROM),又称关节活动范围,指关节运动时经过的弧度,即起始端到终末端之间的夹角。关节活动度测量即测量远端骨和近端骨的夹角。记录关节活动度检查结果时,确定关节活动度的起点非常重要。一般除前臂旋转检查以手掌处于矢状面时为"0°"位外,其余关节一律以肢体处于解剖位时的角度为"0°"位。

Note

关节活动度的测定是评估运动功能障碍的一个重要评估方法。其主要分为主动关节活动度和被动关节活动度。前者是被测试者主动完成的关节活动,主要可以反映关节活动受限程度与肌肉的力量;后者是测试者使被测试者被测定关节发生关节活动,一般大于关节主动活动度,可以反映关节在活动终末端的性质。

（二）关节的分类、结构、运动类型

1. 关节的分类　骨与骨之间的连接装置称为骨连接,可分为直接连接和间接连接。直接连接通过致密结缔组织、软骨或骨直接相连,其间没有腔隙,运动范围小或不能活动;间接连接又称关节或滑膜关节,两骨之间充满滑液,周围借结缔组织相连,具有较大的活动性。关节活动度的测定一般指滑膜关节的测定。

2. 滑膜关节的结构

（1）基本结构:关节的基本结构包括关节面、关节囊和关节腔三个部分。

①关节面:表面光滑且富有弹性,可以减少摩擦、减缓震荡。

②关节囊:分为外表的纤维层和内面的滑膜层。纤维层由致密结缔组织构成,厚而坚韧;滑膜层薄而柔软,由疏松结缔组织构成,可分泌滑液,滑液可润滑关节、吸收震荡,还是关节软骨等进行物质代谢的媒介。

③关节腔:含少量滑液,呈密闭的负压状态,对维持关节的稳固性有一定的作用。

（2）辅助结构。

①韧带:主要功能是限制关节的运动范围,增强关节的稳固性。

②关节盘:使两个关节面更加适应,增加了运动的形式和范围,且具有缓冲震荡的作用。

③关节唇:由纤维软骨构成的环,围在关节窝的周缘,有加深关节窝、扩大关节面的作用,使关节更加稳固。

④滑膜襞:滑膜层突入关节腔所形成的皱襞。滑膜襞增大了滑膜的表面积,利于滑液的分泌和吸收,可缓和冲撞和震荡。

3. 滑膜关节的运动类型　滑膜关节的运动与关节面的形态有密切关系,其运动形式主要有屈、伸、内收、外展、旋内、旋外等。屈和伸是关节在矢状面绕额状轴进行的运动。内收和外展是关节在额状面绕矢状轴进行的运动。旋转是关节在水平面内绕垂直轴进行的运动。环转是指关节头在原位转动,骨的远端做圆周运动。

二、影响关节活动度的因素

（一）生理因素

1. 关节面的面积差　构成关节的两关节面面积相差越大,关节活动幅度就越大。

2. 关节周围组织的体积　关节周围的组织越多,限制关节活动的因素就越多,如关节囊厚、韧带强且多、肌肉发达等,这些虽然使关节的稳固性增加,却使身体的柔韧性下降。

3. 关节韧带、肌腱和肌肉的伸展性　关节周围韧带、肌肉、肌腱等组织的伸展性越好,关节活动幅度就越大,柔韧性就越好。

4. 年龄、性别及训练水平　一般而言,儿童和少年的关节活动度比成人大,女性的关节活动度比男性大,训练水平高者的关节活动度比训练水平低者大。

5. 生理状态　生理状态对关节活动度有明显的影响。当人在麻醉或昏迷状态时,由于肌肉松弛,关节处于软弱而不稳的状态,关节活动度大于平常。

（二）病理因素

关节或关节周围的病变可以导致关节力学的改变,引起关节活动受限。引起关节活动异常的主要原因有以下几个方面。

1. 关节僵硬　如关节骨性强直、关节融合术后等,关节主动活动与被动活动都丧失。

2. 神经损伤或传导阻断　如中枢神经损伤早期(软瘫期)不能引起关节活动,周围神经损伤引起伸或屈困难。

3. 肌肉问题　肌肉无力或肌肉痉挛,主动活动减少,关节活动受限。

4. 软组织问题　关节周围软组织(如关节囊、韧带、滑膜等)疼痛或挛缩,可引起主动活动与被动活动都减少,如肩周炎、烧伤后皮肤瘢痕、长期制动等。

三、关节活动度的评定事项

（一）评定目的

（1）确定是否有关节活动度受限及受限的程度,发现影响关节活动的原因。

（2）确定适宜的康复目标,判定恢复功能或减少不适所需要的角度。

（3）为选择适当的康复治疗技术(如体位摆放技术等)、是否需要夹板或其他辅助器具提供客观依据。

（4）客观记录关节功能的进展情况,以评价康复治疗、训练的效果;为患者及治疗提供动力,为科研提供客观资料等。

（二）评定工具

用于关节活动度测量的工具包括量角器、尺(带刻度的尺、电子角度尺)等。

1. 常用量角器　可分为通用量角器(图3-1-1)和指关节量角器(图3-1-2)两种。通用量角器又有180°测角计和360°测角计之分,其中180°测角计最常用。测角计有两臂,分别称为固定臂和移动臂,二者由一轴心连接。使用时要在标准的体位和肢位下,把测角计的轴心点放置在关节运动的骨性标志点上,将测角计固定臂和移动臂分别放在该关节的近端骨和远端骨肢体的长轴上,使关节沿轴心向另一个方向运动达到最大限度,然后在测角计上读出关节所处的角度。

2. 方盘量角器　根据关节相对于重心做运动的特点,设计出指针永远向上并能够直接对关节活动度进行测量的量角器,即方盘量角器,其操作简便(图3-1-3)。

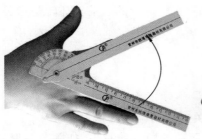 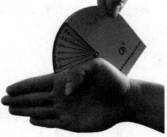 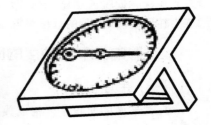

图3-1-1　通用量角器　　　　图3-1-2　指关节量角器　　　　图3-1-3　方盘量角器

3. 直尺　常用于脊柱和手指活动度测量,单位为厘米(cm),如:测量躯干前屈活动度时,将躯干前屈,测量指端与地面间的距离;测量手指屈曲时,将直尺放在测量手指与手掌之间,测量屈曲手指指尖到手掌的垂直距离等。

（三）评定步骤

（1）向患者说明测量目的和方法,取得患者的充分配合。

（2）让患者处于测量的标准体位,充分暴露待测量关节,如患者有特殊情况或有困难时,应在评价表格备注栏内加以说明。

（3）固定待测关节近端,被动活动该关节,了解可能的活动范围和有无抵抗感。

（4）将待测关节置于起始位。

（5）确定测量关节的骨性标志,将量角器的轴心对准被测量关节活动的骨性标志点;固定臂与构成关节的近端骨长轴平行;移动臂与构成关节的远端骨长轴平行。

（6）记录关节起始位的角度后移走量角器。

（四）评定结果记录与分析

1. 记录内容　测量日期、被测量关节的名称、关节活动方向、关节活动终端感觉、主动 ROM、被动 ROM、测量时的体位、关节周围伴随症状（如疼痛、水肿等）、测量过程中有无误差等。

2. 记录方法

（1）评定者在记录 ROM 时,记录一种活动开始时的角度到活动结束时的角度。如肘关节屈曲的 ROM 为 0°～150°,0°是开始的角度,150°是结束的角度。如果起始位不是 0°,则说明可能存在某种受限因素,应准确记录实际开始位的角度。例如:膝关节 ROM 为 0°～135°,提示无关节活动受限;膝关节 ROM 为 100°～135°,提示膝关节伸展受限;膝关节 ROM 为 0°～100°,提示膝关节屈曲受限;膝关节 ROM 为 20°～100°,提示膝关节屈曲与伸展均受限。

（2）当患者的某关节出现非正常过度伸展时,可用"-"表示,即负号表示。如膝关节"-15°～135°",表明膝关节过度伸展 15°。

（3）可以做双向运动的关节由于病变而只能进行单向运动时,受限方向的运动范围记录为"无"。例如:腕关节 10°屈曲挛缩,其掌屈 ROM 为 10°～80°,此时腕关节不能达到解剖"0°"位或不能背伸,因此腕关节背伸栏应记录为"无"。

3. 结果分析

（1）各关节都有正常的活动范围,但关节的活动范围可因年龄、性别、身体状况、肥胖和遗传等因素的不同而有所差异。

（2）各关节活动范围的正常值是平均值的近似值,不及或超过正常值范围,尤其是与健侧对应关节比较而存在差别时,应评定为异常。临床上关节活动受限较多见,关节活动超过正常范围可见于周围神经病损所致的肌肉弛缓性瘫痪、关节支持韧带松弛、关节骨质破坏等。

（3）通常关节主动活动范围小于被动活动范围。关节不能主动活动而被动活动正常者,常为神经麻痹或肌肉、肌腱断裂所致;关节主动活动和被动活动均部分受限者,常为关节僵硬,主要是关节内粘连、肌肉疼挛或挛缩、关节长时间固定等所致;关节主动活动与被动活动均不能者,常为关节强直,说明构成关节的骨骼间已有骨性或牢固的纤维连接。

（4）另外,还需排除疼痛、瘢痕、衣服过紧等其他因素的影响。

（五）注意事项

（1）评定者应当熟悉各关节解剖和正常关节活动度,严格规范测量,提高准确性和可重复性。

（2）测量前应对评定对象说明测量目的和方法,取得充分配合。

（3）测量时应充分暴露被测量关节,以免衣物影响测量的准确性。

（4）在正确的体位下操作,各关节活动度评定都有标准的体位,一般情况下均应按要求操作,如患者有特殊情况或有困难时,应在评定表格备注栏内加以说明。防止邻近关节的替代作用;并注意双侧对比,若对侧肢体已不存在,则与相同年龄、相似体型的个体比较;脊柱关节活动度的测量亦如此。

（5）通常先测量关节主动活动范围,再测量关节被动活动范围。

（6）同一患者不同时期的测量应由专人进行,所使用的测量工具也应当保持一致。

（7）不宜在按摩、运动或其他康复治疗后立即测量。

（8）关节的起始位一般以解剖位为"0°"位,允许测量误差为 5°。

四、主要关节活动度的评定技术

（一）上肢关节活动度评定技术

上肢主要关节有肩关节、肘关节、前臂关节、腕关节及手关节。在评定前，康复医师或康复治疗师应与患者及其家属做好沟通工作，说明评定目的，争取得到他们的理解和配合。

1. 肩关节

（1）屈曲、伸展（图 3-1-4（a）、图 3-1-4（b））。

体位：坐位、立位、侧卧位、仰卧位（屈曲）、俯卧位（伸展）。肘伸展，手掌朝向内侧。

角度计位置：固定臂，通过肩峰的垂直线与躯干平行。移动臂，与肱骨长轴平行或一致。轴心，肩峰。

运动方式：在矢状面绕冠状轴运动，屈曲是上肢向前上方运动，伸展是上肢向后上方运动。

注意事项：检查时，应固定肩胛骨，防止出现代偿动作（躯干伸展和肩关节外展等），复合运动时固定胸廓防止脊柱运动。

正常值：屈曲 0°～180°，伸展：0°～60°。

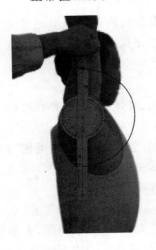 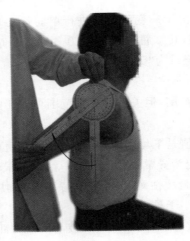 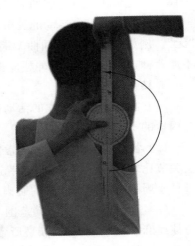

(a) 屈曲　　　　　　　　　(b) 伸展　　　　　　　　　(c) 外展

图 3-1-4　肩关节的活动

（2）外展（图 3-1-4（c））、内收。

体位：仰卧位、坐位、立位，肩关节中立位，前臂旋后，手掌朝向前方，肱骨充分外旋，防止因肱三头肌紧张限制运动的完成。

角度计位置：固定臂，通过肩峰与躯干（脊柱）平行。移动臂，与肱骨长轴平行或一致。轴心，肩峰。

运动方式：在额状面绕垂直轴运动，外展是向外上方运动，内收检查时使肩关节处于 20°～45°屈曲位，上肢从身体前方向内运动。

注意事项：检查外展运动时应固定肩胛骨，防止出现代偿动作（肩上提、外旋），复合运动时注意固定胸廓，身体不得向侧方倾斜。

正常值：外展 0°～180°，内收 0°～45°。

（3）外旋、内旋（图 3-1-5（a）、图 3-1-5（b））。

体位：仰卧位，上肢肩关节外展 90°，肘关节屈曲 90°与床面垂直，前臂中立位。坐位或立位也可。

角度计位置：固定臂，与地面垂直。移动臂，与尺骨纵轴一致。轴心，尺骨鹰嘴。

运动方式:前臂在矢状面绕冠状轴运动,外旋是向头的方向运动,内旋是向下肢方向的运动。

注意事项:外旋固定肩胛骨,防止肩胛向下和内收,复合运动时需固定胸廓,防止躯干伸展;内旋固定肱骨远端,防止肩胛向上和外展,复合运动时需固定胸廓,防止躯干屈曲。

正常值:外旋 $0°\sim90°$,内旋 $0°\sim90°$。

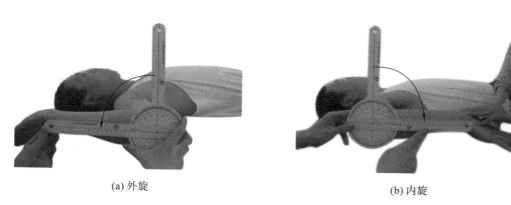

(a) 外旋   (b) 内旋

图 3-1-5 肩关节的外旋、内旋

(4) 水平屈曲、水平伸展(图 3-1-6(a)、图 3-1-6(b))。

体位:坐位,肩关节外展 $90°$,伸肘,手掌向下。

角度计位置:固定臂,通过肩峰的冠状面的投影线(外展 $90°$ 的肱骨轴线)。移动臂,与 $90°$ 外展冠状面上运动的肱骨长轴一致或平行。轴心,肩峰。

运动方式:在水平面绕垂直轴运动。水平屈曲,外展 $90°$ 的肱骨向前方运动。水平伸展,外展 $90°$ 的肱骨向后方运动。

正常值:水平屈曲 $0°\sim135°$,水平伸展 $0°\sim30°$。

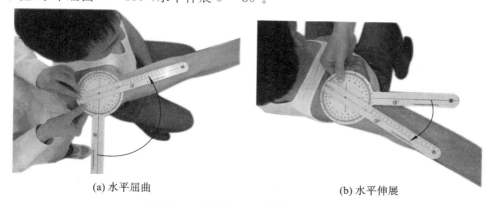

(a) 水平屈曲   (b) 水平伸展

图 3-1-6 肩关节的水平屈曲、水平伸展

2. 肘关节屈曲、伸展(图 3-1-7)

体位:坐位或立位,上臂紧靠躯干,伸肘,前臂旋后。

角度计位置:固定臂,与肱骨长轴一致或平行。移动臂,与桡骨长轴一致或平行。轴心,肱骨外上髁。

运动方式:在矢状面绕冠状轴运动。屈曲,前臂从前方做向肱骨接近的运动。伸展,从屈曲位返回的运动。

注意事项:防止出现肩关节屈曲代偿动作。

正常值:屈曲 $0°\sim145°$,伸展 $0°$,过伸展 $0°\sim5°$。

3. 前臂关节旋前、旋后(图 3-1-8(a)、图 3-1-8(b))

体位:坐位或立位,上臂紧靠躯干,肘关节屈曲 $90°$,前臂呈中立位,手掌朝向体侧,手指伸展。

Note

33

角度计位置：固定臂，通过桡骨茎突，与地面垂直。移动臂与桡骨茎突和尺骨茎突的连线平行。轴心，中指末端。

运动方式：在水平面上绕垂直轴运动。旋前，拇指向内侧，手掌向下转动。旋后，拇指向外侧，手掌向上转动。

注意事项：防止肩关节的代偿，可将上肢固定在体侧；防止腕关节的代偿，可以手握铅笔。

正常值：旋前 0°～90°，旋后 0°～90°。

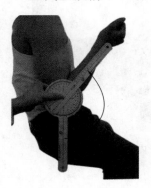

图 3-1-7　肘关节的屈曲

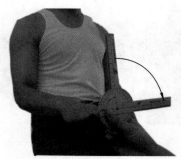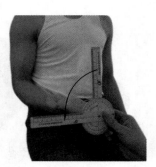

(a) 旋前　　　　　　　　　　　(b) 旋后

图 3-1-8　前臂关节的旋前、旋后

4. 腕关节

（1）掌屈、背屈。

体位：坐位或立位，肘关节屈曲 90°，前臂中立位，置于桌上，手掌悬空，掌心与地面平行，腕关节不得出现桡屈、尺屈及手指弯曲以免影响腕关节活动。

角度计位置：固定臂，与桡骨长轴平行。移动臂，与第 5 掌骨外侧中线平行。轴心，尺骨茎突稍向远端，或桡骨茎突。

运动方式：在矢状面绕冠状轴运动。掌屈，手掌靠近前臂屈侧运动；背屈，手掌靠近前臂伸侧运动。

注意事项：检查时固定尺骨、桡骨，防止前臂的旋前、旋后。

正常值：掌屈 0°～90°，背屈 0°～70°。

（2）桡偏、尺偏（图 3-1-9(a)、图 3-1-9(b)）。

体位：前臂旋前，掌心朝下，置于桌面上。

角度计位置：固定臂，与前臂长轴一致或平行。移动臂，与第三掌骨长轴一致。轴心，腕关节背侧中点。

运动方式：在水平面绕垂直轴运动。桡偏，手向靠近桡骨方向运动；尺偏，手向靠近尺骨方向运动。

注意事项：检查时应固定桡骨、尺骨远端，防止前臂的旋前、旋后及肘关节的过度屈曲。

正常值：桡偏 0°～25°，尺偏 0°～55°。

5. 手关节

1）掌指关节（MP）

（1）屈曲、伸展（图 3-1-10(a)）。

体位：坐位，腕关节中立位，前臂放在桌面上，被检查手指无内收、外展。

角度计位置：固定臂，掌骨背侧中线。移动臂，指骨背侧中线。轴心，掌指关节背侧。

运动方式：在矢状面上绕冠状轴运动。评定者一只手固定掌骨，维持腕关节的中立位，另一只手固定指骨及移动臂，进行手指向掌侧和背侧的运动。

正常值：屈曲 0°～90°，伸展 0°～45°。

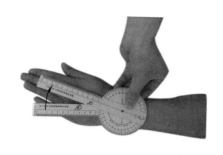

(a) 桡偏

(b) 尺偏

图 3-1-9　腕关节的桡偏、尺偏

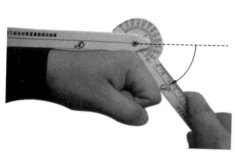

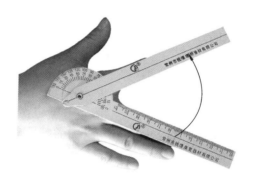

(a) 掌指关节屈曲

(b) 手指外展

图 3-1-10　掌指关节屈曲与手指外展

（2）外展（图 3-1-10（b））、内收。

体位：坐位，前臂旋前，手掌放在桌面上，腕关节无屈曲、伸展、桡偏，掌指关节无屈曲、伸展。

角度计位置：固定臂，第 3 指骨中轴。移动臂，第 2、第 4、第 5 指骨纵轴。轴心，各掌指关节背侧。

运动方式：在冠状面运动。外展，示指、无名指、小指做远离中指方向的运动。内收，示指、无名指、小指做靠近中指方向的运动。

注意事项：固定掌骨，防止腕关节运动。

正常值：$0°\sim20°$。

2）近端指间关节（PIP）屈曲、伸展（图 3-1-11）

体位：坐位，腕关节无屈曲、伸展、桡偏、尺偏，掌指关节无屈曲、伸展、内收、外展，前臂放在桌面上。

角度计位置：固定臂，近节指骨背侧中线。移动臂，中节指骨背侧中线。轴心，近端指间关节背侧。

运动方式：在矢状面绕冠状轴运动。屈曲，固定近端指骨，完成手指向掌心的运动。

注意事项：伸展，固定近端指骨，手指向背侧运动。

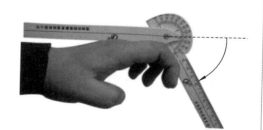

图 3-1-11　手指活动度检查

正常值：屈曲 $0°\sim100°$，伸展 $0°$。

3）远端指间关节（DIP）屈曲、伸展

体位：坐位，前臂和手置于桌面，前臂中立位，腕关节中立位，掌指关节无屈曲、伸展、内收、外展，近端指间关节屈曲 $70°\sim90°$。

Note

35

角度计位置：固定臂，中节指骨背侧中线。移动臂，远节指骨背侧中线。轴心，远端指间关节背侧面。

运动方式：屈曲，固定中节指骨，远节指骨向掌心方向运动。伸展，固定中节指骨，远节指骨向背侧运动。

注意事项：固定中节指骨，防止腕关节、掌指关节、近端指间关节伸展。

正常值：屈曲 0°～90°，伸展 0°～10°。

6. 拇指关节

（1）拇指的外展（图 3-1-12(a)）、内收。

体位：腕关节中立位，手指伸展。

角度计位置：固定臂，示指（桡骨的延长线）。移动臂，拇指。轴心，腕掌关节。

运动方式：外展，在手掌面上，拇指向离开示指的方向运动。内收，与外展方向相反，向示指方向返回的运动。

正常值：外展 0°～60°，内收 0°～60°。

（2）拇指掌侧外展（图 3-1-12(b)）、掌侧内收。

体位：腕关节中立位，手指伸展位。

角度计位置：固定臂，示指（桡骨的延长线）。移动臂，拇指。轴心，第 1 掌骨的腕掌关节。

运动方式：掌侧外展，在与掌面的垂直面上做从示指分离方向的运动。掌侧内收，与外展相反，做返回示指方向的运动。

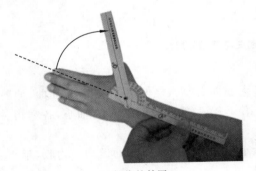
(a) 拇指的外展

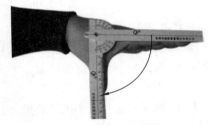
(b) 拇指的掌侧外展

图 3-1-12　拇指的外展

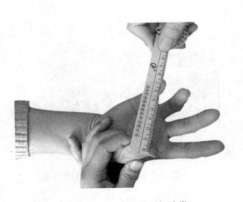
图 3-1-13　拇指的对掌

正常值：掌侧外展 0°～90°，掌侧内收 0°～90°。

（3）对掌（图 3-1-13）。

拇指的对掌运动是拇指从基本肢位做外展、回旋、屈曲三种运动的复合运动，是拇指尖端靠近小指尖端的运动。由于没有一个轴心，不能用测量角度的办法，而用拇指尖端距离小指掌指关节的距离或是拇指尖端与小指尖端的距离表示。

（4）拇指掌指关节（MP）屈曲、伸展（图 3-1-14(a)）。

体位：拇指的伸展位。

角度计位置：固定臂，第 1 掌骨背侧中线。移动臂，近节指骨背侧中线。轴心，掌指关节背侧。

运动方式：屈曲，第 1 指骨向靠近掌心方向运动。伸展，从基本指位向背侧方向运动。

注意事项:固定第 1 掌骨,防止出现腕关节、拇指腕掌关节屈曲和对掌。

正常值:屈曲 0°～60°,伸展 0°～10°。

(5) 拇指指间关节(IP)屈曲(图 3-1-14(b))、伸展。

体位:拇指的基本体位(指间关节中立位)。

角度计位置:固定臂,第 1 节指骨。移动臂,拇指末节。轴心,拇指指间关节背侧面。

运动方式:屈曲,末节指骨向靠近手掌方向运动。伸展,从基本指位做背伸运动。

注意事项:固定近节指骨,防止出现腕掌关节的屈曲和伸展。

正常值:屈曲 0°～80°,伸展 0°～10°。

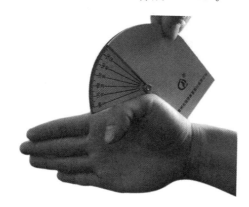

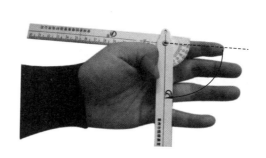

(a)拇指MP屈曲　　　　　　　　　　(b)拇指IP屈曲

图 3-1-14　拇指关节屈曲

(二)下肢关节活动度评定技术

1.髋关节

(1) 屈曲、伸展(图 3-1-15(a)、图 3-1-15(b)、图 3-1-15(c))。

体位:仰卧位或侧卧位,有膝关节屈曲和伸展两种,测定伸展时取俯卧位。

角度计位置:固定臂,通过大转子,与躯干的纵轴平行。移动臂,股骨长轴。轴心,股骨大转子。

运动方式:在矢状面绕冠状轴运动。屈曲,做靠近头部的方向的运动。伸展,下肢在矢状面上做从基本肢位向后方的运动。

注意事项:注意固定骨盆,防止躯干的代偿运动。

正常值:屈曲(膝伸展位),0°～90°;屈曲(膝屈曲位)0°～125°;伸展,0°～15°。

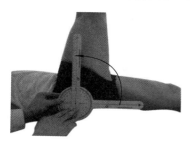
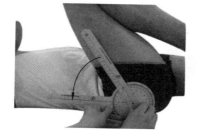
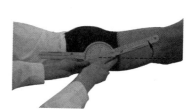

(a)屈曲(膝伸展位)　　　　　(b)屈曲(膝屈曲位)　　　　　(c)伸展

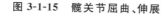

图 3-1-15　髋关节屈曲、伸展

(2) 外展、内收(图 3-1-16(a)、图 3-1-16(b))。

体位:仰卧位,髋关节屈曲、伸展、旋转均呈"0°"位,膝关节伸展位。

角度计位置:固定臂,髂前上棘与髌骨中心连线的平行线。移动臂,股骨纵轴。轴心,髂前上棘。

运动方式:在冠状面绕垂直轴运动。外展,下肢做向外的运动。内收,下肢做从基本肢位向内的运动。

注意事项:防止出现髋关节外旋、内旋代偿动作。

正常值:外展 0°～45°,内收 0°～35°。

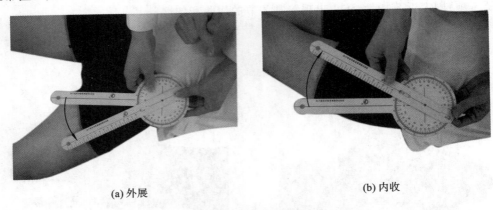

(a) 外展　　　　　　　　　　　　　　　(b) 内收

图 3-1-16　髋关节外展、内收

（3）外旋、内旋（图 3-1-17(a)、图 3-1-17(b)）。

体位:仰卧位或坐位,膝关节 90°屈曲,仰卧位时,被测下肢在床边自然下垂,另一侧下肢在床上取膝立位。

角度计位置:固定臂,通过髌骨中心的垂线,与地面垂直。移动臂,胫骨纵轴。轴心,髌骨中心。

运动方式:在水平面绕垂直轴运动。外旋,使被测足向靠近另一侧下肢的方向运动。内旋,使被测足向远离另一侧下肢的方向运动。

注意事项:评定者一手置于被测下肢的股骨远端,防止髋关节屈曲、内收或外展。

正常值:外旋 0°～45°,内旋 0°～45°。

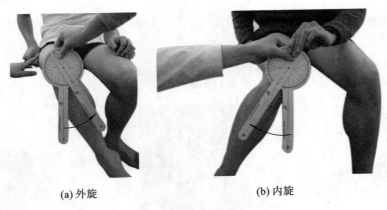

(a) 外旋　　　　　　　　　　　　　　　(b) 内旋

图 3-1-17　髋关节外旋、内旋

2. 膝关节屈曲、伸展（图 3-1-18）

体位:俯卧位,髋关节无内收、外展、屈曲、伸展、旋转。

角度计位置:固定臂,股骨纵轴。移动臂,腓骨小头与外踝连线。轴心,股骨外侧髁。

运动方式:在矢状面绕冠状轴运动。屈曲,小腿做向靠近臀部方向的运动。伸展,从基本肢位向屈曲相反方向的运动。

注意事项:检查时应固定大腿,防止髋关节出现旋转、屈曲、伸展的代偿动作。

正常值:屈曲 0°～130°,伸展 0°。

3. 踝关节

(1) 背屈、跖屈(图 3-1-19(a)、图 3-1-19(b))。

体位:坐位或仰卧位,膝关节屈曲大于 30°,踝关节无内翻、外翻。

角度计位置:固定臂,腓骨小头与外踝的连线(腓骨外侧中线)。移动臂,第 5 跖骨长轴。轴心,第 5 跖骨与小腿纵轴延长线在足底的交点。

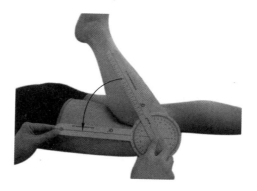

图 3-1-18 膝关节的屈曲

运动方式:在矢状面绕冠状轴运动。背屈,足尖从中立位向靠近小腿的方向运动。跖屈,与背屈相反方向的运动。

注意事项:不得出现膝关节和髋关节的代偿动作。被动运动时评定者一只手固定小腿远端,另一只手托着足底向上推,避免推按足趾。

正常值:背屈 0°～20°,跖屈 0°～45°。

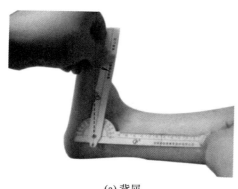

(a) 背屈

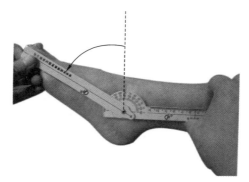

(b) 跖屈

图 3-1-19 踝关节背屈、跖屈

(2) 内翻、外翻(图 3-1-20(a)、图 3-1-20(b))。

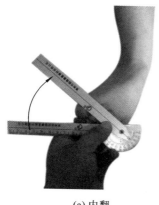

(a) 内翻

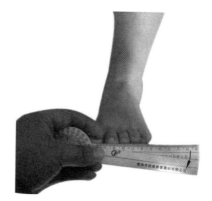

(b) 外翻

图 3-1-20 足内翻、外翻

体位:坐位或仰卧位,膝关节在桌缘处呈 90°屈曲,髋关节无内收、外展、旋转。

角度计位置:固定臂,与小腿长轴垂直的平行线。移动臂,与足跖面平行。轴心,两臂交点。

Note

运动方式:在冠状面绕矢状轴运动。外翻,足的外缘向上方的运动。内翻,足的外缘向下方的运动。

注意事项:评定者固定被检测小腿远端,防止出现膝关节和髋关节的运动。

正常值:内翻 0°~30°,外翻 0°~15°。

(三)脊柱活动度评定技术

1.颈椎

(1)前屈、后伸(图 3-1-21(a)、图 3-1-21(b))。

体位:端坐位,胸腰椎紧靠在椅背上,颈椎无旋转及侧屈。

角度计位置:固定臂,两肩峰连线的水平垂线。移动臂,外耳道与头顶的连线。轴心,两臂交点。

运动方式:在矢状面绕冠状轴运动。前屈,头部向前方的运动。后伸,头部向后方的运动。

注意事项:运动时要固定脊柱,防止胸腰椎屈曲。

正常值:前屈 0°~60°,后伸 0°~50°。

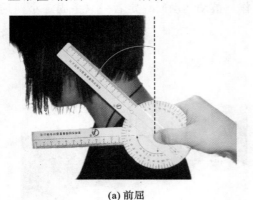

(a) 前屈　　　　　　　　　　　　　　　(b) 后伸

图 3-1-21　颈前屈、后伸

(2)旋转(图 3-1-22(a))。

体位:坐位、仰卧位,颈椎无屈曲、伸展及侧屈。

角度计位置:固定臂,通过头顶与冠状面垂直的线。移动臂,头顶与鼻尖的连线。轴心,头顶中心点。

运动方式:在水平面绕垂直轴运动。头部向左、右旋转。

注意事项:固定肩胛骨,防止躯干旋转。

正常值:左旋 0°~70°,右旋 0°~70°。

(3)侧屈(图 3-1-22(b))。

体位:坐位、仰卧位。

角度计位置:固定臂,两肩峰连线的平行线。移动臂,头顶或枕骨粗隆与第 7 颈椎棘突连线。轴心,两臂交点。

运动方式:在冠状面绕矢状轴运动。头部向左、右倾斜使耳朵向肩部的运动。

注意事项:防止胸腰椎侧屈。

正常值:左侧屈 0°~45°,右侧屈 0°~45°。

2.胸椎与腰椎

(1)胸腰椎前屈、后伸(图 3-1-23(a)、图 3-1-23(b))。

体位:直立位、坐位、侧卧位。

角度计位置:固定臂,通过第 5 腰椎棘突的垂直线(侧卧位时是水平线)。移动臂,第 7 颈椎

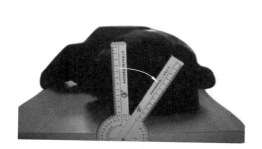
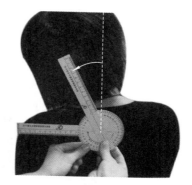

(a) 旋转　　　　　　　　　　　　　　　　　(b) 侧屈

图 3-1-22　颈部旋转与侧屈

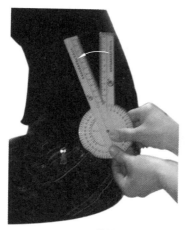
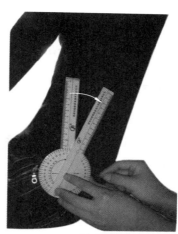

(a) 前屈　　　　　　　　　　　　　　　　　(b) 后伸

图 3-1-23　胸腰椎的前屈、后伸

棘突与第 5 腰椎棘突的连线。轴心，从身体侧面对准第 5 腰椎处。

运动方式：在矢状面绕冠状轴运动。前屈，骨盆不动，身体向前运动。后伸，后倾运动。

注意事项：固定骨盆，防止骨盆后倾。

正常值：前屈 $0°\sim80°$，后伸 $0°\sim30°$。

前屈程度也可用直立位身体向前弯曲时中指尖端离地面的高度来表示。其正常值为 10 cm。

（2）胸腰椎的旋转（图 3-1-24(a)）。

体位：端坐位。

角度计位置：固定臂，两侧髂嵴上缘连线的平行线。移动臂，两肩峰连线的平行线。轴心，两臂交点。

运动方式：评定者双手置于被检查者骨盆的髂前上棘，固定骨盆，防止其旋转，在水平面上，以垂直轴为轴，完成最大限度的胸腰椎旋转运动。

注意事项：防止骨盆旋转。

正常值：左旋 $0°\sim40°$，右旋 $0°\sim40°$。也可用立位侧屈时中指离地面的高度来表示。

（3）胸腰椎的侧屈（图 3-1-24(b)）。

体位：端坐位。

角度计位置：固定臂，两侧髂嵴上缘连线的平行线。移动臂，第 7 颈椎棘突与第 5 腰椎棘突连线。轴心，第 5 腰椎棘突。

Note

运动方式:在冠状面绕矢状轴运动。固定骨盆,身体向左、右倾斜运动。

注意事项:固定骨盆,防止骨盆倾斜。

正常值:左屈 0°～50°,右屈 0°～50°。

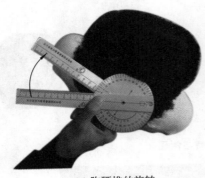

(a) 胸腰椎的旋转   (b) 胸腰椎的侧屈

图 3-1-24　胸腰椎的旋转与侧屈

五、关节活动度检查记录表

关节活动度检查记录表见表 3-1-1。

表 3-1-1　关节活动度检查记录表

姓名　　　　　　　年龄　　　　　　　性别　　　　　　　职业

地址　　　　　　　　　　　　　　　　电话　　　　　　　发病日期

诊断　　　　　　　　　　　　　　　　评定者

左　侧			部位	检查项目	正常值(°)	右　侧		
月　日	月　日	月　日				月　日	月　日	月　日
			肩关节	屈曲	0～180			
				伸展	0～60			
				外展	0～180			
				内收	0～45			
				外旋	0～90			
				内旋	0～90			
				水平屈曲	0～135			
				水平伸展	0～130			
			肘关节	屈曲	0～145			
				伸展	0			
			前臂关节	旋前	0～90			
				旋后	0～90			
			腕关节	掌屈	0～90			
				背屈	0～70			
				桡偏	0～25			
				尺偏	0～55			

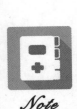

续表

左　侧			部位	检查项目	正常值(°)	右　侧		
月　日	月　日	月　日		MP 屈曲	0～90	月　日	月　日	月　日
				MP 伸展	0～45			
			手指	MP 外展	0～20			
				PIP 屈曲	0～100			
				DIP 屈曲	0～90			
				桡侧外展	0～60			
				掌侧外展	0～90			
			拇指	MP 屈曲	0～60			
				MP 伸展	0～10			
				IP 屈曲	0～80			
				IP 伸展	0～10			
				屈曲	0～125			
				伸展	0～15			
			髋关节	外展	0～45			
				内收	0～20			
				外旋	0～45			
				内旋	0～45			
			膝关节	屈曲	0～130			
				伸展	0			
				背屈	0～20			
				跖屈	0～45			
			踝关节	内翻	0～30			
				外翻	0～15			
				外展	0～10			
				内收	0～20			
				前屈	0～60			
			颈椎	后伸	0～50			
				旋转	0～70			
				侧屈	0～50			

Note

43

续表

左 侧			部位	检查项目	正常值(°)	右 侧		
月 日	月 日	月 日	胸腰椎	前屈	0~80	月 日	月 日	月 日
				后伸	0~30			
				旋转	0~40			
				侧屈	0~50			
备注								

能力检测

参考答案

一、单项选择题

1.关节活动度测量时,起始位置一般是( )。

A.水平位 　　　B.垂直位 　　　C.人体解剖位 　　D.人体卧位 　　E.功能位

2.肩关节内外旋度测量时,轴心是( )。

A.尺骨鹰嘴 　　B.肱骨外上髁 　　C.肩峰 　　D.肘窝中点 　　E.以上都不是

3.下面只有一个自由度的关节是( )。

A.肩关节 　　　B.髋关节 　　　C.踝关节 　　D.桡尺关节 　　E.腕关节

4.肩关节屈曲伸展活动度测量时,轴心是( )。

A.尺骨鹰嘴 　　B.肱骨外上髁 　　C.肩峰 　　D.肩胛骨 　　E.以上都不是

5.肘关节活动度测量时,轴心是( )。

A.尺骨鹰嘴 　　B.肱骨外上髁 　　C.肩峰 　　D.肘窝中点 　　E.肱骨中段

6.肘关节屈曲活动度正常范围是( )。

A.0°~125° 　　B.0°~145° 　　C.0°~100° 　　D.20°~150° 　　E.0°~120°

7.肩关节屈伸活动度正常范围是( )。

A.0°~125° 　　B.0°~180° 　　C.0°~100° 　　D.5°~150° 　　E.0°~120°

8.用量角器测定关节活动度时,量角器固定臂的放置为( )。

A.与构成关节的远端骨长轴垂直 　　　　B.与构成关节的近端骨长轴垂直

C.与构成关节的远端长轴平行 　　　　D.与构成关节的近端骨长轴平行

E.以上均错误

9.测量肩关节前屈活动度时,固定臂放在( )。

A.通过肩峰的垂直线与躯干平行 　　　　B.与肱骨长轴平行

C.与桡骨长轴平行 　　　　D.与肱骨长轴垂直

E.以上均错误

10.肘关节屈曲10°~90°表示肘关节屈曲度数为( )。

A.10° 　　　B.80° 　　　C.90° 　　D.110° 　　E.以上均不是

二、名词解释

1.ROM

2.被动关节活动度

三、简答题

1.简述关节活动受限的生理因素。

Note

2.测量关节活动范围应该注意哪些问题？

（梁志刚）

第二节　肌力评定技术

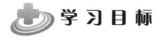

本节PPT

学习目标

【知识目标】

1.熟练掌握肌力评定的概念、目的、适应证和禁忌证。

2.熟悉影响肌力大小的因素。

3.掌握徒手肌力评定标准及依据。

4.熟悉等速肌力测试定义及工作原理。

5.熟悉肌力评定的原则和分类、记录方法、注意事项。

6.了解等速肌力测试的优缺点及禁忌证、测定的参数。

【能力目标】

1.能独立进行四肢及躯干主要肌群的徒手肌力评定。

2.能用简单仪器进行肌力评定。

3.能准确分析评定结果。

 案 例 引 导

　　案例：患者王某某，男，21岁，工程师，因左上肢活动无力1个月住院，患者1个月前外伤致肱骨干骨折，在医院内固定治疗后，上肢自主制动20天。现主要功能障碍为屈肘、伸肘无力，手握持力弱。发病以来无头痛、恶心、呕吐、意识障碍及大小便障碍。查体心肺功能正常。

　　问题：1.如何评定患者现在的肌力水平？

　　　　　2.此患者肌力下降的原因是什么？

案例解析

一、肌力评定概述

（一）基本概念

肌力是指肌肉收缩时产生的最大力量，又称绝对肌力。广义的肌力包括肌肉爆发力和肌肉耐力。肌无力指肌肉（或肌群）收缩时产生的力量减弱或消失。常见于神经疾病、下运动神经元损伤、原发性疾病长期制动所致的肌萎缩等。

肌力评定是评定被评定者在主动运动时肌肉或肌群的收缩力量，用以评定肌肉的功能状态，是比较常用的康复评定技术。肌力评定在肌肉、骨骼、神经系统，尤其是周围神经系统病变中尤为重要。

Note

（二）肌肉的分类与肌收缩的生理类型

1. 肌肉的分类

（1）根据组织学分类：分为心肌、平滑肌和骨骼肌。①心肌：属于有横纹的不随意肌，具有自动节律性，收缩快而有力，不易疲劳。②平滑肌：又称内脏肌，广泛分布于血管壁和许多内脏器官，收缩缓慢而持久。③骨骼肌：运动系统的肌肉属于横纹肌，因其绝大部分附着于骨，故又名骨骼肌。骨骼肌的收缩迅速有力，但容易疲劳。

（2）根据肌肉是否受意志支配分类：分为随意肌和不随意肌。①随意肌：骨骼肌受躯体神经支配，直接受人的意志控制，为随意肌。②不随意肌：心肌和平滑肌由内脏神经调节，不直接受人的意志控制，为不随意肌。

（3）根据肌肉收缩时发挥的作用不同分类：分为原动肌、拮抗肌和协同肌。①原动肌：在运动的发动和维持中一直起主要作用的肌肉或肌群称为原动肌。如屈肘运动的原动肌有肱二头肌、肱肌。②拮抗肌：与原动肌作用相反的肌群称为拮抗肌，拮抗肌既有对抗原动肌的作用，也有协调原动肌工作的作用。如屈肘运动过程中，肱三头肌是肱二头肌和肱肌的拮抗肌。③协同肌：合作肌，其作用是配合原动肌并随其一同收缩，使动作更加精准。协同肌可分为如下3类：a.联合肌，协助原动肌完成动作，又称为副动肌，如屈肘运动中肱桡肌、桡侧腕屈肌和旋前圆肌；b.固定肌，在运动动作中起固定作用的肌群，主要固定原动肌一端附着点所在的骨，防止原动肌产生不必要的动作，如在屈肘动作中使肩胛骨固定于脊柱的斜方肌、菱形肌等；c.中和肌，其作用是抵消原动肌收缩时所产生的一部分不需要的动作，如在伸腕动作中，桡侧伸腕肌和尺侧伸腕肌同时收缩，使腕向桡侧及尺侧背伸的多余动作相互抵消。

2. 肌收缩的生理类型

（1）等长收缩：只改变肌肉张力而长度基本不变的肌肉收缩形式，称为等长收缩。特点是张力等于外加阻力，肌长度不变。有支持、固定、维持某种身体姿势作用，如站立、悬垂、支撑等动作。其固定功能还可为其他关节的运动创造适宜条件。

（2）等张收缩：只改变肌肉长度而张力不变的肌肉收缩形式，称为等张收缩。可分为向心性收缩和离心性收缩两种形式。①向心性收缩：肌肉收缩时，肌肉起止点彼此靠近，肌肉缩短，是作用于关节的主动肌的收缩。特点是张力大于外加阻力，肌长度缩短。它是肌肉运动的主要形式，是实现动力性运动的基础（如挥臂、高抬腿等）。②离心性收缩：肌肉收缩时，肌肉起止点彼此远离，肌肉长度增加。是对抗关节运动的拮抗肌所产生的收缩。特点是张力小于外加阻力，肌长度拉长。作用是缓冲、制动、减速、克服重力。如蹲起运动、下坡跑、下楼梯、从高处跳落等动作，相关肌群做离心性收缩可避免运动损伤。

三种肌收缩生理类型比较见表3-2-1。

表 3-2-1　肌收缩生理类型比较

收缩形式	力量（肌张力）	代谢（能量消耗量）	肌肉酸痛
等长收缩	居中	最多	居中
向心性收缩	最小	居中	最轻
离心性收缩	最大	最少	最明显

（三）影响肌力大小的生理因素

1. 肌肉的生理横断面积　肌肉的生理横断面积是衡量肌肉发达程度最直接的指标（由肌肉中肌纤维的数量和肌纤维的粗细决定），生理横断面越大，肌肉收缩时产生的力量越大。

2. 肌肉的初长度　肌肉的初长度是指肌肉收缩前的长度，在一定的生理范围内，肌肉的初长度越长，收缩时发挥的力量就越大。当肌肉被牵引至静息长度的1.2倍时，肌力最大。

3. 运动单位的募集率 运动单位的募集受大脑皮层运动中枢兴奋强度的直接影响,募集运动单位的数量越多,肌力越大。大脑皮层运动中枢兴奋的强度越高,运动神经发出冲动的强度和频率越高,动员和激活的运动单位越多,肌肉收缩的力量越强。

4. 肌纤维的类型 肌肉力量的大小还取决于骨骼肌中红肌纤维、白肌纤维和中间肌纤维的比例,白肌纤维比例高者,力量相对较大;在肌肉的代谢方面,肌糖原的储存量越多,肌肉的收缩力量越大。

5. 肌收缩的类型 收缩速度相同情况下,离心性收缩产生的张力最大(比向心性收缩大50%,比等长收缩大25%)。

6. 年龄与性别 肌力在 20 岁时达峰值,随后缩小,55 岁后衰退速度加快。就性别而言,女性比男性肌肉的力量弱,女性的肌力约为同龄男性的 2/3。

7. 心理因素 肌力的大小易受心理的影响。在暗示、大声命令及有积极的训练目的时,训练者所发挥的肌力比自主最大收缩力大 20%～30%。

(四)肌力评定的目的、适应证和禁忌证

1. 主要目的 判断有无肌力下降及肌力下降的程度与范围,分析肌力下降原因,预防消除病因,为制订治疗、训练计划提供依据;定期检查神经肌肉病变的恢复程度和速度,以评价康复治疗与训练的效果。

2. 适应证

(1)失用性肌萎缩:由制动、运动减少或其他原因引起的肌肉失用性改变,导致肌肉功能障碍。

(2)肌源性肌萎缩:肌肉病变引起的肌肉萎缩或肌力减弱。

(3)神经源性肌萎缩:由神经病变引起的肌肉功能障碍。

(4)关节源性肌无力:由关节疾病或损伤引起的肌力减弱、肌肉功能障碍。

(5)其他:由于其他原因引起的肌肉功能障碍等。

(6)正常人群:作为健康人或运动员的体质评定指标。

3. 禁忌证

(1)局部炎症、关节腔积液、关节不稳、急性扭伤。

(2)局部严重的疼痛。

(3)严重的心脏病或高血压。

4. 注意事项

(1)评定前应向被评定者用比较通俗的语言解释评定的目的和方法,如果被评定者仍不够明白,给予必要的示范,以取得被评定者的配合。

(2)熟练掌握肌力评定的方法和技巧,根据被评定者全身的功能状况、关节活动的质量、关节有无异常的病理形态以及被评定者的配合情况,按照评定的基本原则,确定肌力评定的方法,选择恰当的评定体位和姿势。

(3)减少肌力评定的干扰因素,如被评定者疼痛、疲劳、衣服过厚或过紧等都会影响肌力评定的准确性。

(4)评定前详细了解被评定部位的肌肉、肌腱的解剖,充分固定肌肉附着的近端关节。

(5)避免引起被评定者的不良反应,如血压升高、心脏负荷增加等。

(6)肌力评定过程中注意避免代偿运动,以防出现错误的评定结果。

5. 评定结果记录与分析

1)结果记录

(1)肌力等级:0～5 级,必要时注明"＋""－"号。

（2）若 ROM 受限，应记录范围。

（3）有痉挛、挛缩、疼痛等情况时应注明。

（4）未能按规定体位检查时，应注明。

2）结果分析

（1）肌力受年龄、性别、职业等多种因素的影响，评定者应灵活掌握。

（2）肌力评定时，注意健侧和患侧的对比。

（3）肌力评定的目的主要是判断被评定者有无肌力下降、耐力下降或者兼而有之，有助于神经损伤、软组织损伤的定位和定性诊断，制订治疗计划，跟踪治疗效果。

二、肌力评定方法

（一）分类

依据是否使用器械分为徒手肌力评定（MMT）和器械肌力评定。MMT 依据评定的部位分为上肢肌群肌力评定、下肢肌群肌力评定、躯干肌群肌力评定、面部肌群肌力评定。器械肌力评定依据评定时肌肉收缩的方式分为等长肌力评定、等张肌力评定、等速肌力评定。

（二）徒手肌力评定

1. 概念 徒手肌力评定是一种不借助任何器材，仅靠评定者徒手对被评定者进行肌力测定的方法。这种方法不需要特殊器械和检查场所，简便、易行，在临床中得到广泛的应用。其局限性如下：①评定的级别只能表明肌力的大小，定量分级标准较粗略；②受评定者的主观性及被评定者配合情况的影响；③不能评定肌耐力及肌肉的协调性；④不适用于上运动神经元损伤引起的肌痉挛患者。

2. 方法

（1）检查前准备：向被评定者说明徒手肌力评定的意义及步骤，取得被评定者配合；充分暴露被检查部位，比较两侧肌肉形态的对称性，必要时测量两侧肢体的围度；确定与被检查部位相关的关节被动活动度，以该范围作为全关节活动范围，用于衡量肌力大小；正确选择并摆放被评定者体位，将被检查肢体摆放于抗重力位，有效固定身体近端。

（2）检查中：向被评定者解释并示范检查动作，可通过被动活动引导被评定者完成一次检查动作；发出口令嘱被评定者收缩肌肉并完成全关节范围活动，观察被评定者的动作，必要时触诊受测肌肉；如果被评定者能够完成抗重力位全关节范围活动，可进一步进行抗阻运动，将阻力施加于肢体远端，嘱被评定者用最大力量抗阻完成动作；如果被评定者无法完成抗重力位活动，则须将受测部位摆放于去除重力位，并用滑板、滑石粉等方法减少接触面摩擦，嘱被评定者用最大力量收缩肌肉并完成全关节范围活动。

（3）检查后：记录徒手肌力等级、检查日期，并评估被评定者的表现。

3. 评级标准 目前多采用 Lovett 分级法，将测定肌肉的力量分为 0 级、1 级、2 级、3 级、4 级、5 级六个等级（表 3-2-2）。每级的指标依据受测肌肉收缩时所产生的肌肉活动，带动的关节活动范围，抵抗重力和阻力的情况而定。

表 3-2-2　Lovett 分级法肌力评定标准

分级	名称	代表符号	评级标准	相当于正常肌力的百分比/（%）
0	零	O	未触及肌肉的收缩	0
1	微弱	T	可触及肌肉的收缩，但不能引起关节活动	10
2	差	P	解除重力的影响，能完成全关节范围活动	25

续表

分级	名称	代表符号	评级标准	相当于正常肌力的百分比/(%)
3	可	F	能抗重力,完成全关节范围活动,但不能抗阻力	50
4	良好	G	能抗重力及轻度阻力,完成全关节范围活动	75
5	正常	N	能抗重力及最大阻力,完成全关节范围活动	100

MRC分级法在Lovett分级法的基础上结合运动幅度和施加阻力的程度等进一步细分,若被测肌力比某级稍强时,可在此级右上角加"＋",稍差则在右上角加"－",以弥补Lovett分级法评分标准的不足,提高实用性,详见表3-2-3。

表3-2-3 徒手肌力分级的详细分级标准(MRC分级法)

级别	分级标准
0	无任何肌肉收缩
1	触诊能发现有肌肉收缩,但不引起任何关节运动
2^-	消除重力影响时能活动,但活动范围为50%～100%
2	不能抗重力,但在消除重力影响后能做全关节范围活动
2^+	能对抗重力运动,但活动范围小于50%
3^-	能对抗重力运动,但活动范围为50%～100%
3	能对抗重力运动,且能完成全关节范围活动,但不能对抗任何阻力
3^+	情况与3级相仿,但在活动末期能对抗一定的阻力
4^-	能对抗的阻力与4级同,但活动范围为50%～100%
4	能对抗阻力,且能完成全关节范围活动,但阻力达不到5级水平
4^+	在活动的初、中期能对抗的阻力与4级相同,但在末期能对抗5级阻力
5^-	能对抗与5级相同的阻力,但活动范围为50%～100%
5	能对抗与正常相应肌肉相同的阻力,且能做全关节范围活动

4. 评定结果记录

(1)肌力按0～5级(或以此为基础加"＋"或"－")记录。

(2)若所测部位存在被动运动受限的情况,应记录可活动范围的角度,然后再记录该活动范围时的肌力级别。如肘关节被动运动限制在110°时,其可活动范围为0°～110°,评定肌力为3级时,应记录为"0°～110°/3级"。此外,对存在的疼痛或肌肉收缩启动位置受限等因素也应有所记录。

(3)若受测肢体同时还存在痉挛,可加用"S"或"SS"表示(S代表spasticity);若同时存在挛缩,可加用"C"或"CC"(C代表contracture)表示。

(4)深部肌肉1级和0级情况有时难以辨别,可加用"?"表示。

(5)全面的徒手肌力评定可采用表格方式依上述记录方法记录。

5. 注意事项

(1)评定规范化:在评定过程中,应对被评定者的姿势和躯干、肢体位置进行标准摆放,对近端关节进行良好的固定,以防止代偿运动及其他干扰因素的影响。评定者在重力检查、抗阻检查、肌肉收缩检查和运动幅度检查中应注意操作的正确性,以减少主观因素,保证评定的信度和效度。同时应正确记录评定结果。

(2)避免疼痛:在评定过程中被评定者不应出现疼痛感,尤其是在抗阻检查采用制动试验时,阻力应徐徐增加并密切观察被评定者有无不适和疼痛的表现,一旦发生,应立即停止继续增加阻力。

(3)避免疲劳:减少评定耗时可采用筛选试验。如被评定者肢体被动地由评定者置于某一可进行正常肌力评定而不必考虑重力的体位时,被评定者能抗阻力保持体位,则可快速做出5级或4级的判定,反之则采用4级以下的标准评定。此外,结合两侧肢体的评定也可作为筛选方法。

(4)结合其他功能评定:肌力情况与肌的形态学和生理学密不可分,因此,在徒手肌力评定前应对所测肌肉(或肌群)的萎缩、肥大情况及两侧同名肌(或肌群)的对称情况有大致的评定。此外,定量分级较为粗略,难以排除评定者的主观误差等因素,这就要求在徒手肌力评定的同时应配合其他功能评定,如评定前的被动关节活动度评定、必要的步态分析等。

(三)器械肌力评定

当患者徒手肌力评定达到3级以上时,可借助相应的仪器进行肌力评定,以直接获得肌力的定量指标。

1.握力计测定 测试时,被评定者取站立位或坐位,上肢置于体侧自然下垂,前臂和腕呈中立位,握力计表面朝外,将把手调至适当宽度,用力握2~3次,取最大值。用握力指数评定:握力指数=握力(kg)/体重(kg)×100,正常参考值应大于50。

2.捏力计测定 测试时,拇指和其他手指相对,捏压捏力计上的指板,正常参考值为握力的30%。

3.背拉力计测定 测试时,被评定者两膝伸直,将拉力计把手调至膝关节高度,然后做伸腰动作,用力上提。用拉力指数评定:拉力指数=拉力(kg)/体重(kg)×100,正常参考值男性为150~200,女性为100~150。

4.等速收缩肌力评定 等速运动是在整个运动过程中速度保持不变的一种肌肉收缩运动方式。等速运动肌力评定是用等速运动的方法对肌肉运动功能进行动态的评定。这种肌力评定是通过等速肌力测定仪来进行的。测试时受测肢体带动仪器的杠杆做大幅度往复运动,运动是以关节为轴心的环形运动,故其运动速度是角速度,运动速度由评定者通过仪器预先设定,被评定者肌肉用力不能使受测肢体运动加速,只能使肌肉张力增高,输出力矩增加,从而促进肌肉力量的增强。检测时肌肉最大限度收缩,仪器给予相应的阻力,肌肉收缩力量越大,则阻力越大,肌力小则阻力小,故可以测定出肌肉的最大肌力及关节活动在不同角度时的肌力。这种评定能更准确地评定肌力,数据得到公认,但是设备较贵,程序相对复杂,不便用于日常康复评定工作。

等速收缩肌力评定是指使用等速肌力测定仪,在预定角速度下,测定特定部位肌群相关参数的肌力评定方法。

(1)操作方法:①检查前的准备:开机,校准仪器,根据检查要求摆放被评定者体位,对被评定者进行良好固定。②根据不同测试肌群调节仪器的动力头位置,使关节活动轴心与动力头的轴心一致。调节动力臂的长度,设定关节解剖"0°"位和关节活动范围并进行肢体称重。③正式检查前先让被评定者进行3~4次预测试,以使被评定者熟悉检查方法和要领。④慢速测试时,测试次数为4~6次;快速测试时,测试次数为20~30次。

(2)检查方式:等速向心测试和等速离心测试,临床常用等速向心性收缩方式进行检查。测试速度≤60°/s为慢速测试,主要测定肌力量;测试速度≥180°/s为快速测试,主要测定肌耐力。每种测试速度之间通常间歇1 min,以便肌肉有短暂休息,耐力测试后也要间歇15 min以上,两侧肢体的测试应间歇3~5 min。

(3)等速运动检查的禁忌证。

①绝对禁忌证:严重疼痛、关节活动极度受限、严重的关节积液或滑膜炎、软组织伤后刚刚愈

合、骨关节不稳定、关节急性扭伤或拉伤。

②相对禁忌证:疼痛、关节活动受限、亚急性或慢性扭伤或拉伤、心血管疾病。

(4)等速运动测定的参数。

①峰力矩:力矩曲线的最高点,是受检肌肉的最大力矩,单位是牛顿·米或英尺·磅。

②最佳用力角度:产生峰力矩时相应的关节角度称为最佳用力角度,即在关节活动曲线上相对于峰力矩那一点的关节角度值。

③到达峰力矩的时间:从肌肉开始收缩至到达峰力矩所用的时间,单位是秒(s)。这是反映肌肉爆发力的客观指标之一。

④力矩加速能力(爆发力):力矩头 1/8 s 所做的功的大小,以力矩曲线头 1/8 s 所包绕的面积来测量,此值越大,表示爆发力越强。

⑤峰力矩与体重比:以峰力矩与体重的百分比来表示,该值更能反映肌肉的功能状况,使不同个体间具有可比性。

⑥肌肉做功量:受测肌肉在一次全关节活动范围内收缩所做的功,单位为焦耳,检测时可做多次,取最大值。

⑦耐力比:反映肌肉连续重复收缩时的耐力指标。测定时,可让肌肉多次重复连续收缩。

⑧原动肌与拮抗肌力矩比:该值反映拮抗肌之间的平衡状况,在康复治疗过程中,除应恢复肌力的绝对值,还应重建拮抗肌力矩比,以达到使肌肉关节运动协调、防止再受损伤的目的。

⑨关节活动范围:受测关节活动所经过的角度,关节活动范围是肌肉力量和关节活动能力的重要指标。

⑩重力效应力矩:受测肢体自然落下时测得的力矩,反映肢体自重对测量结果的影响。

计算耐力比:耐力比=最后 20% 收缩的峰力矩平均值÷最初 20% 收缩的峰力矩平均值×100%。此比值越大,说明耐力越好。

三、主要肌群的徒手肌力评定

(一) 上肢主要肌肉的徒手肌力评定

上肢主要肌肉的徒手肌力评定见表 3-2-4。部分图例见图 3-2-1 至图 3-2-13。

表 3-2-4　上肢主要肌肉的徒手肌力评定

肌运动形式			评定方法		
运动	参与肌	神经支配	1 级	2 级	3 级、4 级、5 级
肩关节屈曲	三角肌前部、喙肱肌	腋神经 C_5～C_7,肌皮神经 C_5～C_7	仰卧,尝试屈曲肩关节时可触及三角肌前部收缩	向对侧侧卧,受测上肢放于滑板上,肩关节可主动屈曲	坐位,肩内旋,屈肘,掌心向下,肩关节屈曲,阻力加于上臂远端
肩关节伸展	三角肌后部、大圆肌、背阔肌	胸背神经 C_6～C_8,肩胛下神经 C_5～C_6	俯卧,尝试后伸肩关节时,可触及大圆肌、背阔肌收缩	向对侧侧卧,受测上肢放于滑板上,肩关节可主动伸展	俯卧,肩关节伸展30°～40°,阻力加于上臂远端
肩关节外展	三角肌中部、冈上肌	腋神经 C_5～C_7,肩胛下神经 C_5～C_6	仰卧,尝试外展肩关节时,可触及三角肌收缩	仰卧,上肢放于滑板上,肩关节可主动外展	坐位,屈肘,肩关节外展至90°,阻力加于上臂远端

续表

肌运动形式			评定方法		
运动	参与肌	神经支配	1级	2级	3级、4级、5级
肩关节外旋	冈下肌、小圆肌	腋神经 $C_5 \sim C_7$，肩胛下神经 $C_5 \sim C_6$	俯卧，上肢在床缘外下垂，试图外旋肩关节时，在肩胛骨外缘可触及肌肉收缩	俯卧，肩关节可主动外旋	俯卧，肩关节外展，屈肘，前臂在床缘外下垂，肩关节外旋，阻力加于前臂远端
肩关节内旋	肩胛下肌、大圆肌、胸大肌、背阔肌	肩胛下神经 $C_5 \sim C_6$，胸外侧神经 $C_5 \sim T_1$，胸内侧神经 $C_7 \sim T_1$，胸背神经 $C_6 \sim C_8$	俯卧，上肢在床缘外下垂，试图内旋肩关节时，在腋窝前后壁可触及肌肉收缩	俯卧，肩关节可主动内旋	俯卧，肩关节外展，屈肘，前臂在床缘外下垂，肩关节内旋，阻力加于前臂远端
肘关节屈曲	肱二头肌、肱肌、肱桡肌	桡神经 $C_5 \sim T_1$，肌皮神经 $C_5 \sim C_7$	坐位，肩关节外展，上臂放于滑板上，试图屈曲肘关节时可触及相应肌肉收缩	体位同左，肘关节可主动屈曲	坐位，上肢下垂，屈曲肘关节，阻力加于前臂远端。测肱二头肌前臂旋后位、测肱肌前臂旋前位、测肱桡肌前臂中立位
肘关节伸展	肱三头肌、肘肌	桡神经 $C_5 \sim T_1$	坐位，肩关节外展，屈肘，上肢放于滑板上，试图伸肘时可触及肱三头肌活动	体位同左，肘关节可主动伸展	俯卧，肩关节外展、屈肘，前臂在床缘外下垂，伸肘关节，阻力加于前臂远端
前臂旋前	旋前圆肌、旋前方肌	正中神经 $C_5 \sim T_1$	俯卧，肩关节外展，前臂在床缘外下垂，试图将前臂旋前时，可在肘关节下、腕上触及肌肉收缩	体位同左，前臂可主动旋前	坐位，屈肘 90°，前臂旋后位，做旋前动作，握住腕部施加反方向阻力
前臂旋后	旋后肌、肱二头肌	桡神经 $C_5 \sim T_1$，肌皮神经 $C_5 \sim C_7$	俯卧，肩关节外展，前臂在床缘外下垂，试图将前臂旋后时，可于前臂上端桡侧触及肌肉收缩	体位同左，前臂可主动旋后	坐位，屈肘 90°，前臂旋前位，做旋后动作，握住腕部施加反方向阻力
腕关节掌屈尺偏	尺侧屈腕肌	尺神经 $C_8 \sim T_1$	向同侧侧卧，试图做腕掌侧屈及尺侧偏时，可触及其肌腱活动	体位同左，腕可掌屈及尺侧偏	体位同左，屈肘，腕掌侧屈及尺侧偏，阻力加于小鱼际
腕关节掌屈桡偏	桡侧屈腕肌	正中神经 $C_5 \sim T_1$	坐位，屈肘伸展放于滑板上，试图做腕关节屈曲及桡侧偏时，可触及其肌腱活动	体位同左，腕可掌屈及桡侧偏	体位同左，去掉滑板腕向掌侧屈并向桡侧偏，阻力加于大鱼际

Note

续表

肌运动形式			评定方法		
运动	参与肌	神经支配	1级	2级	3级、4级、5级
腕关节背伸尺偏	尺侧伸腕肌	桡神经 $C_5 \sim T_1$	坐位,屈肘,上肢放于滑板上,试图将腕关节背伸及尺侧偏时,可触及肌腱活动	体位同左,腕关节可背伸及尺侧偏	体位同左,去掉滑板,腕关节背伸并向尺侧偏,阻力加于掌背尺侧
腕关节背伸桡偏	桡侧腕长、短伸肌	桡神经 $C_5 \sim T_1$	坐位,屈肘,上肢放于滑板上,试图将腕关节背伸及桡侧偏时,可触及肌腱活动	体位同左,腕关节可背伸及桡侧偏	体位同左,去掉滑板,腕关节背伸并向桡侧偏,阻力加于掌背桡侧
掌指关节伸展	指总伸肌	桡神经 $C_5 \sim T_1$	试图伸展掌指关节时,可触及掌背的肌腱活动	坐位,前臂中立位,手掌垂直时掌指关节可主动伸展	伸展掌指关节并维持指间关节屈曲,阻力加于手指近节背侧
近端指间关节屈曲	指浅屈肌	正中神经 $C_5 \sim T_1$	屈曲近端指间关节时,可在手指近节掌侧触及肌腱活动	坐位,有一定的近端指间关节活动	屈曲近端指间关节,阻力加于手指中节掌侧
远端指间关节屈曲	指深屈肌	尺神经 $C_8 \sim T_1$	屈曲远端指间关节时,可在手指中节掌侧触及肌腱活动	有一定的远端指间关节屈曲活动	固定近端指间关节,屈曲远端指间关节,阻力加于手指末节指腹
拇指内收	拇收肌	尺神经 $C_8 \sim T_1$	内收拇指时,可于第1、第2掌骨间触及肌肉活动	有一定的拇指内收动作	拇指伸直,从外侧位内收,阻力加于拇指尺侧
拇指外展	拇长展肌、拇短展肌	正中神经 $C_6 \sim C_7$,桡神经 $C_5 \sim T_1$	外展拇指时,可于桡骨茎突远端触及肌腱活动	有一定的拇指外展动作	拇指伸直,从内收位外展,阻力加于第1掌骨桡侧
拇指掌指关节屈曲	拇短屈肌	正中神经	屈曲拇指时,于第1掌骨掌侧触及肌肉活动	有一定的拇指屈曲动作	手心向上,拇指掌指关节屈曲,阻力加于拇指近节掌侧
拇指掌指关节伸展	拇短伸肌	正中神经	伸展拇指时,于第1掌骨背侧触及肌肉活动	有一定的拇指伸直动作	手心向下,拇指掌指关节伸展,阻力加于拇指近节背侧
拇指指间关节屈曲	拇长屈肌	正中神经	屈曲拇指时,于拇指近节掌侧触及肌腱活动	有一定的拇指屈曲动作	手心向上,固定拇指近节,阻力加于拇指远节指腹
拇指指间关节伸展	拇长伸肌	桡神经 $C_5 \sim T_1$	伸展拇指时,于拇指近节背侧触及肌腱活动	有一定的拇指指间关节伸展动作	手心向下,固定拇指近节,伸展指间关节,阻力加于拇指远节背侧

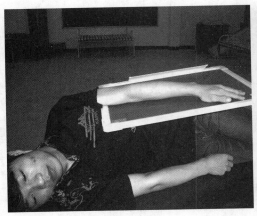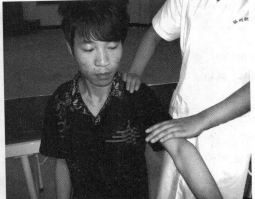

(a) 2级   (b) 4～5级

图 3-2-1 肩关节屈曲肌力检查

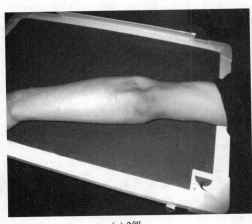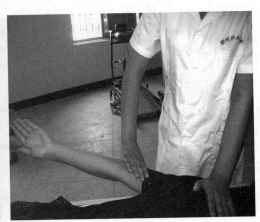

(a) 2级   (b) 4～5级

图 3-2-2 肩关节伸展肌力检查

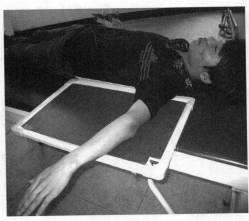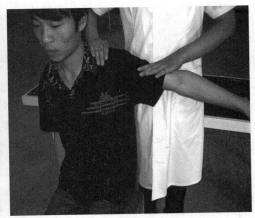

(a) 2级   (b) 4～5级

图 3-2-3 肩关节外展肌力检查

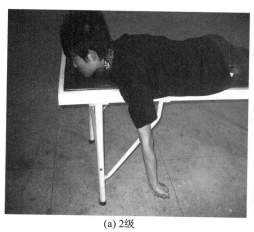
(a) 2级

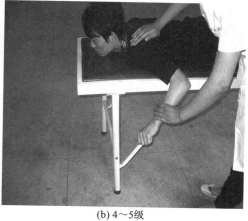
(b) 4～5级

图 3-2-4　肩关节外旋肌力检查

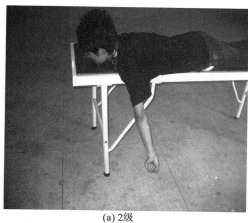
(a) 2级

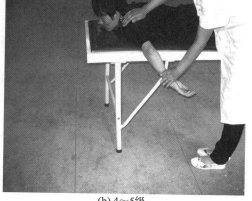
(b) 4～5级

图 3-2-5　肩关节内旋肌力检查

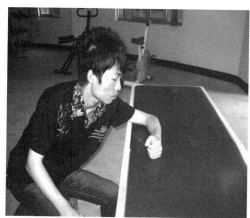
(a) 2级

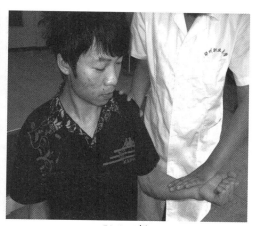
(b) 4～5级

图 3-2-6　肘关节屈曲肌力检查

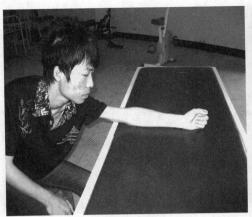
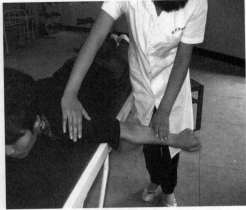

(a) 2级 　　　　　　　　　　　　　 (b) 3～5级

图 3-2-7　肘关节伸展肌力检查

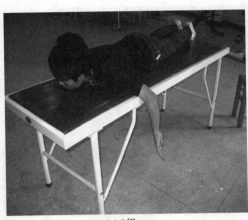
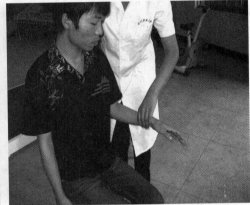

(a) 2级 　　　　　　　　　　　　　 (b) 4～5级

图 3-2-8　前臂旋前肌力检查

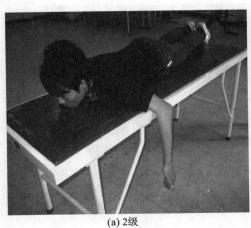

(a) 2级 　　　　　　　　　　　　　 (b) 4～5级

图 3-2-9　前臂旋后肌力检查

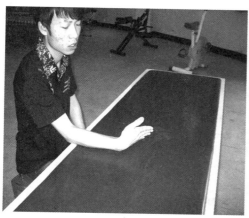
(a) 2级

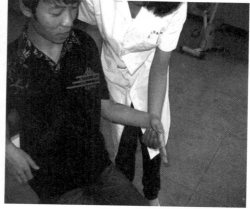
(b) 4～5级

图 3-2-10　腕关节掌屈桡偏肌力检查

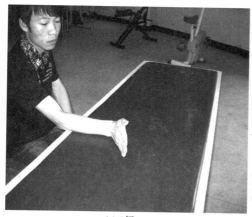
(a) 2级

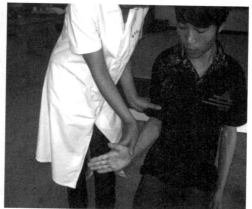
(b) 4～5级

图 3-2-11　腕关节背伸尺偏肌力检查

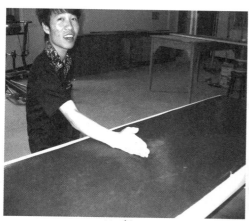
(a) 2级

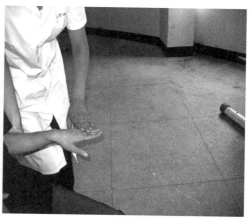
(b) 4～5级

图 3-2-12　掌指关节伸展肌力检查

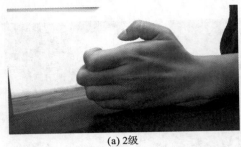
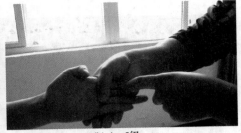

(a) 2级　　　　　　　　　　　　　　　　(b) 4～5级

图 3-2-13　近端指间关节屈曲肌力检查

（二）下肢主要肌肉的徒手肌力评定

下肢主要肌肉的徒手肌力评定见表 3-2-5。部分图例见图 3-2-14 至图 3-2-21。

表 3-2-5　下肢主要肌肉的徒手肌力评定

肌运动形式			评定方法		
运动	参与肌	神经支配	1级	2级	3级、4级、5级
髋关节屈曲	髂腰肌	腰丛 L$_1$～L$_4$	仰卧,试图屈髋时于腹股沟上缘可触及肌活动	向同侧侧卧,托住对侧下肢,可主动屈髋	仰卧,小腿悬于床缘外;屈髋,阻力加于大腿远端前面
髋关节伸展	臀大肌、半腱肌、半腱肌	臀下神经 L$_5$～S$_2$	俯卧,试图伸髋时于臀部及坐骨结节下方触及肌活动	向同侧侧卧,托住对侧下肢,可主动伸髋	俯卧,屈膝(测臀大肌)或伸膝(测腘肌);伸髋10°～15°,阻力加于大腿远端后面
髋关节内收	内收肌、股薄肌、耻骨肌	闭孔神经 L$_2$～L$_4$、骨神经、胫神经 L$_4$～S$_3$	仰卧,分腿30°,试图内收髋时于股内侧部可触及肌活动	体位同左,下肢放于滑板上可主动内收髋	向同侧侧卧,两腿伸,托住对侧下肢;髋内收,阻力加于大腿远端内侧
髋关节外展	臀中、小肌阔筋膜张肌	臀上神经 L$_4$～S$_1$	仰卧,试图外展髋时于大转子上方可触及肌活动	体位同左,下肢放于滑板上可主动外展髋	向对侧侧卧,对侧下肢半屈,髋外展,阻力加于大腿远端外侧
髋关节外旋	股方肌、梨状肌、臀大肌、上孖肌、下孖肌、闭孔内肌、闭孔外肌	闭孔神经后股 L$_2$～S$_4$,骶丛分支	仰卧,腿伸直,试图外旋髋时于大转子上方可触及肌活动	体位同左,可主动外旋髋	仰卧,小腿在床缘外下垂,髋外旋,阻力加于小腿下端内侧
髋关节内旋	臀小肌、阔筋膜张肌	臀上神经 L$_4$～S$_1$	仰卧,腿伸直,试图内旋髋时于大转子上方可触及肌活动	体位同左,可主动内旋髋	仰卧,小腿在床缘外下垂,髋内旋,阻力加于小腿下端外侧
膝关节屈曲	腘绳肌	胫神经 L$_4$～S$_3$,腓总神经 L$_4$～S$_2$	俯卧,试图屈膝时可于腘窝两侧触及肌腱活动	向同侧侧卧,托住对侧下肢,可主动屈膝	俯卧,膝从伸直位屈曲,阻力加于小腿下端后面

Note

续表

肌运动形式			评定方法		
运动	参与肌	神经支配	1级	2级	3级、4级、5级
膝关节伸展	股四头肌	股神经 L_2 ～L_4	仰卧,试图伸膝时可触及髌韧带活动	向同侧侧卧,托住对侧下肢,可主动伸膝	仰卧,小腿在床缘外下垂,伸膝,阻力加于小腿下端前面
踝关节跖屈	腓肠肌、比目鱼肌	胫神经 L_5 ～S_2	侧卧,试图跖屈踝时可触及跟腱活动	体位同左,踝可主动跖屈	俯卧,膝伸直(测腓肠肌)或膝屈曲(测比目鱼肌),踝跖屈,阻力加于足跟
踝关节背屈	胫前肌	腓深神经 L_4 ～S_2	仰卧,试图背屈踝及足内翻时可触及其肌腱活动	侧卧,可主动做踝背屈、足内翻	坐位,小腿下垂;踝背屈并足内翻,阻力加于足背内缘
足内翻及跖屈	胫后肌	胫后神经 L_5 ～S_1	仰卧,试图足内翻及跖屈时于内踝后方可触及肌腱活动	体位同左,可主动做踝跖屈、足内翻	向同侧侧卧,足在床缘外,足内翻并踝跖屈,阻力加于足内缘
足外翻	腓骨长肌、腓骨短肌	腓浅神经 L_4 ～S_1	仰卧,试图足外翻时于外踝后方可触及肌腱活动	体位同左,可主动做踝跖屈、足外翻	向对侧侧卧,使跖屈的足外翻,阻力加于足外缘
屈趾	趾长肌、趾短屈肌	胫神经 L_5 ～S_2,内侧足底神经 S_1 ～S_2	屈趾时于趾近节跖面可触及肌腱活动	有主动屈趾活动	仰卧,屈趾,阻力加于足趾近节跖面
伸趾	趾长伸肌、趾短伸肌	腓深神经 L_5 ～S_1	仰卧,伸趾时于足背可触及肌腱活动	体位同左,有主动伸趾活动	体位同左,伸足趾,阻力加于足趾近节背侧
蹿趾近节指间关节伸展	蹿长伸肌	腓深神经 L_5 ～S_1	坐位,伸蹿时于蹿趾近节背侧可触及肌腱活动	体位同左,有主动伸蹿活动	体位同左,固定蹿趾近节,伸蹿,阻力加于蹿趾近节背侧

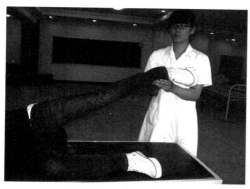

(a) 2级

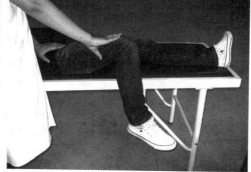

(b) 4～5级

图 3-2-14　髋关节屈曲肌力检查

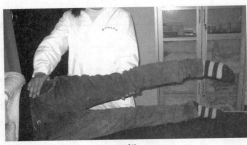

(a) 2级　　　　　　　　　　　　　　(b) 4～5级

图 3-2-15　髋关节伸展肌力检查

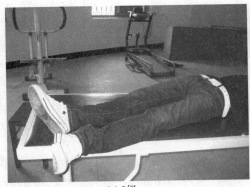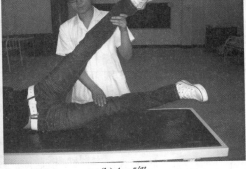

(a) 2级　　　　　　　　　　　　　　(b) 4～5级

图 3-2-16　髋关节内收肌力检查

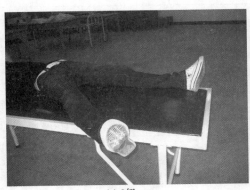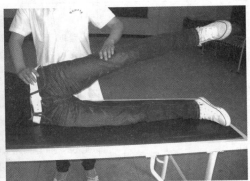

(a) 2级　　　　　　　　　　　　　　(b) 4～5级

图 3-2-17　髋关节外展肌力检查

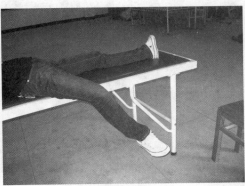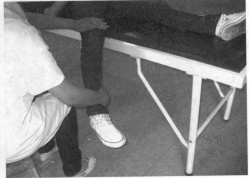

(a) 2级　　　　　　　　　　　　　　(b) 4～5级

图 3-2-18　髋关节外旋肌力检查

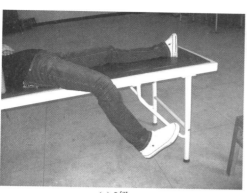
(a) 2级

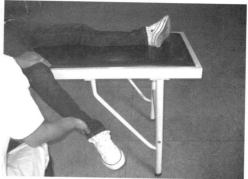
(b) 4～5级

图 3-2-19 髋关节内旋肌力检查

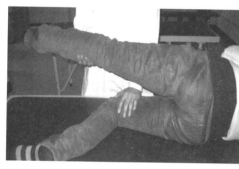
(a) 2级

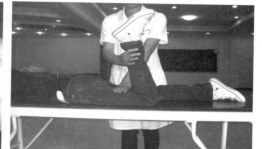
(b) 4～5级

图 3-2-20 膝关节屈曲肌力检查

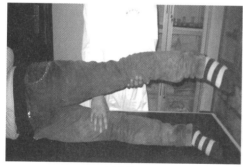
(a) 2级

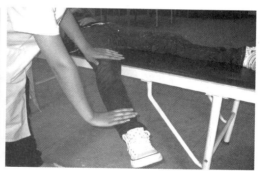
(b) 4～5级

图 3-2-21 膝关节伸展肌力检查

（三）躯干主要肌肉的徒手肌力评定

躯干主要肌肉的徒手肌力评定见表 3-2-6。部分图例见图 3-2-22 至图 3-2-30。

表 3-2-6(a) 躯干主要肌肉的徒手肌力评定(一)

肌运动形式			评定方法		
运动	参与肌	神经支配	1级	2级	3级、4级、5级
肩胛骨内收	斜方肌、菱形肌	副神经、肩胛背神经 $C_4 \sim C_6$	坐位，臂外展放于桌上，试图使肩胛骨内收时，可触及肌收缩	体位同左，使肩胛骨主动内收时可见运动	俯卧，两臂稍抬起，使肩胛骨内收，阻力为将肩胛骨向外推

Note

61

肌运动形式			评定方法		
运动	参与肌	神经支配	1级	2级	3级、4级、5级
肩胛骨内收及下移	斜方肌下部	副神经	俯卧,臂前伸内旋,试图使肩胛骨内收及下移时,可触及斜方肌下部收缩	体位同左,可见肩胛骨内收及下移运动	体位同左,肩胛骨内收及下移,阻力为将肩胛骨下角向上外推
肩胛骨上提	斜方肌上部、肩胛提肌	副神经、肩胛背神经 $C_4 \sim C_6$	俯卧,试图耸肩时,可触及斜方肌上部收缩	体位同左,能主动耸肩	坐位,两臂垂于体侧,耸肩,向下压的阻力加于肩锁关节上方
肩胛骨外展及外旋	前锯肌	胸长神经 $T_5 \sim T_7$	坐位,臂向前放于桌上,上臂前伸时,在肩胛骨内缘可触及肌收缩	体位同左,上臂前伸时可见肩胛骨活动	坐位,上臂前平举屈肘,上臂向前移动,肘不伸,向后推的阻力加于肘部

表 3-2-6(b) 躯干主要肌肉的徒手肌力评定(二)

肌运动形式			评定方法				
运动	参与肌	神经支配	1级	2级	3级	4级	5级
颈前曲	胸锁乳突肌、斜角肌、颈长肌、头长肌	副神经	仰卧,屈颈时可触及胸锁乳突肌	侧卧,托住头部时可屈颈	仰卧,能抬头,不能抗阻力	体位同左,能抗中等阻力	体位同左,抬头屈颈,能抗加于额部的较大阻力
颈后伸	斜方肌、颈部骶棘肌	副神经、脊神经后支	俯卧,抬头时触及斜方肌活动	侧卧,托住头部时可仰头	俯卧,能抬头,不能抗阻力	体位同左,能抗中等阻力	体位同左,抬头时能抗加于枕部的较大阻力
躯干前屈	腹直肌	肋间神经 $T_5 \sim T_{12}$	仰卧,抬头时触及上腹部腹肌紧张	仰卧,能屈颈抬头	仰卧,髋及膝屈曲,能抬起头及肩胛部	体位同左,双手前平举坐起	体位同左,双手抱头后能坐起
躯干后伸	骶棘肌	脊神经后支、腰神经前支	俯卧,抬头时触及其收缩	俯卧,能抬头	俯卧,胸以上在床缘外下垂30°,固定下肢,能抬起上身,不能抗阻力	体位同左,能抗中等阻力	体位同左,能抗较大阻力
躯干旋转	腹内斜肌、腹外斜肌	肋间神经、髂腹下神经、髂腹股沟神经	坐位,试图转体时触及腹外斜肌收缩	体位同左,双臂下垂,能大幅度转体	仰卧,能旋转上体至一肩离床	仰卧,屈腿,固定下肢,双手前平举能坐起并转体	体位同左,双手抱颈后能坐起同时向一侧转体

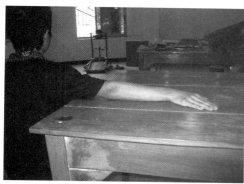
(a) 2级

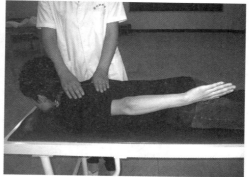
(b) 4～5级

图 3-2-22　肩胛骨内收肌力检查

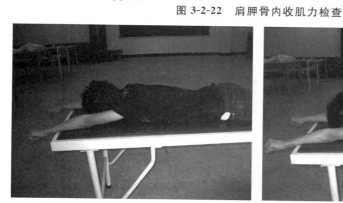
(a) 2级

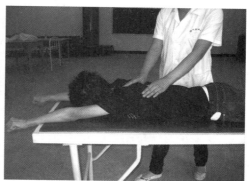
(b) 4～5级

图 3-2-23　肩胛骨内收及下移肌力检查

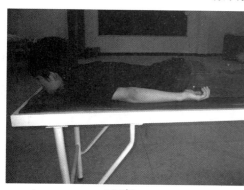
(a) 2级

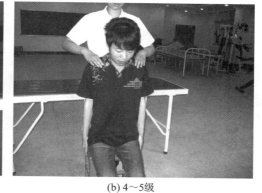
(b) 4～5级

图 3-2-24　肩胛骨上提肌力检查

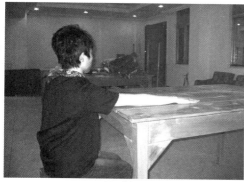
(a) 2级

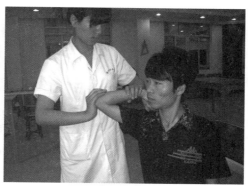
(b) 4～5级

图 3-2-25　肩胛骨外展及外旋肌力检查

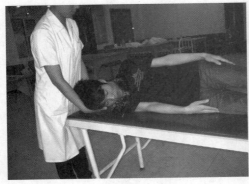

(a) 2级   (b) 4～5级

图 3-2-26 颈前曲肌力检查

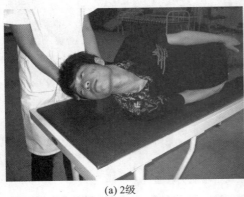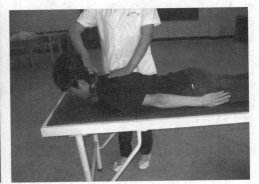

(a) 2级   (b) 4～5级

图 3-2-27 颈后伸肌力检查

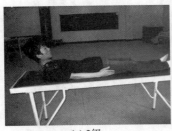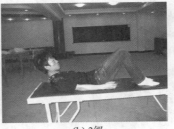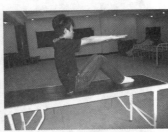

(a) 2级   (b) 3级   (c) 4级

图 3-2-28 躯干前屈肌力检查

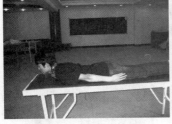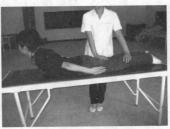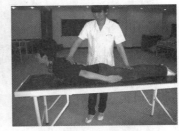

(a) 2级   (b) 3级   (c) 4～5级

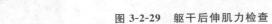

图 3-2-29 躯干后伸肌力检查

Note

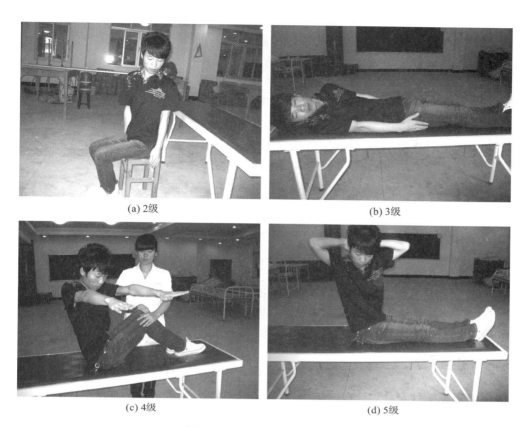

(a) 2级　　　　　　　　　　　　　　　(b) 3级

(c) 4级　　　　　　　　　　　　　　　(d) 5级

图 3-2-30　躯干旋转肌力检查

（四）面部主要肌肉的肌力评定

面部肌肉的运动非常丰富,而且也很精细,其位置一般都比较表浅,主要分布于口裂、眼裂和鼻孔的周围,运动时牵动面部的皮肤显露喜、怒、哀、乐等各种表情。在检查面部肌群时,体位无关紧要。

对肌力的级别有特殊的描述内容。0 级:无收缩;1 级:有极少收缩现象;2 级:有收缩现象,但完成运动比较困难;3 级:基本能完成运动;4 级:能完成运动;5 级:完成运动既容易又随意。在检查咀嚼肌时,可以增加抗阻手法。

面部肌群评定方法如下。

1. 眼肌

（1）眼睑肌:让被评定者做紧闭眼的动作。

（2）上睑提肌:当眼球向上转动时,上眼睑抬起。

（3）右上直肌和右下斜肌:让被评定者的眼球向右上方运动。

（4）右上斜肌和左下直肌:让被评定者的眼球向左下方运动。

（5）内直肌、外直肌:让被评定者的眼球水平内外移动。

2. 前额和鼻部肌肉

（1）额肌:让被评定者做出惊讶的表情,使眉毛抬起,在前额部形成水平皱纹。

（2）鼻肌:让被评定者张大鼻孔,然后缩小。

（3）皱眉肌:让被评定者皱眉头,眉毛被拉向中央及下方,两眉间形成纵行皱纹。

3. 口肌

（1）口唇肌:让被评定者紧缩口唇。

（2）口角提肌:让被评定者做冷笑的表情,一侧口唇上缘抬起,但不抬口角外侧。

（3）上唇提肌和颧小肌：上抬并前突上唇。

（4）笑肌：让被评定者做自鸣得意的表情，闭合口唇后向外牵拉口角。

（5）颧大肌：让被评定者做微笑的表情，口角外侧向上、向外抬起。

（6）颊肌：让被评定者做吹口哨的表情，缩两颊部，闭合口唇。

（7）口角降肌与颈阔肌：让被评定者用力向下拉口角。

4.咀嚼肌

（1）颞肌、咬肌与翼内肌：让被评定者做咬牙动作，紧时闭合上下颌。

（2）二腹肌、舌骨上肌群：让被评定者做张口动作，下拉下颌。

 能 力 检 测

一、单项选择题

1.髋关节伸展中臀大肌是（　　）。

A.原动肌　　　　B.协同肌　　　　C.拮抗肌　　　　D.稳定肌　　　　E.中和肌

2.某男，肌力评定时解除重力的影响，能完成全关节范围活动，则该男的肌力为（　　）。

A.1级　　　　B.2级　　　　C.3级　　　　D.4级　　　　E.5级

3.MMT不适合（　　）。

A.正常人体质评定　　　　　　　　　　　B.肌源性疾病评定

C.失用性肌萎缩评定　　　　　　　　　　D.关节活动严重受限评定

E.神经源性肌病评定

4.等速肌力测定肌力要求在几级以上？（　　）

A.1级　　　　B.2级　　　　C.3级　　　　D.4级　　　　E.5级

5.俯卧，肩可主动外旋，则肩外旋肌肌力为（　　）。

A.1级　　　　B.2级　　　　C.3级　　　　D.4级　　　　E.5级

6.在腹肌肌力检查时，患者取仰卧位，令患者抬头，触到腹肌有收缩，此时腹肌的肌力为（　　）。

A.1级　　　　B.2级　　　　C.3级　　　　D.4级　　　　E.5级

7.徒手肌力评定时，肌力相当于正常肌力的75％时，此时的肌力为（　　）。

A.1级　　　　B.2级　　　　C.3级　　　　D.4级　　　　E.5级

8.鼓励患者进行主动运动的时机为（　　）。

A.肌力恢复至1级　　　　　B.肌力恢复至2级　　　　　C.肌力恢复至3级

D.肌力恢复至4级　　　　　E.肌力恢复至5级

9.用等速肌力测定仪测试肌力，所测得的肌力用什么来表示？（　　）

A.kg　　　　B.w　　　　C.N·m　　　　D.kg·b　　　　E.J

10.背肌和腹肌的耐力测定正常值为（　　）。

A.10 s　　　　B.20 s　　　　C.30 s　　　　D.60 s　　　　E.300 s

二、名词解释

1.肌力

2.MMT

三、简答题

1.简述影响肌力的因素。

2.简述肌力评定的适应证和禁忌证。

参考答案

3.简述 Lovett 徒手肌力分级评定标准。

4.髋关节前屈肌、后伸肌肌力如何评定？

5.肩关节外展肌、内旋肌、外旋肌肌力如何评定？

（梁志刚）

本节 PPT

第三节　肌张力评定技术

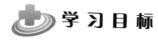 学习目标

【知识目标】

1.掌握肌张力的定义。

2.掌握异常肌张力的分类和临床特征。

3.掌握 Ashworth 评定的分级标准。

4.掌握肌张力评定的方法。

5.熟悉正常肌张力的分类和特征。

【能力目标】

1.能对被评定者熟练开展肌张力评定。

2.能进行肌张力评定结果分析。

 案 例 引 导

案例：患者，女，53 岁，入院诊断为急性脑血管病（脑出血）和高血压 3 级（极高危组），经 15 天治疗待病情稳定后，转入康复科进行康复治疗。患者现已意识清醒，精神状况稍差，右侧偏瘫，上肢开始出现痉挛、联合运动及轻微的屈曲共同运动。下肢出现伸肌协同运动。

问题：1.如何对患者进行痉挛的评定？

2.该患者痉挛评定的结果如何分析？

案例解析

一、肌张力概述

（一）肌张力的定义

肌张力（muscle tension）是指肌肉组织在静息状态下的一种持续的、细小的不随意收缩。肌张力是维持身体各种姿势和正常活动的基础。肌张力的正常与否主要取决于中枢神经系统和外周神经的支配及肌肉本身的伸展性，临床上各种原因引起的中枢神经系统和周围神经功能障碍，都有可能引起这种支配异常而导致肌张力异常。因此，肌张力异常是中枢神经系统和周围神经损伤的重要特征，是临床评定的重要内容。

Note

（二）正常肌张力的特征

在生理状态下，人体通过中枢对肌张力的调节实现对身体姿势和运动的控制，正常肌张力具有如下特征。

（1）近端关节周围主动肌和拮抗肌可以进行有效的同时收缩使关节固定。

（2）具有完全抵抗肢体重力和外来阻力的运动能力。

（3）将肢体被动地置于空间某一位置，突然松手时，肢体有保持该姿势不变的能力。

（4）能够维持主动肌和拮抗肌之间的平衡。

（5）具有随意使肢体由固定到运动和在运动过程中转换为固定姿势的能力。

（6）需要时，具有选择性完成某一肌群协同运动或某一肌肉独立运动的能力。

（7）被动运动时，具有一定的弹性和轻度的抵抗感。

（三）肌张力的分类

肌张力是维持身体各种姿势及正常运动的基础，并表现为多种形式。根据身体所处的不同状态，正常肌张力可分为静止性肌张力、姿势性肌张力、运动性肌张力。

1. 静止性肌张力　静止性肌张力是指肢体静止状态下身体各部肌肉所具有的张力。通过观察肌肉外观、触摸肌肉的硬度、评估被动牵伸运动时肢体活动受限的程度及其阻力来判断。

2. 姿势性肌张力　姿势性肌张力是指人体在维持任何一种姿势时肌肉所产生的肌张力。如站立时，虽不见肌肉显著收缩，但躯体的屈伸肌群亦保持一定张力，以维持站立姿势和身体稳定。在患者变换各种姿势的过程中，通过观察肌肉的阻力和肌肉的调整状态来判断。

3. 运动性肌张力　运动性肌张力是指肌肉在运动过程中的张力，是保证肌肉运动连续、平滑（无颤抖、抽搐、痉挛）的重要因素。在患者完成某一动作的过程中，通过检查相应关节的被动运动阻力来判断。

二、异常肌张力

根据患者肌张力与正常肌张力水平的比较，可将异常肌张力分为肌张力增高、肌张力低下、肌张力障碍。

（一）肌张力增高

肌张力增高指肌张力高于正常静息水平，表现为肌肉较硬，被动运动阻力增加，关节活动范围缩小。肌张力增高包括痉挛和僵硬两种状态，见于锥体系和锥体外系病变。

1. 痉挛　痉挛是一种由牵张反射高兴奋所致的、以速度依赖的紧张性牵张反射增强伴腱反射亢进为特征的运动障碍，其特点是腱反射亢进、阵挛、折刀现象（被动运动患者关节起始时感觉抵抗较大，在运动过程中某一点突然感到抵抗减小的状态）、运动协调性降低。其肌张力增高有选择性，上肢以内收肌、屈肌与旋前肌为主，下肢伸肌肌张力增高占优势。痉挛常由锥体系障碍所致，见于脑卒中、脊髓损伤、颅脑损伤和脑瘫等。

2. 僵硬　僵硬是主动肌与拮抗肌张力同时增加使得各个方向的关节被动活动阻力均增加的现象，其特点是无论动作的速度、幅度、方向如何，都遇到均等的阻力，也就是主动肌和拮抗肌张力同时增加。僵硬常为椎体外系的损害所致。帕金森病是僵硬最常见的原因，表现为齿轮样僵硬和铅管样僵硬。前者在僵硬的基础上出现有阻力、无阻力交替的变化，如同齿轮转动；后者是指在关节活动范围内存在持续的僵硬，与弯曲铅管的感觉类似。

（二）肌张力低下

肌张力低下又称肌张力弛缓，指肌张力低于正常水平，对关节进行被动运动时感觉阻力消失的状态。肌张力低下临床表现为肌肉松弛、软弱，肌肉、肌腹柔软，被动运动肢体时阻力减弱甚至消失,因此被动活动(PROM)范围增大,同时常伴有肢体肌力减弱或瘫痪,腱反射减弱或消失。肌张力低下可由小脑或锥体束的上运动神经元病变所致,常为暂时性的状态,如脊髓损伤的脊髓休克期和脑卒中早期等;肌张力低下也可由末梢神经损伤或原发性肌病造成,如臂丛神经损伤等周围神经损伤病变。

(三)肌张力障碍

肌张力障碍是一种以张力损害、持续的和扭曲的不自主运动为特征的运动功能亢进性障碍,其特点是肌肉收缩可快可慢,且表现为重复、扭曲,肌张力可以出现不可预料地从低到高变化,常见表现有扭转痉挛、痉挛性斜颈、手足徐动、面肌痉挛等。

三、肌张力评定方法

肌张力评定是躯体运动功能评定的重要内容,其目的是提供治疗前的基线水平,为制订治疗方案和选择治疗方法提供依据,评价各种治疗的效果,及时治疗以避免并发症的发生。

临床上常用的肌张力评定方法包括一般检查、手法检查和器械检查。

(一)一般检查

肌张力的一般检查包括采集病史、视诊检查、触诊检查和反射检查。

1.采集病史 询问疾病的发展和诊疗过程,可以帮助评定者了解被评定者目前肌张力状况和对躯体运动功能的影响。一般检查的方法是通过问诊被评定者或问诊知晓病情的家属(有意识障碍或认知障碍患者的家属)来了解以下问题:①疾病的发病经过和病程;②肌张力异常发生的频率与程度;③受累的肌肉与数目;④目前状况与以往的比较;⑤诱发痉挛的原因,如泌尿系统结石和(或)感染、便秘、高热、虚弱等。

2.视诊检查 作为最初的临床检查项目,评定者应特别注意被评定者肢体或躯体异常的姿态,观察有无自主运动、自主运动的模式、有无不随意运动等。刻板样运动模式常表明存在肌张力异常;不自主的波动化运动变化表明存在肌张力障碍;自发运动的完全缺失则表明存在肌张力弛缓。

3.触诊检查 用手触摸被评定者躯体相应部位的肌肉组织,以帮助判断肌张力大小。被评定者在安静放松的状态下,评定者通过双手触摸,按压运动相关的肌肉组织,感受肌腹的弹性和软硬度。肌张力增高时,评定者可感到肌腹饱满,触之较硬或坚硬;肌张力低下时,评定者可感到肌肉松弛,肌腹塌陷,触之软弱,弹性弱。

4.反射检查 检查被评定者是否存在腱反射亢进或减弱消失的现象,"一"表示消失;"±"表示反射轻度减弱;"十"表示反射正常;"十十"表示反射轻度亢进;"十十十"表示反射中度亢进;"十十十十"表示反射高度亢进。腱反射包括肱二头肌反射、肱三头肌反射、桡骨膜反射、膝反射、踝反射(跟腱反射),具体检查方法见第三章第五节神经反射评定技术。

(二)手法检查

1.被动运动检查 被动运动检查是不使用仪器的徒手评定方法,即根据进行关节被动运动时评定者所感受的阻力来分级评定的方法,目前在临床上仍然是肌张力评定最常见的方法。肌张力正常时,肢体极易被移动,评定者可很好地改变运动方向和速度而不感到异常阻力,肢体的反应和感觉较轻。肌张力增高时,评定者总的感觉为僵硬,运动时有抵抗。肌张力低下时,评定者可感到肢体沉重感,且无反应。

在评定过程中需要强调以下几点:①被动运动检查时要求被评定者尽量放松,由评定者支持和移动肢体,所有的运动均应予以评定,特别是在视诊时被确定为有问题的部位;②评定者应熟悉正常的关节活动范围,作为评估异常的参考;③评定的同时应对肌张力的程度进行量化评定,具体评定标准见后续说明。

（1）肩关节外展：肘屈曲 90°，上肢置于体侧。评定者把持患者手腕和肘关节，做肩关节外展（图 3-3-1）。

（2）肘关节屈伸：上肢伸展，上肢置于体侧。评定者一只手固定被评定者上臂，另一只手握住被评定者腕关节，做肘关节屈伸（图 3-3-2）。

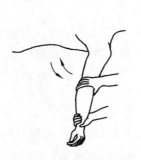

图 3-3-1　肩关节外展

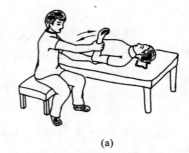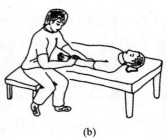

(a)　　　　　　　　　　　(b)

图 3-3-2　肘关节屈伸

（3）前臂旋前、旋后：肘关节屈曲，上肢置于体侧。评定者一只手固定被评定者肘，另一只手把持被评定者腕关节，做前臂旋前、旋后（图 3-3-3）。

（4）腕关节掌屈、背屈：肘关节屈曲，上肢置于体侧。评定者一只手固定腕关节，另一只手握住手掌，做腕关节掌屈、背屈（图 3-3-4）。

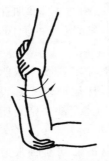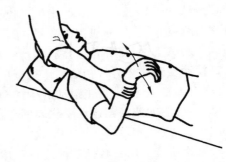

图 3-3-3　前臂旋前、旋后

图 3-3-4　腕关节掌屈、背屈

（5）髋、膝关节屈伸：被评定者取仰卧位，下肢伸展。评定者一只手把持被评定者踝关节，另一只手放在被评定者膝部，做髋、膝关节屈伸（图 3-3-5）。

（6）髋关节内收、外展：被评定者取仰卧位，下肢伸展。评定者一只手把持踝关节，另一只手放在被评定者膝部，做髋关节内收和外展（图 3-3-6）。

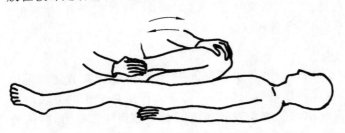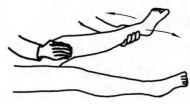

图 3-3-5　髋、膝关节屈伸

图 3-3-6　髋关节内收、外展

（7）踝关节背屈、跖屈：被评定者取仰卧位，髋膝关节屈曲。评定者一只手放置踝关节处，另一只手握住脚掌部，做踝关节的背屈、跖屈（图 3-3-7）。

（8）颈屈伸、侧屈、旋转：被评定者取仰卧位，使头颈探出床沿外。评定者两只手把持住被评定者头部，做颈屈伸、侧屈、旋转（图 3-3-8）。

Note

70

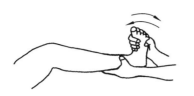

图 3-3-7 踝关节背屈、跖屈

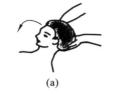
(a)
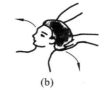
(b)
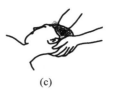
(c)

图 3-3-8 颈屈伸、侧屈、旋转

2. 摆动检查 摆动检查是肢体以一个关节为轴心,肢体做快速的摆动动作,使主动肌和拮抗肌快速交互收缩,评定者观察肢体摆动幅度大小来评定肌张力大小的方法。摆动检查可用于四肢肌张力的评定。如果肢体肌张力低,关节活动度大,摆动幅度也大;如果肌张力增高,拮抗肌运动受限,关节活动度小,摆动幅度也小。

（1）上肢的摆动检查:被评定者取站立位,上肢自然垂于体侧。评定者双手控制被评定者双肩,使躯干向左右交替旋转,带动上肢前后摆动,观察摆动幅度。肌张力低下时,上肢摆动幅度大并处于摇摆状态;肌张力增高时,摆动幅度减小并迅速停止(图 3-3-9)。

（2）下肢的摆动检查:被评定者下肢悬空坐于诊疗床边,评定者握住被评定者踝关节先抬起然后放下并使小腿前后摆动。肌张力低下时,小腿摆动幅度持续;肌张力增高时,摆动幅度减小并迅速停止(图 3-3-10)。

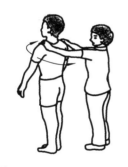

图 3-3-9 上肢的摆动检查

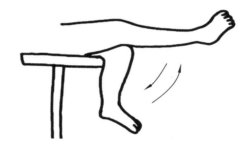

图 3-3-10 下肢的摆动检查

3. 头的下落试验 头的下落试验是评定躯干肌肉僵硬程度的一种方法。被评定者去枕仰卧,评定者一只手将被评定者头轻轻抬起,另一只手放在被评定者枕部下方,评定者突然撤掉支撑,使头下落。正常情况下头下落迅速,下方手有冲击感;僵硬时头下落缓慢,下方手冲击感减轻,重度时甚至头不下落。

4. 伸展性检查 伸展性是指肌肉缓慢伸展时能达到的最大限度。双侧同时缓慢伸展,并比较两侧肢体的伸展性。如一侧较另一侧出现过伸展,提示该侧肢体肌张力低下。

（1）腕关节伸展性检查:被评定者屈肘,评定者握持被评定者手指远端令腕关节和手指同时屈伸,观察屈伸程度(图 3-3-11)。

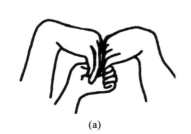
(a)
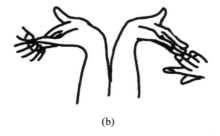
(b)

图 3-3-11 腕关节伸展性检查

Note

71

（2）肘关节伸展性检查：被评定者取仰卧位，上肢置于体侧，评定者握持被评定者手和肘部，使肘部屈伸，观察屈伸程度。

（3）手腕靠近肩：被评定者取坐位，评定者握持被评定者手腕做屈肘、伸腕动作，手指尽量靠近肩峰（图 3-3-12）。

（4）双肘靠近背后脊柱：被评定者取坐位，评定者握持被评定者前臂做屈肘和肩胛骨内收动作，使双肘尽量靠近脊柱（图 3-3-13）。

（5）上肢绕颈：被评定者取坐位，评定者一只手握持被评定者腕关节，另一只手托被评定者肘关节做上肢的屈肘内收前臂绕颈动作（图 3-3-14）。

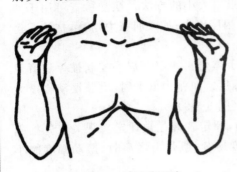 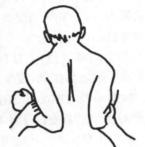 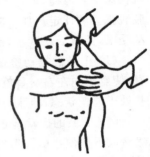

图 3-3-12　手腕靠近肩　　　　　图 3-3-13　双肘靠近背后脊柱　　　图 3-3-14　上肢绕颈

（6）踝关节伸展性检查：被评定者取仰卧位，下肢伸展。评定者握持被评定者脚掌远端，做踝关节的背屈和跖屈动作（图 3-3-15）。

（7）膝关节屈曲：被评定者取俯卧位，评定者握持被评定者一侧下肢的足背部，做膝关节屈曲和足跖屈的动作（图 3-3-16）。

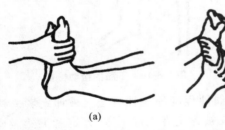 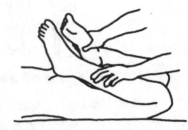

(a)　　　　　　　　　　(b)

图 3-3-15　踝关节伸展性检查　　　　　　图 3-3-16　膝关节屈曲

（8）髋膝关节屈曲：被评定者取仰卧位，下肢伸展。评定者一只手握持被评定者一侧下肢的足部，另一只手扶持该侧膝关节将被评定者该侧髋膝关节同时屈曲（图 3-3-17）。

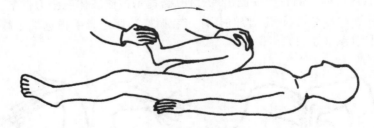

图 3-3-17　髋膝关节屈曲

5. 姿势性肌张力检查　让被评定者变换各种姿势或体位，记录其抵抗状态，根据以下四种情况判断肌张力状况：正常姿势性肌张力反应迅速，姿势调整立即完成；痉挛或僵硬时，过度抵抗，姿势调整迟缓，并有肢体动作僵硬；手足徐动时过度抵抗或抵抗消失交替出现；迟缓时无肌张力变化,关节过伸展。

6.功能评定　对 ADL、坐或站立平衡、转移等能力进行评定,以判断肌张力异常对被评定者的功能及日常生活的干扰和影响。Brunnstrom 技术、Fugl-Meyer 评定法、功能独立性评定量表(FIM)等量化评定系统可间接提供痉挛和其他肌张力异常改变的评定方法。

(三)器械检查

利用器械检查肌张力可获得定量评定数据,在一定程度上较手法评定准确。常用的器械检查有生物力学检查法和电生理检查法。器械检查作为痉挛临床评定的补充方法和科研手段,也是需要了解的。

1.生物力学检查法

(1)钟摆实验:一种在肢体自抬高位沿重力方向下落运动中,通过电子量角器记录摆动情况,通过分析痉挛妨碍自由摆动的状态进行评定的方法。痉挛越重,摆动受限越明显。钟摆实验常用于下肢痉挛评定,尤其是股四头肌和腘绳肌。

(2)屈曲维持实验:用于上肢痉挛的评定。被评定者取坐位,患肩屈曲 20°～30°,外展 60°～70°,肘关节置于支架上,前臂旋前固定,用被动活动装置使肘关节在水平面上活动,用电位计、转速计记录肘关节位置角度和速度,用力矩计记录力矩。

(3)便携式测力计法:采用便携式测力计可对在被动牵张时所表现的阻力增高现象进行相对精确的评定,由此进行痉挛的定量评定。通过不同速度下的被动运动,记录达到被动运动终点时便携式测力计的读数。可通过低速和高速测试区分痉挛时阻力矩中的反射成分和非反射成分。

(4)等速装置评定法:主要有等速摆动实验和等速被动测试两种。前者是一种在等速装置上模拟摆动实验的评定方法,后者可认为是一种在等速装置上完成类似 Ashworth 评定的量化评定方法,并能较好地体现痉挛的速度依赖的特征。

2.电生理检查法　主要方法有表面电极肌电图、H 反射、F 波反应、紧张性振动反射、屈肌反射反应、腰骶激发电位和中枢传导等。

(1)F 波反应:将超强刺激作用于神经,产生的冲动将沿着神经干做双向传导,向远端传导的冲动引起肌肉产生动作电位 M 波,而向近端传导的冲动沿着神经轴索逆向传至神经细胞,使该神经细胞兴奋后再次发出冲动沿着神经轴索向远端传导,从而引起该肌肉又产生一个激发电位,即 F 波。F 波是同一个运动神经元的回返兴奋,出现的时间比 M 波晚。对于较重的慢性痉挛患者,F 波持续的时间增加、幅度加大。

(2)H 反射:运动阈下强度的刺激作用于混合神经干,产生的神经冲动经传入神经至后根,进入脊髓前角,引起前角细胞的兴奋,又将冲动经运动神经元向下传至靶肌肉而引起动作电位,H 反射可代表脊髓前角运动神经元的兴奋性。痉挛时反射的幅度加大。

(四)肌张力异常的评定标准

异常肌张力的评定包括痉挛和肌张力低下的评定结果。

1.痉挛的评定标准　在痉挛的评定当中,以徒手评定方法为主要手段。临床上常用的有被动关节活动范围检查法、改良 Ashworth 痉挛量表评定法、Penn 分级法、Clonus 分级法。

(1)被动关节活动范围(passive range of motion,PROM)检查法:这是一种快速评定痉挛的手法评定方法,操作方法与被动关节运动相似,但最好从被评定的肌肉处于最短位置开始,运动速度较快。方法较易掌握,但评定级别相对粗略(表 3-3-1)。

表 3-3-1 被动关节活动范围检查法评定标准

等 级	肌 张 力	评 定 标 准
Ⅰ	轻度	在 PROM 的后 1/4,即肌肉靠近它的最长位置时出现阻力
Ⅱ	中度	在 PROM 的 1/2,即出现阻力
Ⅲ	重度	在 PROM 的前 1/4,即肌肉处于最短位置时已经出现阻力,使被动关节活动难以完成

(2) 改良 Ashworth 痉挛量表评定法:改良 Ashworth 痉挛量表(表 3-3-2)具有较好的信度,且使用便捷,在临床上多被采用。使用时要求被评定者被动运动的速度要快,在 1 s 完成全范围的关节活动,重复不超过 3 次。

表 3-3-2 改良 Ashworth 痉挛量表评定法评定标准

等 级	评 定 标 准
0 级	无肌张力增加
1 级	肌张力略微增加:受累部分被动屈伸时,在关节活动范围之末时呈现轻微的阻力或出现突然卡住和释放
1⁺ 级	肌张力轻度增加:在关节活动范围后 1/2 内出现突然卡住,然后在关节活动范围后 1/2 均呈现轻微的阻力
2 级	肌张力较明显增加:通过关节活动范围的大部分时,肌张力均较明显地增加,但受累部分仍能较容易地被移动
3 级	肌张力严重增加:被动运动困难
4 级	僵直:受累部分被动屈伸时呈现僵直状态,不能活动

注:没有 1⁺ 级即是 Ashworth 痉挛评定量表。

(3) Penn 分级法:以自发性肌痉挛发作频度来划分痉挛严重程度的评定方法(表 3-3-3)。

表 3-3-3 Penn 分级法评定标准

等 级	评 定 标 准
0 级	无痉挛
1 级	刺激肢体时,诱发轻、中度痉挛
2 级	痉挛偶尔发作,频率<1 次/时
3 级	痉挛经常发作,频率>1 次/时
4 级	痉挛频繁发作,频率>10 次/时

(4) Clonus 分级法:以踝阵挛持续时间来评定肌张力增高的方法(表 3-3-4)。

表 3-3-4 Clonus 分级法评定标准

等 级	评 定 标 准
0 级	无踝阵挛
1 级	踝阵挛持续 1~4 s
2 级	踝阵挛持续 5~9 s
3 级	踝阵挛持续 10~14 s
4 级	踝阵挛持续时间≥15 s

2. 肌张力低下的评定标准 肌张力低下的临床表现较简单,其评定主要分为轻度、中重度两

个级别。具体评定标准如表所示(表 3-3-5)。

表 3-3-5　肌张力低下评定标准

级　　别	评定标准
轻度	肌张力低下,肌力下降,肢体放在可下垂的位置并放下,肢体仅有短暂抗重力的能力,随即下落,能完成功能性动作
中重度	肌张力明显下降或消失,徒手肌力检查为 0 级或 1 级肌力,肢体放在抗重力肢位,肢体迅速落下,不能维持规定肢位,不能完成功能动作

(五) 肌张力评定的注意事项

肌张力受外在环境和人体内在环境的影响变化较大,因此,临床上开展肌张力评定时特别要注意以下细节,避免疾病以外因素对肌张力的影响,从而能获得较客观、准确的肌张力信息,为康复计划的制订提供可靠的依据。

1. 注意选择合适的时间和适宜的环境进行评定　不同的身体状态和情绪时肌张力表现有所差异,因此应避免在运动、疲劳及情绪激动时进行评定。一天当中不同的时间段肌张力表现也有差异,因此治疗前后最好在同一时间段内评定肌张力才有可比性。同时,肌张力对环境温度也较敏感,在温暖、舒适的环境中肌肉最放松,因此,评定室室温最好恒定在 22～24 ℃。

2. 获得被评定者的充分合作　由于肌张力具有明显的神经性因素特点,因此被评定者对运动的主观作用和紧张、焦虑等心理因素都会使肌张力发生显著变化。进行肌张力评定前要向被评定者充分解释说明检查的目的、步骤、方法、范围和检查中将出现的感觉,以便消除被评定者的紧张情绪,充分配合康复治疗师完成检查。

3. 实施正确的检查步骤和方法　体位和肢体的摆放位置与牵张反射相互作用,舒适安全的体位才能使下肢放松。同时,评定者要熟悉评定手法和步骤,手法力度要合适,既要避免造成肢体伤害和意外,又要准确评定肌张力。同时,在评定过程中应注意健侧与患侧的对比,做到先检查健侧,再检查患侧。

4. 注意合并症的问题　肌张力受到体内环境和体外环境多种因素的影响,因此在评定时要充分注意被评定者的整体状况和并发症,如有无发热、感染、代谢紊乱、压疮、便秘、尿路结石和疼痛等,以上这些可使肌张力增高。同时,询问被评定者最近用药情况,可以排除使用药物引起肌张力变化的可能。

知识链接

能力检测

一、单项选择题

1. 以下关于痉挛的描述哪项是不正确的?(　　　)

A. 痉挛是肌张力增高的一种形式

B. 痉挛是上运动神经元损伤综合征的主要表现之一

C. 痉挛是一种由牵张反射高兴奋性所致的、以速度依赖的紧张性牵张反射增强伴腱反射异常为特征的运动障碍

D. 所谓痉挛的速度依赖即为伴随肌肉牵伸速度的增加,痉挛肌的阻力也减弱

E. 可因姿势反射机制及挛缩、焦虑、环境温度、疼痛等外在因素发生程度上的变化

2. 以下关于肌张力正常特征的描述正确的是(　　　)。

A. 将肢体被动地置于空间某一位置时,突然松手时,具有保持该姿势不变的能力

B. 被动运动时,具有一定的弹性而没有抵抗感

参考答案

Note

C. 不一定能随意使肢体由固定到运动和在运动过程中转换为固定姿势

D. 不一定能够维持原动肌和拮抗肌之间的平衡

E. 具有部分抵抗肢体重力的运动能力

3. 关于肌张力,下面说法正确的是(   )。

A. 肌张力低下仅见于脑卒中患者

B. 异常肌张力增高仅见于脊髓损伤患者

C. 要维持人体正常姿势,肌肉需要的张力是正常肌张力

D. 关节被动运动受限一定是由高肌张力引起的

E. 异常肌张力增高对人没有一点好处

4. 关节被动运动时,关节活动全范围都有阻力,以致不能产生关节活动,这种情况在改良 Ashworth 痉挛量表中的分级为几级?(   )

A. 1 级　　　　　　B. 1⁺ 级　　　　　　C. 2 级　　　　　　D. 3 级　　　　　　E. 4 级

5. 关节被动运动时,在关节活动全过程都有阻力,但可以完成关节活动,这种情况在改良 Ashworth 痉挛量表中的分级为几级?(   )

A. 1 级　　　　　　B. 1⁺ 级　　　　　　C. 2 级　　　　　　D. 3 级　　　　　　E. 4 级

6. 下面关于痉挛的叙述哪项是正确的?(   )

A. 肌张力高一定是痉挛

B. 强烈的痉挛就是挛缩

C. 痉挛常见于上运动神经元损伤

D. 偏瘫恢复过程中不会出现肢体痉挛

E. 外界刺激可以使痉挛缓解

7. 下列有关肌张力低下的说法正确的有(   )。

A. 对关节进行被动运动时感觉阻力消失

B. 多为小脑或锥体束的上运动神经元损害所致

C. 脑血管意外早期或脊髓损伤早期可出现肌张力增高

D. 常出现齿轮样或铅管样改变现象

E. 以上都不对

8. 患者,女,65 岁,1 个月前突发左侧上下肢无力,伴言语不清入院。入院诊断为脑梗死。康复评定时,肘关节被动伸展在大部分关节活动范围内均有肌张力明显增加,但仍能被移动;肩关节被动外旋至 45°时出现疼痛。根据上述康复评定结果,可以判定该患者 Ashworth 痉挛程度为(   )。

A. 肱二头肌肌张力为 2 级

B. 肱三头肌肌张力为 2 级

C. 肱二头肌肌张力为 1 级

D. 肱三头肌肌张力为 1 级

E. 肘关节肌张力为 2 级

二、简答题

1. 简述改良 Ashworth 痉挛量表的分级标准。

2. 简述肌张力评定常用的检查方法。

(孟晓旭)

第四节　感觉功能评定技术

 学习目标

【知识目标】

1. 掌握躯体感觉的分类。

2. 掌握体表感觉的分布。

3. 掌握躯体感觉障碍的分类、分型和特点。

【能力目标】

1. 学会使用临床上常用的躯体感觉测评工具。

2. 能完成各种躯体深浅感觉的功能测评。

案例引导

案例：患者王某某，男，60岁，工程师，因左侧肢体活动不利5天入院。既往有5年高血压病史。急查颅脑CT显示：右侧基底节区脑梗死。发病以来无头痛、恶心、呕吐、意识障碍及大小便障碍。现在患者左侧下肢不能负重，上肢取物困难，已完成运动功能的检查。

问题：1. 要进行浅感觉功能检查，该如何操作？

　　　2. 本体感觉检查如何操作？

一、感觉功能概述

（一）定义

感觉功能（sensation function）是指大脑对刺激直接作用于感觉器官的客观事物个别属性的反应。当疼痛、温度、按压、气味等刺激作用于感觉器官时，通过感觉神经上传到中枢神经系统进行信息加工处理，才会产生感觉。感觉功能评定是临床重要的康复功能评定技术之一。

（二）分类

人体主要的感觉分为躯体感觉、特殊感觉和内脏感觉三种。躯体感觉又称一般感觉，包括浅感觉、深感觉和复合感觉；特殊感觉包括视觉、听觉、嗅觉和味觉；内脏感觉指除嗅觉或味觉以外的心脏、血管、腺体和腹腔内脏的全部感觉。本书重点学习躯体感觉的评定方法。

（1）浅感觉：温度觉、痛觉、触觉、压觉。

（2）深感觉：关节觉、振动觉、深部触觉。

（3）复合感觉：皮肤定位觉、两点辨别觉、体表图形觉、实体觉、重量觉等。

（三）躯体感觉的解剖和生理学基础

感觉功能以神经系统为结构基础，是由感受器、神经传导通路和皮质中枢（包括部分皮质下

Note

结构）三部分的整体活动来完成的。周围感受器接收机体内外环境的各种刺激，并将其转变成神经冲动，沿着传入神经元传递至中枢神经系统各个部位，最后至大脑皮质高级中枢，对神经冲动信息进行加工整合，最终产生感觉，一旦传导通路某个环节出现异常，就会导致感觉功能障碍。

1. 本体感觉传导通路　本体感觉传导通路也称为躯干和四肢意识性本体感觉和精细触觉传导通路。

本体感觉是指肌、肌腱、关节等运动器官的关节觉（位置觉、运动觉）、振动觉和深部触觉，又称其为深感觉。在传导通路中还传导浅感觉中的精细触觉（如辨别皮肤两点间的距离和感受物体的纹理粗细等）。该传导通路由三级神经元组成。

1 级神经元的胞体在脊神经节内，周围突分布于肌、腱、关节和皮肤的感受器，中枢突形成薄束或楔束。2 级神经元束核和楔束核发出纤维绕过中央灰质的腹侧形成内侧丘系，进入 3 级神经元丘脑的腹后外侧核，发出的纤维经内囊后脚，投射到中央后回的中、上部和中央旁小叶的后部以及中央前回（图 3-4-1）。

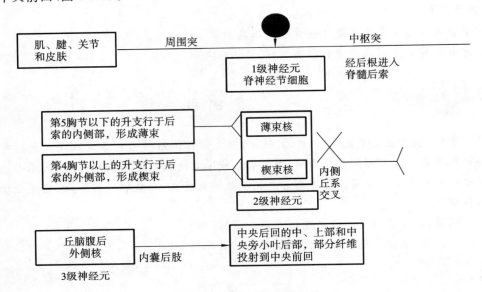

图 3-4-1　本体感觉传导通路

2. 痛-温度和粗略触觉传导通路（浅感觉传导通路）　痛-温度和粗略触觉传导通路传导躯体皮肤、黏膜的痛觉、温度觉和粗触觉冲动，又称为浅感觉传导通路。也是由三级神经元组成。

1 级神经元的胞体在脊神经节内，其周围突分布于躯干和四肢皮肤内的感受器。传递痛觉、温度觉的中枢突经后根外侧部进入脊髓的背外侧束，然后终于 2 级神经元。传递粗略触觉的中枢突经后根内侧部进入脊髓后索，上升 1～2 节段后，终于 2 级神经元。2 级神经元脊髓第Ⅰ、第Ⅳ和第Ⅴ层发出 2 级纤维组成脊髓丘脑束，终于背侧丘脑的腹后外侧核。3 级神经元丘脑的腹后外侧核，发出的纤维经内囊后脚，投射到中央后回中、上部和中央旁小叶的后部（图 3-4-2）。

二、感觉障碍的临床分类和分型

（一）感觉障碍的临床分类

感觉障碍根据病变性质可分为刺激性症状和抑制性症状两类。

1. 刺激性症状　感觉传导途径受到刺激或兴奋性增高时，可出现感觉刺激症状。

（1）感觉过敏（hyperesthesia）：感觉敏感度增加，神经兴奋阈值下降，轻微刺激就会引起强烈感觉。如轻轻触碰皮肤就会产生针刺样、刀割样或烧灼样感觉。

（2）感觉倒错（dysesthesia）：对刺激的感觉错误，如将触觉刺激误认为痛觉刺激，将冷觉刺激

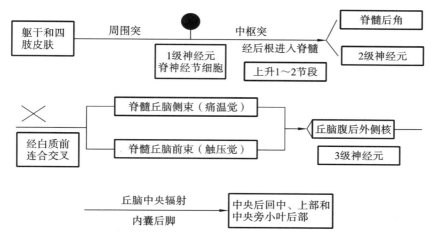

图 3-4-2 躯干和四肢痛温度觉和粗触觉压觉传导通路

误认为热觉刺激等。

（3）感觉过度（hyperpathia）：一般发生在感觉障碍的基础上，对刺激阈增高且反应时间延长，因此对轻微刺激的辨别能力减弱；当受到强烈刺激，经一段潜伏期后，出现一种定位不明确的疼痛或不适感，并向周围扩散，因此单点刺激往往感受为多点刺激，持续一段时间才消失。

（4）感觉异常（paresthesia）：在无外界刺激情况下出现异常自发性感觉，如烧灼感、麻木感、蚁走感、肿胀感等，通常与神经分布的方向有关，具有定位价值。

（5）感觉错位（alloesthesia）：刺激一侧肢体时，产生对侧肢体相应部位刺激感受，本侧刺激部位无感觉。

（6）疼痛（pain）：一种不愉快的感觉和对实际或潜在的组织损伤刺激所引起的情绪反应，疼痛的评定将在第四章第一节介绍。

2.抑制性症状 感觉的传导途径被破坏或其功能受到抑制时，出现感觉减退或感觉缺失。

（1）感觉减退（hypoesthesia）：神经兴奋阈值高，对较强刺激才能感知，感受到刺激的性质。

（2）感觉缺失（anaesthesia）：被评定者在意识清楚情况下对刺激不能感知，有痛觉缺失、温度觉缺失、触觉缺失等。在同一部位各种感觉均缺失，称为完全性感觉缺失。在同一部位只有某种感觉障碍，而其他感觉存在，称为分离性感觉障碍。

（二）感觉障碍的临床分型

1.周围神经型感觉障碍

（1）末梢型：多为周围神经末梢受损害所致，表现为对称性四肢末端的各种感觉障碍，越向远端越重，呈手套样及袜套样感觉障碍。见于多发性神经病。

（2）神经干型：某一周围神经干受损时，其支配区域皮肤的各种感觉呈条状障碍、块状障碍。见于单发性神经炎、周围神经损伤等。

（3）神经丛型：当颈、臂、腰、骶丛的任何神经丛损害时，则出现该神经丛支配区的各种感觉障碍。见于臂丛神经损伤等。

（4）后根型：感觉障碍呈节段性带状分布，在受损的后根支配区域内各种感觉减退或消失，常伴有神经根痛。

2.脊髓型感觉障碍

（1）脊髓横贯性损害：脊髓完全性横贯性损害，因损伤了上升的脊髓丘脑束和后索，产生受损节段平面以下的各种感觉缺失或减退。

（2）脊髓半切综合征：受损平面以下病变侧运动功能及深感觉障碍，对侧痛、温度觉障碍，但触觉正常,多见于脊髓外伤。

(3)后角损害:表现为病灶同侧的节段性痛觉和温度觉障碍,但深感觉和触觉存在,即所谓分离性感觉障碍。多见于脊髓空洞症。

3.脑干型感觉障碍

(1)分离性感觉障碍:延髓旁正中部病变损伤内侧丘系时,出现对侧肢体的深感觉障碍和感觉性共济失调,而无痛觉、温度觉感觉障碍。

(2)交叉性感觉障碍:病变累及延髓外侧部,出现病变对侧肢体的痛觉、温度觉障碍和病灶同侧的面部感觉障碍。

(3)偏身感觉障碍:脑桥和中脑损害时,出现对侧偏身和面部的各种感觉缺失,一般伴有病变同侧颅神经运动障碍。

4.丘脑型感觉障碍

(1)偏身感觉障碍:以肢体重于躯干,上肢重于下肢,肢体远端重于近端,深感觉受累重于浅感觉为特征。

(2)丘脑痛:在感觉的部分恢复过程中,出现对侧偏身自发的、难以忍受的剧痛,以定位不准、性质难以形容为特征。

(3)感觉过敏或倒错。

(4)其他症状:丘脑病变时,常累及邻近结构而发生其他症状。

5.内囊型感觉障碍　特点为肢体感觉重于躯干感觉,肢体远端感觉重于近端感觉,深感觉受累重于痛觉、温度觉。常合并运动、视纤维的受累,表现为"3偏",即偏瘫、偏身感觉障碍和偏盲。

三、躯体感觉的测评方法

感觉检查由两部分组成,即给予刺激和观察被评定者对刺激的反应。如感觉有障碍,应注意感觉障碍的类型、部位和范围、程度及被评定者的主观感受。

(一)评定目的

(1)判断身体有无感觉障碍及感觉障碍的部位和范围。

(2)评估感觉障碍对运动功能及日常生活活动能力的影响。

(3)根据感觉障碍的性质和程度确定康复目标,制订康复计划。

(4)评估病情的预后,预防继发性损伤。

(5)评价感觉功能障碍的康复治疗效果,及时修订康复治疗方案。

(二)感觉评定的适应证和禁忌证

(1)适应证:脑血管病变等中枢神经系统病变;臂丛神经麻痹等周围神经病变;骨折、烧伤等外伤;糖尿病、多发性神经炎等缺血或营养代谢障碍病变。

(2)禁忌证:意识丧失、严重的精神疾病、认知功能障碍及不配合检查者。

(三)检查工具与方法

1.检查工具　检查工具通常包括以下物件:①大头针若干个(一端尖、另一端钝);②2支试管及试管架;③一些棉花、纸巾或软刷;④4~5个钥匙、钱币、铅笔、汤勺等常用物品;⑤一个感觉丧失测量器或心电图测径器头、纸夹和尺子;⑥一套形状、大小、重量相同的物件;⑦几块不同质地的布;⑧一个音叉、耳机或耳塞等。

2.检查步骤与方法　①向被评定者介绍检查的目的、方法和要求,并进行检查示范;②嘱被评定者闭眼,检查顺序为先健侧后患侧;③给予刺激,观察被评定者的反应;④记录结果。

(四)检查内容

1.浅感觉检查　每一对脊髓后根的感觉纤维支配一定的皮肤区域,身体两侧脊髓神经的节段性感觉支配与检查部位共有 28 个关键点(表 3-4-1)。

表 3-4-1　节段性感觉支配与检查部位

脊　神　经　根	感觉支配区域	脊　神　经　根	感觉支配区域
C_2	枕外隆突	T_8	第 8 肋间
C_3	锁骨上窝	T_9	第 9 肋间
C_4	肩锁关节顶部	T_{10}	第 10 肋间
C_5	肘前窝桡侧部	T_{11}	第 11 肋间
C_6	拇指	T_{12}	腹股沟韧带中点
C_7	中指	L_1	T_{12} 与 L_2 之间上 1/3 处
C_8	小指	L_2	大腿前中部
T_1	肘前窝尺侧部	L_3	股骨内上髁
T_2	腋窝	L_4	内踝
T_3	第 3 肋间	L_5	足背第 3 跖趾关节
T_4	第 4 肋间	S_1	足跟外侧
T_5	第 5 肋间	S_2	腘窝中点
T_6	第 6 肋间	S_3	坐骨结节
T_7	第 7 肋间	$S_4 \sim S_5$	肛门周围

(1)触觉。

刺激:嘱被评定者闭目,评定者用棉签或软毛笔轻触被评定者的皮肤,检查顺序通常是面部、颈部、上肢、躯干和下肢,检查四肢时,刺激的走向应与长轴平行;检查胸腹部时刺激的走向应与肋骨平行。测试时注意两侧对称部位的比较,刺激的部位要轻,刺激不应过频,速度不能有规律。

反应:被评定者有无一种轻痒的感觉或是否能够准确表达所触次数。

(2)痛觉。

刺激:先让被评定者感受针尖刺激正常皮肤的感觉,然后嘱被评定者闭目,评定者分别用大头针的尖端和钝端以同等的力量轻刺被评定者需要检查的皮肤。

反应:要求被评定者说出是钝痛或锐痛。对于痛觉减弱的被评定者,检查要从障碍部位向正常部位逐步移行,而对于痛觉过敏的被评定者要从正常部位向障碍部位逐步移行。测试时要注意两侧对称部位比较。

(3)温度觉。

刺激:嘱被评定者闭目,用盛有热水(40~45 ℃)及冷水(5~10 ℃)的试管交替、随意接触被评定者的皮肤,让被评定者回答自己的感受(冷或热)。选用的试管直径要小,管底面积与皮肤接触面不要过大,接触时间以 2~3 s 为宜。检查时要注意两侧对称部位的比较。

反应:被评定者回答"冷"或"热"。

(4)压觉。

刺激:嘱被评定者闭目,评定者用拇指用力压肌肉或肌腱。压力大小应足以使皮肤下陷以刺激深感受器。

反应:要求被评定者回答是否感到压力。

2. 深感觉(本体感觉)检查

(1)位置觉。

刺激:嘱被评定者闭目,评定者将被评定者肢体放置在某一位置上,让被评定者说出肢体所处的位置,或让另一侧肢体模仿出相同的位置。

反应:让被评定者回答关节所处的位置或模仿出所处的位置。

(2)运动觉。

刺激:嘱被评定者闭目,评定者被动活动被评定者患侧肢体,让被评定者辨别肢体运动的方向。如评定者用示指或拇指轻持被评定者的手指或足趾两侧做被动伸或屈的动作(约5°),让被评定者回答"向上"或"向下"。感觉不清楚时,可加大活动幅度或再评定较大的关节。

反应:让被评定者说出移动方向。

在位置觉和运动觉的检查中,每一个方向的运动进行5次,然后记录正确的次数,记录方式为$n/5$,n表示正确的次数。先检查肢体远端关节(如指间关节),如果正常,则没必要对腕关节再进行检查。

(3)振动觉。

刺激:嘱被评定者闭目,评定者将128 Hz的音叉(图3-4-3)柄置于被评定者的骨隆起处。常用于腕关节、尺桡骨茎突、腓骨小头及内、外踝等处。

反应:询问被评定者有无振动感,两侧对比。

3.复合感觉检查 复合感觉是大脑皮质(顶叶)对各种感觉刺激整合的结果,因此,必须在深、浅感觉均正常的前提下,复合感觉检查才有意义。

(1)皮肤定位觉。

刺激:嘱被评定者闭目,评定者用手或棉签轻触被评定者的皮肤。

反应:让被评定者说出或用手指出被触及的部位。

(2)两点辨别觉。

刺激:嘱被评定者闭目,评定者用两点之间辨别觉检查器、多功能叩诊锤(图3-4-4)或量角规刺激皮肤两点,两点的压力要一致,距离由大到小,测定能区别两点的最小距离。

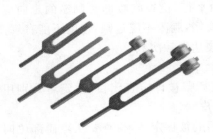

图3-4-3　神经科专用音叉

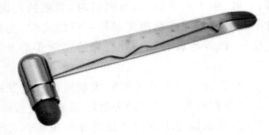

图3-4-4　多功能叩诊锤

反应:被评定者感觉到一点或两点。

身体各部位的两点辨别觉灵敏度不同,以舌尖、鼻端、手指最明显,四肢近端和躯干最差。正常上臂及大腿两点辨别觉的最小距离为75 mm;背部为40~50 mm;前胸为40 mm;手背、足背为30 mm;手掌、足底为15~20 mm;指尖最敏感,为3~6 mm。

(3)图形觉。

刺激:嘱被评定者闭目,评定者用铅笔、火柴棒或多功能叩诊锤尖端在被评定者皮肤上写数字或画图形,如画圆形、三角形、四边形等。

反应:让被评定者说出所画的内容。

(4)实体觉。

刺激:嘱被评定者闭目,评定者将日常生活中熟悉的物品放置于被评定者手中。

反应:让被评定者触摸后,说出该物品的名称、大小及形状等。

检查时应先测健侧。触觉正常而两点辨别觉障碍,见于额叶疾病;图形觉功能障碍,见于大脑皮质病变;实体觉功能障碍,提示丘脑水平以上的病变。脑血管意外后偏瘫和神经炎患者常有复合感觉障碍。

(5)重量觉。

刺激:嘱被评定者闭目,评定者将形状、大小相同,但重量逐渐增加的物品逐一放在被评定者手上;或者在被评定者的双手中同时放置不同重量的上述检查物品。

反应:要求被评定者将手中物品重量与前一物品重量进行比较,或用双手进行比较后说出哪个重哪个轻。

(6)材质识别觉。

刺激:嘱被评定者闭目,将不同材质(如羊毛、丝绸、棉花)的物品放在被评定者手中,让其触摸。

反应:回答材料的名称或质地(如粗糙、光滑)。

(五)注意事项

(1)进行感觉检查时,被评定者必须意识清晰,认知状况良好。如果被评定者意识欠佳又必须检查时,可观察被评定者对刺激引起的反应,如呻吟、面部出现痛苦表情或回缩受刺激的肢体等,以估计被评定者的感觉功能状态。

(2)检查环境应安静舒适,被评定者保持舒适的体位,因检查部位要充分暴露,应注意保暖和保护被评定者隐私。

(3)先检查健侧,后检查患侧,先进行浅感觉检查,后进行深感觉检查和皮质感觉检查。当浅感觉受到影响时,深感觉和皮质感觉也会受到影响。

(4)检查时应嘱被评定者闭眼,或用不透明纸张、黑色布料等物品遮挡被评定者的眼睛,按脊神经根节段性支配区域进行检查,评定者应随机地、无规律地给予刺激。

(5)检查中应注意左右和远近端的比较。若发现感觉障碍,应从感觉消失或减退区移至正常区;若感觉过敏则从正常区移到过敏区,找出具体感觉障碍的范围。

能力检测

一、单项选择题

1.下列哪个感觉属于浅感觉?(　　　　)

A. 运动觉　　　　B. 复合感觉　　　　C. 两点辨别觉　　　　D. 触觉　　　　E. 位置觉

2.下列哪个感觉属于深感觉?(　　　　)

A. 痛觉　　　　B. 振动觉　　　　C. 实体觉　　　　D. 触觉　　　　E. 温度觉

3.下列哪个感觉属于复合觉?(　　　　)

A. 运动觉　　　　B. 振动觉　　　　C. 触觉　　　　D. 实体觉　　　　E. 位置觉

4.脊髓损伤患者,脐水平感觉减弱,损伤平面是(　　　　)。

A. T_8　　　　B. T_9　　　　C. T_{10}　　　　D. T_{11}　　　　E. T_{12}

5.拇指感觉正常,中指感觉减弱,损伤平面是(　　　　)。

A. C_5　　　　B. C_6　　　　C. C_7　　　　D. C_8　　　　E. T_1

6.足跟外侧感觉障碍,损伤平面是(　　　　)。

A. L_3　　　　B. L_4　　　　C. L_5　　　　D. S_1　　　　E. S_2

二、名词解释

1.分离性感觉障碍

2.感觉倒错

参考答案

Note

3.两点辨别觉

4.感觉迟钝

三、简答题

1.简述临床上常见的感觉障碍分类。

2.感觉功能评定的适应证和禁忌证是什么？

（庄洪波）

本节 PPT

第五节 神经反射评定技术

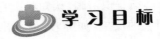

学习目标

【知识目标】

1.掌握神经反射的概念和反射弧的组成。

2.熟悉神经反射的分类。

3.掌握常用的浅反射、深反射和病理反射检查方法。

【能力目标】

1.能完成一般浅反射、深反射的检查操作。

2.能对常见的病理反射进行检查。

3.能正确记录浅反射、深反射和病理反射的评定结果，并对评定结果进行分析。

案例解析

 案 例 引 导

案例：患者李某，男，68岁，因左侧肢体麻木伴活动障碍5天入院。患者5天前起床时突然发现左侧肢体麻木伴活动障碍，急送医院诊治，经磁共振检查诊断为脑梗死。体格检查：T 36.5 ℃，P 75 次/分，R 16 次/分，BP 130/80 mmHg。患者神志清楚，左侧鼻唇沟变浅，口角下垂，双肺呼吸音清，心界不大，心律齐，腹平软，肝脾肋下未及，腹壁反射、提睾反射减弱，左侧肱二头肌反射、膝反射亢进，左侧巴宾斯基（Babinski）征（＋）。

问题：1.如何进行浅反射、深反射检查？

2.病理反射检查如何操作？

一、神经反射概述

神经系统的基本活动方式是反射。反射可根据刺激部位，参与反射的肌肉、关节或神经而命名。本节主要介绍对临床诊断有重要意义的反射。

（一）定义

当机体处于不同的生理状况，或当外界环境发生改变时，体内一些器官、组织的功能活动会发生相应的改变，使机体能适应各种不同的生理状况和外界环境的变化，这种过程称为生理功能

Note

的调节。神经调节的基本方式是反射,反射是通过反射弧完成的。一个完整的反射弧包括感受器、传入神经、神经中枢、传出神经和效应器等部分(图 3-5-1)。感受器、传入神经、神经中枢相应部位可接收信息,且具有对信息进行分析的功能,传出神经、效应器是应答活动的结构,当内、外刺激作用于相应的感受器,并使感受器产生兴奋时,兴奋以神经冲动的方式经感觉神经传向神经中枢,通过神经中枢的分

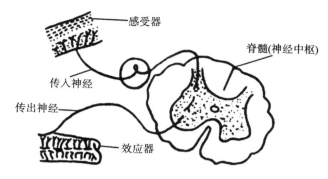

图 3-5-1 反射弧模式图

析与综合,又沿运动神经到达效应器官,并支配效应器的活动。例如,当手触到灼烫的物体时,分布于皮肤的感受器将信息通过传入神经传递到神经中枢,神经中枢经过分析、整合后发出神经冲动,并沿传出神经传递到效应器-肢体相关肌肉,使肢体产生逃避反应。只有当反射弧各个部分的结构和功能完整时,反射活动才能完成。反射弧的任何一个部分的结构或功能被破坏,反射活动都不能完成。

（二）分类

1. 按感受器分类

（1）浅反射:刺激身体浅层的感受器(如皮肤、黏膜等)引起的反射。

（2）深反射:刺激身体深层的感受器(如肌腱等)引起的反射。

2. 按反射中枢分类

（1）脊髓水平的反射:如牵张反射(包括腱反射和肌紧张)、屈曲反射(又称逃避反射、屈肌收缩反射)、伸肌伸张反射、交叉伸展反射等。

（2）脑干水平的反射:如紧张性颈反射、紧张性迷路反射、阳性支持反应、阴性支持反应和联合反应等。

（3）中脑水平的反射:此层面反射一般称为反应,如翻正反应。

（4）大脑皮层水平的反射:此层面反射也称为反应,如平衡反应、保护性伸展反应等。

3. 按构成反射弧突触的数目分类

（1）单突触反射:在中枢只经过一次突触传递的反射即为单突触反射,体内唯一的单突触反射是腱反射。

（2）多突触反射:在中枢经过多次突触传递的反射即为多突触反射,人和高等动物体内的大部分反射属于多突触反射,如浅反射等。

人体反射分类极为复杂。按照巴甫洛夫的观点,可将机体的反射活动分为条件反射和非条件反射两种。非条件反射又可分为生理反射(浅反射、深反射)和病理反射。浅反射为刺激皮肤及黏膜体表感受器所引起的反射。深反射为刺激肌腱和骨膜的本体感受器所引起的反射。病理反射是正常情况下不出现(除婴儿外),仅在中枢神经系统损害时才发生的异常反射,主要是锥体束受损后失去对脑干和脊髓的抑制作用而引起的,因此临床上病理反射常提示为锥体束的损害。本节主要介绍深反射、浅反射和病理反射。

（三）浅反射与深反射的生理机制

1. 浅反射 浅反射由皮肤或黏膜的刺激引起,反射由身体同侧的屈肌收缩组成。但是,肢体完成从有害刺激处的退缩是由在屈肌收缩时伸肌出现的舒张所致。正因为伸肌运动神经元受到抑制屈肌收缩的刺激才不会受到拮抗肌同时收缩的妨碍,这说明浅反射是多突触反射弧。此外,浅反射是皮质性反射,其传入纤维在构成阶段性皮质下反射弧的同时上行入皮质,再经皮质下进

85

入锥体束内下行。所以锥体束损伤后浅反射减弱或消失。

2. 深反射 深反射是由快速刺激肌肉或肌腱,肌腱内的本体感受器受到刺激,产生神经冲动并沿着直径最粗、传导速度最快的纤维传入中枢,并在中枢内直接与运动神经元形成突触,运动神经元支配骨骼肌发生的反应。因此,腱反射是一种仅由2个神经元构成的单突触反射,其传导的特点是潜伏期短,没有后放作用,传导速度快。

（四）神经反射检查的目的

由于每个反射弧都通过固定的脊髓节段及周围神经,故通过反射检查有助于判断神经系统损害的部位,为临床诊断提供依据。

（五）神经反射检查的注意事项

（1）被评定者要配合,肢体要放松,心情平静,取标准、舒适的体位。检查部位两侧都要充分暴露,以便充分对比。

（2）腱反射检查时叩击部位应在被检查肌肉的腱部,叩击力量要均匀、适当。

（3）评定者用棉签或竹签检查时要注意力度不宜过大,以免戳伤被评定者。

（4）进行肛门反射检查前要准备好一块干净无菌的棉球,并注意做好肛门的清洁工作。

（5）对于精神紧张不合作者、儿童或精神病患者,检查时可以嘱咐其两手拉紧或击掌,在被评定者用力拉手或击掌的瞬间,评定者叩击肌腱或骨膜处易引出反射。

（6）反射检查时需左右两侧进行对比。

二、浅反射检查

浅反射的实质是伤害性刺激或触觉刺激作用引起的屈曲反射,主要检查项目如下。

（一）腹壁反射（图 3-5-2）

1. 反射弧 反射中枢为上腹壁（$T_7 \sim T_8$）、中腹壁（$T_9 \sim T_{10}$）、下腹壁（$T_{11} \sim T_{12}$）,传入神经及传出神经均为第 $7 \sim 12$ 肋间神经。

2. 检查方法 被评定者取仰卧位,双下肢屈曲使腹壁松弛,评定者用竹签或钝针分别在被评定者的上腹、中腹、下腹由外向内轻轻划过。

3. 正常反应 正常人在受刺激的部位可见腹壁肌肉收缩。

（二）提睾反射（图 3-5-3）

提睾反射由闭孔神经传入,股神经传出。

被评定者取仰卧位,分开双腿,评定者用棉签或竹签快速地自下而上或自上而下轻划被评定者近腹股沟处大腿内侧皮肤。正常反应为同侧提睾肌收缩,睾丸向上提起。检查时应反复刺激,注意有无疲劳现象,并将两侧进行对比。若上述反应减弱或不出现,即为提睾反射减弱或消失。

1. 反射弧 反射中枢为 $L_1 \sim L_2$,传入神经为股神经、L_2 神经后根,传出神经为 L_1 神经前根、生殖股神经。

2. 检查方法 用竹签或钝针由上向下轻划大腿内侧上方 $1/3$ 处皮肤。

3. 正常反应 正常男性可见该侧提睾肌收缩使睾丸上提。

（三）跖反射（图 3-5-4）

1. 反射弧 反射中枢为 $S_1 \sim S_2$,经胫神经传导。

2. 检查方法 被评定者取仰卧位,髋、膝关节伸直,评定者用手握住被评定者踝部,用竹签或钝针从后向前轻划足底外侧,自足跟向前至小趾掌趾关节处再转向踇趾。

3. 正常反应 各足趾跖屈,即同巴宾斯基征阴性反应。

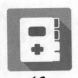

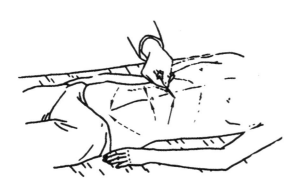

图 3-5-2　腹壁反射模式图

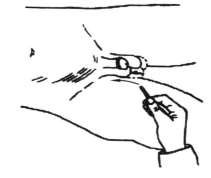

图 3-5-3　提睾反射检查

（四）肛门反射

1. 反射弧　反射中枢为 $S_4 \sim S_5$，经阴部神经传导。

2. 检查方法　用竹签或钝针轻划肛门附近皮肤。

3. 正常反应　正常人可见肛门外括约肌收缩。

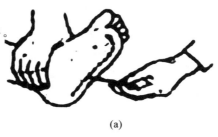

(a)

（五）浅反射检查的临床意义

1. 浅反射减弱或消失　浅反射减弱或消失常见于反射弧中断时，亦可见于锥体束损害，因为这些反射属于多突触反射，有两条反射通路，一条通路是在脊髓内形成的反射弧，另一条通路是感觉冲动经脊髓、脑干传达到大脑枕叶皮质，再发出纤维与大脑皮质运动区和运动前区联系。传出纤维经锥体束下行到前角，所以其中任何一个部分受损，均可导致浅反射减弱或消失。

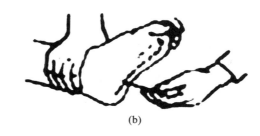

(b)

图 3-5-4　跖反射检查

2. 腹壁反射消失　腹壁反射消失可见于深睡、麻醉、昏迷者或新生儿等，腹壁反射减弱还可见于老年人、皮下脂肪过厚及腹壁松弛者等。

3. 一侧提睾反射减弱或消失　一侧提睾反射减弱或消失可见于老年人或局部病变，如腹股沟疝、阴囊水肿、精索静脉曲张、睾丸炎、附睾炎等。

4. 肛门反射减弱或消失　肛门反射减弱或消失说明双侧锥体束或马尾神经均有损害，因为肛门外括约肌受双侧会阴神经支配，单侧锥体束或马尾神经损害时，肛门反射仍然存在。

三、深反射检查

深反射的实质是肌牵张反射的一种，是指快速牵拉肌腱时发生的不自主的肌肉收缩。常见的深反射检查有肱二头肌反射、肱三头肌反射、桡反射、膝反射、踝反射检查等。具体检查内容如下。

（一）肱二头肌反射（图 3-5-5）

1. 反射弧　反射中枢为 $C_5 \sim C_6$，经肌皮神经传导。

2. 检查方法　被评定者肘部屈曲约成直角，评定者用左手托住被评定者肘部，并将拇指置于肱二头肌肌腱上，然后用多功能叩诊锤叩击拇指。

3. 正常反应　肱二头肌收缩，肘关节屈曲。

Note

（二）肱三头肌反射（图 3-5-6）

1. 反射弧　反射中枢为 $C_6 \sim C_7$，经桡神经传导。

2. 检查方法　被评定者上臂外展，肘部半屈，评定者用左手托住被评定者前臂，右手持多功能叩诊锤叩击尺骨鹰嘴上方的肱三头肌肌腱。

3. 正常反应　肱三头肌收缩，肘关节伸展。

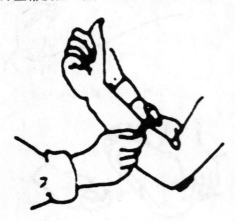

图 3-5-5　肱二头肌反射检查

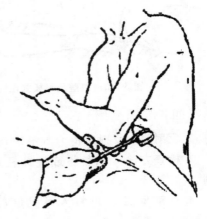

图 3-5-6　肱三头肌反射检查

（三）桡反射（图 3-5-7）

1. 反射弧　反射中枢为 $C_5 \sim C_6$，经桡神经传导。

2. 检查方法　评定者用左手托住被评定者前臂，使其肘部半屈，前臂半旋前，腕关节自然下垂，右手持多功能叩诊锤轻叩桡骨茎突。

3. 正常反应　肱桡肌收缩，肘关节屈曲，前臂旋前。

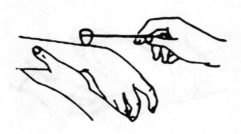

图 3-5-7　桡反射检查

（四）膝反射（图 3-5-8）

1. 反射弧　反射中枢为 $L_2 \sim L_4$，经股神经传导。

2. 检查方法　坐位检查时，被评定者小腿放松并自然下垂；仰卧位检查时，评定者一只手托起被评定者腘窝处，使膝关节屈曲成 $120°$，另一只手用多功能叩诊锤叩击髌骨下缘股四头肌肌腱。

3. 正常反应　股四头肌收缩，膝关节伸展。

（五）踝反射（又称跟腱反射）（图 3-5-9）

1. 反射弧　反射中枢为 $S_1 \sim S_2$，经胫神经传导。

2. 检查方法　被评定者取仰卧位，髋关节、膝关节稍屈曲，髋关节轻度外展、外旋位，评定者用一只手托住被评定者足部，使踝关节成 $90°$，另一只手持多功能叩诊锤叩击跟腱。

3. 正常反应　腓肠肌和比目鱼肌收缩，足跖屈。

（六）深反射检查的临床意义

1. 反射减弱或消失　反射减弱或消失常见于反射弧受损或中断，如末梢神经炎、神经根炎、脊髓前角灰质炎等。深反射的减弱或消失是下运动神经元瘫痪的一个重要体征。麻醉、昏迷、熟睡、应用大量镇静药物也可使深反射减弱或消失。此外，被评定者精神紧张或注意力集中于检查

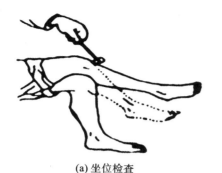
(a) 坐位检查

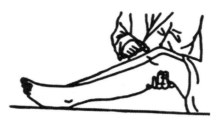
(b) 仰卧位检查

图 3-5-8　膝反射检查

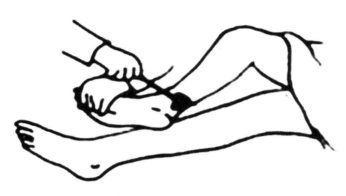

图 3-5-9　踝反射检查

部位,亦可使反射受到抑制,可用转移注意力的方法克服。

2. 反射亢进　反射亢进多见于锥体束病变,是高位中枢对脊髓反射弧的抑制解除所致,深反射亢进常为上运动神经元瘫痪的表现。异常亢进的腱反射常同时合并持久性的阵挛,即用持续力量使被检查的肌肉处于紧张状态,则该深反射涉及的肌肉就会发生节律性收缩,常见的有以下几种。

（1）髌阵挛（图 3-5-10）。

①检查方法:被评定者取仰卧位,下肢伸直,评定者用拇指、示指两指捏住被评定者髌骨上缘,用力向远端快速推动数次,然后保持一定的推力不放松。

②阳性反应:股四头肌发生节律性收缩使髌骨出现节律性上下移动。

（2）踝阵挛（图 3-5-11）。

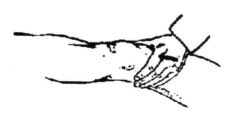

图 3-5-10　髌阵挛检查

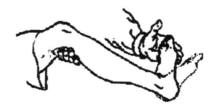

图 3-5-11　踝阵挛检查

①检查方法:被评定者取仰卧位,髋关节、膝关节稍屈曲,评定者一只手托住被评定者腘窝,另一只手持被评定者足掌前端,用力使踝关节背伸。

②阳性反应:腓肠肌和比目鱼肌发生节律性收缩使踝关节出现交替性屈伸动作。

（3）霍夫曼征（Hoffman 征）（图 3-5-12）。

①检查方法:被评定者手指微屈,评定者一只手握住被评定者腕部,另一只手的示指和中指

Note

89

夹住被评定者中指,然后用拇指迅速弹刮被评定者中指指甲。

②阳性反应:中指指深屈肌受到牵拉而引起拇指及其余三指的轻微掌屈反应。

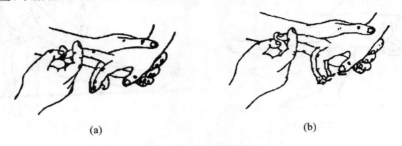

(a)　　　　　　　　　(b)

图 3-5-12　霍夫曼征检查

四、病理反射检查

病理反射是生理性浅反射、深反射的反常形式。其中多数属于原始的脑干和脊髓反射,主要是锥体束受损时的表现,故称为病理反射。出现病理反射肯定是中枢神经系统受损,但对于 1 岁以下的婴儿则是正常的原始保护反射,随着神经系统的发育成熟,锥体束和锥体外系逐渐完善形成髓鞘,使这些反射被锥体束所抑制。当锥体束受损,抑制作用解除,病理反射即再次出现。临床上主要的病理反射有以下几种。

1. 巴宾斯基(Babinski)征　被评定者取仰卧位,下肢屈曲。评定者一手握踝关节上部固定小腿,使下肢放松呈轻度外展位,另一只手持钝针自足底外侧从后向前快速轻划至小趾根部,再转向踇趾侧。正常情况下应出现足趾跖屈,称巴宾斯基征阴性。如出现踇趾背伸,其余四趾呈扇形分开,称巴宾斯基征阳性(图 3-5-13)。

2. 奥本海姆(Oppenheim)征　被评定者取仰卧位。评定者用拇指及示指沿被评定者胫骨前缘用力由上向下推压,阳性表现同巴宾斯基征(图 3-5-13)。

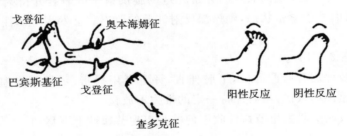

图 3-5-13　常见病理反射检查示意图

3. 查多克(Chaddock)征　被评定者取仰卧位,下肢稍屈曲。评定者用棉签在被评定者外踝关节下方足背外缘,由后向前划至趾跖关节处,阳性表现同巴宾斯基征(图 3-5-13)。

4. 戈登(Gordon)征　被评定者取仰卧位,评定者用手以一定力量捏压腓肠肌,阳性表现同巴宾斯基征(图 3-5-13)。

奥本海姆征、查多克征、戈登征又合称为巴宾斯基等位征。

5. 巴宾斯基征及其等位征的临床评价　一般巴宾斯基征是锥体束病损,大脑失去了对脑干和脊髓的抑制而出现异常反射,其他病理征则在更广泛的病变基础上出现。阳性见于上运动神经元损伤,如脑血管意外、脊髓横断性损伤等。常伴有上运动神经元损伤的其他表现,如肌力减弱、肌张力增高、腱反射亢进(硬瘫)等,不同于下运动神经元损伤(如脊髓灰质炎)的肌力减弱、肌张力降低、腱反射消失(软瘫)的表现。此外,巴宾斯基征及其等位征的阳性表现必须在大脑基底节功能完整的条件下才能出现,如果锥体束损害的同时,基底节也同时受累,则巴宾斯基征及其等位征可不发生。

五、病理反射的结果分析

（1）锥体束损害，神经反射评定表现如下。

①巴宾斯基征阳性；

②深反射亢进；

③浅反射减弱。

（2）周围神经病变，神经反射评定表现如下。

①所有反射减弱或消失；

②病理反射阴性。

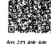
知识链接 1

知识链接 2

能力检测

一、单项选择题

1.浅反射不包括（　　）。

A.角膜反射　　　　B.提睾反射　　　C.膝反射　　　　　D.咽反射　　　　E.肛门反射

2.深反射不包括（　　）。

A.肱二头肌反射　B.跖反射　　　　C.膝反射　　　　D.腹壁反射　　　E.踝反射

3.以下哪项属于病理反射？（　　）

A.跟腱反射　　　B.角膜反射　　C.巴宾斯基征　　D.脑膜刺激征　　E.膝反射

4.腹壁反射减弱、腱反射亢进、巴宾斯基征阳性可见于（　　）。

A.昏迷　　　　　B.脑膜炎　　　C.胸髓病变　　　D.锥体束病变　　E.肥胖

5.自主神经反射检查不包括（　　）。

A.竖毛试验　　　B.皮肤画纹试验　C.卧立位试验　　D.发汗试验　　　E.角膜反射

6.下列哪项不属于锥体束征？（　　）

A.霍夫曼征　　　B.巴宾斯基征　　C.奥本海姆征　　D.戈登征　　　E.查多克征

7.以下各项中对周围性瘫痪最有诊断意义的是（　　）。

A.肌张力增高　　　　　　　B.腱反射减弱　　　　　　C.巴宾斯基征阳性

D.肌肉明显萎缩　　　　　　E.腱反射亢进

8.以下各项中对中枢性瘫痪最有诊断意义的是（　　）。

A.腱反射减弱　　　　　　　B.肌张力增高　　　　　　C.巴宾斯基征阳性

D.肌肉萎缩　　　　　　　　E.肌张力减弱

9.上腹壁反射其反射中枢位于（　　）。

A.胸髓 3～4 节段　　　　　B.胸髓 5～6 节段　　　　C.胸髓 7～8 节段

D.胸髓 9～10 节段　　　　　E.胸髓 11～12 节段

10.下列关于反射的反射中枢叙述错误的是（　　）。

A.膝反射的中枢在腰髓 2～4 节段

B.跟腱反射的中枢在腰髓 1～2 节段

C.肱二头肌反射的中枢在颈髓 5～6 节段

D.肱三头肌反射的中枢在颈髓 6～7 节段

E.桡反射的中枢在颈髓 3～4 节段

二、名词解释

1.反射

参考答案

Note

2.浅反射

3.深反射

三、简答题

1.简述腹壁反射的检查方法和临床意义。

2.简述肱二头肌反射的检查方法和临床意义。

3.简述巴宾斯基征的检查方法、阳性反应和临床意义。

4.脑血管意外患者常出现自主运动功能减弱或消失,能否利用肱二头肌反射、肱三头肌反射、膝反射等反射活动诱发患者的主动运动? 试述其原因。

(庄洪波)

本节PPT

第六节 发育性反射与反应评定技术

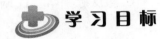
学 习 目 标

【知识目标】

1.熟悉发育性反射与反应评定的目的。

2.掌握脊髓水平反射的评定方法。

3.掌握脑干水平反射的评定方法。

4.掌握中脑水平反应的评定方法。

5.掌握大脑皮质水平反应的评定方法。

【能力目标】

1.能对患儿进行脊髓水平反射的评定。

2.能对患儿进行脑干水平反射的评定。

3.能对患儿进行中脑水平反应的评定。

4.能对患儿进行大脑皮质水平反应的评定。

 案 例 引 导

案例解析

案例:患儿,男,4岁2个月。系第一胎第一产,早产。患儿出生体重3100 g,出生后窒息,入温箱10天,至今不能独站、独走入院进行康复治疗。患儿9月龄确诊为"脑瘫",一直予以阶段性康复训练,病情好转。

问题:1.如何为患儿进行脊髓水平反射的评定?

2.如何为患儿进行脑干水平反射的评定?

3.如何为患儿进行中脑水平反应的评定?

4.如何为患儿进行大脑皮质水平反应的评定?

Note

一、反射的发育

（一）基本概念

反射（reflection）是指机体对内外环境刺激的不随意且按照一定模式的应答反应，这是神经系统生理活动的基本形式。解剖基础是完整的反射弧，反射弧中任何一部分发生病变都会使反射出现异常。

运动发育性反射是指某些反射与人体的运动发育过程密切相关，只有在某一个水平的反射出现后才能完成与之相应的运动动作，故又将这类反射称为发育性反射。在正常情况下，胎儿在母亲妊娠后期、婴儿在出生时或出生后的一段时间里会陆续出现一些脊髓、脑干、中脑及大脑皮质水平的反射。临床上习惯将脊髓水平和脑干水平的反射称为反射，而将中脑水平和大脑水平的反射称为反应。中脑及大脑皮质等高级水平反应发育形成，逐渐将脊髓水平和脑干水平的反射整合或抑制。

1. 反射发育的基本特点

（1）反射活动是动作行为产生的前提：反射活动与一般的深反射、浅反射不同，只有当某一水平的反射出现之后，才能完成与之相应的动作。例如，对称性紧张性颈反射在小儿 4～6 个月时出现，有助于小儿俯卧位时完成竖直头部、肘支撑、前胸上抬等姿势和动作。

（2）反射发育具有时间性：各种水平的反射出现与消失具有时间性规律，原始反射是胎儿最早出现的运动形式，可在婴儿出生后持续一段时间再消失，原始反射消失标志着神经系统发育分化的完成及新的运动技能出现。正常的反射发育的出现时间大体分为以下四种情况：①出生即有且终生存在，如吞咽反射、牵张反射等；②出生即有且短期存在，如吸吮反射、抓握反射、拥抱反射等；③出生以后形成且短期存在，如紧张性颈反射、阳性支持反应等；④出生以后形成且长期存在，如翻正反应、保护性伸展反应、平衡反应等。

（3）中枢神经系统的损害引起反射发育的延迟或倒退：如果原始水平的反射在一定的发育阶段延迟出现或过了应该消失的时间段还持续存在，则可视为病理现象。例如，1 岁的小儿若不能坐位平衡，且握持反射和非对称性紧张性颈反射依然存在，则为异常表现，提示中枢神经系统可能受到损害。

2. 反射与反应的分类　根据反射发育的水平，将反射分为脊髓水平的反射、脑干水平的反射、中脑水平的反应及大脑皮质水平的反应。

（1）脊髓水平的反射：一般胎儿在母亲妊娠 28 周至婴儿出生后 2 个月内出现并且存在，2 个月后消失为正常。如果 2 个月以后仍继续存在，提示中枢神经系统成熟迟滞、神经反射发育迟滞。脊髓水平的反射包括屈肌收缩反射、伸肌伸张反射、交叉性伸展反射、拥抱反射、握持反射等。中枢位于脊髓、延髓和脑桥，属于运动反射，它可协调肢体肌肉进行完全的屈曲或伸展动作。脊髓水平的反射最容易用肉眼观察到，是运动反应的一部分，具有典型的表现。

（2）脑干水平的反射：大部分脑干水平的反射在出生时出现并且维持至出生后 4 个月，包括非对称性紧张性颈反射、对称性紧张性颈反射、紧张性迷路反射、联合反应、阳性支持反应等。

（3）中脑水平的反应：大部分中脑水平的反应在出生时或出生后 4～6 个月出现并维持终生，包括各种翻正反应。

（4）大脑皮质水平的反应：大脑皮质水平的反应在出生后 4～21 个月出现并终生存在。大脑皮质水平的反应包括保护性伸展反应和各种平衡反应。

（二）评定目的和注意事项

1. 评定目的

（1）判断中枢神经系统发育状况：反射发育具有时间性，较早出现的是脊髓水平的反射和脑干水平的反射，而较晚出现的是中脑水平的反应和大脑皮质水平的反应。中脑及大脑皮质等高级水平反应发育形成,逐渐将脊髓水平和脑干水平的反射整合或抑制。因此,可以通过对被评定者不同水平反射的评估来判断被评定者目前的中枢神经系统发育状况。

(2)判断中枢神经系统损伤情况:成年人在各种原因导致中枢神经系统损害时,原始的反射形式会再出现,如脑卒中后偏瘫患者出现对称性或非对称性紧张性颈反射及联合反应等。有学者认为在正常运动发育过程中,脊髓和脑干水平的反射因受到较高位中枢的抑制而不被表现。脑卒中发生后,患者出现发育"倒退"现象。可见原始反射是由于脑损伤后而脊髓和脑干水平的反射脱离抑制被释放出来。因此,原始反射有助于判断中枢神经系统损伤的情况。

(3)为制订康复治疗方案提供依据:根据检查结果确定脑瘫患儿的发育水平,制订出抑制应该消失的原始反射、易化应该出现的反射的康复训练方案。例如,进行头的控制训练,头的控制是患儿维持坐位和进行各种运动的基础。正常婴儿在出生后 2 个月时,由于紧张性迷路反射和视觉性调整反应,可在俯卧位的状态下抬头 45°并维持这种状态。如果不能抬头,则需要易化出现该反射。

2.评定注意事项

(1)评定检查需遵循发育顺序进行。

(2)本评定检查方法主要用于对反射活动的定性的判定,在判定过程中还应结合反射发育存在的时间进行分析,才能更准确、更全面地评定运动功能水平。

(3)为了保证反射能够准确地被诱发出来,每项检查要严格控制体位、刺激部位、刺激速度和强度。

(4)认真观察动作的反应方式,必要时,对肌张力的变化可用触诊来感觉和体会。

(5)为准确把握反射的出现及消失时间,应多次进行反射检查。

(三)反射发育评定表

在给患儿进行反射发育评定时,可参照反射发育评定表(表 3-6-1)进行记录。

二、脊髓水平反射的评定

(一)觅食反射(rooting reflex)

(1)检查体位:小儿取仰卧位。

(2)刺激方法:用手指轻轻触摸小儿的一侧口角的皮肤。

(3)反应:小儿将头转向刺激侧,出现张口的动作。

(4)持续时间:小儿 0～4 个月时。

(5)临床意义:觅食反射出生后即出现,与吸吮反射一样,为哺乳与摄食相关的反射,其基本功能首先是生存所需,其次是发展口的张开及颈部回旋。出生后 3～4 个月消失,如新生儿期减弱或消失,提示脑损伤,6 个月以上仍存在则为异常。脑性瘫痪儿如果该反射存在 1 年以上,提示存在摄食障碍。

(二)吸吮反射(sucking reflex)

(1)检查体位:小儿取仰卧位。

(2)刺激方法:将手指或橡皮奶头放入小儿口内。

(3)反应:小儿出现有节律的吸吮-吞咽动作。

(4)持续时间:小儿 0～4 个月时。

(5)临床意义:吸吮反射出生后即出现,新生儿出生后靠吸吮反射来进食,4 个月后,此反射逐渐被主动的进食动作取代。反射减弱或消失,提示反射弧神经受损,或由缺氧、外伤、严重感染等引起的脑干损害所致。饱食后该反射不出现,饥饿时该反射呈亢进状态,6 个月以后仍存在提示脑损伤。

表 3-6-1　反射发育评定表

姓名：　　　　性别：　　　　出生日期：　　　　病案号：

科室：　　　　病床：　　　　临床诊断：

反射检查项目		第 一 次	第 二 次	第 三 次
脊髓水平	觅食反射			
	吸吮反射			
	拥抱反射			
	握持反射			
	放置反射			
	踏步反射			
	屈肌收缩反射			
	伸肌伸张反射			
	交叉性伸展反射(屈伸体位法)			
	交叉性伸展反射(伸展体位法)			
脑干水平	非对称性紧张性颈反射			
	对称性紧张性颈反射(屈颈法)			
	对称性紧张性颈反射(伸颈法)			
	紧张性迷路反射(仰卧位法)			
	紧张性迷路反射(俯卧位法)			
	阳性支持反应			
	联合反应			
中脑水平	颈部翻正反应			
	躯干翻正反应			
	头部迷路翻正反应(俯卧位法)			
	头部迷路翻正反应(仰卧位法)			
	头部迷路翻正反应(垂直位法)			
	视觉翻正反应(俯卧位法)			
	视觉翻正反应(仰卧位法)			
	视觉翻正反应(垂直位法)			
大脑皮质水平	仰卧位倾斜反应			
	俯卧位倾斜反应			
	前方坐位平衡反应			
	侧方坐位平衡反应			
	后方坐位平衡反应			
	膝手跪位平衡反应			
	双膝跪位平衡反应			
	前方立位平衡反应			
	侧方立位平衡反应			
	后方立位平衡反应			
	保护性伸展反应			

评定人：　　　　　　　　　　　　　　　　　　　年　　月　　日

（三）拥抱反射（moro reflex）

（1）检查体位：小儿取仰卧位。

（2）刺激方法：有5种引出的方法。①声法：用力敲打床边附近以发出声音。②下落法：抬高小儿头部15 cm后下落。③托法：平托起小儿，令其头部向后倾斜10°～15°。④弹足法：用手指轻弹小儿足底。⑤拉手法：拉小儿双手上提，使其头部后仰但不离开桌面，当肩部离开桌面2～3 cm时，突然放开双手。

临床上一般多采用下落法，在采用此法进行诱发时应注意：①手掌在小儿枕后支撑，注意确保小儿的枕部在正中位，下颌在胸骨部，否则易出现左右差；②支撑的手要尽量快速离开，使头部在约15 cm高处落下；③注意将快速落下的头部支撑；④小儿哭泣时，应注意安慰，等哭泣停止后再行诱发。

（3）反应：分以下两种类型。

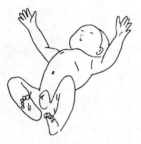

图 3-6-1　拥抱反射

①拥抱型（图3-6-1）：小儿两侧上肢对称性伸直外展，拇指、示指末节指间关节屈曲，呈扇形张开，然后上肢屈曲、肩关节内收、肘关节屈曲内收，前臂收拢呈拥抱状态，然后回到原来的姿势，称为第1相，第2相头部抬起屈曲，胸锁乳突肌向抗重力方向运动，将头部固定在正中位。小儿有惊吓的表情或哭闹不安、亢进时下肢也出现与上肢相似的反应。

②伸展型：又称不完全型，检查时可见小儿上肢突然伸直外展，迅速落于床上，小儿稍有不快的感觉，多见于3个月以上的婴儿。

（4）持续时间：拥抱型出现在0～3个月的婴儿，伸展型出现在3～6个月的婴儿。

（5）临床意义：此反射在新生儿期存在，3个月后逐渐消失。如反射减弱或阴性，提示反应低下或脑损伤，多见于早产儿，窒息、颅内出血的患儿等；如左右不对称，提示产伤等；如反射亢进提示低钙、核黄疸等，如6个月以上仍然存在，提示脑损伤。

（四）握持反射（grasp reflex）

1. 手抓握反射

（1）检查体位：小儿取仰卧位，上肢呈半屈曲状态。

（2）刺激方法：评定者把自己的拇指从尺侧放入小儿手掌中并压迫手掌。

（3）反应：小儿手指立刻屈曲，握住评定者的手指，如果评定者上提手指，小儿可短暂地被拉起。

（4）持续时间：小儿0～2个月。

（5）临床意义：手抓握反射，在胎儿时就可以观察到，出生后更明显，2个月以后逐渐减弱，3个月后被有意识的抓握动作所取代。反射过强或持续存在见于痉挛性脑瘫、核黄疸后遗症；反射减弱或消失，见于重度脑损伤、高位脊髓损伤和弛缓性脑瘫等；反射不对称见于偏瘫、脑外伤、臂丛神经损伤等。此反射持续存在是皮质功能障碍的重要指标。

2. 足抓握反射

（1）检查体位：小儿取仰卧位。

（2）刺激方法：评定者用拇指压迫小儿的跗趾与第二趾间的足底部位。

（3）反应：出现五趾屈曲，似有抓握评定者手指样动作。

（4）持续时间：小儿0～4个月。

（5）临床意义：新生儿出生后即出现，3个月开始消失，多在10个月左右完全消失，步行开始时完全消失。正常小儿会走以前该反射必须消失，该反射缺如提示有脑损伤。

（五）放置反射（placing reflex）

（1）检查体位：扶持小儿腋下使其呈直立位。

（2）刺激方法：将小儿一侧足背抵于桌面边缘。

（3）反应：可见小儿将足背抵于桌面边缘侧下肢抬到桌面上。

（4）持续时间：小儿 0～2 个月。

（5）临床意义：如果左右不对称、减弱，可疑为脑损伤。

（六）踏步反射（stepping reflex）

（1）检查体位：扶持小儿腋下使其呈直立位。

（2）刺激方法：使小儿一侧足踩在桌面上，重心移到此下肢。

（3）反应：可见负重侧下肢屈曲后伸直、抬起，类似迈步动作。

（4）持续时间：小儿 0～3 个月。

（5）临床意义：臀位分娩的新生儿、肌张力低下或屈肌张力较高时该反射减弱，痉挛性脑瘫患儿此反射可亢进并延迟消失。

（七）屈肌收缩反射（flexor withdrawal reflex）

（1）检查体位：小儿取仰卧位，头部中立位，双下肢伸展。

（2）刺激方法：刺激小儿一侧足底。

（3）反应：受到刺激的下肢失去控制而屈曲，屈髋、屈膝、踝背屈、足趾展开（图 3-6-2）。

（4）持续时间：小儿 0～2 个月。

（5）临床意义：出生后 2 个月内阳性反应是正常的，在这之后仍存在可能提示反射发育迟缓。

（八）伸肌伸张反射（extensor thrust reflex）

（1）检查体位：小儿取仰卧位，头部中立位，一侧下肢伸展，另一侧下肢屈曲。

（2）刺激方法：刺激屈曲侧足底。

（3）反应：被刺激的下肢失去控制地呈伸展位（图 3-6-3）。

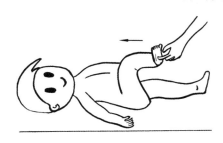

图 3-6-2　屈肌收缩反射检查

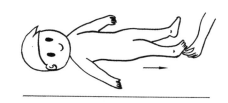

图 3-6-3　伸肌伸张反射检查

（4）持续时间：小儿 0～2 个月。

（5）临床意义：出生后 2 个月内阳性反应是正常的，在这之后仍存在可能提示反射发育迟缓。

（九）交叉性伸展反射（crossed extension reflex）

1. 屈伸体位法

（1）检查体位：小儿取仰卧位，头部中立位，一侧下肢屈曲，另一侧下肢伸展。

（2）刺激方法：使伸展位的下肢做屈曲动作。

（3）反应：伸展位的下肢一旦屈曲，屈曲位的下肢立即伸展（图 3-6-4）。

（4）持续时间：小儿 0～2 个月。

Note

（5）临床意义：出生后2个月内阳性反应是正常的，在这之后仍存在可能提示反射发育迟缓。

2. 伸展体位法

（1）检查体位：小儿取仰卧位，头部中立位，两下肢伸展。

（2）刺激方法：在一侧下肢大腿内侧轻轻叩打刺激。

（3）反应：对侧下肢表现出内收、内旋、踝关节跖屈（典型的剪刀状体位）（图3-6-5）。

（4）持续时间：小儿0～2个月。

（5）临床意义：出生后2个月内阳性反应是正常的，在这之后仍存在可能提示反射发育迟缓。

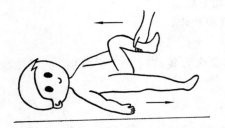

图3-6-4　交叉性伸展反射检查（屈伸体位法）

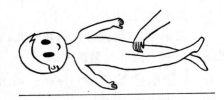

图3-6-5　交叉性伸展反射检查（伸展体位法）

三、脑干水平反射的评定

脑干水平反射属于静态性姿势反射，它可以改变全身肌张力，肌张力的变化是随着头在空间的位置或者头与躯体之间位置关系的变化而变化的。脑干水平反射几乎不产生运动，但可观察到肌张力变化对姿势的影响。由于高级中枢逐渐发育成熟，这类姿势反射常被抑制而不易表现出来。

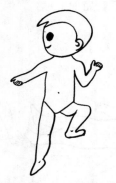

图3-6-6　非对称性紧张性颈反射检查

（一）非对称性紧张性颈反射（asymmetrical tonic neck reflex，ATNR）

（1）检查体位：小儿取仰卧位，头部中立位，上、下肢伸展。

（2）刺激方法：评定者将小儿头部转向一侧。

（3）反应：头部转向侧的上、下肢伸展，或伸肌张力增高；另一侧的上、下肢屈曲，或屈肌张力增高，犹如"拉弓射箭"或"击剑"姿势（图3-6-6）。

（4）持续时间：小儿4～6个月。

（5）临床意义：小儿4～6个月时呈阳性反应是正常的，但任何时候出现的强制性不对称性紧张性颈反射都是病理性的，出生6个月后的阳性反应可能提示反射发育迟缓。

（二）对称性紧张性颈反射（symmetrical tonic neck reflex，STNR）

1. 屈颈法

（1）检查体位：小儿取膝手卧位，或趴在评定者的腿上（评定者取坐位）。

（2）刺激方法：使小儿头部尽量前屈。

（3）反应：上肢屈曲或屈肌张力增高，两下肢伸展或伸肌张力增高（图3-6-7）。

（4）持续时间：小儿4～6个月。

（5）临床意义：小儿4～6个月时呈阳性反应是正常的，6个月后阳性反应的存在可能提示反射发育迟缓。

2.伸颈法

（1）检查体位：小儿取膝手卧位，或趴在评定者的腿上。

（2）刺激方法：使小儿头部尽量后伸。

（3）反应：两上肢伸展或伸肌的肌张力增高，两下肢屈曲或屈肌的肌张力增高（图3-6-8）。

（4）持续时间：小儿6个月后。

（5）临床意义：4～6个月时呈阳性反应是正常的，6个月后仍存在可能提示反射发育迟缓。

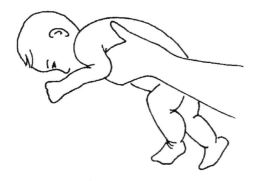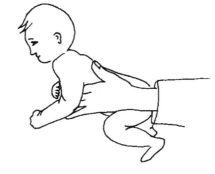

图3-6-7 对称性紧张性颈反射检查（屈颈法）　　　　**图3-6-8 对称性紧张性颈反射检查（伸颈法）**

（三）紧张性迷路反射（tonic labyrinthine reflex，TLR）

1.仰卧位法

（1）检查体位：小儿取仰卧位，头部中立位，双侧上、下肢伸展。

（2）刺激方法：将仰卧位作为刺激。

（3）反应：身体呈过度伸展，头后仰（图3-6-9）。

（4）持续时间：小儿4个月后。

（5）临床意义：出生后4个月内呈阳性反应是正常的，4个月之后仍存在可能提示反射发育迟缓。

2.俯卧位法

（1）检查体位：小儿取俯卧位，头部中立位，双侧上、下肢屈曲。

（2）刺激方法：将俯卧位作为刺激。

（3）反应：身体以屈曲方式为主，头前屈，臀部突出（图3-6-10）。

（4）持续时间：小儿4个月后。

（5）临床意义：出生后4个月内呈阳性反应是正常的，4个月后仍存在可能提示反射发育迟缓。

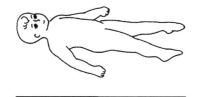

图3-6-9 紧张性迷路反射检查（仰卧位法）　　　　**图3-6-10 紧张性迷路反射检查（俯卧位法）**

（四）阳性支持反应（positive supporting reflex，PSR）

（1）检查体位：使小儿保持站立位。

（2）刺激方法：让小儿前脚掌着地数次。

（3）反应：下肢伸肌肌张力增高，甚至引起膝反张，踝关节跖屈（图3-6-11）。

Note

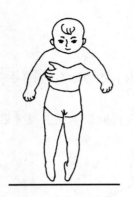

图 3-6-11　阳性支持反应检查

（4）持续时间：小儿 6 个月后。

（5）临床意义：出生后 4～6 个月呈阳性反应是正常的，6 个月之后仍存在可能提示反射发育迟缓。

（五）联合反应（associated reaction）

联合反应是指当身体某一部位进行抗阻力运动或主动用力时，诱发患侧肌群不自主地肌张力增高或出现运动反应。

（1）检查体位：小儿取仰卧位。

（2）刺激方法：身体任何部位的抗阻力随意运动。

（3）反应：对侧的肢体出现同样的动作或身体的其他部位肌张力明显增高。

（4）持续时间：出生后至 9 岁。

（5）临床意义：若阳性反应发生于伴有其他异常反射的小儿可能提示反射发育迟缓。

四、中脑水平反应的评定

中脑水平的反应为调整反射，又称立直反应。所谓立直反应就是指身体在空间发生位置变化时，主动将身体恢复立直的状态。各立直反应不能独立存在，而是互相影响实现在空间保持身体平衡。立直反应在出生后就可见到，但以 4～12 个月最明显，以后由于皮层的发育而逐渐完善，部分反射在 2～5 岁消失，其余终生存在。

（一）颈部翻正（neck righting acting on the body, NOB）反应

（1）检查体位：小儿取仰卧位，头部中立位，双侧上、下肢伸展。

（2）刺激方法：小儿头部主动或被动向一侧旋转。

（3）反应：整个身体随着头部的旋转而向相同方向旋转（图 3-6-12）。

（4）持续时间：6 个月后。

（5）临床意义：出生后 6 个月内呈阳性反应是正常的，超过 6 个月仍存在阳性反应可能提示反射发育迟缓。超过 1 个月的婴儿呈阴性反应是反射发育迟缓指征。

（二）躯干翻正（body righting acting on the body, BOB）反应

（1）检查体位：小儿取仰卧位，头部中立位，上、下肢伸展。

（2）刺激方法：将小儿的头部，主动或被动地向一侧旋转。

（3）反应：头部先旋转，接着两肩旋转，最后骨盆旋转（图 3-6-13）。

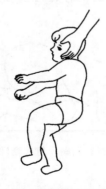

图 3-6-12　颈部翻正反应检查

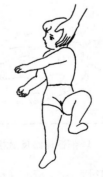

图 3-6-13　躯干翻正反应检查

（4）持续时间：4～18 个月。

（5）临床意义：出生后 6 个月直到 18 个月出现阳性反应，6 个月后仍是阴性反应可能提示反

射发育迟缓。

（三）头部迷路翻正（labyrinthine righting acting on the head，LR）反应

（1）检查体位：将小儿的眼睛蒙上，体位可以是俯卧位（图 3-6-14）、仰卧位（图 3-6-15）、垂直位（图 3-6-16）。

（2）刺激方法：俯卧位或仰卧位即为诱发刺激，垂直位时需将小儿躯体向一侧倾斜。

（3）反应：小儿主动地将头部保持垂直位。

（4）持续时间：0～2 个月，终生存在。

（5）临床意义：出生后 1～2 个月直到终生阳性反应都是正常的，2 个月后仍为阴性反应可能提示反射发育迟缓。

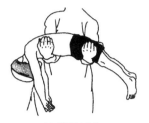
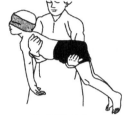

(a) 阴性反应　　(b) 阳性反应

图 3-6-14　头部迷路翻正反应检查（俯卧位法）

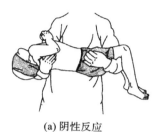
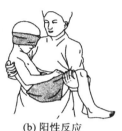

(a) 阴性反应　　(b) 阳性反应

图 3-6-15　头部迷路翻正反应检查（仰卧位法）

（四）视觉翻正（optical righting，OR）反应

迷路性立直反应是头部在空间对身体位置发生变化，保持立直的反射。当头部位置发生变化时，从中耳发出的信号传到延髓前庭神经核，经过前庭脊髓束，使支配颈肌的运动神经元活动，调节头部的位置关系。

（1）检查体位：小儿睁眼，呈俯卧位（图 3-6-17）、仰卧位（图 3-6-18）、垂直位（图 3-6-19）。

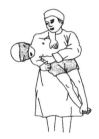
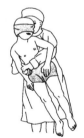

(a) 阴性反应　　(b) 阳性反应

图 3-6-16　头部迷路翻正反应检查（垂直位法）

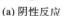
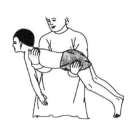

(a) 阴性反应　　(b) 阳性反应

图 3-6-17　视觉翻正反应检查（俯卧位法）

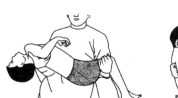
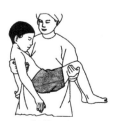

(a) 阴性反应　　(b) 阳性反应

图 3-6-18　视觉翻正反应检查（仰卧位法）

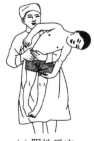
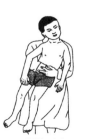

(a) 阴性反应　　(b) 阳性反应

图 3-6-19　视觉翻正反应检查（垂直位法）

Note

（2）检查方法：评定者用双手将小儿托起或将其向前、后、左、右各个方向倾斜。

（3）反应：小儿主动地将头部保持垂直位。

（4）持续时间：2～3个月出现，终生存在。

（5）临床意义：阳性反应在头部迷路调整反射出现后不久出现，直至终生，在此时间点之后仍为阴性反应可能提示反射发育迟缓。6～8个月直至终生阳性反应都是正常的，8个月后仍为阴性反应可能提示反射发育迟缓。

五、大脑皮质水平反应的评定

大脑皮质水平反应的主要表现在机体平衡能力上，它对前庭、视觉及触觉刺激信息进行整合，它是大脑皮质、基底节以及小脑相互之间有效作用的结果。平衡反应使肌紧张正常化，进一步适应重心移动的变化。这类反应从出生后第6个月开始出现，并且维持终生。为了保持头的正常空间位置及恢复身体平衡，动态的平衡反应和保护性伸展反应是必需的，它们的发育成熟，促进了翻身、爬行、蹲、跪、站立以及行走等动作的完成。平衡反应可以通过改变活动的支持面和破坏被评定者的体位而获得。

（一）平衡反应（balanced reaction）

1. 仰卧位倾斜反应（tilting-supine reaction）

（1）检查体位：小儿于倾斜板上取仰卧位，双侧上、下肢伸展。

（2）刺激方法：倾斜板向一侧倾斜。

（3）反应：小儿头部挺直的同时，倾斜板抬高一侧的上、下肢外展，再进一步伸展，倾斜板下降一侧的上、下肢可见保护性支撑样伸展动作（图3-6-20）。

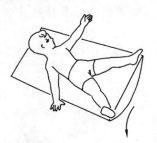

图3-6-20　仰卧位倾斜反应检查

（4）持续时间：6个月至终生。

（5）临床意义：出生后6个月直至终生出现阳性反应，6个月仍为阴性反应可能是反射发育迟缓的征象。

2. 俯卧位倾斜反应（tilting-prone reaction）

（1）检查体位：小儿于倾斜板上取俯卧位，双侧上、下肢伸展。

（2）刺激方法：倾斜板向一侧倾斜。

（3）反应：小儿头部挺直的同时，倾斜板抬高一侧的上、下肢外展，再进一步伸展，倾斜板下降一侧的上、下肢可见保护性支撑样伸展动作（图3-6-21）。

（4）持续时间：6个月至终生。

（5）临床意义：出生后大约6个月出现阳性反应并持续终生，6个月后仍为阴性反应可能是反射发育迟缓的征象。

3. 坐位平衡反应（sitting equilibrium reaction）　坐位平衡反应分为前方坐位平衡反应（图3-6-22）、侧方坐位平衡反应（图3-6-23）、后方坐位平衡反应（图3-6-24）。

（1）检查体位：小儿取坐位。

（2）刺激方法：评定者用手分别向前方、侧方或后方快速轻推至45°。

（3）反应：小儿手臂伸出，手掌张开，出现支撑现象。

（4）持续时间：①前方坐位平衡反应：6个月至终生。②侧方坐位平衡反应：7个月至终生。③后方坐位平衡反应：10个月至终生。

（5）临床意义：10～12个月出现阳性反应，并持续终生。12个月后仍为阴性反应可能是反射发育迟缓的征象。

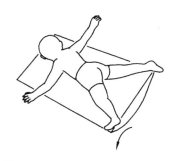

图 3-6-21　俯卧位倾斜反应检查

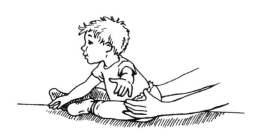

图 3-6-22　前方坐位平衡反应检查

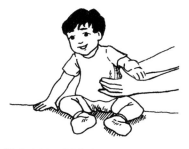

图 3-6-23　侧方坐位平衡反应检查

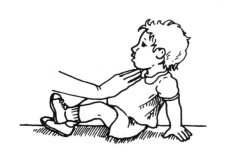

图 3-6-24　后方坐位平衡反应检查

4. 跪位平衡反应（kneeling equilibrium tilting reaction） 　跪位平衡反应分为膝手跪位平衡反应（图 3-6-25）和双膝跪位平衡反应（图 3-6-26）。

（1）检查体位：小儿取膝手跪位或双膝跪位。

（2）刺激方法：通过向一侧倾斜或牵拉小儿的一侧上肢，使之倾斜。

（3）反应：小儿头部和胸部出现调整，被牵拉侧上、下肢伸展，外展，对侧肢体出现保护性外展反应。

（4）持续时间：①膝手跪位平衡反应：8 个月至终生。②双膝跪位平衡反应：15 个月至终生。

（5）临床意义：①膝手跪位平衡反应：出生后 8 个月阴性反应是正常的，并持续终生。8 个月后仍为阴性反应，可能是反射发育迟缓的征象。②双膝跪位平衡反应：15 个月后出现阳性反应，并持续终生。15 个月后仍为阴性反应可能是反射发育迟缓的征象。

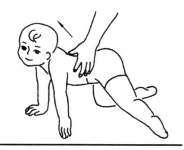

图 3-6-25　膝手跪位平衡反应检查

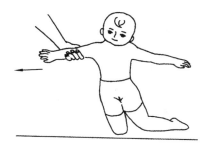

图 3-6-26　双膝跪位平衡反应检查

5. 立位平衡反应（standing equilibrium reaction）

（1）检查体位：小儿取站立位。

（2）刺激方法：评定者用手分别向前方、侧方、后方快速轻推小儿，使其身体倾斜。

（3）反应：小儿为了维持平衡，出现头部和胸部立直反应，上肢伸展的同时，脚向前方、侧方、后方迈出一步（图 3-6-27）。

（4）持续时间：①前方立位平衡反应：12 个月至终生。②侧方立位平衡反应：18 个月至终

Note

生。③后方立位平衡反应:24个月至终生。

(5)临床意义:平衡反射发育完善,标志着小儿神经系统发育及功能的完善。平衡功能是人类正常姿势、正常运动的基础。脑瘫及脑损伤患儿,因脑组织发育障碍,平衡反射必然出现异常,主要表现为平衡反射延迟出现或缺无。

(二)保护性伸展反应(protective extension)

(1)检查体位:评定者双手托住小儿胸腹部,使小儿呈俯悬卧位。

(2)检查方法:评定者突然将小儿头部向前下方做俯冲运动。

(3)反应:小儿迅速伸出双手,上肢向前方伸展,手指张开,好似防止下跌的保护性支撑动作(图3-6-28)。

(4)持续时间:6个月至终生。

(5)临床意义:阳性反应大约在6个月出现并持续终生,6个月后阴性反应可能提示反射发育迟缓。检查时注意观察患儿两侧上肢是否对称,如果一侧上肢没有出现支撑动作,则提示臂丛神经损伤或偏瘫。

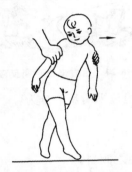

图 3-6-27　立位平衡反应检查

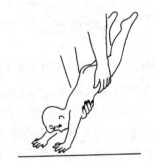

图 3-6-28　保护性伸展反应检查

能力检测

一、单项选择题

1.握持反射存在的时间为(　　)。

A.2～3个月　　B.0～4个月　　C.3～4个月　　D.0～6个月　　E.4～6个月

2.紧张性迷路反射存在的时间为(　　)。

A.0～4个月　　B.2～3个月　　C.3～4个月　　D.4～6个月　　E.6～12个月

3.交叉性伸展反射存在的时间为(　　)。

A.0～2个月　　B.0～4个月　　C.2～4个月　　D.4～6个月　　E.6～8个月

4.平衡反应中枢位于(　　)。

A.脊髓　　　　B.延髓　　　　C.大脑皮质　　　D.中脑　　　　E.脑干

5.小儿保持站立位,评定者反复抱起使其足底数次接触地面,称为(　　)。

A.拥抱反射　　　　　　　B.视觉翻正反应　　　　　C.倾斜反应

D.躯干翻正反应　　　　　E.阳性支持反应

6.平衡反应属于(　　)。

A.原始水平的反射　　　　B.脑干水平的反射　　　　C.中脑水平的反应

D.大脑皮质水平的反应　　E.小脑水平的反应

7.检查某小儿,保持膝手卧位,使小儿头部尽量后伸,两上肢伸展,两下肢屈曲,称为(　　　)。

A.拥抱反射　　　　　　　　　　　　　　　B.联合反应

Note

C.对称性紧张性颈反射　　　　　　　　D.头部迷路翻正反应

E.阳性支持反应

8.当小儿左上肢进行抗阻运动时,处于休息状态下的右上肢也出现同样的动作,称为(　　)。

A.平衡反应　　　　　　　　　　　　　B.联合反应

C.对称性紧张性颈反射　　　　　　　　D.头部迷路翻正反应

E.握持反射

二、简答题

1.反射发育的基本特点是什么?

2.发育性反射的评定目的是什么?

3.如何对小儿进行对称性紧张性颈反射的评估?

4.简述脑干水平的反射检查方法。

（孟晓旭）

本节 PPT

第七节　平衡功能评定技术

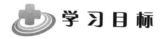 **学习目标**

【知识目标】

1.掌握平衡的概念与分类。

2.理解平衡的生理学机制。

3.掌握平衡功能评定的方法。

4.熟悉平衡功能评定的适应证和禁忌证。

5.熟悉平衡功能评定的目的。

【能力目标】

1.能对平衡功能进行简单的分级。

2.能运用 Berg 平衡量表进行平衡功能的评定。

3.能对平衡评定结果进行客观分析。

 案 例 引 导

案例:患者张某某,男,42 岁,某单位驾驶员,1 个月前因车祸造成脊髓损伤而入院。目前患者可在无支撑下采取坐位,并能向后转动头部及躯干,能在极短时间内采取立位,但不能维持。患者工作和日常生活受到很大影响。

问题:请评定该患者的平衡功能。

案例解析

Note

一、平衡功能概述

(一) 平衡的概念

平衡是指人体在不同的环境和情况下维持身体各种姿势状态稳定的能力。平衡是人体保持各种体位、完成各项日常生活活动的基本保证。一个人的平衡功能正常可表现为不仅能够保持各种体位,而且可以在随意运动中调整姿势,同时还能安全、有效地对外来干扰做出适当反应。人的平衡功能与重心高低,支撑面大小、质地和稳定性有关,当各种原因导致维持姿势稳定的感觉、运动等器官受到损伤时,平衡功能就会出现障碍。

(二) 平衡的分类

1. 静态平衡 静态平衡指人体或人体某一部位处于某种特定姿势并保持稳定状态的能力。临床上又称为一级平衡,如坐、站等。

2. 动态平衡

(1) 自动态平衡:人体在进行各种自主运动或在各种姿势之间进行转换时,重新获得稳定状态的能力。临床上又称为二级平衡,如从坐到站的转换等。

(2) 他动态平衡:人体对抗外界的干扰以恢复稳定状态的能力。临床上又称为三级平衡,如受到推、拉等外力。

(三) 平衡的生理学机制

1. 感觉输入 人体的所处位置与周围环境之间的关系是通过躯体感觉系统、视觉系统和前庭系统的感觉输入而被感知的。

(1) 躯体感觉系统:通过位于皮肤内的触、压觉感受器和肌梭、关节内的本体感受器,感觉身体的位置和运动以及身体各部位的相对位置和运动。正常人在站立时,足底皮肤的触、压觉和踝关节的本体感觉的输入起主导作用。

(2) 视觉系统:在环境静止的情况下,视觉系统能比较准确地感受环境中物体的运动以及眼睛和头部的视空间定位。当身体的平衡受到干扰或破坏时,视觉系统通过颈部肌肉收缩使头部保持向上直立位和保持视线水平,让身体保持或恢复到原来的直立位,从而获得新的平衡。当患者闭眼或佩戴眼罩时,由于缺乏视觉的输入,姿势的稳定性较睁眼站立时显著下降,这也是视觉障碍者和老年人的平衡能力降低的原因之一。

(3) 前庭系统:头部的运动可以刺激前庭系统中的两类感受器:①半规管(上、后、外三个半规管)内的壶腹嵴为运动位置感受器,可感受头部在三维空间中旋转运动的角度和速度变化所引起的刺激;②前庭迷路内的椭圆囊斑和球囊斑可感受到头部在静止时的地心引力和头部的直线加(减)速度所引起的运动刺激。无论体位如何变化,都可以通过头部的调整反射,改变颈部肌肉张力来保持头部的直立位置,这是椭圆囊斑和球囊斑的主要功能。当躯体感觉冲动和视觉冲动都不存在或者出现错误时,前庭系统的感觉输入在维持平衡中才会变得至关重要。

2. 中枢整合 当体位或姿势发生变化时,为了维持身体的平衡,中枢神经系统必须根据三种感觉的输入迅速判断哪些感觉所提供的信息是有用的,哪些感觉所提供的信息是相互冲突的,从而选择提供准确定位信息的感觉输入,放弃错误的感觉输入。这个选择与综合正确感觉信息的过程被称为感觉整合。一般来说,在支持面和环境稳定的情况下,主要通过躯体感觉输入来维持直立姿势;如果支持面被破坏,视觉就成为主要感觉输入,如果支持面和视觉均被干扰或存在冲突,前庭输入则成为中枢神经系统判断感觉信息的主要来源。因此,做何种平衡反应是根据具体情况、具体环境而确定并由特定的感觉输入所引发。当出现视觉干扰、支持面不稳定或感觉信息发生冲突等任何一种情况时,由于仍然存在其他的感觉信息输入使平衡仍能够得以保持,但如果两个感觉系统同时出现问题,平衡控制将受到影响。一旦中枢神经系统做出正确的决定,相应的肌群就能协调参与以应对姿势变化,从而调整身体重心回到原范围内或重新建立新的平衡。

3. 运动控制　包括踝关节协同动作、髋关节协同动作和跨步协同动作。多个肌群一起工作所产生的合作性动作被称为协同动作。协同动作中肌肉运动以固定的空间和时间关系模式进行,从而调节人体的平衡。

(1)踝关节协同动作:身体重心以踝关节为轴进行前后转动或摆动,类似钟摆运动。当人站立于比较固定和较大的支持面上,受到外力干扰较小的时候,可以踝关节为轴心进行前后转动或摆动,来保持身体平衡。当一个人站在一块地毯上,脚下的地毯突然被向前或者向后拽了一下时,都会引起身体向后或向前的摆动。当脚下的地毯被向前拽时,站立者的平衡因受到干扰会向后倾斜,胫前肌、股四头肌及腹肌会按顺序依次收缩以阻止身体进一步向后倾斜;当脚下的地毯被向后拽时,站立者的平衡因受到干扰会向前倾斜,腓肠肌、腘绳肌及脊柱旁肌群会按顺序依次收缩以阻止身体进一步向前倾斜。对于向前或向后的干扰,固定组合的肌群可做出相应的反应,其兴奋收缩的顺序为由远端至近端。站立时的姿势晃动或摆动即体现踝关节的协同动作。

(2)髋关节协同动作:通过髋关节的屈伸来调整身体重心和保持平衡。一个人站在平衡木上,狭窄的平衡木不能为其提供有效的支持面积,即双脚底不能与平衡木完全接触。站立者的稳定性显著下降,重心发生移位,身体摆动幅度增大。为了减少身体的摆动,使重心重新回到双脚支持的范围内,不同组合的肌群可发生兴奋收缩,顺序为由近端至远端。腹肌和股四头肌依次收缩以对抗身体向前的摆动,脊柱旁肌群和腘绳肌依次收缩以对抗身体向后的摆动。

(3)跨步协同动作:通过向作用力的方向快速跨步来重新建立新的平衡。对于正常人而言,平衡干扰较小且站立支持面适宜时,踝关节协同动作是保持站立平衡的主要对策;当站立者身体重心受到了很大干扰,且这种干扰已超出踝关节协同动作控制的范围,或支持面过小而无法诱发踝关节的协同动作时,通常会采用髋关节协同动作模式来进行对抗。如果重心偏移过远,常常采用跨步协同动作,需要站立者向前进一步或向后退一步来重新建立身体重心的支撑点,建立新的平衡。当受到的干扰更大时,为了防止跌倒,上肢、头和躯干等运动也可加入进来而出现平衡反应。姿势协同动作及各种平衡反应受经验、特定的感觉输入、特定的干扰刺激以及身体在失去平衡时的体位等因素的影响。

二、平衡功能评定的目的

(1)确定被评定者是否存在平衡功能障碍。
(2)如果被评定者有平衡功能障碍,确定其类型和程度。
(3)分析引起被评定者平衡功能障碍的原因。
(4)为康复治疗计划的制订与实施提供依据。
(5)对平衡功能障碍的康复治疗效果进行评估。
(6)预测被评定者是否存在发生跌倒的危险性。

三、平衡功能评定的方法

按不同的评定方法采取不同的评定体位,如坐位或站立位等。

(一)观察法

1. 平衡反应　平衡反应是人体维持特定的姿势和运动的基本条件,是人体为恢复被破坏的平衡而做出的保护性反应。正常人对于破坏平衡的典型反应是调整姿势,使头部向上直立和保持水平视线以恢复正位姿势和获得新的平衡。如果破坏过大,则会引起保护性跨步或上肢伸展反应。

平衡反应检查可以在不同的体位进行,如立位、坐位、跪位、卧位或膝手位等。评定者先破坏被评定者原有姿势的稳定性,然后观察被评定者的反应,阳性反应为正常。平衡反应检查既可以在一个静止、稳定的表面上进行,也可以在一个活动的表面(如大治疗球或平衡板等)上进行。观察法应用简便,可对有平衡功能障碍的患者进行粗略的筛选;缺点是太过主观,缺乏量化。

2. 平衡反应检查方法

(1) 坐位平衡反应。

检查体位:被评定者坐在椅子上。

检查方法:评定者将被评定者上肢向一侧牵拉。

结果判断:

①阳性反应:头部和胸廓出现向中线的调整,被牵拉一侧出现保护性反应,另一侧上、下肢伸展并外展。

②阴性反应:头部和胸廓未出现向中线的调整,被牵拉一侧和另一侧上、下肢未出现上述反应或仅身体的某一部分出现阳性反应。

(2) 跪位平衡反应。

检查体位:被评定者取跪位。

检查方法:评定者将被评定者上肢向一侧牵拉,使之倾斜。

结果判断:

①阳性反应:头部和胸廓出现向中线的调整,被牵拉一侧出现保护性反应,另一侧上、下肢伸展并外展,见图 3-7-1。

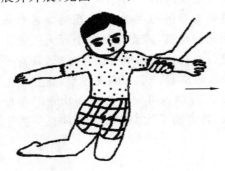

图 3-7-1 跪位平衡反应检查

②阴性反应:头部和胸廓未出现向中线的调整,被牵拉一侧和另一侧上、下肢未出现上述反应,或仅身体的某一部分出现阳性反应。

(3) 迈步反应。

检查体位:被评定者取站立位。

检查方法:评定者向左、右、前、后方向推动被评定者身体。

结果判断:

①阳性反应:快速向侧方、前方、后方跨出一步,头部和胸廓出现调整。

②阴性反应:不能为维持平衡而快速跨出一步,头部和胸廓不出现调整。

3. 运动系统检查

(1) 对于平衡障碍的患者,首先要进行关节活动度和肌力的评定,以分别判断它们是否对姿势控制有影响。肌力检查应当在功能状态下进行,如股四头肌检查应在半蹲姿势位进行。

(2) 诱发下肢关节协同动作检查:检查应按踝关节协同动作、髋关节协同动作及跨步协同动作的顺序依次进行,检查中施加干扰的速度和强度以及支持面的变化也应循序渐进。①踝关节协同动作:站立支持面坚硬、支持面宽;干扰使身体向前倾斜时检查有无腓肠肌、腘绳肌以及脊柱旁肌群的收缩;干扰使身体向后倾斜时检查有无胫前肌、股四头肌和腹肌的收缩。②髋关节协同动作:支持面不能有效地对抗移动重心的踝关节的转动力;干扰使身体向前摆动时检查有无腹肌和股四头肌收缩;干扰使身体向后摆动时检查有无脊柱旁肌群和腘绳肌收缩。③跨步协同动作:最大和最快速的干扰,将引发出跨步协同动作。

在检查中需要清楚协同动作模式是否有以下情况:①存在并正常;②存在但受限;③存在但不能在特定的状况下出现;④异常;⑤消失。如果有异常或消失等情况,检查者需要进一步分析。哪些姿势的协同动作不能诱发出来、协同动作本身有无异常、肌肉的收缩时间以及收缩顺序或应答是否发生错误,有条件时应进行肌电图分析。

知识链接

Note

（3）结果分析：关节肌肉功能异常可导致平衡功能障碍。关节活动度受限及其周围肌肉肌力下降将影响关节协同动作的有效利用，使动作反应受限或减弱。原发性前庭功能障碍患者常伴有颈部关节活动受限。协同动作反应延迟或在不该出现的时间和部位出现，提示肌群的应答错误、各种感觉信息判断不准确或感觉运动整合错误。

为了区分平衡功能障碍是由运动系统病变所致，还是由异常的中枢神经系统所致，或者两者兼有，临床上有必要对平衡功能障碍的发生原因进行进一步的调查和分析，即进行平衡的感觉整合检查，以明确障碍原因。

4. 平衡的感觉整合检查

（1）感觉检查：在进行感觉整合检查前，应首先检查本体感觉和皮肤触觉、压觉。足底和踝关节是重点的检查部位。

（2）感觉整合检查：中枢神经系统选择与综合正确感觉信息的过程为感觉整合。感觉整合检查是将患者置于 6 种感觉控制条件下进行测试，见表 3-7-1。

表 3-7-1　感觉整合检查的步骤与检查控制条件

步　骤	检查控制条件	平衡控制机制
1	支持面稳定，睁眼，输入正确视觉信息	以依赖躯体感觉信息为主
2	支持面稳定，双眼遮蔽	依赖躯体感觉信息
3	支持面稳定，睁眼，视环境受到干扰	以依赖视觉信息为主
4	支持面不稳定，睁眼，输入正确视觉信息	依赖视觉信息
5	支持面不稳定，双眼遮蔽	以依赖前庭觉信息为主
6	支持面不稳定，睁眼，视环境受到干扰	依赖前庭觉信息

（3）结果分析：因感觉损伤而导致的平衡功能障碍，可根据感觉整合检查来鉴别感觉损伤的种类。感觉整合检查通过改变躯体感觉和视觉输入的准确性，可系统地逐一筛查躯体感觉、视觉及前庭觉对于平衡功能的影响。

（二）量表法

量表法是一种主观评定后的记录方法，检查工具包括秒表、尺子、椅子、小板凳和台阶等，不需要特殊设备，由于易于量化评分，所以应用广泛。

1. Berg 平衡量表　Berg 平衡量表由加拿大的 Katherine Berg 等人设计，于 1989 年正式公布。该量表为综合性功能检查量表，它通过观察被评定者的多种功能活动来评价其重心主动转移的能力，可对被评定者动静、动态平衡进行全面检查，已广泛应用于临床。

（1）评定内容：包括在坐位或站立位时进行各种作业活动、站起和坐下等，共 14 个项目。具体内容见表 3-7-2。

表 3-7-2　Berg 平衡量表

评定项目	指　导　语	完成情况	评　　分
1. 由坐到站立	请尽量不用手支撑站起	不用手支撑站起来，且保持稳定	4
		能用手支撑站起来，且保持稳定	3
		尝试几次之后，用手支撑站起来	2
		需要他人少量帮助，才能站起来或稳定	1
		需要他人中等或大量帮助，才能站起来或稳定	0

续表

评定项目	指 导 语	完 成 情 况	评 分
2.独立站立	请独立站立 2 min	能独立站立 2 min	4
		在监护下能站立 2 min	3
		能独立站立 30 s	2
		尝试几次能独立站立 30 s	1
		无帮助时不能独立站立 30 s	0
3.独立坐	两手抱胸坐 2 min(背部无支持,脚可踩在地上)	能安全无协助地坐 2 min	4
		在监护下能坐 2 min	3
		能独立坐 30 s	2
		能独立坐 10 s	1
		没有靠背支持,不能坐 30 s	0
4.从站立位坐下	请坐下	需要很少帮助(手支撑)就能安全坐下	4
		借助于双手能够控制身体的下降,慢慢坐下	3
		用小腿的后部顶住椅子来控制身体的下降,慢慢坐下	2
		能独立坐下,但不能控制身体的下降	1
		需要他人帮助,才能坐下	0
5.转移	请从床转移到椅子上	稍用手扶着,就能够安全转移	4
		在大幅度用手帮助下能够安全转移	3
		需要口头提示或在监护下才能转移	2
		需一个人帮助转移	1
		为了安全,需两个人帮助或在监护下转移	0
6.无支持闭眼站立	请闭上眼睛站立 10 s	能安全地闭眼站立 10 s	4
		监护下闭眼站立 10 s	3
		闭眼站立 3 s	2
		不能闭眼 3 s,但能安全地站立	1
		需要帮助以防止摔倒	0
7.双足并拢无支持站立	请在无支持下双足并拢站立	能自己并拢双足,并安全地站立 1 min	4
		监护下能自己并拢双足,并安全地站立 1 min	3
		能自己并拢双足,但不能保持 30 s	2
		需他人帮助并拢双足,能保持 15 s	1
		需他人帮助并拢双足,不能保持 15 s	0
8.站立位上肢前伸	请抬起上肢并与身体成 90°,伸开手指尽可能双手前伸以避免身体旋转	能安全地向前伸出超过 25 cm 的距离(测量的距离是被评定者身体从垂直位到最大前倾位时手指向前移动的距离)	4
		能安全地向前伸出超过 12 cm 距离	3
		能安全地向前伸出超过 5 cm 距离	2
		监护下能向前伸	1
		需要外部支撑或向前伸时失去平衡	0

评定项目	指　导　语	完　成　情　况	评　分
9.站立位从地上拾物	请于站立位拾起脚前面的物品	能安全、容易地拾起物品	4
		监护下能拾起物品	3
		伸手向下 2～5 cm 且独立地保持平衡,但不能将物品拾起	2
		试着做伸手向下拾物品的动作时需监护,但不能拾起物品	1
		不能尝试做伸手向下的动作,或需要帮助以免失去平衡或摔倒	0
10.站立位转身向后看	请左转看身后,再右转看身后	能从两边向后看,重心转移较好	4
		能从一边向后看,另一边重心转移较少	3
		仅能转身向侧面,但身体的平衡可以维持	2
		转身时需监护	1
		需帮助以防止重心不稳或摔倒	0
11.转身一周	请顺时针转身一周,再逆时针转身一周	安全地转身一周,用时不超过 4 s	4
		只能一个方向安全地转身一周,用时不超过 4 s	3
		能安全地转身一周,但动作缓慢	2
		需要密切监护或口头提示转身	1
		转身时需要帮助	0
12.双足交替踏台阶	请无支撑下双足交替踏台阶(或矮凳)8 次	能安全、独立地交替踏 8 次,用时不超过 20 s	4
		能独立地交替踏 8 次,用时超过 20 s	3
		监护下(不需帮助),双足交替踏 4 次	2
		需少量帮助,能双足交替踏超过 2 次	1
		需要帮助交替踏以防止摔倒,或完全不能交替踏	0
13.双足前后站立	请双足一前一后站立	能够独立地将双脚一前一后排列(无距离),并保持 30 s	4
		能够独立地将一只脚放在另一只脚的前方(有距离),并保持 30 s	3
		能够独立地迈一小步并保持 30 s	2
		需要在帮助下才能向前迈步,但能保持 15 s	1
		在迈步或站立时失去平衡	0
14.单腿站立	请单腿站立	单腿独立站立,并保持 10 s 以上	4
		单腿独立站立,并保持 5～10 s	3
		单腿独立站立,并保持 3～4 s	2
		能单腿独立站立,但不能保持 3 s	1
		不能尝试单腿独立站立,或需帮助以防止摔倒	0

（2）评定方法及评分标准:14 个动作项目,每个项目都分为五个功能等级(0～4 分)。每个

动作根据被评定者的完成质量计分,4 分表示能够正常完成所检查的动作,0 分则表示不能完成,或需要中等或大量帮助才能完成。最低分为 0 分,最高分为 56 分。

(3) 结果分析:① 0~20 分:提示平衡功能差,被评定者需乘坐轮椅。② 21~40 分:提示有一定的平衡能力,被评定者可在辅助下步行。③ 41~56 分:说明平衡功能较好,被评定者可独立步行。总分小于 40 分时,提示被评定者有跌倒的危险。

2. Fugl-Meyer 平衡量表 Fugl-Meyer 平衡量表是 Fugl-Meyer 评定量表的组成部分,主要适用于偏瘫患者的平衡功能评定,共有 7 个项目,每个检查项目分为三个级别(0~2 分)。最高分为 14 分,最低分为 0 分。总分小于 14 分,说明平衡功能有障碍,评分越低表示平衡功能障碍越严重。Fugl-Meyer 平衡量表具体评定项目及评分标准见表 3-7-3。

表 3-7-3　Fugl-Meyer 平衡量表

评 定 项 目	评 分	评 定 标 准
1. 无支撑坐位	0	不能保持坐位
	1	能坐,但不超过 5 min
	2	能坚持坐 5 min 以上
2. 健侧展翅反应	0	被推动时,健侧肩部无外展或肘关节无伸展
	1	被推动时,健侧有不完全反应
	2	被推动时,健侧有正常反应
3. 患侧展翅反应	0	被推动时,患侧肩部无外展或肘关节无伸展
	1	被推动时,患侧有不完全反应
	2	被推动时,患侧有正常反应
4. 支撑下站立	0	不能站立
	1	在他人的最大支撑下可站立
	2	由他人稍给支撑能站立 1 min
5. 无支撑站立	0	不能站立
	1	不能站立 1 min 以上
	2	能站立 1 min 以上
6. 健侧站立	0	不能维持 1~3 s
	1	可站稳 4~9 s
	2	可站立超过 10 s
7. 患侧站立	0	不能维持 1~3 s
	1	可站稳 4~9 s
	2	可站立超过 10 s

(三) 仪器评定法

平衡功能检测所采用的力台技术,是近年来发展起来的定量评定平衡功能的测试系统,这套系统由力台、显示器、电子计算机和设计软件构成,通过连续测定和记录身体作用于力台表面的垂直力位置来确定身体摆动的轨迹,以实现身体自发摆动状况的定量分析。当被评定者双脚按照规定的位置站在力台上时,力台通过压电或高精度的晶体传感器将来自身体的压力信号,即人体重心移动信号转换成电信号。信号经电子计算机处理,获得与重心摆动有关的多项指标,以数据表格或者图形的形式显示结果。

被评定者脱鞋直立于平衡功能测量仪检查台上,根据检查要求,被评定者双脚分别站立于检查台定位点上,双手自然垂放于体侧,两眼平视前方。测试被评定者于睁眼和闭眼两种状态下的平衡功能,测试时间分别为 1 min,测试参数包括重心移动轨迹类型、重心移动轨迹长度、重心移动面积、重心移动中心的偏移等。

1. 静态平衡测试　定量地记录身体重心摆动的程度和性质,提供准确的平衡功能评定。

(1)评定内容:静态平衡功能评定的方法包括双腿站立(双足分开、双足并拢)、单腿站立、足尖对足跟站立(双脚一前一后)、睁眼及闭眼站立,通过下肢各种站立方式,检查站立支持面大小和形状的变化对平衡的影响。闭眼检查的目的是去除视觉系统对平衡的影响,从而使被评定者更多地依靠本体感觉和前庭觉。

(2)记录参数及结果分析:①重心移动轨迹类型:观察重心轨迹图,可以从移动的方向、范围及集中趋势判断重心移动或摆动的类型。②重心移动轨迹长度:临床上采用总轨迹长度和单位时间轨迹长度进行定量评定。总轨迹长度为一定时间内所经过的路线,反映身体自发摆动的程度;单位时间轨迹长度反映本体感觉在姿势控制中的功能状况,是重心摆动检查指标中最敏感的参数。③重心移动的范围:即重心移动面积。通过记录重心移动面积的大小从整体判断平衡障碍的程度,面积越小,说明平衡的控制越好。

2. 动态平衡测试　动态平衡功能反映人体的随意运动控制功能。动态平衡测试的评定内容包括身体向各方向主动转移的能力和在支持面不稳定时身体通过调节重新获得平衡控制的能力的检查。被评定者在应对支持面的变化进行调整反应时,测试仪记录到重心移动轨迹及长度、身体重心移动范围等指标,可用于评价康复治疗的效果,也可用于指导平衡训练。

(四)拓展知识

1. 平衡功能评定的适应证

(1)中枢神经系统损害疾病:脑外伤、脑血管意外、帕金森病、多发性硬化、小脑疾病、脑肿瘤、脑瘫、脊髓损伤等引起平衡功能障碍的患者。

(2)耳鼻喉科疾病:各种眩晕症患者。

(3)骨科疾病或损伤:下肢骨折及骨关节疾病、截肢、关节置换、影响姿势与姿势控制的颈部与背部损伤,以及各种运动损伤、肌肉疾病和外周神经损伤等引起平衡功能障碍的患者。

(4)其他:老年人、运动员、飞行员及宇航员等需要检测平衡功能情况者。

2. 平衡功能评定的禁忌证　下肢骨折未愈合、严重的心血管疾病、高热、急性炎症患者以及不能主动合作者。

3. 注意事项

(1)评定时保持环境安静。

(2)采用仪器评定时,60 s 直立困难的被评定者可进行 30 s 测试。

(3)被评定者不能安全、独立地完成所要求动作时,要注意予以保护以免摔倒,必要时给予帮助。

(4)对于不能站立的被评定者,可评定其坐位平衡功能。

能 力 检 测

一、单项选择题

1. 一般认为,人体平衡的维持需要以下哪三个环节的参与?(　　　)

A. 感觉系统、中枢整合、前庭系统

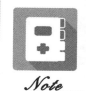

B. 前庭系统、视觉调节系统、本体感觉系统

C. 小脑共济协调系统、运动系统、感觉系统

D. 感觉系统、大脑调节系统、中枢系统

E. 感觉输入、中枢整合、运动控制

2. 患者,女,50 岁,第一次门诊进行平衡功能评定,Berg 平衡量表评定得分为 30 分,入院后经过训练,Berg 平衡量表第二次的评定得分为 46 分,根据此患者的第二次得分结果,提示该患者(　　)。

A. 平衡能力好,能独立行走　　　　　　　　B. 平衡能力差,只能坐轮椅

C. 平衡能力尚可,能辅助步行　　　　　　　D. 平衡能力在恢复

E. 以上都不是

3. 平衡发生变化时,人体可通过运动系统的三种调节机制来应变,包括(　　)。

A. 踝调节机制、膝调节机制和跨步调节机制

B. 踝调节机制、髋调节机制和中枢调节机制

C. 踝调节机制、髋调节机制和跨步调节机制

D. 踝调节机制、站立调节机制和跨步调节机制

E. 以上都不是

4. 下列关于平衡功能评定的注意事项中不正确的是(　　)。

A. 评定时保持环境安静

B. 所有的被评定者都要进行站立位的静态平衡、自动态平衡和他动态平衡的评定

C. 采用仪器评定时,60 s 直立困难的被评定者可进行 30 s 测试

D. 对于不能站立的被评定者,可评定其坐位平衡功能

E. 被评定者不能安全、独立地完成所要求动作时,要注意予以保护,必要时给予帮助

5. 人体在无外力作用下,在睁眼和闭眼时维持某种姿势稳定的过程,称为(　　)。

A. 静态平衡　　B. 自动态平衡　　C. 他动态平衡　　D. 动态平衡　　E. 无平衡功能

6. 平衡评定的目的是(　　)。

A. 了解平衡障碍的原因

B. 预测被评定者是否存在发生跌倒的危险性

C. 对平衡障碍的康复治疗效果进行评估

D. 是康复治疗计划制订的依据

E. 以上都是

7. 下列平衡功能评定的适应证中不正确的是(　　)。

A. 中枢神经系统疾病　　　　B. 严重的心血管疾病　　　　C. 各种眩晕症患者

D. 老年人　　　　　　　　　E. 骨关节疾病

二、名词解释

1. 平衡

2. 平衡反应

三、简答题

1. 简述平衡的生理学机制。

2. 平衡功能评定的目的是什么?

3. 临床上常用的平衡功能评定方法有哪些?

4. 简述 Berg 平衡量表中评定项目及结果分析情况。

(易佳丽)

第八节　协调功能评定技术

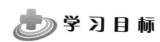 学习目标

【知识目标】

1.掌握协调功能障碍的概念。

2.掌握协调功能评定的目的。

3.掌握协调功能评定的方法。

4.熟悉协调功能评定的注意事项。

【能力目标】

1.能通过观察判断被评定者是否存在协调功能障碍。

2.能对被评定者实施协调功能评定并进行双侧对比。

3.能通过评定明确被评定者协调功能障碍产生的原因、障碍程度。

 案 例 引 导

　　案例:患者赵某某,男,58 岁,工程师。4 个月前患脑梗死,导致左侧偏瘫。发病 2 天后开始进行康复治疗,目前患者主要表现为震颤、肌张力过高、不自主运动增多。为此,工作和日常生活受到很大影响。

　　问题:1.请评定该患者的协调功能。

　　　　　2.请判断患者是中枢神经系统的哪个部位发生了病变。

案例解析

一、协调功能概述

（一）基本概念

1.协调功能　协调又称为共济。协调功能是指产生平滑、准确、有控制的运动的能力,它要求有适当的速度、距离、方向、节奏和肌力。

2.协调运动　协调运动是指在中枢神经系统的控制下,与特定运动或动作相关的肌群以一定的时空关系共同作用,从而产生平稳、准确、有控制的运动。其特点是以适当的速度、距离、方向、节奏和力量进行运动。

3.协调功能障碍　协调功能障碍又称共济失调,是指以笨拙的、不平衡的和不准确的运动为特点的异常运动。协调功能障碍是由中枢神经系统不同部位(小脑、基底节、脊髓后索)的损伤所致。前庭迷路系统、本体感觉与视觉的异常也可造成协调功能障碍,协调功能障碍包括不随意运动以及由肌肉的痉挛、肌腱的挛缩造成的运动异常。

（二）中枢神经系统的损伤与协调功能障碍

中枢神经系统由三个领域控制协调运动的产生,它们分别是小脑、基底节和脊髓后索。

1. 小脑功能不全的协调功能障碍特征　小脑的功能主要是反射性地维持肌肉张力、姿势的平衡和运动的协调。小脑功能不全的协调功能障碍，主要是指四肢和躯干不能灵活、准确、顺利地完成各种动作。患者可以表现为步态的异常，即两足分开较宽、不规则、不稳定。小脑功能不全的协调功能障碍的特点是与视觉无关，不受睁眼与闭眼的影响，没有感觉、位置觉和振动觉的障碍。具体表现如下。

（1）辨距不良：不能准确地对距离做出判断。

（2）意向性震颤：在做随意运动时，手足越接近目标，震颤越明显。

（3）姿势性震颤：站立时身体前后摇摆。

（4）轮替运动障碍：完成快速交替动作有困难。

（5）运动节律异常（运动分律）：完成动作时不是一个平滑连续的动作，而是一连串的运动成分。

2. 基底节功能不全的协调功能障碍特征　基底节在复杂的运动和姿势控制方面起着重要的作用；在维持正常的肌张力方面也起着重要的作用。基底节病变表现为异常的不随意运动和肌张力的改变。一类主要表现为震颤，肌张力过高，随意运动减少，动作缓慢，面部表情呆板，如帕金森病；另一类表现为上肢和头面部产生不自主和无目的的动作。具体表现如下。

（1）静止性震颤：静止时有震颤，活动后减轻。

（2）运动不能：启动运动困难。

（3）手足徐动：四肢、躯干、面部以外的部位出现缓慢的、不随意的扭曲运动。

（4）偏身舞蹈病：一侧身体突然出现痉挛性的、有力的、无目的的鞭打样运动。

（5）肌张力紊乱：肌张力出现从高到低的无规律变化。

3. 脊髓后索功能不全的协调运动障碍特征　脊髓后索对维持运动的协调和保持姿势稳定起重要作用。该部位的功能是对从肌肉、关节等神经末梢传入的本体感觉信息进行收集，再输入大脑。脊髓后索病变的特征为同侧精细触觉和意识性深感觉减退或消失，而痛觉、温觉保存，因而发生感觉性共济失调。患者如不借助视觉就不知道关节的位置和运动的方向，两点辨别觉和振动觉亦消失。具体表现如下。

（1）平衡紊乱：当闭上眼或光线太暗时，由于视觉反馈的减弱，出现平衡紊乱，患者站立时身体摇晃倾斜，易跌倒。

（2）步态异常：两足分开较宽，摇摆不定，步距不等，高抬腿，落地有声，走路看足。

（3）辨距不良：不能准确摆放四肢位置或不能触及某一特定物体，患者不能在闭目的情况下说出评定者在他皮肤上所写的文字。

二、协调功能评定的目的和内容

（一）协调功能评定的目的

通过评定可以明确有无协调功能障碍；分析障碍产生的病因、障碍程度，以帮助制订治疗计划和确定治疗目标；在治疗的过程中，协调功能评定结果可以判断治疗效果及预后，以指导下一步训练治疗；还可以评价被评定者的协调功能障碍是否痊愈。

（二）协调功能评定的内容

协调功能评定主要是通过观察被评定者在各种体位和姿势下的启动和停止动作是否准确，运动是否顺畅、平滑，观察被评定者的日常生活活动，从而判断出被评定者是否存在协调功能障碍。

三、协调功能评定的方法

协调功能评定包括非平衡性协调功能评定和平衡性协调功能评定。非平衡性协调功能评定,是评估身体不在直立位时静止和运动的成分。平衡性协调功能评定是评估身体在直立位时的姿势、平衡以及静止和运动的成分。所有评定应分别在睁眼、闭眼下进行。

（一）非平衡性协调功能评定

根据非平衡性协调活动的完成情况,可将协调功能分为五级。

Ⅰ级:正常完成。

Ⅱ级:轻度残损,能完成活动,但较正常速度和技巧稍有差异。

Ⅲ级:中度残损,能完成活动,但动作慢、笨拙,明显不稳定。在增加运动速度时,完成活动的节律更差。

Ⅳ级:重度残损,仅能发起运动,但是不能完成。运动无节律性,明显不稳定,摆动,可见无关的运动。

Ⅴ级:不能完成活动。

非平衡性协调功能评定方法如下。

1. 指鼻试验　让被评定者肩外展90°,肘伸展,用示指指尖指鼻尖。然后在不同的方向、以不同的速度、睁眼、闭眼重复进行,并比较两侧。感觉性协调功能障碍时睁眼做无困难,闭眼时则发生障碍。小脑半球病变时可看到同侧指鼻不准,接近鼻尖时动作变慢,或出现意向性震颤。

2. 指他人指试验（被评定者手指指他人的手指）　被评定者和评定者相对而坐。评定者的示指举起在被评定者面前,同时让被评定者用其示指去指评定者的示指。评定者还可以变化其手指的位置来评定被评定者对改变方向、距离和速度而做出反应的能力。

3. 指指试验（被评定者两示指相触）　被评定者两肩外展90°,两肘伸展。让被评定者将两示指在中线相触。分别在睁眼和闭眼时进行试验。若总是偏向一侧,则提示该侧小脑或迷路有病损。

4. 交替指鼻和对指试验　让被评定者用示指交替指鼻尖和评定者的手指尖,评定者可变换位置来测验其对变换距离的应变能力。

5. 对指试验　让被评定者用拇指指尖连续触及该手的其他指尖,可逐渐加快速度。

6. 大把抓握试验　让被评定者的手从完全屈曲到完全伸直之间进行变换,可逐渐加快速度。

7. 轮替动作试验　肘屈曲90°,并紧紧固定于身体,让被评定者前臂向前伸并快速反复地做旋前旋后动作;或以一侧手快速连续拍打对侧手背;或足跟着地前脚掌连续敲击地面等。小脑性协调功能障碍患者做这些动作笨拙、节律慢而不匀,称为轮替动作不能。

8. 反弹试验　被评定者上肢外展、屈肘位,评定者握住其前臂用力向伸肘位牵拉,让被评定者屈肘与评定者进行对抗运动,然后突然松手。正常时,肱三头肌将收缩和阻止肢体的运动。异常的现象是肢体过度回弹,即前臂回收反击身体,见于小脑损伤患者。

9. 足趾触评定者的手指试验　被评定者取仰卧位。让被评定者用踇趾触评定者的手指,评定者可变换手指的位置,以评定被评定者变换方向和判断距离的能力。

10. 跟膝胫试验　被评定者取仰卧位,抬起一侧的足跟放在对侧下肢的膝盖上,沿对侧下肢胫骨前缘向下滑动(图3-8-1)。小脑损害时抬腿触膝容易出现辨距不良和意向性震颤,下移时常摇晃不稳。感觉性共济失调时,被评定者在闭目时足跟难以寻到膝盖,下移时也不能和胫骨保持接触。

（二）平衡性协调功能评定

（1）在一个正常、舒适的姿势下站立。

（2）两足并拢站在窄的支撑面上。

（3）一足在另一足前面站立(一足的踇趾触另一足的足跟)。

（4）单足站立。

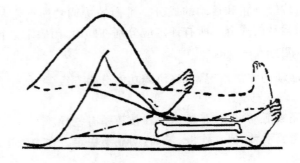

图 3-8-1　跟膝胫试验

（5）上臂放于体侧，上臂再举过头，最后上臂置于腰部等在各种姿势下变化。

（6）在保护被评定者的情况下，突然打破其在站立位时的平衡。

（7）弯腰，返回直立位。

（8）站立位，躯干交替向两侧侧屈。

（9）直线行走，将一侧足跟直接置于对侧足趾前。

（10）闭目难立征（Romberg 征）：被评定者双足并拢站立，两手向前平伸，先观察其睁眼下平衡情况，然后闭眼。如出现身体摇晃或倾斜则为阳性；仅闭眼时不稳，提示双下肢有感觉障碍（感觉性协调功能障碍）；闭眼睁眼皆不稳提示小脑蚓部病变（小脑性协调功能障碍）。

（三）根据被评定者的具体情况选择不同的评定方法

1. 轮替运动障碍　指鼻试验、交替指鼻和对指试验、轮替动作试验等。

2. 动作分解　指他人指试验、指鼻试验、足趾触评定者的手指试验等。

3. 辨距不良　跟膝胫试验、走标记物、画圆形或横"8"字试验等。

4. 意向性震颤　在功能活动中观察，越接近目标时震颤越明显。

5. 姿势性震颤　观察正常的站立姿势。

6. 站立后仰试验　被评定者取站立位，让其身体向后仰。正常人膝关节弯曲，身体可以维持后仰位，小脑疾病患者由于膝不能弯曲而向后方倾倒。

7. 观察法　观察被评定者日常生活中的各种动作，如吃饭、穿衣、书写、站立行走等活动是否协调，是否平滑、准确；有无意向性震颤，有无不自主运动，如舞蹈样运动、手足徐动等。应仔细观察以下内容：①运动是否直接、精确；②完成动作的时间是否正常；增加速度是否影响运动质量；③进行活动时有无身体无关的运动；④闭眼时是否影响活动质量；⑤是否有身体的近侧、远侧或一侧更多地参与活动；⑥被评定者是否很快感到疲劳。

（四）协调功能评定的适应证与禁忌证

1. 适应证

（1）小脑性共济失调：小脑疾病、酒精中毒或巴比妥中毒。

（2）感觉性共济失调：脊髓疾病。

（3）前庭障碍。

（4）各种震颤：帕金森病、动脉硬化、慢性肝病、甲状腺功能亢进等。

（5）舞蹈样运动：儿童的脑风湿病变。

（6）手足徐动：脑性瘫痪、肝豆状核变性、脑基底节变性等。

（7）手足搐搦：低钙血症或碱中毒。

（8）运动徐缓：进行性肌营养不良。

2. 禁忌证

（1）严重的心血管疾病患者。

（2）不能主动合作者。

（五）评定注意事项

（1）检查时被评定者必须意识清楚。

（2）检查前要向被评定者说明目的和检查方法，以充分取得被评定者的合作。

（3）检查时应注意双侧对比。

（4）选择适当的评定方法，并注意观察运动的完成情况。

（5）注意检查其他相关功能情况。

（6）保证被评定者的安全。

知识链接

能力检测

参考答案

一、单项选择题

1. 根据中枢神经系统的不同病变部位，协调功能障碍分为（　　）。

A. 小脑性协调功能障碍、脑干协调功能障碍、脊髓后索协调功能障碍

B. 小脑性协调功能障碍、脑干协调功能障碍、脊髓后索协调功能障碍

C. 小脑性协调功能障碍、基底节协调功能障碍、脊髓后索协调功能障碍

D. 小脑性协调功能障碍、脑干协调功能障碍、垂体协调功能障碍

E. 小脑性协调功能障碍、脑桥协调功能障碍、脊髓后索协调功能障碍

2. 下列协调功能障碍的常见表现中不正确的是（　　）。

A. 辨距不良　　　　　　　B. 意向性震颤　　　　　　　C. 失平衡

D. 动作平滑、准确、能控制　　E. 不自主运动

3. 在做随意运动时，手足越接近目标，震颤越明显的是（　　）。

A. 静止性震颤　　　　　　B. 意向性震颤　　　　　　　C. 姿势性震颤

D. 手足徐动　　　　　　　E. 运动徐缓

4. 进行协调功能评定时应观察被评定者（　　）。

A. 运动是否直接、精确

B. 完成动作的时间是否正常；增加速度时是否影响运动质量

C. 闭眼时是否影响活动质量

D. 进行活动时有无身体无关的运动

E. 以上都是

5. 患者，女，68岁，因脑卒中入康复科治疗。主要表现为震颤、肌张力过高、不自主运动增多，其主要为中枢神经系统的哪个部位病变？（　　）

A. 小脑性协调功能障碍　　　　　　　　B. 基底节协调功能障碍

C. 脑干协调功能障碍　　　　　　　　　D. 垂体协调功能障碍

E. 脊髓后索协调功能障碍

二、名词解释

1. 协调功能障碍

2. 闭目难立征

3. 跟膝胫试验

三、简答题

1. 简述协调功能障碍评定的目的。

2. 协调功能障碍常见的评定内容有哪些？

3.简述非平衡性协调功能评定方法。

4.简述平衡性协调功能评定方法。

（伍继刚）

本节PPT

第九节 步态分析

学习目标

【知识目标】

1.掌握步行周期的概念和分期、步行的基本参数。

2.掌握步态的定性分析法和定量分析法。

3.掌握异常步态的表现形式及产生原因。

4.熟悉步行中主要关节和肌肉的运动。

5.了解步行能力恢复的预测。

【能力目标】

1.能为患者准确实施步态分析。

2.能客观分析步态分析的结果，学会运用步态分析结果解决实践中的步行功能障碍问题。

案例解析

案 例 引 导

案例：患者刘某某，女，55岁，因右侧上下肢活动不利伴言语不利1个月入院，诊断为"脑出血后遗症"。目前患者患侧下肢髋关节内收、内旋，膝关节伸直，踝关节跖屈、内翻，步行时患侧下肢负重时间明显缩短，患侧下肢摆动时膝关节屈曲不足，髋关节处于外展外旋位，踝关节屈曲不充分，患侧下肢呈拖曳状。为求进一步康复，收入康复医学科治疗。

问题：1.患者呈现的是何种步态？

2.如何对该患者进行步态分析？

一、步态分析概述

步态分析（gait analysis）是利用力学原理和人体解剖学、生理学知识对人类行走状态进行对比分析的一种研究方法，包括定性分析和定量分析。其中步态是指人体步行时的姿势，包括步行和跑两种状态。在临床工作中，对有神经系统或骨骼肌肉疾病而可能影响行走能力的患者需要进行步态分析，以评定患者是否存在异常步态以及步态异常的性质和程度，为分析异常步态的原因和矫正异常步态、制订康复治疗方案提供必要的依据。

二、正常步态

正常步态是人体在中枢神经系统控制下通过骨盆、髋、膝、踝和足趾的一系列活动完成的，此

Note

时躯干基本保持在两足之间的支撑面上,保持一个动态的平衡。正常步态具有稳定性、周期性、方向性、协调性以及个体差异性。当某些疾病发生时,步态特征可有明显的改变。步态是经过学习而获得的,因此,它具有个体特性。正常步态必须完成三个过程:支持体重、单腿支撑、摆动腿迈步。

（一）步行周期

步行周期是指人在正常行走过程中一侧足跟着地至该侧足跟再次着地所经过的时间。每一个步行周期分为支撑相（站立相）和摆动相（迈步相）两个阶段。

1. 支撑相　支撑相指在步行中足与地面始终有接触的时期,占整个步行周期的60%。支撑相中,大部分时间是单足支撑,即单支撑相,小部分时间是双足支撑,即双支撑相。

单支撑相是一侧足全部着地,对侧足腾空的阶段,为单足支撑全部重力的时期,占步行周期的40%。

双支撑相指一侧下肢足跟着地至对侧下肢足尖离地前双足与地面接触的阶段,占步行周期的20%。双支撑相是人体步行这种状态的最大特点,在一个步行周期中双支撑相会出现两次。双支撑相的时间与步行速度成反比,速度越快,双支撑相时间就越短,当由走变为跑这种状态时,双支撑相则消失。有步行障碍时,往往首先表现为双支撑相时间延长,以增加步行稳定性。

支撑相分可为以下五个时期。

（1）首次着地:正常人行走的首次着地方式是足跟着地。此时,骨盆旋前5°,髋关节屈曲30°,膝关节和踝关节保持中立的位置（图3-9-1）。

（2）负荷反应期:足跟着地至足底与地面全面接触瞬间的一段时间。人体重心位置处于行走的最低点。此时骨盆旋前5°,髋关节屈曲30°,膝关节屈曲0°～15°,踝关节跖屈0°～15°（图3-9-2）。

正常步速时,首次着地和负荷反应期加起来大约占步行周期的10%,通常为一个步行周期中的第一个双支撑相。

（3）站立中期:从对侧下肢离地至躯干位于该侧腿正上方的时期,为单腿支撑期。此时,骨盆处于中立位,髋关节屈曲0°～30°,膝关节屈曲5°～15°,踝关节跖屈15°,背屈3°（图3-9-3）。

（4）站立末期:从支撑腿足跟离地到对侧下肢足跟着地这段时期,为单腿支撑期。此时,骨盆旋后5°,髋关节过伸展0°～10°,膝关节屈曲5°,踝关节背屈0°～10°（图3-9-4）。

正常步速时,站立中期和站立末期加起来大约占步行周期的40%。

（5）迈步前期:从对侧下肢足跟着地到支撑腿足跟离地之前的一段时期。正常步速时,迈步前期大约占步行周期的10%,也是第二个双支撑相。此时,骨盆旋后5°,髋关节过伸展0°～10°,膝关节屈曲5°～35°,踝关节跖屈0°～20°（图3-9-5）。

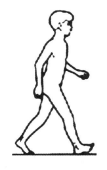 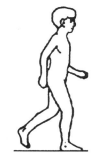 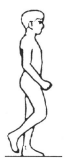 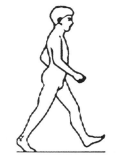

图 3-9-1　首次着地　　　图 3-9-2　负荷反应期　　　图 3-9-3　站立中期　　　图 3-9-4　站立末期

2. 摆动相　摆动相是指在步行中足始终与地面无接触的阶段,通常是从一侧下肢的足尖离地到该侧下肢的足跟着地间的阶段,占整个步行周期的40%。摆动相分可为以下三个时期。

（1）迈步初期：从支撑腿离地至该腿膝关节达到最大屈曲的时期。此时，骨盆旋后 5°，髋关节屈曲 0°～20°，膝关节屈曲 35°～60°，踝关节跖屈 10°～20°（图 3-9-6）。正常步速时该期大约占步行周期的 15%。

（2）迈步中期：从支撑腿膝关节最大屈曲摆动到对侧小腿与地面垂直的时期。此时，骨盆位于中立位，髋关节屈曲 20°～30°，膝关节屈曲 30°～60°，踝关节跖屈 0°～10°（图 3-9-7）。正常步速时该期大约占步行周期的 10%。

（3）迈步末期：与地面垂直的小腿向前摆动至该侧足跟再次着地之前的一段时期。此时，骨盆旋前 5°，髋关节屈曲 30°，膝关节屈曲 0°～30°，踝关节位于中立位（图 3-9-8）。正常步速时该期大约占步行周期的 15%。

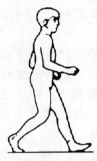
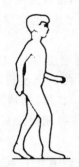
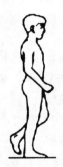
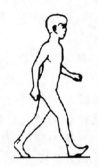

图 3-9-5　迈步前期　　　图 3-9-6　迈步初期　　　图 3-9-7　迈步中期　　　图 3-9-8　迈步末期

（二）正常步态的基本参数

1. 步长（step length）　行走时一侧足跟着地到连续对侧足跟着地所行进的距离称为步长，又称单步长。通常用厘米（cm）为单位。步长和身高成正比，身高越高，步长越长。正常人为 50～80 cm。如图 3-9-9（Ⅰ）处所示，步长也可以用时间来衡量，正常人行走时左右侧下肢步长及花费时间基本相等。左右步长的不一致性是反映步态不对称的敏感指标。

2. 步幅（stride length）　行走时，由一侧足跟着地到该侧足跟再次着地所行进的距离称为步幅，又称复步长或跨步长。相当于左右两个步长相加，为 100～160 cm。如图 3-9-9（Ⅱ）处所示，通常是步长的两倍。

3. 步宽（stride width）　在行走中左足和右足间的距离称为步宽，通常以足跟中点为测量参考点，如图 3-9-9（Ⅲ）处所示，通常以厘米（cm）为单位，正常人的步宽为（8±3.5）cm。

4. 足角（foot angle）　在行走中人体前进的方向与足的长轴所形成的夹角称为足角，如图 3-9-1（Ⅳ）处所示，通常以度（°）为单位，正常人的足角约为 6.75°。

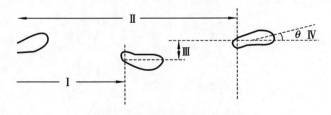

图 3-9-9　正态步态的基本参数

5. 步频（cadence）　行走中每分钟迈出的步数称为步频，又称步调，通常用 steps/min 表示。正常人的步频通常是 95～125 steps/min，东方男性的步频平均为（112.2±8.9）steps/min，东方女性的步频平均为（123.4±8.0）steps/min。双人并肩行走时，一般是腿短者步频大于腿长者。

6. 步速（walking velocity）　行走时单位时间内在行进的方向上整体移动的直线距离称为步速，即行走速度，通常用 m/min 表示。正常人通常行走的速度为 65～95 m/min。

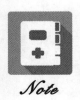

（三）步行中身体主要部位及关节的活动

人在步行时为了减少能量的消耗，身体各部位要尽量维持正常活动范围的运动，以减少身体的重心移动。

1. 头　头的上下移动与重心的上下移动几乎一致，上下振幅为 5～6 cm，左右移动振幅为 5～6 cm。

2. 上体　上体垂直，双肩平齐，速度加快时稍有前倾；行走时上体有与骨盆旋转方向相反的转动，这个动作可以减少整个身体的扭转。

3. 上肢　正常行走时双上肢交替前后摆动，其方向与同侧下肢的摆动方向和骨盆的旋转方向正好相反，如当左下肢与左侧骨盆向前摆动和旋转时，左上肢向后摆动，右上肢向前摆动。此时，上肢的关节运动主要发生在肩关节，足跟着地时肩关节处于最大伸展位，为 21.1°，足跟离地时肩关节处于最大屈曲位，为 17.4°，共约 40°范围。肘关节屈伸是在双足同时支撑时期改变运动方向，最大屈曲为 38.9°，最大伸展为 -0.4°，共约 40°的范围。

4. 下肢　正常行走时下肢运动方向与上肢摆动方向相反，以维持身体平衡，减少转动。

5. 骨盆　骨盆移动可以被认为是重心的移动。正常成人在步行时身体重心的位置在骨盆的正中线上，从下方算起男性约为身高的 55%，女性约为身高的 50%。步行时重心的上下移动为正弦曲线，在一个步行周期中出现两次，其振幅约为 4.5 cm，最高点位于站立中期，最低点是足跟着地时；骨盆的侧方移动也是正弦曲线，在一个步行周期内左右各出现一次，其振幅约为 3 cm，最大移动度是在左足、右足处于站立中期时出现的，在双足支撑期重心位于左右中间。

骨盆在水平面内沿垂直轴的旋转角度单侧为 4°，双侧为 8°。这种旋转可以减少骨盆的上下移动，最大内旋位发生在足跟着地后期，最大外旋位发生在摆动早期。骨盆在矢状面内沿冠状轴的倾斜运动范围约为 5°，双足支撑相骨盆几乎呈水平，站立中期时处于摆动相的骨盆倾斜角度最大，它可以减少重心的上下移动。在一个步行周期中左右各倾斜一次。

6. 肩关节　自由摆动约 30°（屈曲约 6°，后伸约 24°）。

7. 髋关节　正常步行时髋关节屈伸运动中最大屈曲度约为 30°（摆动相中期）、最大伸展度约为 20°（足跟离地），共约 50°范围，其运动为正弦曲线；内收、外展运动中，最大外展约为 6°（足跟离地）、最大内收约为 4°（足底着地），共约 10°范围，其运动几乎是直线变化；内外旋运动中外旋 4°（从足趾离地到足跟着地的摆动相）、内旋 4°（从足跟着地到足跟离地的摆动相），共约 8°范围，其运动呈曲轴状，从支撑相到摆动相、摆动相到支撑相过渡时产生急剧变化。

8. 膝关节　正常步行时膝关节屈伸运动中最大屈曲度约为 65°（迈步中期）、最大伸展度为 0°（足跟着地），共约 65°范围。在屈伸运动中，可见轻度屈伸与大范围屈伸两次（双重膝作用）。支撑相中足跟着地与足跟离地时膝关节几乎是伸展状态，支撑相的中期可见约 15°的屈伸。

除屈伸运动外，膝关节还有旋转运动，足跟离地时膝关节处于最大外旋状态，约为 4°，迈步中期膝关节处于最大内旋状态，约为 12°，共约 16°范围，其顺序为从足跟着地（内旋）到足底着地（内旋），以后外旋直到足跟离地。

9. 踝关节　正常步行时踝关节的跖屈、背伸运动中最大背伸发生在足跟着地时，约为 15°，足跟离地时踝关节处于最大跖屈状态，约为 20°，共约 35°范围。一个步行周期中有 2 次跖屈和背伸，尤其在支撑相的驱动期，踝关节从跖屈位急剧变为背伸位。除屈伸运动外，踝关节还有旋转、内外翻运动。踝关节外旋 8°、内旋 2°，共约 10°范围；外翻 3°、内翻 12°，共约 15°范围。

支撑相下肢各关节的角度变化如表 3-9-1 所示。

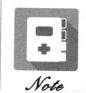

表 3-9-1　支撑相下肢各关节的角度变化

部 位	首次着地	负荷反应期	站立中期	站立末期
骨盆旋转	向前 5°	向前 5°	中立位	向后 5°
髋关节	屈 30°	屈 30°	屈 30°～0°	过伸 0°～10°
膝关节	完全伸直	屈 15°	屈 15°～0°	完全伸直
踝关节	中立位	跖屈 0°～15°	背屈 3°	背屈 15°

摆动相下肢各关节的角度变化如表 3-9-2 所示。

表 3-9-2　摆动相下肢各关节的角度变化

部 位	迈步前期	迈步初期	迈步中期	迈步末期
骨盆旋转	向后 5°	向后 5°	中立位	向前 5°
髋关节	过伸 0°～10°	屈 20°	屈 20°～30°	屈 30°
膝关节	屈 35°	屈 60°	屈 60°～30°	屈 30°～0°
踝关节	跖屈 20°	跖屈 10°～20°	跖屈 0°～10°	中立位

（四）步行中的肌群活动

1. 竖脊肌　竖脊肌为背部深层肌，纵列于脊柱两侧，下起骶骨、髂骨，上止椎骨、肋骨、枕骨，作用为使脊柱后伸、头后仰和维持人体于直立姿势。在步行周期支撑相初期和末期，竖脊肌活动达到高峰，以确保行走时躯干正直。

2. 臀大肌　臀大肌为髋关节伸肌，收缩活动始于摆动相末期，并于支撑相，即足底全面与地面接触时达到高峰。在摆动相后期臀大肌收缩，其目的在于使向前摆动的大腿减速，约占步行周期的 85%，大腿的运动方向改变为向后，为下一个步行周期的准备。在支撑相，臀大肌起稳定骨盆、控制躯干向前维持髋关节于伸展位的作用。

3. 髂腰肌　髂腰肌为髋关节屈肌，髋关节于足跟离地至足趾离地期间伸展角度达到峰值（10°～15°）。为对抗髋关节伸展，从支撑相中期开始至足趾离地前，髂腰肌呈离心性收缩，最终使髋关节从支撑相末期由伸展转为屈曲。髂腰肌第二次收缩活动始于摆动相初期，使髋关节屈曲，以保证下肢向前摆动。

4. 股四头肌　股四头肌为全身最大的肌，其中股直肌起于髂前下棘，股内侧肌、股外侧肌分别起自股骨粗线内、外侧唇，股中间肌起自股骨体的前面；四个头向下形成一腱，包绕髌骨的前面和两侧，往下续为髌韧带，止于胫骨粗隆。股四头肌为膝关节强有力的伸肌，股直肌还可屈髋关节。股四头肌收缩活动始于摆动相末期，至支撑相负荷反应期达最大值。此时作为膝关节伸肌，产生离心性收缩以控制膝关节屈曲度，从而使站立中期免于出现因膝关节过度屈曲而跪倒的情况。步行周期中，股四头肌的第二个较小的收缩活动见于足跟离地后，足趾离地后达峰值。此时具有双重作用：其一，作为髋关节屈肌，提拉起下肢进入摆动相；其二，作为膝关节伸肌，通过离心性收缩来限制和控制小腿在摆动相初、中期向后的摆动，从而使下肢向前摆动成为可能。

5. 缝匠肌　缝匠肌是全身最长的肌，起于髂前上棘，经大腿的前面，斜向下内，止于胫骨上端的内侧面，作用为屈髋和屈膝关节，并使已屈的膝关节旋内。在支撑相末期和摆动相初期，作用为屈膝、屈髋，在摆动相末期和支撑相初期，使膝关节旋内。

6. 腘绳肌　腘绳肌为双关节肌群，均起于坐骨结节，跨越髋、膝两个关节，分别止于腓骨头和胫骨粗隆内下方、胫骨内侧髁，作用为伸髋屈膝。主要收缩活动始于摆动相末期，足跟着地时达到活动高峰并持续到支撑相。在摆动相末期，作为屈膝肌，腘绳肌离心性收缩使小腿向前的摆动减速，以配合臀大肌的收缩活动（使大腿向前摆动减速），为足跟着地做准备。足跟着地时及着地后,腘绳肌又作为伸髋肌,协助臀大肌伸髋,同时通过稳定骨盆,防止躯干前倾。

7.胫前肌 胫前肌起自胫骨外侧面,止于内侧楔骨内侧面和第1跖骨底,作用为伸踝关节(背屈)、使足内翻。足跟着地时,胫前肌离心性收缩以控制踝关节跖屈度,防止在足放平时出现足前部拍击地面的情况。足趾离地时,胫前肌收缩,再次控制或减少此时踝关节的跖屈度,保证足趾在摆动相能够离开地面,使足离地动作顺利完成。

8.小腿三头肌 小腿三头肌包括腓肠肌和比目鱼肌,起于股骨的内、外侧髁,以跟腱止于跟结节,作用为屈踝关节和屈膝关节。腓肠肌在行走、跑、跳中提供推动力,而比目鱼肌富含慢性、抗疲劳的红肌纤维,主要与站立时小腿与足之间的稳定性有关。在站立相,能固定踝关节和膝关节,以防止身体向前倾斜。

正常步行周期中的主要肌肉活动如表3-9-3所示。

表 3-9-3　正常步行周期中的主要肌肉活动

肌　肉	步 行 周 期
腓肠肌和比目鱼肌	支撑相中期至蹬离地面,首次触地
臀大肌	摆动相末期,首次触地至支撑相中期
腘绳肌	摆动相中期,首次触地至负荷反应期结束
髂腰肌和股内收肌	足离地至摆动相早期
股四头肌	摆动相末期,首次触地至支撑相中期
	足离地至摆动相早期
胫前肌	首次触地至负荷反应期结束
	足离地至再次触地

三、步态分析的实施方法

(一)步态的定性分析法

步态的定性分析是临床常用的步态检查方法。定性分析是康复医师或治疗师用肉眼观察患者的行走过程,获得第一手的资料,结合患者临床表现进行分析、归纳,从而发现步态中的问题,为康复治疗提供可靠的依据。

1.分析步骤 步态的定性分析应在详细了解患者病史和体格检查的基础上进行。了解病史和体格检查有助于诊断和鉴别诊断。

(1)了解病史:通过了解病情,可以获得与步态相关的症状,如疼痛、肌无力、关节不稳等影响步态的因素;询问既往病史,可以了解有无影响步态的疾病,如神经系统疾病、骨折或肌肉方面的疾病等。

(2)体格检查:体格检查有助于对步态障碍的发生原因进行鉴别诊断。既要全面检查身体状况,如心肺功能、脊柱有无侧弯、头颈的活动度等,又要重点检查与步行相关因素,如关节活动度、肌力、肌张力、肢体长度以及身体的平衡和协调能力等。

(3)步态观察:通过总结归纳,分析异常步态产生的原因。导致步态异常的常见原因如下。

①神经系统疾病:中枢神经系统疾病,如脑血管意外、颅脑外伤、颅内血管病变、肿瘤、代谢性疾病、脊髓损伤等;周围神经疾病,如周围神经炎、周围神经损伤及代谢性疾病等。

②骨骼肌肉疾病:肌肉疾病,如肌无力、遗传因素导致的肌营养不良等;骨及关节疾病,如关节炎、关节损伤、下肢短缩等。

③年龄因素:儿童患者的骨骼发育异常可以引起步态的改变。随着年龄的增长和身体的运动功能衰退,老年人逐步呈现出特有的步态。

2. 观察　在进行步态评定时,要实现高质量的观察,获得最佳的步态资料,需要对场地、内容和程序有一定的要求。

(1)场地:测试场地的光线和布局要合理,以便于从各个方向观察。场地面积至少为 6 m×8 m,让患者尽量少穿衣服,以便能够清晰地观察。

(2)内容:异常步态模式评定时要注意以下四个方面的内容:①能量消耗:主要是重心的上下、左右的移动幅度。②安全性:主要指步行过程中的跌倒风险。③生物力学损伤:常见的有髋关节屈曲挛缩、股四头肌无力等。④外观:患者对于正常步行的要求,也是对于美的要求。在评定异常步行模式时,从疾病的角度给予全面考察的同时,也应该在美学上给予评价。

(3)程序:嘱患者以自然、放松的姿势和正常的速度在测试场地来回步行数次,评定者从不同的侧面观察,并且注意两侧肢体的对比。

3. 常用的方法

(1)四期分析法:在步态分析中最常用的是步行时相四期分析法,即两个双支撑相、一个单支撑相、一个摆动相。正常人平地行走时理想状态是左右对称的,两个双支撑相大致相等,约各占步行周期 12% 的时间;支撑相占步行周期 60%～62%(包括双支撑相)的时间,摆动相占步行周期 38%～40% 的时间。各时相的长短与步行速度直接相关。行走快时、跑时,双支撑相消失,为"0"。由于患腿往往不能负重,倾向于健侧负重,故患侧支撑相所占时间相对减少,健侧支撑相所占的时间相对增加。

(2)RLA 八分法:由美国加州 Rancho Los Amigos(RLA)康复医院提出的步态目测观察分析法,观察内容详尽、系统,容易抓住要害问题,便于临床应用。该评定表中包含了 47 种常见的异常表现,如骨盆前倾、髋关节屈曲受限、膝关节反张等。遵循评定表所提示的内容,评定者能够系统地对每一个关节或部位,即踝关节、膝关节、髋关节、骨盆或躯干等在步行周期的各个分期中的表现进行逐一分析。因此,RLA 八分法能够帮助治疗师发现患者步行中存在的异常以及在何时出现该异常。

RLA 八分法是依据表 3-9-4 中行走周期各分期的躯干、骨盆、髋关节、膝关节、踝关节等部位运动情况进行的。该表横行主要观察步行周期中的各个分期,纵列按躯干、骨盆、髋关节、膝关节、踝关节及足趾的顺序将 47 种异常表现依次列出。表中黑色的格子表示与该步行分期相对应的关节运动情况无须观察;空白格和浅灰格则表示要对这一时期是否存在某种异常运动进行观察和记录,其中空白格的内容需要重点观察。有异常存在的在格子里打"0"。如为双侧运动则用"左"或"右"表示。观察顺序由远端至近端,即从足、踝关节开始依次评定膝关节、髋关节、骨盆及躯干。在评定每一个部位时,应按步行周期中的每一个环节发生的顺序进行仔细的观察,将首次着地作为评定的起点。先观察矢状面,再从冠状面观察患者的行走特征。

表 3-9-4　步态观察分析表

观察项目		负　重		单腿支撑		摆动腿向前迈进			
		首次着地	负荷反应期	站立中期	站立末期	迈步前期	迈步初期	迈步中期	迈步末期
躯干	前屈								
	后伸								
	侧弯(左/右)								
	过度旋转(向同侧)								
	过度旋转(向对侧)								

续表

观察项目	负　重		单腿支撑		摆动腿向前迈进			
	首次着地	负荷反应期	站立中期	站立末期	迈步前期	迈步初期	迈步中期	迈步末期
骨盆 一侧抬高	■	■	■	■	▒			▒
后倾	■	▒	▒	▒	▒	▒	▒	▒
前倾	■	▒			▒	▒	▒	▒
旋前不足	■	▒	■	■	■	■	■	▒
旋后不足	■	■	▒	▒	▒	▒	■	■
过度旋前	■	▒	▒	■	■	▒	▒	▒
过度旋后	■	■	▒	▒	▒	▒	■	▒
同侧下降	■	■	■	■	▒	▒	▒	▒
对侧下降	■				▒	■	■	■
髋关节 屈曲受限	■				▒	■	■	■
屈曲消失	■				▒	■	■	■
屈曲过度	■				▒	■	■	■
伸展不充分	■				▒	■	■	■
后撤	■				▒	■	■	■
外旋	■				▒	■	■	■
内旋	■				▒	■	■	■
内收	■				▒	■	■	■
外展	■				▒	■	■	■
膝关节 屈曲受限	■				▒	■	■	■
屈曲消失	■				▒	■	■	■
屈曲过度	■				▒	■	■	■
伸展不充分	■				▒	■	■	■
不稳定	■				▒	■	■	■
过伸展	■				▒	■	■	■
膝反张	■				▒	■	■	■
内翻	■				▒	■	■	■
外翻	■				▒	■	■	■
对侧膝过度屈曲	■				▒	■	■	■

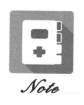

Note

续表

观察项目		负重		单腿支撑		摆动腿向前迈进			
		首次着地	负荷反应期	站立中期	站立末期	迈步前期	迈步初期	迈步中期	迈步末期
踝关节	前脚掌着地								
	全足底着地								
	足拍击地面								
	过度跖屈								
	过度背屈								
	内翻								
	外翻								
	足跟离地								
	无足跟离地								
	足趾或前脚掌拖地								
	对侧前脚掌踮起								
足趾	过度伸展(上翘)								
	伸展不充分								
	过度屈曲								

与传统的步态分析方法相比,RLA 八分法具有以下特点:①观察系统性强:评定者可以根据每一个关节或部位在步行周期中的表现对照表中提示的内容逐一分析,发现患者在步行中存在何种表现以及异常的时相。②观察的时空性强:先观察矢状面,再从冠状面观察患者的行走特征;在观察一个具体关节或部位时,应将首次着地作为评定的起点,按照步行周期发生的顺序进行仔细观察。

4. 步行能力的评定

(1) 步行能力的概念:根据个人步行能力及必行的目的,可将步行分为治疗性步行和功能性步行。治疗性步行是指以治疗为目的的步行,功能性步行是指以功能为目的的步行。功能性步行应符合以下标准:①安全,即独立行走,不需要别人的帮助,没有跌倒的危险;②质量,即行走姿势基本正常,不用其他助行器械;③心血管功能,即心脏有足够的能力,表现为步行效率,即步行速度除以步行 3 min 后的心率的值大于 0.3;④速度和耐力,即有一定的速度和耐力,即能连续行走 5 min,并能走过 575 m。

根据患者步行的具体情况,功能性步行又可以分为社区性步行和家庭性步行。前者主要表现为有能力在家庭周围地区采购、散步及到附近的医疗机构就诊等。具体为:终日穿戴支具并能耐受;能一口气走 900 m;能上下楼梯;能独立地进行日常生活活动。

(2) 评定行走能力的方法。

①Hoffer 步行能力分级:这是一种客观的分级方法,通过分析可以了解患者是否可以步行以及确定是哪种行走的形式,具体内容如下:a. 不能行走者。b. 非功能性步行者:训练时用膝踝足矫形器、拐等,能在治疗室内行走,虽然耗能大、速度慢、距离短、无功能价值,但是可以有效预防压疮、骨质疏松,即治疗性步行。c. 家庭性步行者:用踝足矫形器、手杖等可以在家走自如,但不能在室外长久行走。d. 社区步行者:用踝足矫形器、手杖,或者甚至不用,可以在室外行走,

但时间不能长,否则仍需要轮椅。

②功能独立性测量:以患者行走独立的程度、对辅助器具的需求以及是否需要他人给予帮助等为依据,根据行走的距离和辅助量两个方面按照 7 分制的原则进行评分(表 3-9-5)。

表 3-9-5　功能独立性测量表

分数	独　立　性	时　间　性	距　　离	监　护	辅 助 器 具	是否需要帮助
7 分	完全独立	合理	50 m	不需要	不需要	不需要
6 分	有条件	较正常长	50 m	不需要	需要	不需要
5 分	需要监护	较正常长	<50 m	需要	需要	不需要
4 分	需要帮助	较正常长	37.5 m	需要	—	需要
3 分	中等量帮助	较正常长	25~29 m	需要	—	需要
2 分	最大量帮助	较正常长	12.5~24.5 m	需要	—	需要
1 分	完全帮助	较正常长	<12.5 m	需要	—	需要

注:时间性是从完成步行距离来考虑的。另外辅助器具一栏中,在需要帮助时,就不考虑使用辅助器具。

（二）步态的定量分析法

步态的定量分析是通过器械或专门的设备获得可观数据对步态进行分析的方法。简单的方法可以利用卷尺、秒表、量角器等测量工具,以及能够留下足印的墨水、滑石粉等。较为复杂的方法可以利用肌电图、高速摄影器材、电子角度计,甚至步态分析仪等设备,但是这些设备价格较为昂贵,目前使用得不是很普遍。

1.评价步态参数　在获得步态定量分析参数时,我们主要使用足印分析法,其优点是测试时间短、费用低、设施简单、记录定量客观。此外,我们还可以使用吸水纸法和鞋跟绑缚标记法等。

（1）足印分析法。

①所需设施和器械:颜料（或者滑石粉）、1100 cm×45 cm 的场地、秒表、剪刀、直尺、量角器。

②步态采集:选用操场、回廊等的地面作为步道,但是步道要基本满足长 1100 cm、宽 45 cm 的要求,在两顶端 250 cm 处各画一横线,中间 600 cm 作为测量正式步态用。被评定者赤脚,让足底粘上颜料。先在步道旁试走几次,然后平视前方,以自然行走方式走过准备好的步道。当被评定者走过起始端横线处时按动秒表,直到走到终端的横线外按下秒表。要求在 600 cm 的步道中至少有连续 6 个步印,供测量用(图 3-9-10)。

③记录:根据相关定义,可以测算出左右步幅、步长、步速和步频的参数。

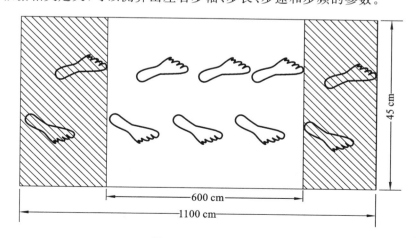

图 3-9-10　足印分析法

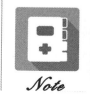

（2）吸水纸法：在步道上铺三层纸，下层为颜色较深且较厚的纸张，中层为含水的潮湿纸，上层为能吸水的纸巾。被评定者行走在铺着这三层纸的步道上，利用体重的压力使中层纸的水分被上层纸巾吸干，形成清晰的足印。待足印晾干后可以对其相关参数进行测量并记录。该方法可以穿鞋测试，被评定者依从性强，便于接受。

（3）鞋跟绑缚标记法：用尼龙搭扣将两支记号笔绑在鞋跟处，并且调整记号笔着地时的准确定位。测量方法和足印法基本相似。

2. 节段性运动测定　节段性运动测定是指步行时特定关节或运动中心的三维动态分析，即步行时关节各方向活动角度的动态变化及其与步行时相之间的关系。常用的分析方式如下。

（1）同步摄像分析：在 4～8 m 的步行通道的周围设置 2～6 台摄像机，同时记录被评定者步行图像，并采用同步慢放的方式，将被评定者的动作分解观察和分析。

（2）三维数字化分析：通过 2～6 台检测仪（数字化检测仪或特殊摄像机）连续获取被评定者步行时关节标记物的信号，通过计算机转换为数字信号，分析被评定者的三维运动特征。同一标记物被两台以上的检测仪同时获取时，即可进行三维图像重建和分析。输出结果包括数字化重建的三维步态、各关节三维角度变化、速率和时相。关节标记物一般置放于需要观察的关节或重力中心。

（3）关节角度计分析：采用特制的关节角度计固定于被测关节，记录关节活动的角度改变，转换为数字信号并用计算机重建步态。优点是操作简便，特别是上肢检查十分方便；缺点是难以正确记录旋转和倾斜活动。

3. 动力学分析

（1）定义：动力学分析是对步行时作用力、反作用力强度、方向和时间的研究方法。牛顿第三定律（作用力＝反作用力）是动力学分析的理论基础。

（2）测定方法。

①测力平台：步行时人体 GRF 可以通过测力平台记录，以分析力的强度、方向和时间。测力平台一般平行设置在步行通道的中间，可以平行或前后放置，关键是保证连续记录一个步行周期的压力。测力平台测定身体运动时的垂直力和剪力。垂直力是体重施加给测力平台的垂直应力，而剪力是肢体行进时产生的前后／左右方向的力。与运动学参数结合可以分析内力，即肌肉、肌腱、韧带和关节所产生的控制外力的动力，一般以力矩表示。

②足测力板：采用特制超薄的测力垫直接插入被评定者鞋内，测定站立或步行时足底受力分布及重心移动的静态或动态变化，协助设计合适的矫形鞋和进行步态分析。

4. 动态肌电图

（1）定义：动态肌电图指在活动状态同步检测多块肌肉电活动的测定方法，揭示肌肉活动与步态关系的肌肉电生理研究，是临床步态分析必不可少的环节。

（2）生理基础：肌肉收缩是步行的基础因素，涉及肌肉收缩的时相和力量。肌肉活动具有步行速度及环境依赖性。参与步行控制的肌肉数量和质量均有很大的冗余或储备力，从而使关节运动与肌肉活动之间出现复杂的关联。步态异常既可以是原发性神经肌肉功能障碍的结果，也可能由于骨关节功能的障碍，导致继发性肌肉活动异常。因此，动态肌电图对于这些问题的鉴别起关键作用。

（3）方法：表浅肌肉一般采用表面电极，置放于接近肌腹且与相邻肌肉距离最远的部位。深部肌肉可以采用植入式线电极，其导线表面由绝缘物质覆盖，导线两端裸露，一端与肌肉接触，另一端与肌电图仪连接。

5. 超声定位步态分析仪　由清华大学研制的三维测力台系统，对站立或行走时足底与支撑面之间的压力（冠状面、矢状面和水平面三个方向的力）进行测量和分析，包括对足底压力曲线、矢量图、功率谱、拟合曲线等参数进行分析，获得反映人体下肢的结构、功能乃至全身协调性等方面的信息。

四、常见异常步态的评定

人类的行走能力体现了神经系统、骨骼肌肉系统、生理支持系统之间的协调配合及功能上的相互支持的关系。任何一个系统的病变都会影响整个运动从而导致异常步态的出现。对异常步态的分析和评定,有助于区分是神经系统的疾病,还是骨骼肌肉疾病,或是心理疾病,为制订康复治疗计划和评定康复疗效提供客观依据。

(一)中枢神经系统损伤导致的异常步态

1.偏瘫步态 偏瘫患者的肢体运动表现为屈曲或伸展协同运动或连带运动的整体刻板模式。患者不能将各种运动随意结合,走路费时费力而且不易保持平衡(图 3-9-11)。偏瘫步态根据不同的特征可以分为四种类型。

(1)提髋型:在摆动相,患者的股四头肌不适当的运动,加之患侧下肢伸肌痉挛模式占优势,再加上屈髋肌无力,腘绳肌收缩和不充分的跖屈肌活动,使得摆动相屈膝、踝背屈不充分,患者通过躯干向健侧倾斜、提髋来代偿性提起下肢,完成下肢的摆动。提髋带来骨盆左右移动的幅度增加,重心垂直位移的增大,降低了身体的稳定性,增加了身体能量的消耗。

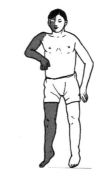

图 3-9-11 偏瘫步态

(2)膝过伸型:由于患者下肢伸肌痉挛模式占优势,或者行走时股四头肌与股二头肌收缩不协调,患者的膝关节在支撑相出现过度伸展,髋关节后突,造成行走时膝过伸步态,膝过伸打破了原有的膝关节平衡,使膝关节后部关节囊和韧带受到损伤,出现疼痛、韧带松弛或骨畸形。另外,膝过伸使关节稳定性变差,安全性受到影响。

(3)瘸拐型:由于股四头肌或腘绳肌痉挛,加上踝关节屈肌的持续收缩,出现行走时摆动相不能选择性地屈、伸膝关节,摆动患腿,不能打破共同运动模式,从而导致患腿在支撑相时不能负重、步态不稳或呈瘸拐状。上述过程产生重心上下位移明显增加,能量消耗过大。足跟不能着地,打破了正常行走模式,使稳定性和安全性均下降。

(4)划圈型:患者下肢屈肌肌群能力下降,或者伴有股四头肌痉挛,出现行走时摆动相患腿屈曲动作困难,为抬起患腿,患者只有将骨盆上提,向后旋转,髋关节外旋、外展,呈环行运动和跨栏步态。除能量消耗增加外,行走的稳定性下降,对行走的地面平整性要求增高。

2.脑瘫步态

(1)马蹄内翻足:常见于脑瘫患者,其足部畸形特点是马蹄样足下垂及合并有跟腱挛缩、足内翻、足前部内收跖屈、学龄期后患者多伴有胫骨内旋。行走时支撑相多用足尖或足外缘着地,甚者用足背外侧行走。

(2)蹲位步态:最常见于脑瘫患者。由于腘绳肌痉挛或髋屈肌痉挛、跖屈肌无力、跟腱痉挛等原因,使得患者支撑相髋关节内收和内旋,膝关节过度屈曲,同时足呈马蹄形,足趾外展;在摆动相中屈膝减少,末期伸膝缺乏。

(3)剪刀步态:脑瘫患者髋部的内收肌张力过高,双膝内侧常呈并拢状,行走时足尖着地,摆动时由于髋关节内收,肌张力过高,一侧足尖往往会落在另一侧足的前面或外面,交叉前进,呈剪刀状。

(4)舞蹈步态:双下肢大关节的快速、无目的、不对称的运动,多见于四肢张力增高的脑瘫患者。行走时,双上肢屈曲,不协调抖动,双下肢跳跃,呈舞蹈状。

3. 其他神经疾病步态

（1）酩酊步态：患者的病变在小脑，由于共济失调，行走时双上肢外展以保持身体平衡，步宽加大，高抬腿，落地沉重，速度快慢不一，呈蹒跚状。此外，患者缺乏本体感觉反馈，行走时常常要低头看自己的脚，因此在黑暗的环境中行走比较困难。

（2）慌张步态：帕金森病患者由于基底节病变而表现出双侧性运动控制障碍和功能障碍，以面部、躯干、上下肢肌肉运动缺乏、僵硬为特征。其行走时，躯干前倾，双上肢缺乏摆动，步幅短小，越走越快，呈前冲步态或慌张步态。

（二）周围神经受损导致的异常步态

1. 臀大肌步态　臀大肌为主要的髋关节伸肌和躯干稳定肌。当臀下神经损伤时，臀大肌无力，髋关节伸和外旋受限。行走时，表现为挺胸、凸腹，躯干后仰，过度的伸髋，膝绷紧，重力线落在髋后。单纯的臀大肌无力可以由腘绳肌收缩代偿而使步态接近于正常。臀大肌步态如图3-9-12所示。

2. 臀中肌步态　臀中肌在摆动相中起到稳定、支持骨盆的作用。臀中肌无力，在行走时，使骨盆控制能力下降，支撑相受累侧的躯干和骨盆过度倾斜，摆动相时身体向两侧摇摆。臀中肌步态又称鸭子步态，如图3-9-13所示。

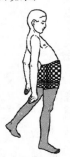
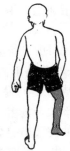

图 3-9-12　臀大肌步态　　　　　　图 3-9-13　臀中肌步态

3. 股四头肌步态　股四头肌为跨过髋关节和膝关节两个关节的双关节肌。当股神经损伤时，屈髋关节、伸膝关节受限。行走时，足跟着地后，臀大肌为代偿股四头肌的功能而使髋关节伸展，膝关节被动伸直，造成膝反张。如同时有伸髋肌无力，则患者俯身用手按压大腿，使膝伸直，如图 3-9-14 所示。

4. 胫前肌步态　腓深神经损伤时，足背屈、内翻受限，其特征性的临床表现是早期足跟着地之后不久"拍地"，它是由于在正常足跟着地之后，踝背屈肌不能进行有效的离心性收缩控制踝跖屈的速率。行走时，由于胫前肌无力使足下垂，摆动相足不能背屈，以过度屈髋、屈膝，提起患腿，完成摆动。整个行走过程身体左右摆动、骨盆侧位移动幅度增大。因为足下垂拖地，跌倒的危险增加。胫前肌步态如图 3-9-15 所示。

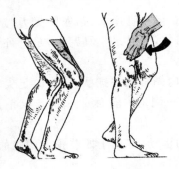
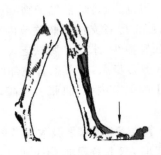

图 3-9-14　股四头肌步态　　　　　　图 3-9-15　胫前肌步态

5. 腓肠肌步态 在支撑相末期产生蹬离动作,使腿向前摆动的主要肌肉为腓肠肌。当腓肠肌损伤或胫神经受损时,导致腓肠肌无力,支撑相足跟着地,身体稍向患侧倾斜,患侧髋关节下垂,蹬离无力导致步幅缩短,行走速度下降。

6. 屈髋肌无力步态 屈髋肌是摆动相主要的加速肌,其肌力降低造成摆动相肢体行进缺乏动力,只有通过躯干在支撑相末期向后、摆动相早期患侧骨盆上提、躯干突然向前摆动来进行代偿,患侧步长明显缩短。

(三)骨关节疾病导致的异常步态

1. 疼痛步态 急、慢性疼痛都会影响运动功能。疼痛往往会使患者尽量减少活动,导致关节活动能力下降、关节固定,继而进入一个恶性循环逐渐加重疼痛。在步行中,患者为了减轻疼痛,患侧在支撑相时时间缩短,摆动相时患肢运动范围减少和摆动速度下降。跨步长缩短、步速下降、站立相时间缩短是疼痛步态的共同特征。

髋关节疼痛时,患者通常会抬高对侧肩关节,躯干向患侧过度倾斜使身体的重心线越过关节从而减少对关节的机械压力而减轻疼痛。摆动相时患者会尽量避免足跟着地以减轻对髋关节的作用力,从而达到减轻疼痛的目的。

膝关节疼痛时,患者会在整个行走过程中轻度屈曲膝关节,并且会用足尖着地代替足跟着地以减轻疼痛。

踝足疼痛时,患者会减少疼痛部位的负重,从而减少患侧的支撑相的时间,并且患侧的跨步长明显缩短,正常的足跟-足尖运动模式消失。当疼痛在足前部时,跖屈踝关节和足趾离地的动作消失。当疼痛在踝关节或者足后部时,通常患者会用足尖着地代替足跟着地。

2. 关节挛缩或强直步态

(1)髋关节屈曲挛缩者,行走时,骨盆前倾,腰椎过伸,足尖点地,步幅短小;髋关节伸直挛缩者,行走时骨盆上提,过度屈膝,躯干旋转,完成摆动。

(2)膝关节屈曲挛缩在20°以上者,出现斜肩步态;膝关节伸直挛缩者,摆动相时躯干向健侧倾斜,患侧骨盆上提,髋关节外展。

(3)踝关节跖屈挛缩15°以上者,支撑相时足跟不能着地;摆动相时过度屈髋、屈膝、足尖点地,呈跨栏步态。踝关节背屈挛缩15°以上者,行走时足尖不能着地,患侧支撑相缩短,健侧摆动加快,呈踮脚步态。

3. 短腿步态 患肢短缩在2.5 cm以上、4 cm以下者,致使该侧腿着地时骨盆下降,并且导致同侧肩部倾斜,对侧的摆动腿、髋关节、膝关节过度屈曲与踝背屈加大,出现斜肩步。如果短缩超过4 cm,则步态特点可改变为患者用足尖着地代偿,以减少躯干的倾斜和对侧的代偿。

知识链接

能 力 检 测

一、单项选择题

1.步态分析的内容不包括( )。

A.步长 　　 B.步频 　　 C.步行周期 　　 D.身体状况 　　 E.步宽

2.酩酊步态常见于什么疾病?( )

A.偏瘫 　　 B.截瘫 　　 C.周围神经损伤 D.帕金森病 　　 E.小脑损伤

3.单腿支撑相占整个步行周期的( )。

A.20% 　　 B.30% 　　 C.40% 　　 D.50% 　　 E.60%

4.髋关节在步行周期中运动的幅度( )。

A.最大屈曲20°,最大伸展30°,共约50° 　　　　 B.最大屈曲30°,最大伸展20°,共约50°

参考答案

C.最大屈曲 25°,最大伸展 25°,共约 50°

D.最大屈曲 15°,最大伸展 35°,共约 50°

E.最大屈曲 10°,最大伸展 40°,共约 50°

5.股四头肌步态描述较准确的是( )。

A.仰胸,挺腰,凸腹

B.上身左右交替摇摆,行如鸭子

C.患者需俯身用手按压大腿,使膝伸直

D.双膝内侧常相互摩擦碰撞,足尖着地

E.不能走直线

二、名词解释

1.步行周期

2.步长

3.步幅

4.步频

三、简答题

1.简述偏瘫患者的步态特点。

2.简述疼痛步态的特点。

3.简述脑瘫患者的步态特点。

(伍继刚)

本节PPT

第十节 运动控制功能评定技术

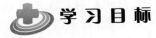

学 习 目 标

【知识目标】

1.熟悉运动控制的模型及理论。

2.掌握中枢神经系统损伤后运动控制功能障碍的特点。

3.熟悉运动控制功能评定的目的和内容。

4.掌握运动控制功能评定的常用方法。

5.了解运动控制功能评定方法的注意事项。

【能力目标】

1.能指出中枢神经系统损伤后运动控制功能障碍的特点。

2.能选择适当的方法规范地进行运动控制功能评定。

3.能对评定结果进行分析。

 案 例 引 导

案例:患者王某,男,64 岁。3 个月前自觉全头胀痛,几乎呈持续性,但仍能坚持工作。1 个月前患者易困倦、嗜睡,头痛加剧伴言语不清,右侧肢体麻木、无力,遂来急诊

Note

以"脑卒中"收入院。当时体格检查血压155/98 mmHg,神志清楚,语言不流利,双瞳孔各2.5 mm,对光反射(+),双眼向右凝视麻痹,面纹对称,伸舌偏右,右侧肢体无力,病理征未引出,急诊CT检查无明显异常。入院后第二天患者出现意识障碍并渐加重。复查CT显示"左内囊膝部可见片状低密度影",予以溶栓、抗凝及对症营养神经治疗后患者神志逐渐恢复,病情逐渐好转,遂转入康复医学科继续进行治疗。患者进入康复医学科时体格检查显示右侧肢体异常活动,肌张力增高,腱反射亢进,病理反射阳性。

问题:1. 患者为何收入康复医学科治疗?

2. 康复医生接诊患者后,如何对患者的运动控制功能障碍进行评定?

案例解析

一、运动控制功能概述

中枢神经系统损伤往往引起运动控制功能障碍。运动控制功能障碍反映在多个方面。

(一)异常肌张力

发病后立即出现暂时的肌张力消失,此后绝大部分的患者出现痉挛。痉挛主要发生在抗重力肌群处,即上肢为屈肌型痉挛,下肢为伸肌型痉挛。由于肌张力分布异常与不均衡,致使偏瘫患者出现痉挛性的姿势模式(表3-10-1)。

表 3-10-1 痉挛性的姿势模式

部 位	痉挛性的姿势模式
头部	头部旋转,向患侧屈曲,使面部朝向健侧
上肢	肩胛骨回收,肩带下降,肩关节内收、内旋; 肘关节屈曲伴前臂旋前(也可见旋后); 腕关节屈曲并向尺侧偏斜; 手指屈曲、内收; 拇指屈曲、内收
躯干	躯干向患侧屈曲并旋后
下肢	患侧骨盆旋后、上提; 髋关节伸展、内收、内旋; 膝关节伸展; 足跖屈、内翻; 足趾屈曲、内收(偶有踇趾表现出明显的 Babinski 征)

(二)异常的运动模式

正常时多种肌肉活动模式是以固定的时空关系与力量和谐地在一起工作,使得两个或两个以上的关节通过这种高度组织的协同性肌肉活动联系在一起,并产生协调的功能运动。异常的运动模式即联带运动为异常的协同运动模式,是不同的肌群以错误的时空关系被组织在一起的结果,并因此导致分离运动消失,即不能随意、独立地进行单关节运动,代之以肢体刻板的整体运动。运动功能的刻板程度越大,获得复杂的粗大或精细运动的协调性和速度的可能性越小。联带运动模式是中枢神经系统损伤后偏瘫肢体出现的典型特征。上、下肢联带运动均存在伸、屈肌型两种模式,其特征见表3-10-2。

Note

表 3-10-2　上、下肢联带运动模式

	上　肢	下　肢
屈肌联带运动	肩胛带上抬、后撤； 肩关节屈曲、外展、外旋； 肘关节屈曲； 前臂旋后； 腕关节掌屈、尺偏； 手指屈曲	髋关节屈曲、外展、外旋； 膝关节屈曲； 踝关节背屈、内翻（或外翻）； 足趾伸展
伸肌联带运动	肩胛带前突； 肩关节伸展、内收、内旋； 肘关节伸展； 前臂旋前； 腕关节背伸； 手指伸展	髋关节伸展、内收、内旋； 膝关节伸展； 踝关节跖屈、内翻； 足趾屈曲

（三）反射的异常

反射的变化因脑卒中在恢复过程中的不同阶段而不同。恢复早期，偏瘫侧肢体肌张力低下，反射消失。恢复中期，深反射由消失转为亢进，病理反射阳性，痉挛和联带运动出现并逐渐达到高峰，原始反射即张力性反射模式出现，包括对称性紧张性颈反射、非对称性紧张性颈反射、对称性紧张性迷路反射、阳性支持反应以及联合反应，较高级水平的各种反应（如调整反应、平衡反应以及保护性伸展反应）常受到损害或消失。

（四）联合反应

偏瘫患者的联合反应是指当身体某一部位进行抗阻力运动或主动用力时，没有主动运动的患侧肢体所产生的异常的自主性反应，本质是丧失随意运动控制的肌群出现的一种病理性的张力性姿势反射，会造成一种患侧肢体出现了"运动"的假象，联合反应多伴有痉挛且与痉挛程度成正比，常以固定的模式出现。

（五）其他

如运动平衡障碍、协调障碍、运动计划障碍和功能性活动障碍等。

二、运动控制功能评定方法

（一）肌张力评定

常见的肌张力评定方法主要是改良的 Ashworth 分级法，其他还有 Penn 分级法、Clonus 分级法和神经科分级方法等。评定者可根据肌张力分布特点进行检查，具体实施方法详见第三章第三节肌张力评定的相关内容。

（二）异常运动模式的评定

1. Brunnstrom 评定法　Brunnstrom 评定法通过对偏瘫患者运动功能恢复的详细观察，提出了著名的偏瘫恢复六阶段理论，认为脑卒中后偏瘫患者的肢体功能恢复遵循大致相同的过程，并将其分为六个阶段。其中周围性瘫痪为量的变化，中枢性瘫痪为质的变化。评定时要明确被评估者处于哪一个阶段以制订相应的治疗措施。Brunnstrom 偏瘫恢复六阶段理论详见图 3-10-1。

第Ⅰ阶段：急性期发作后，患侧肢体失去控制，运动功能完全丧失，称为弛缓阶段。出现时间一般为数日至 2 周。

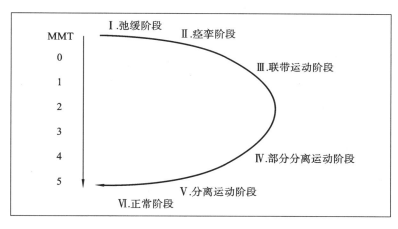

图 3-10-1 Brunnstrom 偏瘫恢复六阶段理论

第Ⅱ阶段：随着病情的控制，患肢开始出现伴随着痉挛、联合反应和联带运动特点的不随意运动，肌张力开始增加，称为痉挛阶段。出现时间一般为 2 周以后。

第Ⅲ阶段：患肢可以完成随意运动，但痉挛程度进一步加重，不能在关节的全范围内进行活动，由始至终贯穿着联带运动的特点并达到高峰，称为联带运动阶段。

第Ⅳ阶段：痉挛程度开始减轻，运动模式开始脱离联带运动的控制，出现了部分分离运动的组合，肌张力开始下降，称为部分分离运动阶段，评定一般为 5 周以后。

第Ⅴ阶段：运动逐渐失去联带运动的控制，出现了难度较大的分离运动的组合，被称为分离运动阶段。

第Ⅵ阶段：由于痉挛消失，各关节均可完成随意运动，协调性与速度均接近正常，被称为正常阶段。评定一般为 3 个月以后。

这个过程常遵循这样的规律：上肢先于下肢，近端先于远端，屈曲模式先于伸展模式，反射先于随意运动，粗大运动先于分离的、有选择的运动。但是这个恢复过程因患者病情而异，有的患者可能会停留在某一个阶段不再向前进展。

Brunnstrom 评定法的基本目的包括评定肢体运动功能所处的恢复阶段，即恢复水平；评定联带运动、异常的姿势反射对于运动的影响。

Brunnstrom 偏瘫上肢、手和下肢功能评定如表 3-10-3 所示。

表 3-10-3 Brunnstrom 偏瘫上肢、手和下肢功能评定

功能评级	上 肢	手	下 肢
Ⅰ	弛缓，无随意运动	无任何运动	无任何运动
Ⅱ	仅出现联带运动模式	仅有极细微屈伸	仅有极少的随意运动
Ⅲ	可随意发起联带运动；联带运动达高峰	可做钩状抓握；但不能伸指	在坐位和站立位上，有髋关节、膝关节、踝关节协同性屈曲
Ⅳ	出现部分分离运动： 1. 肩 0°，肘关节屈曲 90°时，前臂旋前、旋后； 2. 肘伸直时，肩前屈 90°； 3. 手背可触及腰后部	能侧捏及松开拇指，手指有半随意的小范围伸展活动	1. 坐位屈膝 90°以上，可使足后滑到椅子下方； 2. 在足跟不离地的情况下能使踝背屈

续表

功能评级	上　肢	手	下　肢
V	出现分离运动： 1.肘伸直，肩外展90°； 2.肘伸直，肩屈曲30°～90°，前臂旋前、旋后； 3.肘伸直，前臂中立位，上肢可举过头	可做球状和圆柱状抓握，手指同时伸展，但不能单独伸展	1.健腿站立，患腿保持0°位，可屈膝＞90°； 2.伸膝下，踝可背屈（重心落在健腿上）
VI	运动协调接近正常，手指指鼻试验无明显辨距不良，但速度比健侧慢（≤5 s）	所有抓握均能完成，但速度和准确性比健侧差	1.站立位时，患髋外展可超过上抬该侧骨盆所能达到的范围； 2.坐立位时，伸直膝可内、外旋下肢，合并足内、外翻

2. Bobath 评定法　与 Brunnstrom 评定法一样，Bobath 评定法也遵循偏瘫患者要经历弛缓（肌张力下降）、痉挛（肌张力增高）、异常运动模式和分离运动恢复等过程，所以将脑卒中后偏瘫肢体的功能恢复分为弛缓、痉挛和相对恢复三个阶段。Bobath 评定法的基本评定包括异常肌张力及其分布、异常的运动模式、运动反应障碍点、功能性运动能力水平评定。

Bobath 上肢与肩胛带运动模式评定表，Bobath 腕关节与手指运动评定表，Bobath 骨盆、下肢和足运动模式评定表分别如表 3-10-4、表 3-10-5、表 3-10-6 所示。

表 3-10-4　Bobath 上肢与肩胛带运动模式评定表

阶段	运动模式	仰卧位		坐位		站立位	
		是/能	否	是/能	否	是/能	否
I	①能否保持上肢上举（肘关节伸展）； 上肢上举时能否内旋； 能否保持上肢上举时的外旋位； ②能否将上肢从上举位移动到水平位，再返回上举位（肘关节伸展）； 能否在前方完成上述动作； 能否在侧方完成上述动作； 移动过程中上肢能否内旋； 移动过程中上肢能否外旋； ③能否将上肢从水平外展位移动到体侧，再回到水平外展位（肘关节伸展）； 移动过程中上肢能否内旋； 移动过程中上肢能否外旋						
II	①能否举起上肢并触摸对侧肩； 能否用手掌触摸； 能否用手背触摸； ②能否屈肘举起上肢并用手触摸头顶； 能否用手掌触摸（旋后）； 能否用手背触摸（旋前）； ③能否双肩水平外展并在屈肘时双手于枕部交叉； 能否伴有腕关节屈曲； 腕关节伸展时能否完成						

续表

阶段	运 动 模 式	仰卧位		坐位		站立位	
		是/能	否	是/能	否	是/能	否
Ⅲ	①前臂和腕关节能否旋后； 患侧躯干不伴有侧屈时能否完成； 是否伴有肘关节与手指屈曲； 肘关节与手指伸展时能否完成； ②肩关节无内收时前臂能否旋前； ③上肢伸展时能否外旋； 能否在水平外展位外旋； 能否于体侧外旋； 上肢于上举位时能否外旋； ④能否在外展外旋位时屈伸肘关节，能否完成用手触摸同侧肩部的动作； 上肢从体侧位开始； 上肢从水平外展位开始						

表 3-10-5　Bobath 腕关节与手指运动评定表

阶段	运 动 模 式	仰卧位		坐位		站立位	
		是/能	否	是/能	否	是/能	否
Ⅰ	能否将手平放在前面的桌子上； 坐在治疗床边时，能否将手平放于侧方； 是否伴有手指和拇指内收； 手指和拇指能否外展						
Ⅱ	能否伸手(张开手指)抓握物品； 是否伴有腕关节屈曲； 腕关节能否伸展； 是否伴有前臂旋前； 前臂能否旋后； 是否伴有手指和拇指内收； 手指和拇指能否外展						
Ⅲ	①用手抓握后能否再松手(放下物品)； 肘关节能否屈曲； 肘关节能否伸展； 前臂能否旋前； 前臂能否旋后； ②手指能否单独活动； a 拇指；b. 无名指；c. 小指；d. 示指和中指； ③能否对指； a. 拇指和示指；b. 拇指和中指；c. 拇指和小指						

Note

139

表 3-10-6 Bobath 骨盆、下肢和足运动模式评定表

体　位	阶段	运　动　模　式	是	否
仰卧位	Ⅰ	①患侧下肢能否屈曲； 患足离开床面是否伴有健侧下肢屈曲； 健侧下肢伸展时能否完成； 健侧上肢不屈曲时能否完成； ②患侧下肢能否从伸展位开始屈髋、屈膝（足底支撑于床面且向骨盆方向移动）； 患足不离开床面能否伸展下肢		
	Ⅱ	能否双足抵于床面，在不伸展患侧下肢的前提下抬起骨盆（搭桥运动）； 能否在骨盆保持抬起位的同时，健侧下肢离开床面； 在骨盆抬起时，骨盆患侧是否向下倾斜； 能否在骨盆保持抬起的同时双膝进行内收、外展		
	Ⅲ	①踝关节能否背屈； 足趾能否背屈； 患足置于支撑面上能否进行下肢屈曲； 下肢能否伸展； 是否伴有踝关节内翻； 踝关节能否外翻； ②患者仰卧于治疗台边缘，患侧髋关节伸展时，能否屈曲膝关节（足底支撑于地面）		
坐位	Ⅰ	①双足踏在地面时，患侧下肢能否内收、外展； ②双足离地时，患侧下肢能否内收、外展		
	Ⅱ	①能否抬起患侧下肢放在健膝上（跷二郎腿，不得用手帮助）； ②能否足跟不离地，患足后移到座椅下方； ③能否健足在前、患足在后站起来		
站立位	Ⅰ	能否双足并拢站立		
	Ⅱ	①能否患侧单腿站立； ②能否于患侧单腿站立时患侧下肢做屈伸动作； ③能否患侧下肢在前、健侧下肢在后站立时（健侧足置于患侧足尖后面），患侧下肢负重（重心前移）； ④能否健侧下肢在前、患侧下肢在后站立时，健侧负重、患侧下肢膝关节屈曲，但足趾不离地		
	Ⅲ	①能否健侧下肢在前、患侧下肢在后站立时，健侧负重、患侧下肢膝关节屈曲并足离地，但不伴有髋关节屈曲； 患足是否出现内翻； 是否伴有患足外翻； ②能否患侧下肢负重，并转移重心为健侧下肢迈步创造条件； 重心向前移动； 重心向后移动； ③能否健侧下肢支撑，患侧下肢向前迈步但不出现骨盆上抬； ④能否健侧下肢支撑，患侧下肢向后迈步但不出现骨盆上抬； ⑤能否患侧足跟站立（患侧下肢支撑，足尖翘起）		

3. Fugl-Meyer 评定法 Fugl-Meyer 评定法在 Brunnstrom 评定法的基础上进行了改良,根据每一种动作基本完成、部分完成或小部分完成情况制订出三级评分量表,分别为 0 分、1 分和 2 分,是对 Brunnstrom 评定法的进一步量化。其中:上肢 33 项,总分 66 分;下肢 17 项,总分 34 分。判断结果时评估运动总分,运动总分 100 分为正常;低于 100 分则表示患肢出现不同程度的运动障碍。

简化 Fugl-Meyer 运动功能评分及临床意义详见表 3-10-7。

表 3-10-7 简化 Fugl-Meyer 运动功能评分及临床意义

运动功能评分	分　级	临　床　意　义
<50 分	I	严重运动障碍
50~84 分	II	明显运动障碍
85~95 分	III	中度运动障碍
96~99 分	IV	轻度运动障碍

简化 Fugl-Meyer 上肢运动功能评定表、简化 Fugl-Meyer 下肢运动功能评定表分别如表 3-10-8、表 3-10-9 所示。

表 3-10-8 简化 Fugl-Meyer 上肢运动功能评定表

部　位	运动功能评价	评价标准
上肢 (坐位)	(1) 上肢反射活动	
	①肱二头肌反射 ②肱三头肌反射	0 分:不能引出反射活动 2 分:能够引出反射活动
	(2) 屈肌联带运动	
	①肩关节上提 ②肩关节后缩 ③外展(至少 90°) ④外旋 ⑤肘关节屈曲 ⑥前臂旋后	0 分:完全不能进行 1 分:部分完成 2 分:无停顿充分完成
	(3) 伸肌联带运动	
	①肩关节内收/内旋 ②肘关节伸展 ③前臂旋前	0 分:完全不能进行 1 分:部分完成 2 分:无停顿充分完成
	(4) 伴有联带运动的活动(部分分离运动)	
	①手触腰椎	0 分:没有明显活动 1 分:手必须通过髂前上棘 2 分:能顺利进行
	②肩关节屈曲 90°(肘关节伸展)	0 分:开始时手臂立即外展或肘关节屈曲 1 分:在接近规定位置时肩关节外展或肘关节屈曲 2 分:能顺利充分完成

续表

部 位	运动功能评价	评价标准
上肢（坐位）	③肩关节 0°，肘关节屈曲 90°，前臂旋前、旋后	0分：不能屈肘或前臂不能旋前 1分：肩、肘位正确，基本能旋前、旋后 2分：顺利完成
	（5）分离运动（与联带运动分离的运动）	
	①肩关节外展 90°，肘关节伸展，前臂旋前	0分：一开始肘关节就屈曲、前臂偏离方向不能旋前 1分：可部分完成或者在活动时肘关节屈曲或前臂不能旋前 2分：顺利完成
	②肩关节屈曲 90°~180°，肘关节于伸展位，前臂于中立位	0分：开始时肘关节屈曲或肩关节外展 1分：在肩关节屈曲时，肘关节屈曲，肩关节外展 2分：顺利完成
	③在肩关节屈曲 30°~90°，肘关节于伸展位时前臂可旋前、旋后	0分：前臂旋前、旋后完全不能进行或肩肘位不正确 1分：能在要求肢位部分完成旋前、旋后 2分：顺利完成
	（6）正常反射活动	
	①肱二头肌腱反射 ②指屈肌反射 ③肱三头肌反射	0分：2~3 个反射明显亢进 1分：1 个反射明显亢进或 2 个反射活跃 2分：活跃的反射不超过 1 个并且无反射亢进 （患者只有在第（5）项得 6 分，第（6）项才有可能得 2 分）
	（7）腕	
	①肩关节 0°，肘关节屈曲 90°时腕关节背伸（稳定性）	0分：不能背伸腕关节达 15° 1分：可完成腕关节背伸，但不能抗拒阻力 2分：施加轻微阻力仍可维持腕关节背伸
	②肩关节 0°，肘关节屈曲 90°时腕关节屈伸	0分：不能随意运动 1分：不能在全关节活动范围内主动活动腕关节 2分：能平滑地不停顿地进行
	③肘关节伸展，肩关节屈曲 30°时腕关节背伸（稳定性）	评分同①项
	④肘关节伸展，肩关节屈曲 30°时腕关节屈伸	评分同②项

续表

部　　位	运动功能评价	评价标准
上肢 （坐位）	⑤环转运动	0分:不能进行 1分:不平滑的运动或部分完成 2分:正常完成
	(8)手	
	①手指联合屈曲	0分:不能屈曲 1分:能屈曲但不充分 2分:(与健侧比较)能完全主动屈曲
	②手指联合伸展	0分:不能伸 1分:能放松主动屈曲的手指(能够松开拳) 2分:能充分地主动伸展
	③钩状抓握:掌指关节伸展并且近端和远端指间关节屈曲,检测抗阻握力	0分:不能保持要求位置 1分:握力微弱 2分:能够抵抗相当大的阻力抓握
	④侧捏:所有指关节伸直时,拇指内收	0分:不能进行 1分:能用拇指和示指捏住一张纸,但不能抵抗拉力 2分:可牢牢捏住纸
	⑤对捏:患者拇指和示指可捏住一支铅笔	评分方法仿④
	⑥圆柱状抓握:患者能握住一个圆柱状物体	评分方法仿④
	⑦球形抓握:抓握球形物体,如网球	评分方法仿④
	(9)协调性与速度:指鼻试验(快速连续进行5次)	
	①震颤	0分:明显震颤 1分:轻度震颤 2分:无震颤
	②辨距不良	0分:明显的或不规则辨距障碍 1分:轻度的或规则的辨距障碍 2分:无辨距障碍
	③速度	0分:较健侧长6s 1分:较健侧长2~5s 2分:两侧差别少于2s

注:上肢共33项,最高总分为46分。

143

表 3-10-9　简化 Fugl-Meyer 下肢运动功能评定表

体　位	运动功能评价	评 价 标 准
仰卧位	(1)反射活动	
	①跟腱反射 ②(髌)膝腱反射	0分:无反射活动 2分:有反射活动
	(2)联带运动	
	①屈肌联带运动 a.髋关节屈曲 b.膝关节屈曲 c.踝关节背屈	0分:不能进行 1分:部分进行 2分:充分进行
	②伸肌联带运动 a.髋关节伸展 b.髋关节内收 c.膝关节伸展 d.踝关节跖屈	0分:没有运动 1分:微弱运动 2分:几乎与对侧相同
坐位	(3)伴有联带运动的活动	
	①膝关节屈曲大于90°	0分:无主动活动 1分:膝关节能从微伸位屈曲,但不超过90° 2分:膝关节屈曲超过90°
	②踝背屈	0分:不能主动背屈 1分:主动背屈不完全 2分:正常背屈
站立位	(4)分离运动(髋关节0°)	
	①膝关节屈曲	0分:在髋关节伸展位不能屈膝 1分:在髋关节不屈曲的情况下,膝能屈曲,但不能达到90°,或在进行时髋关节屈曲 2分:能自如运动
	②踝背屈	0分:不能主动活动 1分:能部分背屈 2分:能充分背屈
坐位	(5)正常反射	
	①膝部屈肌反射 ②膝反射 ③跟腱反射	0分:2~3个反射明显亢进 1分:1个反射亢进或2个反射活跃 2分:活跃的反射不超过1个

续表

体　　位	运动功能评价	评 价 标 准
仰卧位	(6)协调/速度:跟-膝-胫试验(连续重复 5 次)	
	①震颤	0 分:明显震颤 1 分:轻度震颤 2 分:无震颤
	②辨距障碍	0 分:明显的不规则的辨距障碍 1 分:轻度的规则的辨距障碍 2 分:无辨距障碍
	③速度	0 分:比健侧长大于 5 s 1 分:比健侧长 2~5 s 2 分:比健侧长不到 2 s

注:下肢共 17 项,最高总分为 34 分。

4. Carr-Shepherd 评定法　Carr-Shepherd 评定法是运动再学习疗法的组成部分,由 8 个功能活动项目和 1 个肌张力的评定项目组成,即"8+1",共 9 项。8 个功能活动包括从仰卧到健侧卧、从仰卧到床边坐、坐位平衡、从坐到站、步行、上肢功能、手部运动、手的精细功能。每一个功能活动从 0 分到 6 分,分为七个等级,6 分为功能活动的最佳状态。该评定法对日常生活功能性作业活动(上肢功能、口面部功能、床边坐起、坐位平衡、站起和坐下、站立平衡、行走)进行详细分析,找出患者功能活动的障碍点,提出一系列患者可能存在的常见问题和各种代偿行为,并寻找和确定患者形成代偿行为的原因。该量表与 Fugl-Meyer 运动功能评定和 Barthel 指数评定均具有很高的相关性。

Carr-Shepherd 运动功能评定如表 3-10-10 所示。

表 3-10-10　Carr-Shepherd 运动功能评定

内　　容	评 分 标 准
从仰卧到健侧卧	0 分:完全依赖。 1 分:自己牵拉侧卧(起始位必须仰卧,不屈膝,患者自己用健手牵拉向健侧卧,用健腿帮助患腿移动)。 2 分:下肢主动横移,且下半身随之移动(起始位同上,上肢留在后面)。 3 分:用健侧上肢将患侧上肢提过身体,下肢主动移动且身体随其运动(起始位同上)。 4 分:患侧上肢主动移动到对侧,身体其他部位随之移动(起始位同上)。 5 分:移动上、下肢并翻身至侧位,但平衡差(起始位同上,肩前伸,上肢前屈)。 6 分:在 3 s 内翻身侧卧(起始位同上,不用手)
从仰卧到床边坐	0 分:完全依赖。 1 分:侧卧,头侧抬起,但不能坐起(帮助患者侧卧)。 2 分:从侧卧到床边坐(康复治疗师帮助患者移动,整个过程患者能控制头部姿势)。 3 分:从侧卧到床边坐(康复治疗师准备随时帮助患者将其下肢移至床下)。 4 分:从侧卧到床边坐(不需帮助)。 5 分:从仰卧到床边坐(不需帮助)。 6 分:在 10 s 内从仰卧到床边坐(不需帮助)

续表

内　　容	评 分 标 准
坐位平衡	0分:不能坐。 1分:必须有支持才能坐(康复治疗师要帮助患者坐起)。 2分:无支持能坐 10 s(不用扶持,双膝和双足靠拢,双足可着地支持)。 3分:无支持能坐,体重能很好地前移且分配均匀(体重在双髋处能很好地前移,头胸伸展,两侧均匀持重)。 4分:无支持能坐并可转动头及躯干向后看(双足着地支持,不让双腿外展或双足移动,双手放在大腿上,不要移到椅座上)。 5分:无支持能坐且向前触地面并返回原位(双足着地,不允许患者抓住东西,腿和足不要移动,必要时支持患臂,手至少必须触到足前 10 cm 的地面)。 6分:无支持坐在凳子上,触摸侧方地面,并回到原位(要求姿势同上,但患者必须向侧位而不是向前方触摸)
从坐到站	0分:不能站。 1分:需要别人帮助站起(任何方法)。 2分:可在别人准备随时帮助下站起(体重分布不均,用手扶持)。 3分:可站起(不允许体重分布不均和用手扶持)。 4分:可站起,并伸直髋和膝维持 5 s(不允许体重分布不均)。 5分:坐—站—坐不需要别人准备随时帮助(不允许体重分配不均,完全伸直髋和膝)。 6分:坐—站—坐不需要别人准备随时帮助,并在 10 s 内重复 3 次(不允许体重分布不均)
步行	0分:不能行走。 1分:能用患腿站立,另一腿向前迈步(负重的髋关节必须伸展,康复治疗师可准备随时给予帮助)。 2分:在一个人准备随时帮助下能行走。 3分:不需要帮助(或借助任何辅助器具)能独立行走 3 m。 4分:不用辅助器具,15 s 能独立行走 5 m。 5分:不用辅助器具,25 s 能独立行走 10 m,然后转身,拾起地上一个小沙袋(可用任一只手),并且走回原地。 6分:35 s 上下四级台阶 3 次(用或不用辅助器具,但不能扶栏杆)
上肢功能	0分:上肢不能动。 1分:卧位,上举上肢以伸展肩带(康复治疗师将臂置于所要求的位置并给予支持,使肘伸直)。 2分:卧位,上肢保持上举伸直 2 s(康复治疗师应将上肢置于所要求的位置,患者必须使上肢稍外旋,肘必须伸直在 20°以内)。 3分:上肢位置同2分,屈伸肘部使手掌触及和离开前额(康复治疗师可帮助前臂旋后)。 4分:坐位,使上肢伸直前屈 90°(保持上肢稍外旋及伸肘,不允许过分耸肩)保持 2 s。 5分:坐位,患者举臂同4分,前屈 90°并维持 10 s 然后还原(患者必须维持上肢稍外旋,不允许内旋)。 6分:站立,手抵墙,当身体转向墙时要维持上肢的位置(上肢外展 90°,手掌平压在墙上)

续表

内　　容	评 分 标 准
手部运动	0分:手不能动。 1分:坐位,伸腕(让患者坐在桌旁,前臂置于桌上,把圆柱体物放在患者掌中,要求患者伸腕,将手中的物体举离桌面,不允许屈肘)。 2分:坐位,腕部桡侧偏移(将患者前臂尺侧靠放,处于旋前或旋后的中位,拇指与前臂成一条直线,伸腕,手握圆柱体物,然后要求患者将手抬离桌面,不允许肘关节屈曲或旋前)。 3分:坐位,肘置于身旁,旋前或旋后(肘不要支持,并处于直角位3/4的范围即可)。 4分:手前伸,用手捡起一个直径为14 cm的大球,并把它放在指定的位置(球应放于桌上距患者较远的位置,使患者完全伸直双臂才能拿到球,肩必须前伸,双肘伸直,腕中位或伸直,双掌要接触球)。 5分:从桌上拿起一个塑料杯,并把它放在身体另一侧的桌上(不能改变杯子的形态)。 6分:连续用拇指与每一根手指对指,10 s内做14次以上(从示指开始,每根手指依次碰拇指,不允许拇指从一根手指滑向另一根手指或向回碰)
手的精细功能	0分:手指不能动。 1分:捡起一个钢笔帽,再放下(患者向前伸臂,捡起笔帽放在靠近身体的桌面上)。 2分:从杯子里拣出一颗糖豆,然后放在一个茶杯里(茶杯里有八颗糖豆,两个茶杯必须放在上肢能伸到处,左手拿右侧茶杯里的糖豆放进左侧茶杯里)。 3分:画几条水平线止于垂直线上,20 s内画10次(至少要有5条线碰到及终止在垂直线上)。 4分:用一支铅笔在纸上连续快速点点(患者至少每秒点两个点,连续5 s,患者不需帮助能捡起及拿好铅笔,必须像写字一样拿笔,是点而不是敲击)。 5分:把一匙液体放入口中(不能低头去迎匙,不允许液体溢出)。 6分:用梳子梳头后部的头发
全身肌张力	0分:患者处于昏迷状态。 1分:弛缓无力,移动身体部位时无阻力。 2分:移动身体部位时可感觉到一些反应。 3分:变化不定,有时弛缓无力,有时肌张力正常,有时肌张力高。 4分:持续正常状态。 5分:50%的时间肌张力高。 6分:肌张力持续性增高

（三）反射评定

反射的评定方法可参见第三章第六节发育性反射与反应评定相关内容。

（四）联合反应评定

联合反应可通过评定者的一只手在健侧肢体上施加阻力使之产生抗阻运动,另一只手触摸患侧被检肌群的张力变化或观察有无联带运动出现来确定,痉挛的存在比较容易诱发联合反应。

联合反应评定的具体实施方法参见表 3-10-11。该表列出了不同部位的联合反应及其诱发方法。

表 3-10-11　联合反应评定的实施方法

联合反应		诱发方法	反应
对侧联合反应	上肢	健侧肘关节抗阻力屈曲、伸展	患侧上肢屈肌、伸肌张力增高或出现屈肌、伸肌联带运动
		健侧肩关节抗阻力内收或外展、抗阻力紧握拳	可触及患侧肩关节内收、外展肌收缩或出现相同运动,患侧抓握反应
	下肢	健侧髋关节抗阻力内收或外展	可触及患侧髋关节内收、外展肌收缩或出现相同运动
		健侧下肢抗阻力屈曲、伸展	患侧下肢出现伸肌或屈肌联带运动
同侧联合反应		患侧上肢上抬	患侧手指外展、伸展
		患侧下肢抗阻力屈曲	患侧上肢屈肌收缩或肌张力增高

（五）其他障碍的评定

其他障碍的评定包括平衡、协调障碍评定,运动计划障碍评定及功能活动障碍评定等。

平衡、协调障碍评定的实施方法参见第三章第七节平衡功能评定技术和第八节协调功能评定技术的有关内容,运动计划障碍评定的实施方法参见第七章第一节认知功能评定技术的有关内容,功能活动障碍评定的实施方法参见第六章第一节日常生活活动能力评定的有关内容。

三、运动控制理论及异常运动模式

（一）运动控制理论

运动控制的机制即模型和理论是指导中枢神经系统损伤后的运动控制障碍治疗的重要基础,康复治疗师在选择某种疗法时,就是有意或无意地接受或认同了某一种运动控制理论,所以运动控制理论不仅是运动障碍者康复治疗的指南,也是神经生理学家近一个世纪以来研究的热点。

运动控制模型分为传统的运动控制模型和现代的运动控制模型。前者包括反射模型、等级模型、闭环与开环控制系统模型,后者指系统模型。

1. 传统运动控制的反射模型　反射模型的核心思想是运动的基本单位是反射,各种反射的总和或整合的结果会产生不同的人体运动。该模型认为复杂的运动行为可用简单的反射或反射行为加以解释,强调依赖感觉输入来控制运动的反应,即运动的外周型中枢控制。

根据反射模型,相关学者提出了感觉运动疗法,即感觉输入能够控制运动的输出,所以可以运用特定的感觉刺激输入来诱发和控制特定的运动输出。如通过推、拉破坏患者身体的平衡来诱发平衡反应。

2. 传统运动控制的等级模型　传统运动控制的等级模型理论是在大量动物实验的基础上提出的,仅在部分人体反射中得到证实,但目前仍然是神经发育疗法的重要理论基础。根据该模型的观点,与运动发育相关的反射,如莫罗反射、屈肌退缩反射、伸肌伸张反射、非对称性紧张性颈反射、紧张性迷路反射、阳性支持反应、联合反应、调整反应、平衡反应等,根据从最低水平或最原始的脊髓到最高水平的大脑皮质分布不同而分为不同的等级,较高级的反射发育成熟后可抑制较低级的反射,使其不再出现。

原始反射如果持续存在将阻碍高级的反射,即调整反应和平衡反应的发育,还会干扰正常运动的发育和成熟。中枢神经系统损伤患者也可因重新出现原始反射并表现出刻板运动,这一现象被认为是较高级反射系统受到破坏导致对原始反射系统的失控制而造成的。

Note

3. 传统运动控制的闭环与开环控制系统模型　运动控制的信息加工模型分为闭环控制系统模型和开环控制系统模型。

（1）闭环控制系统模型：闭环控制系统通过对输出反应结果的精确跟踪与监测，直接或间接地反馈到输入端控制器，控制器将动作、状态或信息调整到最精确、最准确的水平。

人体的闭环系统将感觉信息作为反馈用以提高运动的效率和准确性。因此，闭环控制系统强调外周感觉反馈。康复治疗师鼓励患者在不同的环境下体验和训练随意运动，提醒患者注意运动的感觉时，实际上是在鼓励患者利用外周感觉反馈以获得更好的随意控制。当人伸手去拿东西的时候，眼睛便是感受传感器，视觉信息被不断地反馈到大脑皮质（控制器），人体系统通过不断修正，最后精确地拿到所要取得的物品。

（2）开环控制系统模型：开环控制系统是指被控对象的输出（被控制量）对控制器的输出没有影响。在人体的运动控制中也引入了开环模型的概念，该模型在概念上与等级模型一致。因此，开环控制系统不依赖感觉反馈指导运动，而是按照已预先编制的固定运动模式进行。

开环控制系统模型多见于已熟练掌握的技巧（能）运动、预见性姿势调整和快速运动中，盲人看不见所要拿的物品，视觉不能提供反馈信息，没有了反馈回路，也就成为一个开环控制系统。

大多数功能性活动任务通过开环和闭环控制系统模型相结合来实现。在分工上，开环控制系统用于产生运动，闭环控制系统则用于对运动进行调节。但这些信息加工的模型只部分描述和解释了复杂的人体运动行为。

4. 模式发生器理论　该理论的核心思想是模式发生器将多组肌群以一定的时空关系组织在一起合作产生协同运动。在正常的运动中，这些预先组织好的肌肉活动模式使运动控制程序得以简化。例如，行走及其步态、抗平衡干扰的踝关节策略和髋关节策略就是多组肌群以一定的时空关系组织在一起所产生的运动。

中枢神经系统损伤时，协同运动的组织受到破坏，肢体的运动以原始反射、异常协同模式出现，肢体运动完全受控于病理运动模式。因此，物理治疗师在康复治疗中所采取的治疗方针是努力诱发正常模式所需要的肌群活动，以抑制不必要的肌肉活动。

5. 多系统控制模型　运动控制的系统模型与反射等级模型大不相同，该模型认为运动行为是个体多个系统与特定任务和环境条件相互作用的结果。子系统之间及其在对运动行为的影响上没有"较高级系统"与"较低级系统"的排列，系统中不存在固定的命令下达顺序，子系统随任务的需要而变化。

在系统模型中，神经系统仅仅是影响运动行为的众多系统当中的一个系统。神经系统的闭环与开环系统合作，并利用反馈和前馈控制达到任务目标。多系统控制模型是 20 世纪 60 年代末问世并在近 30 多年不断充实和完善的现代理论体系。以下分别简述几种关于多系统分配的运动控制理论。

（1）系统理论：Bernstein 强调环境与特性在运动行为中的重要性；某一特定肌肉在运动中的作用取决于运用该肌肉并且在动作发生时的状态或环境。

肌肉功能状态由三种因素决定：①从运动学角度分析，肌肉的作用取决于当时肢体的位置和肢体运动的速度，如上肢的起始位置决定胸大肌在肩关节屈伸运动中的作用；②从力学角度分析，有许多肌肉以外的力量（如重力或惯性）决定肌肉收缩的程度，如肌肉抗重力收缩所付出的力要大于去除重力收缩所需要的力；③生理学因素也影响肌肉的收缩状态，较高级中枢下传某一肌肉收缩的指令时受低、中级中枢接收外周感觉反馈的修正，即该指令对肌肉的作用取决于当时的背景环境和低、中级中枢的影响程度，高级中枢及其指令与肌肉之间并没有一对一的关系。协调运动中，在没有高级中枢的参与下，姿势和运动根据知觉信息的变化进行调整。

（2）动态系统理论：该系统理论对多个无序的部分形成有组织的模式的基本观点是"自我组织"。人们可以有许多选择来完成各种活动，但耗能最少、效率最高的运动模式是首选的模式。

自我组织的观点说明运动控制并不需要由一个高级中枢发出命令来达到运动的协调。

动态系统理论对系统如何随时同发生变化的观点如下:自我组织系统的行为是一个非线性行为,当系统中的某一个参数被改变并达到一定程度而具有重要意义时便形成不同的行为模式。行走速度的改变可使行走变成小跑、飞奔就是一个典型的例子。

(二)异常运动模式

著名的物理治疗师 Brunnstrom、Bobath、Carr-Shepherd 对异常运动模式的产生原因提出了各自的观点,并因此产生了不同的评价方法与治疗技术。

1. Brunnstrom 的观点　20 世纪 60 年代初,Brunnstrom 提出了对中枢性瘫痪的本质的认识:在正常运动发育过程中,陆续出现脊髓、脑干、中脑和大脑皮质水平的反射;运动发育成熟后,脊髓和脑干水平的反射因受到较高位中枢的抑制而不被表现。脊髓和脑干水平的反射和肢体的整体运动模式是正常发育过程中早期的必然阶段。脑卒中发生后,原始发射和肢体整体运动模式由脑损伤导致脱离抑制而被释放出来。所以脊髓及脑干水平的原始反射和异常的运动模式都是偏瘫患者恢复正常的随意运动以前必须经历的阶段。脑卒中后随意运动的恢复遵循从整体运动模式、刻板的屈肌或伸肌运动模式到两种运动模式相组合,最终出现随意的分离运动的规律。

Brunnstrom 由此而提出了在脑卒中后恢复的初期阶段可利用各种原始反射和运动模式诱发出联带运动,当患者可以随意地进行屈肌或伸肌联带运动后,再从这种固定的运动模式中脱离出来,直至恢复正常、随意的分离运动。

2. Bobath 的观点　Bobath 总结了导致异常姿势和运动模式的四种因素,分述如下。

(1)肌张力异常:肌张力正常是维持各种姿势和正常运动的基础。在正常情况下,肌张力与正在进行的活动相匹配。

脑卒中患者急性期时,患侧躯干和肢体弛缓,肌张力低下。急性期过后偏瘫侧躯干和肢体肌张力逐渐增高,出现痉挛。偏瘫肢体的肌张力增高程度在各肌群分布不一致,上肢屈肌比伸肌肌张力高,下肢伸肌比屈肌肌张力高。肌张力异常严重干扰了正常运动模式和姿势模式的出现。

(2)姿势控制能力丧失:姿势控制能力是指维持姿势和平衡的能力,是进行正常运动和功能活动的基础,包括各种姿势反应,即调整反应、平衡反应和肌群对姿势变化的自主调整。在身体重心发生变化(即使是细微的变化)时,人体通过肌张力的变化进行适应调整。当身体失衡时,上肢保护性伸展反应可防止头、面部的损伤。在正常的运动过程中,各种姿势调整和反应自发地出现而并不受大脑皮质控制。

脑卒中偏瘫患者的姿势控制系统受到破坏,丧失了姿势控制能力。调整反应、平衡反应以及肌群对姿势变化的自主调整等各种保护性反应均丧失。患者被控制在一种固定的、刻板的、静止的异常姿势模式之中,表现为不对称姿势、无法维持姿势的稳定、不能自如地向侧方移动肢体、不能向各方向进行躯干运动和重心转移、不能利用患侧上肢进行功能活动或保持身体平衡等。

(3)运动协调性异常:在正常运动中,上、下肢的主动肌、拮抗肌及协同肌之间按照一定的兴奋顺序相互协调产生平滑、省力却又有效的运动模式,且各种肢体运动只有伴随着躯干的姿势反应才能达到动作的最佳状态。

中枢神经系统损伤患者的运动协调性出现异常,表现为低效、无功能的肢体运动。患者肌肉兴奋的时间选择、顺序排列及协调性遭到破坏,使构成某种动作的诸肌群不能同时恢复至正常状态,致使动作失败;肌肉在错误的时间兴奋,因而产生异常的肢体运动模式;出现主动肌群和拮抗肌群同时收缩导致肢体僵硬而不能完成选择性运动。对于大多数患者来说,进行患侧肢体运动需有意识地注意和主观努力,如步行时必须注视患侧下肢等。

(4)功能活动异常:正常的功能活动是将身体两侧的运动协调地整合在一起的,要么是两侧同时或交替进行的活动,要么是双侧肢体和躯干在同一时间做不同的运动。当使用单侧肢体完成功能活动时,常需要身体另一侧通过姿势调整来支持,纯粹的单侧上肢或手的活动基本不存在。

脑卒中患者丧失了身体两侧协调活动的能力,使患者粗大运动功能和独立完成日常生活自理活动、休闲活动以及职业活动的能力受到破坏。

因此,Bobath 主张:采用抑制技术减少上运动神经元损伤症状(如肌张力增高、不对称姿势和联带运动等);采用易化技术增加正常的运动模式;促进患侧肢体和躯干进行功能活动,减少代偿和辅助器具或设备的应用。

3. Carr-Shepherd 的观点 澳大利亚物理治疗师 Carr 和 Shepherd 认为,偏瘫患者的异常、刻板的运动模式只是一种代偿,是偏瘫患者不适当的努力活动而造成的结果。痉挛、异常运动模式并不是脑损伤患者恢复过程中的必然阶段。相反,持续不断地采用这些不适当的代偿对策,是限制和阻碍脑损伤患者躯体功能恢复的重要原因。因此,治疗上应在发病早期针对可能干扰正常运动模式出现的因素采取预防对策,指导患者采用最适宜的运动行为,确保代偿性行为不发生或不出现。

运动控制理论是指导运动障碍者康复评定和康复治疗的指南。因此,要注意选择的康复治疗技术与选择的评定方法应保持一致,同时两者均基于不同的运动控制模型与理论。Brunnstrom 技术、Rood 技术、PNF 技术,以及 Bobath 技术等治疗技术及相关的评定技术均建立在传统的运动控制模型与理论基础上,治疗重点均为降低肌张力、抑制异常的原始反射和异常的运动模式。而 Carr-Shepherd 提出的运动再学习疗法则根据以任务为中心的功能活动分析结果,集中训练和练习丧失的运动成分,以抑制过度的肌肉活动或运动成分;是以运动生物力学和运动行为学为基础,建立在现代的运动控制模型与理论的基础上的运动治疗技术。

能 力 检 测

一、单项选择题

1. 脑卒中患者右侧肢体不能活动,在左上肢用力屈曲时发现右侧的肱二头肌也有收缩,并出现右上肢微屈的现象,这说明( )。

A. 偏瘫侧肢体出现了联带运动
B. 偏瘫侧肢体出现了联合反应
C. 偏瘫侧肢体恢复了随意运动
D. 这只是一种偶然的现象
E. 这种现象可以多种模式出现

2. 传统的运动控制模型包括哪几种理论?( )

A. 反射模型、等级模型、闭环与开环控制系统模型
B. 系统模型、闭环与开环控制系统模型
C. 反射模型、等级模型、闭环与开环控制系统模型、系统模型
D. 反射模型、等级模型
E. 反射模型、等级模型、系统模型

3. 脑卒中患者恢复期哪些反射或反应受到损害?( )

A. 紧张性迷路反射
B. 紧张性颈反射
C. 病理反射
D. 平衡反应
E. 阳性支持反射

4. 以下观点哪项正确?( )

A. 痉挛是偏瘫患者的主要表现之一,所以不会出现肌张力下降
B. 联合反应的实质是一种张力性姿势反射,是可以随意发起的
C. 偏瘫患者异常的运动模式表现为联带运动

参考答案

Note

D. 对偏瘫患者采用 Brunnstrom 技术可用 Bobath 评定法进行评定

E. 运动控制的系统模型与反射等级模型大体相同

5. 关于中枢神经损伤所致的运动控制障碍，以下哪种情况需诱发其出现？（　　）

A. 联合反应　　　B. 肌张力变化　　　C. 病理反射　　　D. 联带运动　　　E. 平衡反应

二、简答题

1. 简述 Brunnstrom 功能恢复六阶段理论。

2. 简述 Fugl-Meyer 评定方法。

3. 简述 Carr-Shepherd 运动功能评定方法。

（卢健敏）

第十一节　心肺功能评定技术

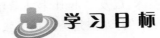
学习目标

【知识目标】

1. 掌握心电运动试验的定义和基本原理。

2. 掌握心电运动试验的应用范畴、适应证、禁忌证。

3. 掌握活动平板运动试验、踏车试验、手摇车运动试验的要领。

4. 掌握运动试验阳性评定标准。

5. 掌握主观呼吸功能障碍程度评定。

6. 掌握小气道功能评价的方法。

7. 掌握代谢当量的概念。

【能力目标】

1. 培养医疗工作中的心肺功能康复评定思维。

2. 客观理解心肺康复评定的操作步骤原理，学会运用常用方法分析康复医学实践中心肺的功能障碍问题。

案 例 引 导

案例：患者赵某某，男，64 岁，退休工人。有冠心病、心律失常、慢性阻塞性肺疾病病史 10 余年，1 个月前突发室前壁心肌梗死并有肺部感染，住院接受治疗。现为出院后第 4 天，患者感觉咳嗽加重，并有呼吸困难、胸骨后压迫感，表现焦虑，前往医院就诊，给予吸氧后，患者病情稳定。

问题：1. 应选择什么检查方法对患者进行运动负荷试验？为什么？

2. 在患者运动过程中，应注意观察哪些症状和体征？

一、心功能评定技术

心脏是人体的重要器官。心功能的评定对心脏疾病的诊断,了解心脏功能储备和适应能力、制订康复处方及判断预后具有重要的意义。临床上常用于评定心功能的方法有主观感觉评定和客观检查。主观感觉评定主要是对体力活动的主观感觉进行分级,常用的有心功能分级、自觉程度分级等。客观检查包括超声心动图、冠状动脉造影、心脏负荷试验等。其中心脏负荷试验主要有心电运动试验、超声心动图运动试验、核素运动试验等。此处主要介绍心功能分级和心电运动试验。

(一)心功能分级

心功能分级是一种评估心功能受损程度的临床方法,心功能状况分级可以大体上反映病情严重程度,对治疗措施的选择、劳动能力的评定、预后的判断等有实用价值。目前常用的评定方法是纽约心脏病学会提出的纽约心脏病学会心功能分级,可用于评价心脏病患者的心功能,并指导患者的日常生活和康复治疗。

1. 纽约心脏病学会心功能分级　纽约心脏病学会(NYHA)于 1928 年制订了该心功能分级方法,是目前最常用的方法,此分级方法主要依据心悸、呼吸困难和乏力等症状,将心功能分为四级。但其缺点是对被评估者的主观表现依赖性过强,分级结果容易受到被评估者主观判断变异、表达能力等因素的影响。

Ⅰ级:患者患有心脏病但活动量不受限制,平时一般活动不引起疲乏、心悸、呼吸困难或心绞痛。

Ⅱ级:心脏病患者的体力活动受到轻度的限制,休息时无自觉症状,但平时一般活动下可出现疲乏、心悸、呼吸困难或心绞痛。

Ⅲ级:心脏病患者体力活动明显受到限制,小于平时一般活动即引起上述的症状。

Ⅳ级:心脏病患者不能从事任何体力活动。休息状态下也出现心力衰竭的症状,体力活动后加重。

2. 美国心脏协会心功能分级　1994 年美国心脏协会(AHA)对 1928 年纽约心脏病学会心功能分级进行补充,根据心电图、运动负荷试验、X 线、心脏超声等客观检查结果进行分级。

A 级:无心血管疾病的客观证据。

B 级:有轻度心血管疾病的客观证据。

C 级:有中度心血管疾病的客观证据。

D 级:有重度心血管疾病的客观证据。

3. 美国心脏病学会(ACC)及美国心脏协会(AHA)心力衰竭分级　2002 年,美国心脏病学会(ACC)及美国心脏协会(AHA)联合制定了心力衰竭分级。

A 级:患者为心力衰竭高危患者,但未发展到心脏结构改变,也无症状。

B 级:已发展到有心脏结构改变,但尚未引起症状。

C 级:过去或现在有心力衰竭症状并伴有心脏结构损害。

D 级:终末期心力衰竭,需要特殊的治疗措施。

4. Killip 分级　Killip 分级只适用于急性心肌梗死的心力衰竭(泵衰竭)。

Ⅰ级:无心力衰竭征象,但肺毛细血管楔压(PCWP)可升高,病死率为 0%~5%。

Ⅱ级:轻度至中度心力衰竭,肺啰音出现范围小于两肺野的 50%,可出现第三心音、奔马律、持续性窦性心动过速或其他心律失常,静脉压升高,有肺淤血的 X 线表现,病死率为 10%~20%。

Ⅲ级:重度心力衰竭,肺啰音出现范围大于两肺野的 50%,可出现急性肺水肿,病死率为

Note

$35\%\sim40\%$。

Ⅳ级:出现心源性休克,血压小于 90 mmHg,尿量少于 20 mL/h,皮肤湿冷,呼吸加速,脉率大于 100 次/分,病死率为 $85\%\sim95\%$。

Ⅴ级:出现心源性休克及急性肺水肿,病死率极高。

5.代谢当量量化心力衰竭患者的心功能分级标准　代谢当量(MET)是指单位时间内单位体重耗氧量,以 mL/(kg·min)表示,1 MET=3.5 mL/(kg·min),是康复医学中常用的运动强度指标,它是指机体在坐位休息时,摄氧 3.5 mL/(kg·min),定为 1 MET。代谢当量是机体运动时代谢率对安静时代谢率的倍数。代谢当量量化心力衰竭患者心功能分级标准详见表 3-11-1。

表 3-11-1　代谢当量量化心力衰竭患者心功能分级标准

心　功　能	代谢当量值
Ⅰ级	≥7
Ⅱ级	≥5
Ⅲ级	≥2
Ⅳ级	<2

6.衡量体力

<5 METs:65 岁以下的患者小于 5 METs 则预后不良。

5 METs:日常生活受限,通常是急性心肌梗死患者恢复的功能储量。

10 METs:属于相当正常的健康水平,药物治疗的预后与冠脉搭桥术一样好。

13 METs:虽然运动试验有异常表现,但是预后好。

18 METs:有氧运动员的体力。

22 METs:见于充分运动的竞技运动员。

(二) 心电运动试验

1.定义　心电运动试验又称为心脏运动负荷试验,是通过观察被评估者运动时的各种反应(如呼吸、血压、心率、心电图等),从而判断其心、肺、骨骼肌等的实际负荷能力和机体对运动的实际耐受能力,是目前筛选和诊断冠心病最常用的无创性诊断试验。临床上常用的有活动平板运动试验、6 分钟步行试验等。

2.基本原理　当人体进行心电运动试验时,动态的运动(主要是等张收缩运动)对心脏产生容量负荷,某些在静止时难以被检出的心脏功能异常,在运动时由于负荷增加而表现出异常。同时,通过运动心电图的检测,把这些变化进行及时准确的记录。

3.作用　可以作为评估心肌缺血范围的一种方法,测定已确诊患者的心脏(肌)储备功能,也可以作为危险性分级的工具。

4.意义　心电运动试验有利于如下几点:心脏症状的评价;冠状动脉病变严重程度的判定,包括心肌梗死的危险分级、猝死,或血管再通术的需要;选择和评价最有效的治疗方法;疾病发展转归的预测;潜在冠心病的筛选;心律失常的评估;功能储备评估,如运动处方、残疾的评定;起搏器和埋藏式除颤器的功能评价。

5.禁忌证

(1)绝对禁忌证:①急性心肌梗死(2 天内);②不稳定型心绞痛;③急性心肌炎或急性心包炎;④肺水肿、肺栓塞或肺梗死;⑤严重的或症状性主动脉狭窄;⑥大动脉解离;⑦血流动力不稳定的心律失常;⑧未控制的或症状性心力衰竭。

(2)相对禁忌证:①左右冠状动脉主干狭窄;②中度瓣膜狭窄性心脏病;③明显的心动过速或过缓;④休息时肥厚型心肌病存在压力阶差;⑤明显的电解质紊乱;⑥严重的休息时高血压(收

缩压大于 200 mmHg 或舒张压大于 110 mmHg）；⑦高度房室传导阻滞及高度窦房传导阻滞；⑧最近的静息心电图改变提示可能发生心脏事件；⑨未控制的代谢病（如糖尿病、甲状腺功能亢进）；⑩精神障碍或肢体活动障碍不能配合运动。

6. 试验的类型　根据所用设备及终止试验的运动强度，运动试验可分为不同的种类。

（1）按所用设备分类。

①活动平板运动试验：活动平板运动试验又称为跑台试验，是让被评估者按预先设计的运动方案，在能自动调节坡度和速度的活动平板上进行相应的走-跑运动，最终通过增加心脏负荷以达到预期的运动目标。活动平板运动属于等张收缩运动类型，运动中心血管反应的强度与运动强度成比例，同时，该运动是心肌耗氧量最高的运动方式，容易达到预期最高心率，可在较短时间内完成运动试验。活动平板运动试验已进行了很好的标准化，诊断的特异性和敏感性较高，是目前国内外盛行的心电运动试验方法。

临床上，该试验更适合年纪较轻、身体较好的患者和运动员。其缺点是价格昂贵，超重、神经系统疾病、下肢关节炎及疼痛者可能达不到预期运动水平。

②踏车试验：踏车试验是让被评估者在自行车功率计上进行踏车运动，采用机械的或电动的方式逐渐增加踏车的阻力，以逐步增大被评估者的运动负荷，直至达到预期的运动目标。运动强度以功率表示，单位为瓦特（W）或千克·米/分（kg·m·min^{-1}），1 W ＝ 6.12 kg·m·min^{-1}（kg 为阻力单位；m·min^{-1}表示每分钟自行车转动的距离，为每分钟的转动周数×每转 1 周的距离）。

与活动平板运动试验相比，其优点是价格较便宜、噪声小、占用空间少，患者无恐惧心理；同时，由于运动中躯干及上肢较固定而使血压和心电图测量较容易，从而避免了运动引起的人为误差。其缺点是对某些体力较好的人往往不能达到最大心脏负荷，或因下肢易疲劳等原因导致部分被评估者因意志力差而提前终止运动。另外，踏车运动耗氧量受体重影响，同级运动时每千克体重耗氧量随体重增加而减少。

踏车试验适用于那些走路不稳或其他不能在活动平板上运动的患者。当选择以踏车运动作为试验方式时，应注意避免出现手臂不经意的等长收缩。

③手摇车（手摇功率计）运动试验：手摇车（手摇功率计）运动试验的原理与踏车试验相似，只是把用力的部位由下肢改为上肢。手摇车（手摇功率计）运动试验适用于有下肢运动功能障碍而双上肢运动功能基本正常者。因为上肢力量明显低于下肢，故该试验的最高负荷及耗氧量明显低于下肢运动，最大耗氧量只有活动平板运动试验的 70%±15%。

④台阶试验：台阶试验类型多样。例如，Master 二级阶梯试验，是根据被评估者的性别、年龄、体重计算出 90 s 内登台阶的次数，让其按节拍反复上下每级梯高 23 cm 的二级阶梯，最后根据运动前后的心电图判断结果。这种试验方式目前已很少应用。

⑤便携式运动负荷仪：主要是通过测量耗氧量、心电图及血压等，来判断运动负荷。便携式运动负荷仪适合多种实际环境，以及根据不同的生活、娱乐、工作及运动活动的实际运动负荷测定。

（2）按终止试验的运动强度分类。

①极量运动试验：运动强度逐渐递增直至被评估者感到精疲力竭，或继续运动时心率、摄氧量不再增加，即达到生理极限。极量运动试验终止试验的指征为心率达到最大预计心率（220－年龄）。由于极量运动试验具有一定的危险性，故多用于运动员及健康的青年人，以测定个体最大做功能力、最大心率和最大摄氧量。

②亚极量运动试验：运动至心率达到亚极量心率，即心率达到 85%×（220－年龄）时结束试验。亚极量运动试验比较安全，但由于某些药物（如 β 肾上腺素能受体阻滞剂）以及抗高血压药物会影响安静心率和运动心率，故这些患者不宜采用预计的亚极量心率作为终止试验的标准。

此试验可用于测定非心脏病患者的心功能和体力活动能力。

③症状限制运动试验:在部分被评估者中,运动试验常在未达到极量或亚极量运动水平时已出现重度心肌缺血(表现为心绞痛、ST 段下降)或因血压下降、严重心律失常、呼吸困难、头晕、步态不稳等而终止运动。症状限制运动试验是临床上最常用的方法,多用于冠心病诊断,以评定正常人和病情稳定的心脏病患者的心功能和体力活动能力,为制订运动处方提供依据。

④低水平运动试验:低水平运动试验是运动至特定的、低水平的靶心率、血压和运动强度为止,即运动中最高心率达到 130~140 次/分,或与安静时相比增加 20 次/分;最高血压达 160 mmHg,或与安静时相比增加 20~40 mmHg;运动强度达 3~4 METs,并作为终止试验的标准。此法目的在于检测从事轻度活动及日常生活活动的耐受能力。低水平运动试验是临床上常用的方法,适用于急性心肌梗死后或心脏术后早期康复病例,以及其他病情较重者,可作为出院评价、决定运动处方、预告危险及用药的参考。

7. 试验方案 试验方案有以下几种:①逐步递增运动(每分钟)或者持续坡度方案;②多级运动方案(每级 2 min 或 3 min,每一级是稳定的);③恒定功率方案或单级运动方案(相同功率或运动强度保持不变);④间断方案,由几个恒定功率的短周期(3~4 min)组成,中间有休息的间隔,每个运动周期的负荷逐渐增加。

其中,极量递增平板试验方案有 Bruce 方案与改良的 Bruce 方案、Naughton 方案、Balke 方案和改良的 Balke 方案、STEEP 方案。此外,还有极量递增功率踏车试验方案和手摇车运动试验方案。

(1) Bruce 方案与改良的 Bruce 方案:Bruce 方案为变速变斜率运动,应用最早、最广泛。它通过同时增加速度和坡度来增加运动负荷,所以每级之间耗氧量和运动负荷增量较大,易于达到预定心率;但是运动负荷增加不规则,起始负荷较大,运动负荷增量较大,老年人和体力差者往往不能耐受第一级负荷或负荷增量,难以完成试验且不易确定缺血阈值。因此,后来又提出了改良的 Bruce 方案,在运动的初始减小了运动负荷(表 3-11-2)。

表 3-11-2 Bruce 方案与改良的 Bruce 方案

方　　案	级别	时间/min	速度/(km/h)	坡度/(%)	代谢当量值
Bruce	1	3	2.7	10	4.9
	2	3	4.0	12	7.0
	3	3	5.5	14	10.0
	4	3	6.7	16	13.1
	5	3	8.0	18	16.1
	6	3	8.8	20	19.4
	7	3	9.7	22	22.1
改良 Bruce	1	3	2.4	0	1.5
	2	3	2.4	3	2.1
	3	3	2.7	6	3.2
	4	3	2.7	10	4.9
	5	3	4.0	12	7.0
	6	3	5.5	14	10.0
	7	3	6.7	16	13.1
	8	3	8.0	18	16.1
	9	3	8.8	20	19.4
	10	3	9.7	22	22.1

（2）Naughton 方案：该方案初始的代谢当量和递增的代谢当量都为 1～2 METs，总做功量较小，对健康人或冠心病患者而言显得运动量较小，需较长时间才能达到预期心率；但对重症患者则较适宜。其缺点是每级的时间过长（3 min），不利于无氧阈值的评价（表 3-11-3）。

表 3-11-3 Naughton 方案

级 别	时间/min	速度/(km/h)	坡度/(%)	代谢当量值
1	3	1.6	0	1.6
2	3	3.2	0	2
3	3	3.2	3.5	3
4	3	3.2	7	4
5	3	3.2	10.5	5
6	3	3.2	14	6
7	3	3.2	17.5	7

（3）Balke 方案和改良的 Balke 方案：两者均为恒速变斜率方案，即运动速度保持不变，仅依靠增加坡度来增加运动负荷。Balke 方案（表 3-11-4），以恒定速度 5.3 km/h 进行，坡度每分钟增加 1%；而改良的 Balke 方案，则以 4.8 km/h 速度进行，坡度每级递增 2.5%。本方案适用于心肌梗死后的早期、心力衰竭或体力活动能力较差的患者。

表 3-11-4 Balke 方案

方案	级别	时间/min	速度/(km/h)	坡度/(%)	代谢当量值
Balke 方案	1	2	5.3	2	4
	2	2	5.3	4	5
	3	2	5.3	6	6
	4	2	5.3	8	7
	5	2	5.3	10	8
	6	2	5.3	12	9
	7	2	5.3	14	10
	8	2	5.3	16	11
	9	2	5.3	18	12
	10	2	5.3	20	13
	11	2	5.3	22	14
	12	2	5.3	24	15
	13	2	5.3	26	16

（4）STEEP 方案：STEEP 方案（表 3-11-5）初始功率低，随后每分钟递增 15%，运动时间较短，可在重度心肺疾病患者中使用。

表 3-11-5 STEEP 方案

级 别	时间/min	速度/(km/h)	坡度/(%)	代谢当量值
1	1	2.4	0	2
2	1	3.2	0	2.3
3	1	3.2	1.5	2.6

续表

级　　别	时间/min	速度/(km/h)	坡度/(%)	代谢当量值
4	1	3.2	3	3
5	1	4	3	3.5
6	1	4	5	4
7	1	4	7	4.6
8	1	4.8	7	5.3
9	1	4.8	9	6
10	1	4.8	11	6.9
11	1	5.6	11	8
12	1	5.6	13	9.2
13	1	5.6	16	10.6
14	1	6.7	16	12.2
15	1	8.1	16	14

（5）极量递增功率踏车试验方案：最常用的是 WHO 推荐的踏车试验方案（表 3-11-6），每级 3 min，蹬车的速度一般选择 50～60 r/min。

表 3-11-6　WHO 推荐的踏车试验方案

分　　级	运动负荷/(kg·m·min⁻¹)		运动时间/min
	男	女	
1	300	200	3
2	600	200	3
3	900	600	3
4	1200	800	3
5	1500	1000	3
6	1800	1200	3
7	2100	1400	3

（6）手摇车运动试验方案：根据患者情况选择恒定的手摇速度，一般可选择 40～70 r/min；运动的起始负荷一般为 12.5 W，每级负荷增量为 12.5 W，每级持续时间为 2 min，直至疲劳至极。

（三）活动平板运动试验

1. 必备的人员、急救药物和设施

（1）人员：要求全面掌握心电图理论及实践知识，具备识别和处理各种并发症的能力，熟悉活动平板运动试验的操作规程、适应证、禁忌证及终止试验的指征。

（2）药物：利多卡因、肾上腺素、西地兰、硝酸甘油等急救药品。

（3）基本设施设备：房间宽敞、明亮，室内通风良好，环境舒适安静，室温最好控制在 20～22 ℃，湿度 40%～60%；血压计、听诊器、心脏直流电除颤器、供氧装置、简易呼吸器、喉镜、多种型号气管插管、无菌器械盘、多种型号的注射器、静脉输液装置等器械齐备。

（4）平板运动负荷试验系统：目前各种平板运动负荷试验均采用计算机技术，在运动过程中各阶段时间、速度和坡度全部由计算机自动控制,能实时分析心率、ST 段及其趋势,实时显示和打印 12 导联心电图;提供 ST 段、Q-T 间期、R 点等多种趋势图,运动负荷 METs;预设多种经典运动方案,可任意选择或预设新的运动方案,提供各阶段各导联平均波形及各阶段翔实的统计数据。

（5）活动跑台:活动跑台是活动平板运动试验中最重要的一部分,能精确地控制速度,有全自动计算机程序控制调速与坡度下降,并带有自动速度复位系统,配有安全扶手和紧急停止按钮。

（6）血压监测系统。

2. 人员的准备工作

（1）工作人员的准备工作:①采集完整病史,完成体格检查,认真审查适应证和禁忌证,运动前描记 12 导联心电图;②仔细查明患者是否服用过影响心电图运动试验结果的药物,如洋地黄、双嘧达莫等;③让患者签署知情同意书;④用酒精清洁皮肤,放置电极;⑤向患者介绍检查方法,必要时进行示范;⑥描记静态心电图,过度通气 30 s 后再次描记心电图。

（2）患者的准备工作:①试验前至少应禁食 2 h;②服用药物,尤其是洋地黄、硝酸甘油等应向医生咨询;③试验前应无急性症状或严重的症候,否则应向医生咨询;④患者穿宽松的衣服及运动鞋;⑤年老体弱者由家属陪同;⑥患者知情并签署活动平板运动试验知情同意书。

3. 试验操作程序

（1）打开平板仪计算机主机电源开关进入检查程序,打开跑台电源。

（2）给被评估者进行皮肤准备,安放电极。

（3）被评估者平卧于检查床上,描记卧位 12 导联心电图,并测量血压。

（4）被评估者取立位,描记卧位 12 导联心电图,并测量血压。

（5）选择合适的运动方案,被评估者走上平板仪跑台,开动平板仪,以 1.6 km/h 的速度做适应性步行。

（6）按选择的运动方案进行检查,同步记录 12 导联心电图,并每 3 min 测量 1 次血压。

（7）当出现终止运动试验指征时立即终止运动,但被评估者仍在跑台上做减速慢步运动。

（8）被评估者取坐位,监测心电图及血压 6～8 min。

（9）终止平板检查程序。

4. 提前终止活动平板运动试验的指征

（1）收缩压较运动前下降 10 mmHg,或运动中收缩压超过 250 mmHg,在加大工作负荷时,血压和心率下降。

（2）新发生胸痛或者心绞痛进行性加重,出现典型的心绞痛。

（3）出现中枢神经系统症状(如共济失调、头晕或近乎晕厥等),出现头晕、面色苍白、步态不稳、下肢痉挛或跛行。

（4）周围灌注不良症候(如皮肤发绀或苍白)。

（5）严重心律失常。

（6）ST 段或 QRS 波群的变化,如 ST 段过度下移(水平型或下斜型 ST 段下移不少于 0.2 mV)或运动诱发的明显电轴偏移等。

（7）急性心肌梗死。

（8）患者要求终止运动。

（9）在无诊断性 Q 波的导联中出现 ST 段抬高至少 0.1 mV。

5. 阳性标准

（1）运动中或运动后出现典型心绞痛。

（2）心电图改变:①ST 段下移:运动中或运动后出现 ST 段水平型或下斜型下移至少 0.1

mV,或原有 ST 段下移者,运动后在原有基础上再下移 0.1 mV,并持续 2 min 以上。②ST 段上斜型下移不少于 0.2 mV,持续至少 1 min。③ST 段抬高:呈凸面向上至少连续 3 次搏动抬高至少1.0 mV。

(3) 血压异常:①运动负荷增加时,收缩压反而下降至少 10 mmHg;②运动中血压下降。

(四) 6 分钟步行试验(6MWT)

1. 适应证　6MWT 适用于中度至重度心脏疾病、肺部疾病患者经医疗干预后的效果测定。

2. 禁忌证

(1) 绝对禁忌证:1 个月内有不稳定型心绞痛,2 个月内有心肌梗死的患者。

(2) 相对禁忌证:安静时心率在 120 次/分以上,收缩压高于 180 mmHg 或舒张压高于 100 mmHg。

3. 终止试验标准　终止试验的标准有胸痛、难以忍受的呼吸困难、下肢活动受限、共济失调、大汗、面色苍白。

4. 操作流程

(1) 地点的选择。

①平直封闭的长廊,长度大于 30 m。

②每隔 3 m 设一标志,在起始点(直线)和折返点(圆锥形)放置标志。

(2) 必备物品。

表、计数器、扩音喇叭 2 个(用于转弯时提醒)、折叠椅(在测试场地内可携带移动)、记录用纸、夹子、移动氧气吸入装置、血压计、脉搏血氧仪、电话、简易除颤器等。

(3) 被评估者的准备。

①宽松且便于行走的衣服。

②适宜步行的鞋。

③手杖、步行器等一般情况下常用的步行辅助工具。

④在早晨或午后充足的时间内进行检查,检查前不宜进食过饱。

⑤试验前 2 h 内避免剧烈运动。

(4) 操作步骤。

①安排被评估者在检查室旁边的椅子上安静入座,确认有无禁忌项目,测量脉搏、血压、脉搏氧饱和度,评估呼吸困难可采用 Borg 评分法,确认衣服、鞋子是否合适。

②在行走前告知被评估者测试方法,强调如果需要可在原地停止和休息,然后继续行走。

③被评估者按照要求往返行走,在 6 min 内尽可能走更长的距离。

④第一次步行期间,要连续监测脉搏氧饱和度,如低于 85% 应终止步行,并考虑给氧。

⑤步行期间,每 30 s 要给予鼓励的话,同时在不影响被评估者行走的情况下,评估者应紧随其后,并提醒被评估者已行走 2 min、4 min、6 min(停止)。

⑥如果被评估者在步行中不能坚持步行,被评估者可以立即休息,恢复后可继续行走,但休息的时间应计算在内。

⑦每次步行试验结束后均应测定 Borg 评分,记录行走受限的症状(如呼吸困难、胸痛、出汗、面色发白等)。

(5) 标准值:男性为(630±75) m,女性为(570±55) m。

二、肺功能评定技术

正常的肺功能的保持取决于健全的呼吸中枢、呼吸肌和肺组织及完整而扩张良好的胸廓。可以根据临床表现、肺通气功能、换气功能、呼吸肌力量测定、运动负荷试验等方面对肺功能进行

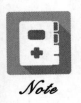

评定,为康复治疗提供依据。

康复医学中呼吸功能评定常沿用临床的检查评定方法。呼吸功能评定分主观症状评估和客观检查。主观症状评估按照日常生活中出现气短、气促症状采用 6 级制。客观检查介绍气体代谢指标和康复中的实际应用。

(一)呼吸功能障碍分级

常用的主观呼吸功能障碍程度分级法,即 6 级制,具体分级标准如表 3-11-7 所示。

表 3-11-7 主观呼吸功能障碍程度分级

分 级	主 观 症 状
0 级	有不同程度的肺气肿,但日常生活无影响,无气短
1 级	一般劳动时较一般人容易出现气短
2 级	平地步行无气短,速度较快或上楼、上坡时较同龄健康人容易出现气短
3 级	慢走 100 m 以内即有气短
4 级	讲话或穿衣等轻微活动时气短
5 级	安静时气短,无法平卧

(二)肺容量测定

肺容量是指肺内容纳的气量,是呼吸道与肺泡的总容量,反映外呼吸的空间。在呼吸过程中,随着呼吸肌的运动,胸廓扩张和收缩,肺容量发生变化。肺容量及其组成如图 3-11-1 所示。肺容量具有静态解剖的意义,也为动态呼吸功能(如通气和换气)提供了基础。反映肺容量的指标大多数可用肺量计直接测定。

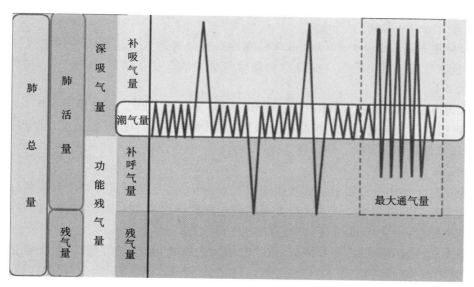

图 3-11-1 肺容量及其组成

1. 潮气量(tidal volume,TV) 在平静呼吸时,每次吸入或呼出的气量即为潮气量。潮气量受年龄、性别、体表面积、运动量、呼吸习惯及情绪等的影响,正常成人约为 500 mL。在平静呼吸时,用力吸气所能吸的气量。

2. 补吸气量(inspiratory reserve volume,IRV) 在平静呼吸时,用力吸气所能吸入的最大气量即为补吸气量。

3. 补呼气量(expiratory reserve volume,ERV) 在平静呼气后,用力呼气所能呼出的最大气量即为补呼气量。正常男性约为 910 mL，女性约为 560 mL。

4. 残气量（residual volume，RV）和功能残气量（functional residual capacity，FRC） 残气量是指深吸气后，肺内剩余的气量。其作用是稳定肺泡气体分压，防止肺萎陷。而功能残气量则是平静呼气后肺内所含的气量，由残气量和补呼气量构成。两者均不能直接测得，两者增加见于肺气肿，两者减少见于弥漫性肺间质纤维化等疾病。

5. 深吸气量（inspiratory capacity，IC） 在平静吸气末，用力吸气所能吸入的气量即为深吸气量。它由潮气量和补吸气量构成，正常男性约为 2600 mL，女性约为 1900 mL。

6. 肺活量（vital capacity，VC） 肺活量指深吸气后最大呼气时所能呼出的气量，为潮气量、补吸气量和补呼气量之和。正常男性约为 3470 mL，女性约为 2440 mL。肺活量与性别、年龄、胸廓结构、呼吸肌强度、职业等因素均有关系，个体差异较大，故临床判断时均以实测值占预计值的百分比作为衡量指标。

当肺活量占预计值的百分比不小于 80% 时为正常，60%～79% 时为轻度降低，40%～59% 时为中度降低，小于 40% 时为重度降低。

引起肺活量降低的常见疾病有以下几种：①限制性通气功能障碍，如弥漫性肺间质纤维化、肺淤血、肺不张、胸廓畸形、膈神经麻痹等；②阻塞性通气功能障碍，如慢性阻塞性肺气肿、支气管哮喘、支气管肺癌等。

7. 肺总量（total lung capacity，TLC） 肺总量是指深吸气后肺内所含的总气量，由肺活量和残气量构成。

（三）肺通气功能测定

肺通气功能是指在单位时间内随呼吸运动进出肺的气量和流速，又称动态肺容积。进入肺的气量，部分停留在呼吸道内不参与气体交换，称为无效腔（VD）气或死腔气；部分进入肺泡参与气体交换，称为肺泡通气量。

1. 每分钟通气量（minute ventilation，VE）测定 每分钟通气量是指每分钟出入肺的气体总量，即潮气量与呼吸频率的乘积。在静息状态时每分钟通气量正常值为 5～8 L，男性约为 6.6 L，女性约为 5 L。

2. 最大通气量（maximal voluntary ventilation，MVV）测定 最大通气量是指在 1 min 内以最深、最快的呼吸所得到的通气量。测试时让被评估者取立位，先平静呼吸数次，以取得平稳的潮气量，然后让其做最深、最快的呼吸，连续 15 s，将 15 s 内呼出或吸入的气量乘以 4，即为每分钟最大通气量。

最大通气量是临床上常用的通气功能障碍判定指标，受呼吸肌肌力和体力强弱，以及胸廓、呼吸道及肺组织病变的影响。正常人最大通气量应在预计值的 80% 及以上，60%～79% 为轻度降低，40%～59% 为中度降低，小于 40% 为重度降低。

引起最大通气量降低的常见原因如下：①气道阻力增加，如支气管哮喘、慢性阻塞性肺疾病等；②胸部畸形或神经肌肉病变，如脊柱后侧凸、膈肌麻痹等；③肺组织病变，如肺间质病变、肺水肿等。

3. 用力肺活量（forced vital capacity，FVC）测定 用力肺活量是深吸气后以最大、最快速度所能呼出的气量。正常人 FVC 约等于 VC，通气阻塞时，FVC＞VC。根据 FVC 描记曲线可计算出第 1、第 2、第 3 秒所呼出的气量及其各占 FVC 的百分比，正常值分别为 83%、96%、99%。临床上常用第 1 秒用力呼气率（FEV_1/FVC 值）作为判定指标，其正常值应大于 80%。阻塞性肺疾病 FEV_1/FVC 值减小，曲线坡度平坦，而限制性肺疾病 FEV_1/FVC 值正常或较高，曲线陡峭，FVC 通常提前完成（图 3-11-2）。

4. 每分钟肺泡通气量（minute alveolar ventilation）测定 每分钟肺泡通气量是指每分钟进入

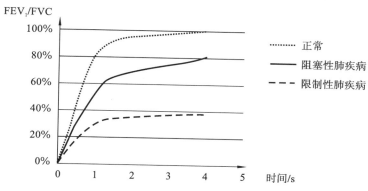

图 3-11-2　阻塞性肺疾病与限制性肺疾病的用力肺活量

呼吸性细支气管及肺泡的气量,只有这部分气体才能参与气体交换。正常人潮气量为 500 mL,其中在呼吸性细支气管以上气道中的气体不参与气体交换,称为解剖无效腔气即死腔气,约为 150 mL;进入肺泡中的气体,若无相应肺泡毛细血管血流与其进行气体交换,也会产生死腔效应,称为肺泡无效腔;肺泡无效腔与解剖无效腔合称为生理无效腔。呼吸越浅快,无效腔气占潮气量的比例越大,呼吸的通气效率越低,故浅快呼吸的通气效率较深慢呼吸的通气效率低。

（四）小气道功能评定

小气道一般指内径不超过 2 mm 的细支气管、终末细支气管、呼吸性细支气管。小气道平滑肌组织相对丰富,通过平滑肌的收缩,可控制气体流量,调节通气与血流比例;小气道总横截面积增大,可使阻力减小,气流以层流为主,有利于气体的肺内分布。小气道发生病变时,临床上常缺乏相应的症状和体征,常规肺功能检查也很难敏感地反映出小气道阻力的异常,于是近年来出现了针对小气道疾病早期诊断的检查手段。

1. 最大呼气流量-容积曲线（MEFV 曲线或 V-V 曲线）　这是检查小气道功能和判定疗效常用的方法之一,优点为操作简便,重复性强。临床上常用肺活量在 75%、50% 和 25% 时的瞬时最大呼气流量（V_{max50} 和 V_{max25}）作为检测小气道阻力的指标。如 V_{max50} 和 V_{max25} 低于预计值的 80%,$V_{max50}/V_{max25} < 2.5$,即表示小气道功能障碍。

2. 最大呼气中期流量（MMEF）测定　用力呼出气量在 25%～75% 的平均流量,可较好地反映气道阻力情况。MMEF 主要受小气道直径的影响,流量下降反映小气道有气流阻塞,在轻度小气道病变或肺组织弹性下降的早期即可表现出异常。

3. 阻力测定　气道阻力与气道半径的四次方成反比,第 10 级以后的小气道由于分支倍增,气道总横截面积明显增加,阻力逐渐减小。因小气道阻力只占气道总阻力的 15%,所以早期的小气道病变很难查出,除非存在严重而广泛的病变。

（五）气体代谢测定

运动气体代谢测定是通过呼气、吸气分析,推算体内气体代谢情况的一种检测方法。该方法具有无创、可反复、可动态观察的特点,在康复评定中应用价值较大。

1. 摄氧量（VO_2）　摄氧量又称耗氧量、吸氧量,是指在肺换气过程中,由肺泡腔扩散入毛细血管,并供给人体实际消耗或利用的氧量,即人体吸收或消耗氧的数量。它是反映机体能量消耗和运动强度的指标,也可反映机体摄取、利用氧的能力。以 $mL/(kg \cdot min)$ 作为单位。

2. 最大摄氧量（$VO_{2 \cdot max}$）　最大摄氧量又称最大耗氧量、最大吸氧量或最大有氧能力,是指运动强度达到最大时机体所摄取并供组织细胞消耗的最大氧量,是综合反映心肺功能状况和最大有氧运动能力的最好生理指标。正常人最大摄氧量取决于心排出量、动静脉氧分压差,即 $VO_{2 \cdot max} = 心排出量 \times (动脉氧分压 - 静脉氧分压)$。该指标在康复治疗中用于评估患者的运动

知识链接

耐力制订运动处方和评估疗效。

3. 无氧阈 无氧阈(anaerobic threshold,AT)是指人体在逐级递增负荷运动中有氧代谢已不能满足运动肌肉的能量需求,开始大量动用无氧代谢功能的临界点。无氧阈相当于一般人心率在 140~150 次/分或最大摄氧量 50%~60% 的运动强度。AT 是反映心肺功能、运动耐力和机体利用氧能力的良好指标。AT 的高低对判断被评估者的耐力运动能力有重要价值。AT 较高者具有较强的耐力运动能力。一般认为心血管疾病患者的运动训练可以控制在 AT 水平或 AT 水平以下,以避免发生心血管意外。

能力检测

一、单项选择题

1. 靶心率是指(   )。
A. 最高运动强度时的心率
B. 最适合运动强度时的心率
C. 亚极量负荷时的心率
D. 按年龄计算的最高心率
E. 运动终止后 5 min 时的心率

2. 应用被评估者年龄预测极量心率时,下列哪一项正确?(   )
A. 240—年龄　　B. 220—年龄　　C. 200—年龄　　D. 180—年龄　　E. 160—年龄

3. 适宜强度运动后的心率应为最高心率的(   )。
A. 35%~50%　　B. 50%~60%　　C. 70%~85%　　D. 85%~95%　　E. 95%~100%

4. 下列有关无氧阈的叙述,错误的是(   )。
A. 可以用乳酸值在运动时的变化来决定
B. 可以用气体分析时气体变数的变化来决定
C. 可以用无氧阈来估计再次最大运动时持续运动的能力
D. 在大于无氧阈的运动强度运动时,换气量会明显增加
E. 无氧阈值时,VE/VCO_2 增大,但 VE/VO_2 尚未增大

5. 关于肺功能检查的说明,以下哪项是错误的?(   )
A. 全肺气量是肺活量与残气量之和
B. 最大吸气量是吸气储备量与一次换气量之和
C. 功能性残气量是呼气预备量与残气量之和
D. 残气量不受增龄的影响
E. 功能性残气量占通常全肺气量的 40%

6. 健康人的无氧阈一般为最大摄氧量的(   )。
A. 40%~50%　　B. 50%~60%　　C. 60%~70%　　D. 70%~80%　　E. 80%~90%

7. 心脏射血储备量是安静时的(   )。
A. 1~2 倍　　B. 3~4 倍　　C. 4~5 倍　　D. 7~8 倍　　E. 9~10 倍

8. 2 个代谢当量的耗氧量数值为(   )。
A. 3.5 mL/(kg·min)　　B. 7 mL/(kg·min)　　C. 10.5 mL/(kg·min)
D. 14 mL/(kg·min)　　E. 17.5 mL/(kg·min)

9. 下列哪项不是活动平板运动试验阳性评定标准?(   )
A. 运动中出现典型心绞痛
B. 运动中心电图出现 ST 段下降≥0.1 mV,并持续 2 min
C. 运动后 2 min 内心电图出现 ST 段下移≥0.1 mV,并持续 2 min

D. 运动中收缩期血压下降

E. 以上都不是

二、名词解释

1. 运动试验方案

2. 靶心率

三、简答题

1. 简述心电运动试验的应用范围。

2. 试述运动试验的注意事项。

3. 运动试验终止的标准有哪些？

（卢健敏）

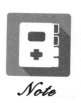

第四章　特殊评定技术

第一节　疼痛的评定技术

本节PPT

案例解析

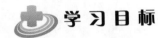

学习目标

【知识目标】

1.掌握疼痛的定义。

2.熟悉疼痛的分类。

【能力目标】

能正确为患者实施疼痛的评定。

案例引导

　　案例:患者刘某,女,57岁,因右臀部胀痛2年,腰骶部伴右小腿外侧麻胀痛8个月,加重20天入院。患者2年前无明显诱因出现右侧臀部胀痛,无腰痛及放射痛,到当地医院就诊。MR提示右侧$L_4 \sim L_5$椎间盘突出。现患者右腰痛扭转不利且活动后加重,不能独立下床活动,疼痛无法忍受求诊。入院查体:腰部活动严重受限,直腿抬高试验(＋),腰侧弯试验(＋),跟腱反射左(＋＋)、右(－),右下肢肌力明显下降。为此,患者工作和日常生活受到很大影响。

　　问题:请对该患者进行疼痛评定。

　　疼痛感是躯体感觉、情绪、认知及与其他因素有关的一种主观感受。国际疼痛研究协会对疼痛进行了如下定义:疼痛是实质或潜在的组织损伤所引起的一种不愉快的感觉和情绪。疼痛总是主观的,伴有不愉快感,因此也是一种情绪感受。

一、疼痛的分类

　　疼痛是复杂的,包括感觉、知觉和情感上的体验。鉴于疼痛的复杂性,其分类方法很多,常用的分类方法是根据疼痛的持续时间和发生机制进行分类。

(一) 根据疼痛的持续时间分类

1.急性疼痛　　急性疼痛存在明确的伤害性刺激,如皮肤、深部组织、内脏疾病和/或损伤所致

Note

的疼痛。由于疾病、损伤的自限性特点，急性疼痛及其伴随反应通常在数天或数周内消失，普遍可以接受的急性疼痛的时间标准为不超过 30 天，但如未接受正规治疗或治疗不当，则会引起疼痛的持续存在，发展为亚急性或慢性疼痛。

2. 慢性疼痛　慢性疼痛是一种持续的病理过程，通常超过急性疾病的一般病程，或超过一次损伤愈合所需的正常时间的持续疼痛都可认为是慢性疼痛。普遍可以接受的慢性疼痛的时间标准是 6 个月以上。对于慢性疼痛的确定，更重要的是它已不像急性疼痛那样是疾病的一个症状，而是本身已成为一种疾病，导致患者出现躯体功能障碍、心理障碍、治疗障碍等问题。

3. 亚急性疼痛　亚急性疼痛持续时间介于急性疼痛和慢性疼痛之间，可进一步以急性疼痛产生后的第 100 天为界，接受充分的治疗尚可使患者基本恢复正常，若超过 100 天，大部分患者虽然可恢复部分缺失的功能，但不会完全恢复或仍会存在不适感。

4. 再发性急性疼痛　再发性急性疼痛为一种间隔较长一段时间后再度发作的"孤立"的疼痛模式，它是不连续的急性发作的再现，在数月或数年中数次有限地发作。头痛、脊柱退行性椎间盘疾病和关节疾病，即为典型的再发性急性疼痛。

（二）根据疼痛的发生机制分类

1. 中枢性疼痛　中枢性疼痛多由中枢神经系统疾病或截肢后神经通路被阻断所致，如丘脑综合征、截肢术后的幻肢痛等。

2. 外周性疼痛　外周性疼痛即伤害性疼痛，包括内脏痛和躯体痛两类。内脏痛是由内脏疾病引起，如胆囊炎，胆结石、肾结石、消化性溃疡、冠心病、癌症等所致疼痛；躯体痛包括深部肌、骨、关节、结缔组织疼痛等，以及浅部的各种皮肤疼痛等。

3. 心因性疼痛　心因性疼痛如癔症性疼痛、精神病性疼痛等。

二、疼痛的评定技术

（一）评定技术分类

1. 直接法　直接法是依据刺激-反应的原则，直接给患者某种致痛性刺激，观察刺激达到何种强度或持续作用时间，患者才首次报告疼痛反应，即痛阈测定；刺激的强度继续增大，持续时间继续延长，当患者不能忍受时，即耐痛阈测定；或随机地投以不同强度的刺激，让患者分辨疼痛强度的评定方法。直接法如压力、温度、电流测痛法等。

这类方法多用于研究患者接受某些镇痛药物或治疗方法前后，患者痛阈、耐痛阈、痛分辨能力或对疼痛反应态度的变化，以观察药物或治疗方法对患者疼痛反应的影响。

2. 间接法　间接法是不对患者施加任何致痛性刺激，让患者自己描述或评定现有疼痛的性质和程度的方法。可给出一系列描述疼痛性质的词；给出一条有不同严重程度等级的标尺；给出或简或繁的疼痛严重等级，让患者结合自己的状况选出最切合自己疼痛现状的一类方法。间接法有问卷法、视觉模拟评分法、口述描绘评分法等。这种方法多用于评定患者现存的、难以用仪器客观地反映出来的病理性疼痛。

（二）对疼痛评定方法的要求

1. 对直接法的要求　①所选用的刺激有可能引起明确的痛；②对组织的损伤应小到不影响短期内的重复测定，如温度太高，首次测定后皮肤留下充血、水肿即不利于数十分钟后再测；③刺激强度应能以物理单位计量，而且刺激强度与疼痛反应大小应有线性的相关；④能在同一个体或不同个体上多次重复使用。

2. 对间接法的要求　由于间接法基本靠患者自评，故必须向患者讲明评定的方法、目的和意义，让患者尽可能客观、准确地反映自己的情况。在测定工具上，问卷法应经过信度和效度的检验，对于分级标准应有足够的灵敏度。

知识链接

（三）间接法

临床上常用的方法仍以间接法为主，下面重点予以介绍。

1. 视觉模拟评分法 视觉模拟评分法（VAS）是一种简便、有效的测量方法，是目前临床上最为常用的疼痛评定方法。通过这种方法可获得疼痛的快速指标，并设计了数量值。VAS 通常采用 10 cm 长的直线段，两端分别标示为"无痛(0)"和"最严重的疼痛(10)"（或类似的描述语）（图 4-1-1），患者根据自己所感受的疼痛程度，在直线上某一点做一个记号，以表示疼痛的强度及心理上的冲击。从起点至记号处的距离长度也就是疼痛的量。

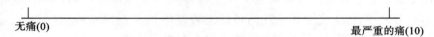

无痛(0)　　　　　　　　　　　　　　　　　　最严重的痛(10)

图 4-1-1　视觉模拟评分法

2. 口述描绘评分法 口述描绘评分法（VRS）是一种评价疼痛强度和变化的方法，该方法采用形容词来描述疼痛的强度。这里用 6 点口述分级评分，这些词通常按从疼痛最弱到最强的顺序排列（图 4-1-2），最轻程度疼痛的描述常被评估为 0 分，以后每级增加 1 分，因此每个形容疼痛的形容词都有相应的评分，以便于定量分析疼痛。这样，患者的总疼痛程度评分就是最适合其疼痛水平有关的形容词所代表的数字。

0	1	2	3	4	5
无痛	轻度痛	中度痛	重度痛	剧烈痛	极痛

图 4-1-2　口述描绘评分法

3. 数字评分法 数字评分法（NRS）常用于测定疼痛的强度。此方法要求患者用 0 到 10 共 11 个点中的某一点来描述疼痛的强度。0 表示无痛，疼痛加强时增加点数，10 表示最剧烈的疼痛（图 4-1-3）。数字评分法是临床上比较简单、较常使用的测量主观疼痛的方法，容易被患者理解和接受，可以口述也可以记录，结果较为可靠。

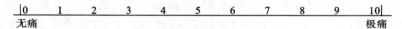

0	1	2	3	4	5	6	7	8	9	10
无痛										极痛

图 4-1-3　数字评分法

4. 简式 McGill 疼痛问卷 简式 McGill 疼痛问卷（SF-MPQ）（表 4-1-1）是在 McGill 疼痛问卷的基础上，从疼痛的生理感受、情感因素和认识成分等方面通过提问的方式，评估疼痛的严重程度等。适用于对疼痛特性进行评定和存在疼痛心理问题者，这种问卷具有简便、快速的特点。SF-MPQ 是一种敏感、可靠的疼痛评价方法。该问卷由 11 个感觉项和 4 个情感项对疼痛的描述词，以及 VAS 和 PPI 组成。所有描述词用 0 分、1 分、2 分、3 分分别表示"无""轻""中""重"的不同程度。由于可以分类求出 PRI 或总的 PRI，SF-MPQ 适用于检测时间有限而同时又要获得其他疼痛强度信息等时。

表 4-1-1　简式 McGill 疼痛问卷

Ⅰ.疼痛分级指数（PRI）评定

疼痛性质	疼痛程度			
A　感觉项	无	轻	中	重
跳痛	0	1	2	3
刺痛	0	1	2	3
刀割痛	0	1	2	3

续表

锐痛	0	1	2	3
痉挛牵扯痛	0	1	2	3
绞痛	0	1	2	3
热灼痛	0	1	2	3
持续固定痛	0	1	2	3
胀痛	0	1	2	3
触痛	0	1	2	3
撕裂痛	0	1	2	3

B 情感项

软弱无力	0	1	2	3
厌烦	0	1	2	3
害怕	0	1	2	3
受罪、惩罚感	0	1	2	3

感觉项总分：_____分　　　情感项总分：_____分

Ⅱ. 视觉模拟评分法（VAS）

无痛(0)　　　　　　　　　　　　　　　　　　　最严重的痛(10)

VAS：____分

Ⅲ. 现有痛强度评定（PPI）

0—无痛　　1—轻度不适　　2—不适　　3—难受　　4—可怕的痛　　5—极为痛苦

PPI：____分

评定时先向被评定者说明填表目的，然后分项目进行。进行表 4-1-1 中的Ⅰ项时，由评定者逐项提问，并根据被评定者回答的疼痛程度，将相应的级别做记号，如无该类痛，均记为 0 级。

进行表 4-1-1 中的Ⅱ项时，图中线段长应为 10 cm，并按 1 cm 定出刻度，让被评定者用笔根据自己的疼痛程度在线段上画出相应的点，不求十分准确，以能反映患者自觉的疼痛程度为准。

进行表 4-1-1 中的Ⅲ项时，根据被评定者主观感受，在相应分值上做记号。

在Ⅰ项中，将感觉项所有评分相加，得到感觉项总分填于表中；将情感项所有评分相加，得到情感项总分填于表中。

总评时，PRI 感觉项和情感项总分越高，表示疼痛越严重；VAS 的点越靠近 10，表示疼痛越严重；同样 PPI 分值越高，亦表示疼痛越严重。据此，可将疼痛这种主观感受用相对客观的方法记录下来。治疗前、中、后测定，可以看出疼痛症状的变化。

（四）直接法

1. 压力测痛法　此法是用特制的压痛计评定从体表可以检出的压痛的方法。压力测痛是给予外力，听取被评定者的反应，根据给予压力强度及反应剧烈程度，以判断疼痛的性质与程度。压力测痛计给出压力定量，达到一定强度至被评定者出现疼痛反应为痛阈。继续加力至不可耐受时为耐痛阈。压力测痛法主要适用于肌肉系统疾病疼痛评测。

2. 肢体缺血性痛测定法　此法较适合躯体缺血性痛的评定，是用袖带式血压计将气囊打到收缩压水平稍上，维持压力不变，让被评定者反复缓缓用力握握力计到被评定者本人最大握力的50%，直到出现臂痛和不能忍受的痛为止。

记录下列时间：①出现相当于患者本身现有痛感时的时间（s）（从气袖充气时开始计算）——临床痛水平；②出现患者最大耐受痛的时间（s）——最大耐痛量。评出止血带测痛评分，该分＝①/②×100%，评分越高，表示疼痛越重，根据该分在治疗前、中、后的变化，可评定治疗效果。

目前认为只要满足以下要求则具有参考价值：①时间计算从气袖充气时开始；②最大握力先行测定，每次保持握力计为最大握力的50%左右；③气袖充气的速度和握力计的速度保持恒定，所引起的痛与肢体缺血性痛相当。

3. 激光测痛法　这是热测痛法的新方式，利用一种激光测痛仪进行，该仪器精度达 0.1 ℃，且恒定，显著提高了热测痛的精度。

4. 电测痛法　电测痛法在直接法中是常用的。仪器常用恒流型低频脉冲电刺激器，波形采用方波。用电测痛法时，要注意的事项如下：①被测局部和副电极下的皮肤无破损或炎症；②所用方波的频率、波宽、占空系数、调制频率等一经选定即保持恒定，不能再变动，并且应常用示波器检测保证稳定；③主、副电极大小亦不能变动，每次用药或治疗测定均要求一致；④电网电压波动范围要求小于 5%；⑤测试前局部不应施用与试验无关的外用药或治疗。

5. 信号侦出理论法　信号侦出理论（SDT）又称感觉抉择理论，原是交通工程师提出的，目的是用数学方法描写接收者将信号从噪声中区别出来的能力。1974 年 Clark WC 将之用于疼痛评定上，成为目前公认的能将痛的感觉和态度经验分别定量的方法。

（五）其他疼痛评定方法

疼痛是康复医学科临床工作中最常见的临床主诉，早在 1983 年，美国疼痛协会就提倡将疼痛作为人体第五大生命体征。所以熟练掌握疼痛的评定方法，是临床工作的重要内容。由于疼痛的主观性和复杂的临床表现特点及适应人群的不同，疼痛临床评定的方法也是多种多样的。测量疼痛的方法总的来说包括三大类：自述评估法、生理评估法和行为评估法。其中，自述评估法仍然是临床工作中疼痛评定的金标准和首选方法。除了本书上面介绍的常用几种外，还有以下方法。

1. Wong-Banker 面部表情量表法（FPS-R）　该方法于 1990 年开始用于临床评估，是用 6 种面部表情从微笑、悲伤至痛苦哭泣的图画来表达疼痛的程度，是在面部表情疼痛量表（FPS）（7 个面部表情）基础上修订来的。疼痛评估时要求患者选择一张最能表达其疼痛的脸谱。最初此法只用于儿童的疼痛评估，但在临床实践中此法还适用于 3 岁以上没有特定的文化背景的患者。这种评估方法简单、直观、形象、易于掌握，且不需要任何附加设备，尤其适用于急性疼痛者、老年人、儿童、文化程度较低者、表达能力丧失者及认知功能障碍者。

2. 中国人癌痛评估工具（CCPAT）　1998 年香港理工大学钟慧仪博士研制出适合中国文化背景的多层面的疼痛评估工具——中国人癌痛评估工具。该工具包括身体功能、药物使用、心理社交、疼痛的信念、情绪及疼痛强度 6 大方面，一共 56 个指标，每个指标打分标准为 1～5 分，总分越高表示患者所受疼痛冲击越严重。

3. Prince-Aenry 评分法　Prince-Aenry 评分法主要用于开胸和腹部手术后疼痛强度的测定，虽比较敏感，但仅适用于 7 岁以上的患者，且受患者文化水平影响很大。

4. 颜色模拟评估法　颜色模拟评估法（CAS）是指应用 Eland 颜色计分表示疼痛，让患者用彩色笔在图案上标出疼痛的程度和部位。Bulloch 建议对急诊的儿科患者用面部表情量表法和颜色模拟评估法来评估疼痛。而 Gordon 等研究发现，与视觉模拟评分法和描述性评分法相比，烧伤患者更倾向于使用面部表情量表法和颜色模拟评估法来评估疼痛。

5. 儿童疼痛观察评分标准（POCIS）　此标准开展于荷兰阿姆斯特丹大学，应用于 1～4 岁儿

知识链接

Note

童,主要用于评估术后疼痛,短暂或长期疼痛、急性或慢性疼痛也可采用。儿童疼痛观察评分标准主要指标包括面部表情、哭闹情况、呼吸情况、紧张程度、手臂手指及腿和脚趾的紧张程度、觉醒程度。测定可在 1 min 内完成,但是对于慢性疼痛,患儿在疲劳时疼痛反应会减弱。

6.改良目的疼痛评分标准(MPOS)　此标准用于评价术后疼痛,适用于 2～11 岁的儿童,患儿家长可先完成疼痛评估,但评估得分经常大于医生评估得分。改良目的疼痛评分标准主要指标包括哭闹情况、活动情况、情绪、姿态、口头表达。

7.改良儿童疼痛行为评分标准(MBPS)　此标准用于常规操作所致儿童疼痛的测评,如计划免疫注射、肌内注射、腰椎穿刺、静脉输液等过程中引起的疼痛。在操作进行前应先评估一次作为基准。改良儿童疼痛行为评分标准主要指标包括面部表情、哭闹情况、行动情况。

8.急性疼痛评分标准(DAN)　此标准主要通过观察婴儿面部表情、肢体活动、口头表达(未插管和插管)的反应来判断疼痛程度,多用于新生儿疼痛评估。

9.东安大略儿童医院疼痛评分标准(CHEOPS)　此标准主要用于评价 1～5 岁患儿术后疼痛情况。东安大略儿童医院疼痛评分标准主要观察指标包括哭闹情况、面部表情、疼痛的口头表达、紧张程度、对于疼痛点的反应、腿部活动。

10. Riley 疼痛评分标准(RIPS)　此标准主要应用于评估无口头表达能力儿童的疼痛。主要观察指标包括面部表情、身体动作、睡眠状态、口头表达、可安慰程度、对活动或抚摸的反应。

11.新生儿疼痛评估量表(NIPS)　此量表由加拿大东安大略儿童医院制订,用于评估早产儿和足月儿操作性疼痛,如静脉穿刺等。新生儿疼痛评估量表包括面部表情、哭闹、呼吸类型、上肢、腿部和觉醒状态六项。

12.早产儿疼痛评分简表(PIPP)　此简表多用于对早产儿和足月儿的急性疼痛的评估。早产儿疼痛评分简表包括皱眉、挤眼、鼻唇沟 3 个行为指标;心率和血氧饱和度两个生理指标;行为状态、孕周两个相关指标。

13. CRIES 量表　此量表用于评估 32 孕周以上新生儿的术后疼痛,以哭、需吸氧以使 SaO_2 达到 95% 以上、生命体征(心率和血压)上升、表情、失眠 5 个指标为观察项目,并通过这些项目评定疼痛。

14.新生儿面部编码系统(NFCS)　此系统用于评估早产儿和新生儿的疼痛,为可靠、有效的新生儿疼痛评估方法。NFCS 有 10 个指标,即皱眉、挤眼、鼻唇沟加深、张口、嘴垂直伸展、嘴水平伸展、舌呈杯状、下颌颤动、嘴呈"O"形、伸舌(只用于评估早产儿)。

15. CHIPPS 量表　此量表由哭声、面部表情、躯干姿势、下肢姿势、躁动不安 5 个行为指标构成,适用于术后疼痛评估。

以上评估方法都要求评定者受过严格训练,不同评定者对同一观测指标的观测结果要有良好的一致性,方能保证评估结果的可信度和结果的准确性。

能 力 检 测

一、单项选择题

1.下列疼痛的概念描述错误的是(　　)。

A.疼痛是由真正潜在组织损伤而引起的

B.疼痛是机体对有害刺激的一种保护性的防御反应

C.痛总是客观存在的,与主观感受无关

D.疼痛反应包括血压升高、心率加快以及出汗等

E.躯体不适或不舒服的感受

2.用给予压力强度及反应剧烈程度来判断疼痛程度的方法是(　　)。

参考答案

Note

A. 视觉模拟评分法   B. 压力测痛法

C. 简式 McGill 疼痛问卷   D. 世界卫生组织疼痛分级

E. 目测类比法

3. 急性疼痛的时间标准通常为小于（   ）。

A. 1 天   B. 2 天   C. 3 天   D. 6 个月   E. 7 天

4. 简式 McGill 疼痛问卷包含多少个对疼痛的感觉项和情感项描述词？（   ）

A. 11 个感觉项和 4 个情感项   B. 4 个感觉项和 11 个情感项

C. 10 个感觉项和 4 个情感项   D. 4 个感觉项和 10 个情感项

E. 15 个感觉项和 4 个情感项

二、简答题

1. 简述疼痛的分类方法。

2. 简述视觉模拟评分法的检查方法。

3. 简述口述描绘评分法的检查方法。

（孟晓旭）

第二节 骨科特殊检查技术

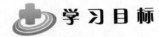

学习目标

【知识目标】

1. 掌握颈项、躯干、上肢与下肢骨关节特殊检查结果的诊断意义。

2. 熟悉颈项、躯干、上肢与下肢骨关节特殊检查相关神经、骨骼、肌肉知识。

3. 熟悉常见特殊检查的注意事项。

【能力目标】

1. 能运用特殊检查方法对患者颈项、上肢常见的骨关节疾病进行康复评定。

2. 能正确实施颈项、上肢骨科特殊检查技术。

3. 能运用相应的特殊检查方法对骨盆、下肢常见骨关节疾病进行康复评定。

4. 能正确实施躯干、下肢骨科特殊检查技术。

案例引导

案例：患者刘某，男，50 岁，产品设计师，长期使用计算机。近十天来，常感觉头晕，有时恶心，颈项酸胀疼痛。患者无明显外伤史，血压正常。

问题：1. 患者可能存在什么问题？

           2. 可以使用哪些特殊检查对患者进行评估？

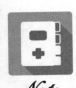

一、骨科特殊检查的解剖学基础

（一）颈项解剖知识

1. 颈椎的解剖特点　颈椎位于人体脊柱的上段,由 7 块颈椎骨借软组织、韧带和关节连结而成,是脊椎中体积最小、活动量最大、最灵活的椎节。颈椎的横突短而宽,横突的中央有一圆形的孔,称横突孔,除较小的第 7 颈椎的横突孔外,其他颈椎的横突孔都有椎动脉、椎静脉丛和交感神经丛通过。颈椎解剖图如图 4-2-1 所示。

第 1 颈椎又名寰椎,呈环形,无椎体、棘突和关节突,由前弓、后弓和侧块构成。第 2 颈椎又名枢椎,椎体向上伸出一指状突起,称为齿突,与寰椎齿突凹相关联形成寰枢关节。

第 3～7 颈椎体上面两侧缘向上突起称为钩突,与相邻椎体下面侧方的斜坡形成钩椎关节。此关节构成椎间孔前壁,其外侧与椎动脉毗邻,故椎间盘突出伴钩椎关节骨赘时可挤压神经根或椎动脉而出现相应的临床症状。

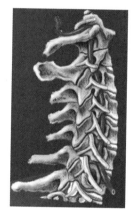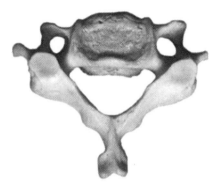

图 4-2-1　颈椎解剖图

2. 颈椎骨间的连结　相邻颈椎椎体之间借关节、椎间盘、前纵韧带和后纵韧带紧密连结。椎间盘位于相邻椎体之间,前、后纵韧带分别位于椎体的前、后方。相邻椎骨的上、下关节突构成关节突关节,由薄而松弛的关节囊韧带连结,其内有滑膜。棘突之间有棘间韧带和棘上韧带,使之相互连结。颈椎骨间的连结既有保护和支持颈椎及脊髓的作用,又能使颈椎自如地做前屈、后伸、侧屈和旋转运动。

椎间盘由纤维环、髓核和透明软骨组成。寰椎与枢椎之间无椎间盘,自第 2 颈椎起,两个相邻的椎体之间都有椎间盘。椎间盘富有弹性,因此相邻椎体间有一定限度的活动,能使其下部椎体所承受的压力均等,起到缓冲外力的作用,并减轻由足部传来的外力,使头颅免受震荡。随年龄增长,髓核含水量逐渐下降,髓核无神经和血管,依靠淋巴液渗透软骨终板和纤维环供应营养,因而损伤后无修复能力。椎间盘结构如图 4-2-2 所示。

3. 脊髓及神经根　椎骨的椎体和椎弓围成一孔,称为椎间孔,第 2～4 颈椎间孔前壁均由上位椎体的下部、椎间盘和下位椎体的椎体钩组成,后壁为上关节突,上、下壁分别由相邻椎骨的椎弓根构成。椎间孔内有神经根、椎间静脉和脂肪。颈神经在椎间孔内,前方与椎间盘和椎体相邻,后方为关节突关节和韧带。

颈椎管横断面近似三角形,横径大于矢径。先天性或发育性颈椎椎管狭窄者,脊髓容易受挤压。颈椎管的内容物主要有脊髓颈段及其被膜、硬膜囊、硬膜外腔及其内的结缔组织和椎内静脉丛、蛛网膜下腔及其内的脑脊液。颈膨大是脊髓最粗大的部分,是臂丛神经($C_5 \sim T_1$)发出的部位。

Note

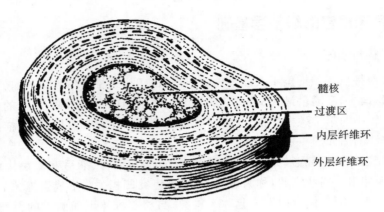

髓核
过渡区
内层纤维环
外层纤维环

图 4-2-2　椎间盘结构

4. 椎动脉与颈部交感神经　椎动脉发自锁骨下动脉,自第 6 颈椎横突孔穿入,跨经上位 6 个颈椎横突孔上行,位于颈椎钩椎关节的外方。自寰椎横突孔穿出后,绕过寰椎侧块后方,跨过寰椎后弓的椎动脉沟,转向上经枕骨大孔进入颅腔。头部旋转时椎动脉可扭曲变形而影响血流速度。

颈部有 2 个交感神经干,位于颈椎前外方、颈动脉鞘后方、椎前筋膜的深侧,每侧有 3～4 个颈神经节。其节前纤维与 $C_5～T_1$ 神经根相伴离开脊髓,其节后纤维随颈神经分布至咽喉、上肢动脉、颈外动脉、颈内动脉和椎动脉,分布至头颈部和上胸部的汗腺、瞳孔括约肌、眼睑平滑肌、内耳和心脏等组织,另有脊髓脑膜返回神经,又称窦椎神经,分布至硬脊膜、后纵韧带、小关节和关节囊。当交感神经受刺激或受压迫时,以上部位可产生相应的症状。颈下神经节常与第 1 胸神经(T_1)节合并形成星状神经节。

(二) 腰骶部解剖知识

腰骶区是由脊柱腰骶段及周围软组织所组成的区域,维持人体正常的活动度及稳定性。脊柱腰骶段由 5 块腰椎、1 块骶椎、1 块尾椎通过韧带、椎间关节和椎间盘连接而成。

1. 腰骶椎解剖特点　腰椎位于活动度较小的胸椎和骶骨之间,是躯干活动的枢纽。腰椎椎体较颈椎和胸椎大而厚,主要由松质骨组成,外层的密质骨较薄。椎体呈横肾形,上、下面平坦,周缘有环形的骺环,环中骨面粗糙,为骺软骨板的附着处;前面较后面略凹陷。椎弓根粗大,椎骨上切迹较浅,椎骨下切迹宽而深,椎弓板较胸椎宽短而厚。椎孔呈三角形、椭圆形、近三叶草形或三叶草形。棘突为长方形的扁骨板,水平伸向后,上、下缘略肥厚,后缘钝圆呈梨形,关节突呈矢状位。

骶骨由 5 块骶椎融合而成,呈三角形,两侧与左右髋骨形成关节,组成骨盆。骶骨前面有 4 条横线,是各骶椎融合的痕迹,横线两侧有 4 对骶前孔,内通骶管,有骶神经前支及血管通过。骶骨后面隆凸而粗糙,中线处有棘突融合而成的骶中嵴。此嵴下端的三角形裂孔为骶管裂孔。骶中嵴外侧有一系列由关节突融合而成的骶关节嵴,下端为骶角,骶角位于骶管裂孔的两侧。骶关节嵴外侧有 4 对骶后孔,有骶神经后支和血管通过。骶后孔的外侧有横突融合而成的骶外侧嵴。

2. 腰椎间盘解剖特点　腰椎间盘有 5 个,即 $L_1～L_2$、$L_2～L_3$、$L_3～L_4$、$L_4～L_5$、$L_5～S_1$。腰椎间盘由纤维环和髓核以及软骨终板组成,纤维环由坚韧的纤维组织环绕而成。髓核在腰部位于椎间盘中心的稍后方,呈半透明的凝胶状,主要由软骨基质和胶原纤维组成。腰椎间盘与其周围组织(如脊神经)有紧密的联系,腰椎间盘突出或退行性变可刺激周围组织而引起病理变化,导致腰痛。

3. 腰椎关节突关节解剖特点　关节突关节又称椎间关节或小关节,是由相邻位椎骨的上、下关节突构成的关节,属滑膜关节,可做一定范围的活动。腰部椎间关节破坏,可引起腰椎不稳和腰痛。关节突关节增生肥大,可使椎间孔相对变小而压迫脊神经,引起腰痛及下肢放射痛。

4.腰部脊柱韧带　腰部脊柱韧带主要有前纵韧带、后纵韧带、黄韧带、棘间韧带、棘上韧带、横突间韧带及脊柱和骨盆间的韧带。前纵韧带和后纵韧带在腰部最为发达,在腰部伸屈运动中起到很大作用。

5.腰段脊柱筋膜和肌肉特点　胸腰筋膜是覆盖于躯干背侧肌肉上的一层致密结缔组织,在骨盆和第12肋间分为前、中、后三层。胸腰筋膜对腰、骨盆的功能起重要作用,背阔肌、腰大肌、腹横肌和内斜肌可收紧胸腰筋膜,稳定腰区的脊柱和骨盆。

竖脊肌(骶棘肌)为一纵行肌群,位于脊柱棘突和肋角之间的沟内,由棘肌、最长肌和髂肋肌三部分组成,有维持脊柱直立的作用。腰大肌位于腰椎椎体和横突之间,起自第12胸椎和第1～4腰椎椎体的侧面、椎间盘、横突根和拱过腰动脉的腱弓,肌纤维向下外与髂肌共同组成坚强的髂腰肌腱,经腹股沟韧带的肌腔隙入股,止于股骨小转子。腰方肌位于腰大肌的外侧,呈方形,起于髂腰韧带及毗连的髂嵴与下2～3个腰椎横突尖,向上内止于第12肋骨下缘。

二、颈项部特殊检查

（一）臂丛神经牵拉试验（Eaten 试验）

1.操作方法　被检查者取坐位,颈部前屈,检查者一只手置于被检查者头部的一侧,另一只手握住同侧上肢的腕部,呈反方向牵拉,见图4-2-3。若在牵拉的同时迫使上肢做内旋动作,则成为 Eaten 加强试验。

2.症状表现　正常人检查时上肢无疼痛、麻木感觉。如被检查者感觉该侧上肢疼痛、麻木,则为阳性。阳性多见于神经根型颈椎病或臂丛神经损伤等。

（二）椎间孔分离试验

1.操作方法　被检查者取坐位或仰卧位,检查者双手抱住被检查者头部向上牵引。

2.症状表现　正常人无任何改变。如被检查者感觉颈肩痛、头晕、上肢疼痛麻木等症状减轻,则为阳性。阳性多见于神经根型颈椎病。

（三）椎间孔挤压试验

1.操作方法　被检查者取坐位,头部微向一侧侧屈,检查者位于被检查者后方,将手按于被检查者头部向下施加压力,见图4-2-4。

2.症状表现　正常人无任何改变。如被检查者感觉该侧上肢放射性疼痛,则为阳性。阳性多见于神经根型颈椎病。

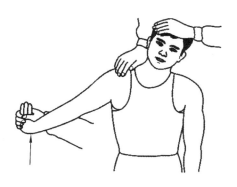

图 4-2-3　臂丛神经牵拉试验

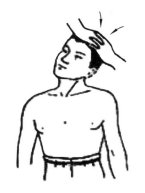

图 4-2-4　椎间孔挤压试验

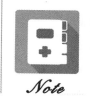

（四）椎动脉压迫试验

1.操作方法　被检查者取坐位,检查者一只手扶住被检查者头顶,另一只手扶其后颈部,使被检查者头向后仰并向左（右）侧旋转 45°,约停 15 s。

2.症状表现　正常人无任何改变。如被检查者出现头晕症状,则为阳性。阳性多见于椎动脉供血受阻的椎动脉型颈椎病。

（五）转身看物试验

1.操作方法　被检查者取坐位或站位,检查者嘱被检查者转头看自己的肩部或身旁某物。

2.症状表现　正常人无任何改变。如被检查者出现不能转头而需要转动全身方能完成这一动作,则为阳性。阳性多见于落枕、颈部肌肉损伤等颈部转动受限者。

三、上肢部特殊检查

（一）肱二头肌长头紧张试验

1.操作方法　被检查者屈曲肘关节,检查者一只手握住被检查者肘部,另一只手握住其腕部,在被检查者抵抗的情况下,外旋其臂部,同时向下拉肘部。

2.症状表现　正常人肱二头肌腱结节间沟处无不适（阴性）。如被检查者出现肱二头肌腱结节间沟处疼痛,则为阳性。阳性多见于肱二头肌长头腱鞘炎。

（二）搭肩试验（Dugas 征）

1.操作方法　被检查者屈曲肘关节,检查者要求被检查者将手搭于自己对侧肩上,见图4-2-5。

2.症状表现　正常人手能搭到对侧肩部,且肘部能贴近胸壁。若被检查者手能搭到对侧肩部,肘部不能靠近胸壁;或肘部能靠近胸壁,手不能搭到对侧肩部,则为阳性。阳性多见于肩关节脱位。

（三）肩外展试验

1.操作方法　被检查者取站立位,检查者立于其前侧方,双手分别按在其双肩上,触诊肩胛骨的代偿活动。然后,被检查者从中立位开始主动外展运动至上举过头,见图 4-2-6。

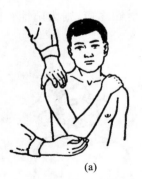
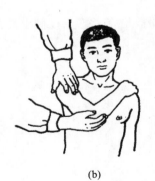

(a)　　　　　　　　　(b)

图 4-2-5　搭肩试验

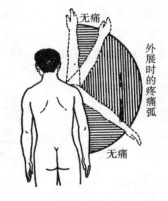

图 4-2-6　肩外展试验

2.症状表现　正常人能自如完成这一活动。如被检查者在外展过程中肩部疼痛,肩外展活动停止,则为阳性。

（1）刚开始外展即疼痛,多见于肱骨骨折、锁骨骨折、肩关节脱位、肩关节炎等。

（2）开始外展时无疼痛,但外展越接近 90°越疼痛,多见肩关节粘连。

（3）外展过程中有疼痛,但上举时疼痛反而减轻或不痛,多见于三角肌下滑囊炎或肩峰下滑

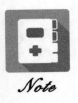

囊炎。

（4）外展至 $60°\sim120°$ 范围出现疼痛，小于或大于此范围无痛，多见于冈上肌损伤或炎症、肩峰下滑囊炎、肩袖破裂。

（5）主动外展范围小于 $40°$，如检查者帮助其被动外展 $40°$ 以上，被检查者又可自己继续完成主动外展，多见于冈上肌断裂。

（四）梳头试验

1. 操作方法 被检查者用患侧上肢完成类似梳头的动作。

2. 症状表现 正常人能轻松自如地完成动作。如被检查者出现上肢肩部疼痛、运动障碍或根本不能运动，则为阳性。阳性多见于肩周炎早期、肱二头肌长头腱鞘炎、三角肌下滑囊炎等。

（五）肩峰撞击诱发试验（Neer 试验）

1. 操作方法 检查者立于被检查者背后，一只手固定肩胛骨，另一只手保持肩关节内旋位，使患肢拇指尖向下，然后使患肩前屈过顶，见图 4-2-7。

2. 症状表现 正常人能轻松自如地完成且没有疼痛。如被检查者出现疼痛，则为阳性，提示可能存在肩峰撞击综合征。

（六）霍金斯试验（Hawkins 试验）

1. 操作方法 检查者立于被检查者背后，嘱被检查者肩关节内收位前屈 $90°$，肘关节屈曲 $90°$，前臂保持水平。检查者握住被检查者患侧前臂远端用力向下致肩关节内旋，见图 4-2-8。

2. 症状表现 正常人没有明显疼痛。如被检查者出现疼痛则为阳性。提示可能存在肩峰撞击综合征。

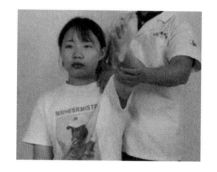

图 4-2-7 Neer 试验

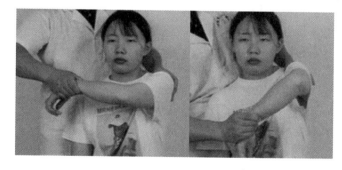

图 4-2-8 Hawkins 试验

（七）"网球肘"试验（Mill 征）

1. 操作方法 被检查者取坐位，手半握拳，然后使前臂旋前并肘关节伸直，腕部屈曲。或被检查者前臂置于旋前位，将腕关节屈曲后再伸直，见图 4-2-9。

2. 症状表现 正常人肱骨外上髁处无疼痛。如被检查者出现肱骨外上髁处疼痛，则为阳性。阳性多见于肱骨外上髁炎。

（八）伸肌紧张试验（Cozen 试验）

1. 操作方法 被检查者屈腕、屈指，检查者将手压于各指的背侧对抗，再嘱被检查者抗阻力伸指及背伸腕关节，见图 4-2-10。

2. 症状表现 正常人肱骨外上髁处无疼痛。如被检查者出现肱骨外上髁处疼痛，则为阳性。阳性多见于肱骨外上髁炎。

（九）屈肌紧张试验

1. 操作方法 被检查者握住检查者的示指、中指，强力伸腕握拳，检查者手指与被检查者握

Note

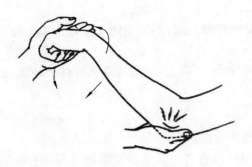

图 4-2-9 "网球肘"试验

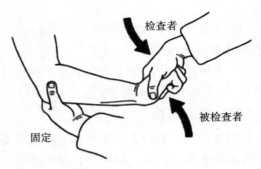

检查者

被检查者

固定

图 4-2-10 伸肌紧张试验

力进行对抗。

2.症状表现 正常人肱骨内上髁处无疼痛。如被检查者出现肱骨内上髁处疼痛,则为阳性。阳性多见于肱骨内上髁炎。

（十）神经叩击试验

1.操作方法 轻叩或压迫被检查者腕部掌侧腕横韧带近侧缘中点,掌屈同时压迫正中神经1~2 min,见图 4-2-11。

2.症状表现 正常人不出现手指的异常感觉。如被检查者手掌麻木感加重,疼痛加剧并放射至示指、中指,则为阳性。阳性多见于腕管综合征。

（十一）握拳尺偏试验（Finkelstein 征）

1.操作方法 被检查者握拳将拇指握在掌心内,同时尺偏腕关节,见图 4-2-12。

2.症状表现 正常人桡骨茎突处无疼痛感。如被检查者出现桡骨茎突处锐痛,则为阳性。阳性多见于桡骨茎突狭窄性腱鞘炎。

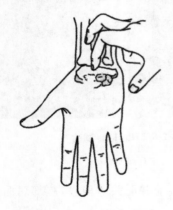

图 4-2-11 神经叩击试验

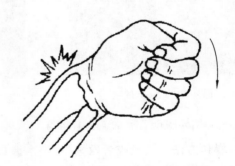

图 4-2-12 握拳尺偏试验

（十二）夹纸试验

1.操作方法 检查者将一张纸放在被检查者的手指间,嘱其夹紧,检查者抽取之。

2.症状表现 检查者抽取纸片时感到相当的阻力,此为正常。如检查者能轻易抽取纸片,则为阳性。阳性多见于掌侧骨间肌无力。

四、腰骶部特殊检查

（一）直腿抬高试验（Lasegue 征）

1 操作方法 被检查者取仰卧位,双下肢伸直,检查者一只手扶压患肢髌骨,保持膝关节于

Note

178

伸直位,另一只手握住踝部将患肢逐渐抬高,见图 4-2-13。

2. 症状表现　正常人下肢可抬高 70°以上,随着度数增加,仅有软组织被牵拉的不适感。如患肢未达 70°即引起腰部疼痛及坐骨神经所经部位放射疼痛,则为阳性。阳性提示腰椎间盘突出、坐骨神经痛。

（二）直腿抬高加强试验(Bragard 征)

1. 操作方法　被检查者直腿抬高至出现疼痛的角度后,稍微放低下肢疼痛减轻,然后检查者突然背屈踝关节,见图 4-2-14。

2. 症状表现　正常人无任何改变。被检查者下肢后侧出现放射性疼痛,即为阳性。阳性提示腰椎间盘突出。

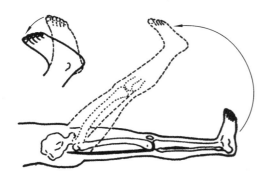

图 4-2-13　直腿抬高试验

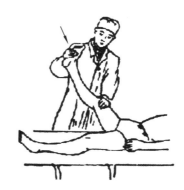

图 4-2-14　直腿抬高加强试验

（三）屈颈试验

1. 操作方法　被检查者取仰卧位,检查者一只手置于被检查者胸骨处,另一只手托起被检查者枕部,慢慢将被检查者头部抬高至颈椎前屈,见图 4-2-15。

2. 症状表现　正常人无明显变化。如被检查者出现腰痛及坐骨神经痛,即为阳性。阳性提示腰椎间盘突出。

（四）仰卧挺腹试验

1. 操作方法　被检查者取仰卧位,两手置于身体两侧,以枕部及两足跟为着力点,将腹部及骨盆用力向上挺起,还可做深吸气后屏气及挺腹姿势下咳嗽,见图 4-2-16。

2. 症状表现　正常人腰部及下肢无明显症状。如被检查者出现腰痛和下肢放射性疼痛,则为阳性。阳性提示坐骨神经痛、腰椎间盘突出。

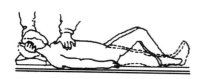

图 4-2-15　屈颈试验

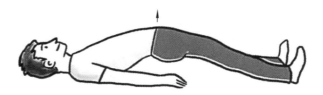

图 4-2-16　仰卧挺腹试验

（五）股神经牵拉试验

1. 操作方法　被检查者取俯卧位,双下肢伸直,检查者一只手固定被检查者骨盆,另一只手握住患肢踝部,用力牵拉大腿使髋关节强力过伸,见图 4-2-17。

2. 症状表现　正常人无任何改变。如被检查者出现患侧大腿前面放射性疼痛,即为阳性。

阳性提示股神经受损害。

（六）梨状肌紧张试验

1.操作方法 被检查者取仰卧位,检查者嘱被检查者伸直患侧下肢,并做内收、内旋动作,或让被检查者取俯卧位,屈曲患侧膝关节,检查者一只手固定骨盆,另一只手握持患肢小腿远侧,推动小腿做髋关节内旋及外旋运动,见图4-2-18。

2.症状表现 正常人无明显症状。如被检查者坐骨神经有放射性疼痛,再迅速将患肢外展外旋,疼痛随即缓解即为试验阳性,提示梨状肌综合征。

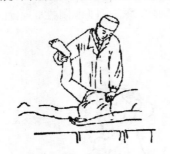

图 4-2-17 股神经牵拉试验

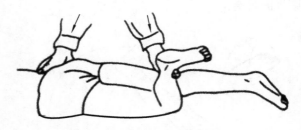

图 4-2-18 梨状肌紧张试验

（七）床边试验

1.操作方法 被检查者取仰卧位,靠床边,健侧髋与膝屈曲,并用两前臂抱紧固定;检查侧下肢悬于床边外下方,检查者一只手压住健侧髂骨以固定骨盆,另一只手向下压患侧膝部,见图4-2-19。

2.症状表现 正常人无明显症状。如被检查者出现骶髂关节部疼痛,即为阳性。阳性提示骶髂关节病变。

（八）"4"字试验

1.操作方法 被检查者取仰卧位,检查侧髋膝关节呈屈曲位,并使髋关节外展、外旋,小腿内收,将足外踝置于对侧膝上部,双下肢呈"4"字或反"4"字。检查者一只手固定骨盆,另一只手在屈曲的膝关节内侧向下加压,使其放平,见图4-2-20。

2.症状表现 正常人无明显症状。如被检查者出现骶髂关节部疼痛,即为阳性。阳性提示骶髂关节病变。

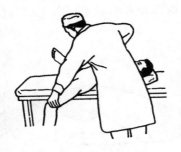

图 4-2-19 床边试验

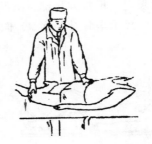

图 4-2-20 "4"字试验

（九）骨盆挤压分离试验

1.操作方法 患者取仰卧位,检查者将两手按压被检查者骨盆髂前上棘处,向内挤压或向外分离。

2.症状表现 正常人无明显症状。如患者出现骶髂关节部疼痛,即为阳性。阳性提示骶髂关节病变或骨盆骨折。

Note

五、下肢部特殊检查

（一）望远镜试验

1. 操作方法　被检查者取仰卧位，下肢伸直，检查者一只手按骨盆并以拇指触摸被检查者同侧的大粗隆，另一只手握小腿，沿纵轴上下推拉。

2. 症状表现　正常人下肢上下推拉移动的范围很小。如下肢能上下移动 2~3 cm，即为阳性，提示先天性髋关节脱位。

（二）臀中肌试验（Trendelenburg 试验）

1. 操作方法　被检查者取站立位，患侧下肢负重，另一只腿提起，髋膝屈曲，观察健侧臀皱襞。

2. 症状表现　正常人健侧的骨盆、臀皱襞上升。如患肢负重时，健侧的骨盆、臀皱襞下降，躯干向健侧倾斜，即为阳性，提示臀中肌无力或髋关节脱位。

（三）托马斯征（Thomas 征）

1. 操作方法　被检查者取仰卧位，双手抱一侧膝部，尽力屈髋屈膝，使大腿贴紧腹壁，腰部贴于床面，再让被检查者伸直另一侧下肢，见图 4-2-21。

2. 症状表现　正常人能伸直另一侧下肢。被检查者一侧下肢不能伸直平放于床面者为阳性。阳性提示髋关节屈曲畸形。记录患肢髋关节屈曲与床面所成的角度，此角度为髋关节畸形的角度。

（四）下肢短缩试验（Allis 征）

1. 操作方法　被检查者取仰卧位，双髋双膝屈曲，双足跟并齐放于床面。

2. 症状表现　正常人双膝顶点在同一水平。如一侧膝低于对侧膝，即为阳性，提示该侧下肢短缩或髋关节脱位。

（五）髂胫束紧张试验（Ober 试验）

1. 操作方法　被检查者取健侧卧位，健侧下肢在下并屈髋屈膝，检查者立于被检查者身后，一只手固定骨盆，另一只手握患侧下肢踝部，屈膝 90°，然后将髋关节外展后伸，再放松握踝部的手，让患侧下肢自然下落，见图 4-2-22。

2. 症状表现　正常时应落于健侧下肢的后侧。若落在健侧下肢的前方或保持上举外展姿势，即为阳性，提示髂胫束紧张或阔筋膜张肌挛缩。

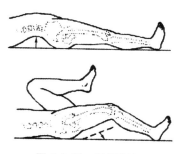

图 4-2-21　托马斯征

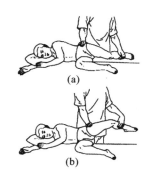

图 4-2-22　髂胫束紧张试验

（六）浮髌试验

1. 操作方法　被检查者取平卧位，患膝伸直，放松股四头肌，检查者一只手掌放在髌骨上方挤压髌上囊，手指挤压髌骨两侧，使液体流入关节腔，另一只手的手指按压髌骨。

2. 症状表现 正常人无髌骨碰击股骨前面的感觉或有髌骨随手按动而出现浮起的感觉,若感到髌骨撞击股骨前面,即为阳性,说明积液量较少。若髌骨随着手指的按动而出现浮沉的现象,表示积液量较多。

(七) 单腿半蹲试验

1. 操作方法 被检查者单腿独立,逐渐屈膝下蹲。

2. 症状表现 正常人无明显症状。若被检查者出现膝软、疼痛即为阳性;若髌下出现摩擦音亦为阳性,提示髌骨软化症。

(八) 侧方挤压试验

1. 操作方法 被检查者取仰卧位,膝关节伸直,检查者一只手手掌部抵住膝关节外侧,另一只手握住踝部,并使膝关节被动向外侧方向运动;相反,检查者一只手手掌部抵住膝关节内侧,另一只手握住踝部,使膝关节被动向内侧方向运动,见图 4-2-23。

2. 症状表现 正常人膝关节活动时局部略感疼痛,有适度向内或向外活动。如有内侧副韧带牵拉痛或过度向外侧运动者为阳性,提示内侧副韧带有损伤或松动;如外侧副韧带有牵拉痛或有过度向内侧运动者亦为阳性,提示外侧副韧带有损伤或松动。

(九) 抽屉试验

1. 操作方法 被检查者坐于床边,两小腿下垂(屈膝 60°~90°),检查者握住小腿上部,由膝关节部将小腿向前、向后推动,见图 4-2-24。

2. 症状表现 正常人可有少许(0.5 cm)前后活动。如有过分向前移动,即为阳性,提示前交叉韧带断裂;如有过分向后移动,提示后交叉韧带断裂。

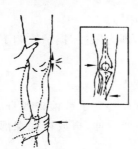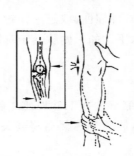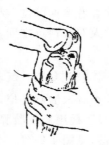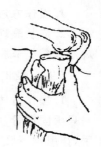

图 4-2-23 侧方挤压试验　　　　　　　　　　　图 4-2-24 抽屉试验

(十) 拉赫曼试验(Lachman 试验)

1. 操作方法 Lachman 试验就是屈膝 30°的前抽屉试验,有三种不同的检查方法:①对于瘦小的被检查者,检查者一只手握持大腿远端,另一只手握持小腿近端,在被检查者仰卧时即可进行检查,见图 4-2-25;②对于大腿较粗、检查者不能用一只手握持的被检查者,让其仰卧,检查者可屈曲自己的膝关节垫于被检查者大腿远端之下,再用一只手自上固定大腿进行检查;③对于非常肥胖、检查者一只手不能握持小腿的被检查者,可使被检查者坐于检查台边,屈膝约 30°,检查者用双膝部固定被检查者患侧足,双手抱小腿近端进行检查。

2. 症状表现 正常人可有少许向前活动,韧带终止为硬性终止点。如被检查者有过分前移,则为阳性,并伴有韧带软性终点,说明前交叉韧带完全断裂;Lachman 试验阳性并伴有硬性终止点,说明前交叉韧带部分损伤,或者仅有关节囊韧带松弛。

(十一) 回旋研磨试验(McMurray 征)

1. 操作方法 被检查者取仰卧位,检查者一只手握被检查者小腿踝部,另一只手扶住膝部并将髋与膝屈曲,先使小腿外展、外旋,然后逐渐将其膝关节伸直,再将小腿内收、内旋,并将膝关伸直。见图4-2-26。

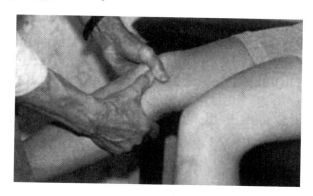

图4-2-25 Lachman试验

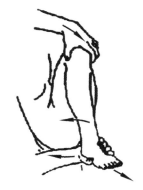

图4-2-26 回旋研磨试验

2. 症状表现 正常人不出现弹响声。外展、外旋小腿并伸膝时,如引起内侧疼痛或弹响声即为阳性,提示内侧半月板损伤;内收、内旋小腿并伸膝时,引起外侧疼痛或弹响声者,亦为阳性,提示外侧半月板损伤。

(十二)研磨试验(Apley试验)

1. 操作方法 被检查者取俯卧位,屈膝90°,检查者用膝压住被检查者大腿,两只手握住被检查者下肢足跟,沿小腿纵轴上提小腿并做内、外旋活动;然后挤压被检查者膝关节,再做内、外旋活动,或用一只手压被检查者大腿、另一只手握住足底下压并做内、外旋活动,见图4-2-27。

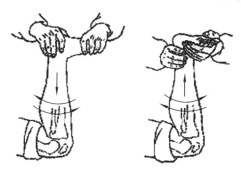

图4-2-27 研磨试验

2. 症状表现 正常人活动中不出现局部疼痛。上提小腿并做内、外旋时若发生疼痛,即为阳性,提示内、外侧副韧带损伤;挤压膝关节再做内、外旋时若发生疼痛,亦为阳性,提示内、外侧半月板损伤。

(十三)重力试验

1. 操作方法 重力试验有以下几种方法。①被检查者取侧卧位,被检查下肢在上并外展,检查者托住其大腿,嘱被检查者伸屈膝关节。②被检查者取侧卧位,被检查下肢在下,骨盆部垫枕,使其离开床面,检查者扶住被检查者另一下肢,嘱被检查者伸屈被检查下肢膝关节。

2. 症状表现 正常人活动中不出现局部疼痛或弹响声。检查①中出现疼痛或弹响声,即为阳性,提示内侧半月板损伤;检查②中出现疼痛或弹响声,亦为阳性,提示外侧半月板损伤。

(十四)足内、外翻试验

1. 操作方法 将被检查者足内翻及外翻。

2. 症状表现 正常人局部不出现疼痛。被检查者内翻时出现疼痛,提示外侧韧带损伤;被检查者外翻时出现疼痛,提示内侧韧带损伤。

(十五)提踵试验

1. 操作方法 嘱被检查者单足提踵。

2. 症状表现 正常人能自如完成此动作。被检查者单足不能提踵30°(踝跖屈60°)站立,仅能提踵60°(踝跖屈30°)站立,即为阳性,提示跟腱断裂。

Note

（十六）跖屈踝试验

1.操作方法　被检查者取仰卧位,双下肢伸直,检查者突然将被检查者患侧踝关节跖屈。

2.症状表现　正常人无腘窝及小腿前外侧疼痛。如被检查者出现腘窝及小腿前外侧疼痛,即为阳性,提示腓总神经损伤。

（十七）背屈踝试验

1.操作方法　被检查者取仰卧位,双下肢伸直,检查者突然将被检查者患侧踝关节背屈。

2.症状表现　正常人无腘窝及小腿后侧疼痛。如被检查者出现腘窝及小腿后侧疼痛,即为阳性,提示胫神经损伤。

（十八）背屈踇趾试验

1.操作方法　被检查者取仰卧位,双下肢伸直,检查者突然将被检查者患侧踇趾背屈,并使其上翘。

2.症状表现　正常人无腓肠肌内侧疼痛。如被检查者出现腓肠肌内侧疼痛,即为阳性,提示胫神经损伤。

能力检测

一、单项选择题

1."疼痛弧试验"的疼痛范围是(　　　)。

A. $60°\sim90°$　　　B. $60°\sim120°$　　　C. $30°\sim60°$　　　D. 大于 $120°$　　　E. 小于 $30°$

2.下列哪项不是腰椎间盘突出的特殊检查?(　　)

A. 直腿抬高试验　　　　　B. 直腿抬高加强试验　　　　　C. 屈颈试验

D. 挺腹试验　　　　　E. 股神经紧张试验

3.椎动脉供血不足的特殊检查方法是(　　　)。

A. 臂丛神经牵拉试验　　　　　B. 颈牵拉试验　　　　　C. 椎间孔挤压试验

D. 转身看物试验　　　　　E. 椎动脉压迫试验

4."网球肘"试验阳性提示(　　　)。

A. 肱骨外上髁炎　　　　　　　　　B. 肱骨内上髁炎

C. 肱二头肌长头肌腱炎　　　　　　D. 肱骨颈骨折

E. 肱骨干骨折

5.被检查者取仰卧位,检查者外展、外旋被检查者患侧小腿并伸膝时,如引起内侧疼痛,多见于(　　　)。

A. 内侧副韧带损伤　　　　　B. 外侧副韧带损伤　　　　　C. 外侧半月板损伤

D. 内侧半月板损伤　　　　　E. 前交叉韧带损伤

6."4"字试验阳性多见于(　　　)。

A. 臀中肌无力　　　　　B. 先天性髋关节脱位　　　　　C. 骶髂关节病变

D. 髂胫束挛缩　　　　　E. 骨盆骨折

二、简答题

1.颈椎病有哪些特殊的检查方法?

2.腰椎间盘突出有哪些特殊的检查方法?

3.膝关节的特殊检查方法有哪些?各有何临床意义?

参考答案

(章琪)

Note

第三节 环境评定技术

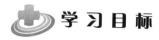

本节PPT

【知识目标】

1. 掌握环境、无障碍环境的概念；家居环境、工作环境以及公共环境评定的内容及标准。
2. 熟悉社区环境评定的内容。
3. 了解无障碍环境的必要性。

【能力目标】

1. 能够对家居环境、工作环境以及公共环境进行简单评定。
2. 具有无障碍环境意识，学会应用评定量表。

案 例 引 导

案例解析

　　案例：患者王某某，男，38岁，快递员，高中文化程度，入院诊断：左股骨中下段开放性骨折（内固定术后）。躯体功能评定：①移动能力：双腋拐辅助步行1 min走50 m，轻微跛行步态；上下楼梯1 min 19阶，两步一阶。②体能耐力：自评坐姿耐力60 min以上，双腋拐辅助步行下站立耐力约25 min，步行耐力约20 min。③其他：暂时无法完成姿势变化能力、平衡能力及体力处理能力测试。肌维度测量报告：髌上10 cm L/R：52.5 cm/52.5 cm；髌下10 cm L/R：40 cm/41.5 cm。

　　问题：1. 患者的工作环境评定需要评定哪些项目？
　　　　　2. 患者现阶段是否能通过环境改造回到工作岗位？

一、环境与无障碍环境概述

环境因素是ICF的一个成分，它是指形成个体生活背景的外部或外在世界的所有方面，并对个人功能产生影响，即人身体以外并对个人功能产生影响的一切事物可统称为环境。此外，环境由物质环境、社会环境和态度环境构成。

物质环境是指客观存在的事物，即客观世界中我们看得见、听得到、摸得着、闻得出的周围物质，还有我们感觉不到而客观存在的物质，如超声波、红外线和紫外线等。

社会环境是指人类的社会，不同国家有不同的社会制度、法律法规、语言文字等构成的外在非物质环境。

态度环境是指人们的相互关系、对事物的看法，如对亲戚朋友、上下级和陌生人的态度等构成的内在非物质环境。

障碍是个人环境中限制功能发挥并形成残疾的各种因素。它包括许多方面如有障碍的物质环境、缺乏相关的辅助技术、人们对残疾的消极态度，以及既存在又妨碍所有健康人全部生活领域里的服务、体制和政策。

无障碍是相对障碍而言,即没有障碍。

无障碍环境最早见于 1993 年 12 月联合国大会的《残疾人机会均等标准规则》中附录第 5 条。为实现残疾人平等参与社会活动,就要使残疾人在任何环境里进行任何活动都没有障碍。实际上,完全无障碍环境只是理想环境,许多社会障碍对任何人都是不可避免的,例如,出国后到了语言、文字、风俗习惯都不同于国内的外国环境,健全人和残疾人一样都会遇到各种障碍。

二、环境评定的步骤

(一) 根据残疾类别来选择评定环境

不同类别残疾人的活动和参与困难不同,需要辅助的环境也就不同,则要评定的环境障碍也随之不同。为此,视力残疾人要评定的是交流环境和行动环境,听力残疾人和言语残疾人要评定的只是交流环境,肢体残疾人要评定的是生活环境和行动。而盲人的视觉交流环境和聋人的声音交流环境都无需评定。

(二) 根据活动和参与的困难来评定具体环境

深入到个案残疾人有障碍的环境里,按评定报告内容,审视每一项具体活动的真实环境是否需要辅助来进行评定和打分。实操上,我们先要了解残疾人的活动和参与是否有困难,能否独立完成。若无需外界辅助就能独立完成,说明外部环境没有障碍。若不能独立完成,需要部分辅助才能完成活动和参与,说明个案在真实环境里有障碍,要改造环境,亦即要在真实环境里增加人造环境。而增加多少人造环境才能执行活动,就反映出环境的障碍程度,这就是环境评定。

三、环境评定的目的和意义

创建无障碍环境的实质是用辅助器具和辅助技术来帮助残疾人克服自身损伤和环境带来的障碍,以便能进行活动和参与。因此,无障碍环境的必要性也正反映出辅助器具的目的。

(一) 功能障碍者融入社会的需要

在以健全人为主体的社会里,日常生活、学习、工作和公共场所中的绝大部分人造环境是为健全人建立的,只有一部分人造环境能为残疾人直接享用,而另一部分人造环境不能为残疾人享用,存在着融入环境的障碍。如盲人对环境的光信号和聋人对环境的声信号无能为力,以致影响了残疾人与环境的交流、融合,致使他们在健全人的环境中处于不利地位,更谈不上机会均等和共享文明。为此要创造一切条件来改变或新建无障碍的人造环境,才能实现残疾人的平等、参与、共享,并为社会做出贡献。如对听觉障碍者,可以通过增加人造环境的助听器来克服障碍;对视觉障碍者,需要增加人造环境的助视器来克服障碍;对肢体障碍者,由于截肢、截瘫、偏瘫、脑瘫等原因造成运动器官缺如或失调,可以通过增加拐杖、轮椅、义肢、矫形器等人造环境来克服障碍,才能融入社会并参加社会活动。

(二) 功能障碍者求学、就业及提高生活质量的需要

通过改造物质环境后,建立了不同程度的无障碍环境,使残疾人能共享人类的物质文明和精神文明并提高生活质量。正如 2010 年世界卫生组织正式发布的《社区康复指南》中指出:对许多残疾人来说,获得辅助器具是必要的,而且是发展战略的重要部分。没有辅助器具,残疾人难以接受教育或工作,以致贫困将继续循环下去。而接受教育的前提是要通过辅助器具来创建教育环境无障碍,就业的前提是创建就业环境无障碍。

(三) 功能障碍者发挥潜能做出贡献的需要

功能障碍者虽有身体功能或身体结构的损伤,但都有潜能,只是因为环境的障碍束缚了潜能的发挥。改造为无障碍环境后,许多残疾人和老年人不仅提高了尊严度和增强了信心,而且发挥

潜能后提高了参与社会活动的能力。特别是无障碍的因特网,使盲人、聋人和重度肢残人得以在虚拟世界里遨游并参与各种社会活动,为和谐社会做出贡献。

(四)健全人也受益

应该指出,无障碍环境不仅使残疾人受益,而且使很多健全人也受益。例如城市过街天桥的坡道,使老年人、孕妇、儿童、意外受伤者,甚至手提重物的健全人都受益。又如电视屏幕下方的中文字幕,不仅听障者受益,也会使得所有听不清或听不懂的健全人受益,提供了必要的无障碍交流环境。所以建立无障碍环境是全社会的责任,也是现代文明社会的标志。

四、居家环境评定

居家环境是从事家务活动的环境,包括居家活动环境和居家建筑环境两方面。前者是动态环境,后者是静态环境。居家活动环境是指家庭生活的环境,分为三大部分:获得必需品、家庭任务、照顾居室物品和帮助别人,共 6 类 26 项居家活动。根据环境评定原则,居家活动可以简化为以下 11 项:准备膳食、清洗和晾干衣服、清洁餐厅和餐具、清洁生活区、使用家用电器、储藏日用品、处理垃圾、缝补衣服、维修器具、照管室内外植物、照管宠物。而居家建筑环境内容有以下 3 项:①私人建筑物的出入口设施;②建筑物内的设施;③私人建筑物为指示道路、行进路线和目的地而建造的标识。具体实操时可以归纳为以下 6 项建筑环境的评定:住宅门口、客厅和走廊、浴室和厕所、厨房和饭厅、卧室和书房、阳台和窗户。下面详细介绍这 6 项居家建筑环境的评定规范,以便实操。

(一)住宅门口

1. 门前　门前要有不小于 1.50 m×1.50 m 的轮椅活动面积;门前有台阶时,要建坡道,坡道标准如表 4-3-1 所示。如果有符合国标的坡道和扶手(双层扶手,高度分别为 0.85 m 和 0.65 m),则为无障碍;若没有坡道,则为完全障碍;若有国标的坡道而无扶手,则为轻障碍;若有坡道但不符合国标,则为其他的级别。例如当坡道的坡度高于国标,但借助他人推动轮椅上坡时,则为中障碍;若他人也推不上去时,则为重障碍。

表 4-3-1　坡道标准

坡度(高/长)	1/20	1/16	1/12	1/10	1/8
最大高度/m	1.2	0.9	0.75	0.6	0.3
水平长度/m	24	14.4	9	6	2.4

2. 门开启　若为自动门则无障碍,若为其他类型门则有一些障碍。例如水平门把手时,虽有困难也能开门,则为轻障碍或中障碍,取决于残疾状况;若门把手为旋钮,或需要钥匙开门锁,这对某些肢残者来说很困难,需带辅具来开门,则为重障碍;若只能他人帮助开门,则为完全障碍。

3. 门槛　若无门槛则无障碍,特别是四肢瘫者用手动轮椅时,不能设有门槛,若有门槛就是完全障碍;而对其他的轮椅用户,国标规定门槛高度不应大于 1.5 cm;当门槛高于 4 cm,则应该修坡度为 1/12 的坡道,否则为完全障碍。所以门槛在 1.5~4 cm 时,根据残疾状况可以判断为轻障碍至重障碍。

4. 门宽度　根据国标,自动门宽度为 1 m,其他门不小于 0.8 m,符合标准为无障碍;不符合标准时,要实测轮椅和门宽,可能是轻、中、重障碍;只要轮椅不能进门就是完全障碍。

5. 楼房住宅　通常都是平开门,在门把手一侧的墙面应留有不小于 0.5 m 的墙面宽度,否则开门有障碍。此外,楼房若无电梯,对下肢残疾人来说为完全障碍;若有电梯但不符合国标,则有不同程度的障碍。

综合考虑以上情况可以评定住宅门口的环境障碍。

Note

（二）客厅和走廊

1. 宽度　客厅和走廊的宽度应不短于 1.50 m。

2. 扶手　高度为 0.85 m，扶手末端应向内拐到墙面或向下延伸 0.1 m。

3. 墙角　做成圆弧形。

4. 墙面　应设自地面高 0.35 m 的护墙板，防轮椅脚托板撞墙。

5. 地面　应平整，选用遇水不滑的地面材料，且要有轮椅移动的足够空间。

6. 门槛　走廊到住宅内各室的门槛要求同于住宅门口。

7. 设备　家具的摆放要考虑乘轮椅者能通过并便于接近和操作，如方便乘坐轮椅完成椅子和沙发之间的转移，以及方便电灯、电视、音响、空调等电器的操作。

综合考虑以上情况可以评定客厅和走廊的环境障碍。

（三）浴室和厕所

1. 门　宽度不小于 0.8 m，方便轮椅进出，且门扇内侧要设置关门拉手。

2. 地面　平整，选用遇水不滑的地面材料，且要有轮椅移动的足够空间。

3. 坐便器　坐便器高度和标准轮椅座高度一致（0.45 m），坐便器两侧需设置 0.7 m 水平抓杆，在坐便器的里侧还需设高 1.4 m 的垂直安全抓杆；要方便取手纸。

4. 洗浴器　浴盆高度为 0.45 m，便于轮椅转移；浴盆上安放活动坐板或在浴盆一端设置 0.40 m 的洗浴坐台，浴盆内侧的墙面要有两层水平抓杆或一支水平、一支垂直的抓杆；若设置淋浴设备，则淋浴椅高度要与轮椅一致；水龙头的开关要方便。

5. 洗脸池　最大高度为 0.85 m，应采用单杠杆水龙头或感应水龙头；洗脸池下部距地面不小于 0.6 m，以方便轮椅靠近；插座要设在使用方便的地方。洗脸池上方的镜子底边距地面为 1.1 m，并向前倾斜 0.15 m，便于站立者和坐轮椅者使用。

6. 应急　设紧急呼叫按钮；门扇向外开，门上需设置观察窗口；能开关电灯。

综合考虑以上情况可以评定浴室和厕所的环境障碍。

（四）厨房和饭厅

1. 门　厨房和饭厅合一且为敞开式以方便残疾人出入和使用；若需要门则推拉门比较方便实用。

2. 案台　台面距地面的高度为 0.75～0.8 m，乘轮椅者和可站立的残疾人都可使用；案台下方为便于乘轮椅者深入，最小空间宽度是 0.7 m、高度是 0.6 m、深度是 0.25 m；案台高度最好是可调的，案台两侧可设抽屉式落地柜。

3. 吊柜　案台上的吊柜底面距案台 0.3 m，吊柜自身高度 0.6～0.8 m、深度 0.25～0.3 m，方便取餐具、调料、食物和开关柜门。最好采用高度可调的吊柜。

4. 炉灶　应采用案台上安放的炉灶，控制开关在案台前面便于操作。

5. 洗碗池　洗碗池应采用单杠杆水龙头或感应水龙头；洗碗池的上口与地面距离不应大于 0.8 m，洗碗池深度为 0.1～0.15 m；洗碗池下方空间要求同案台。

6. 设备　冰箱和冰柜的取物要方便；微波炉、电水壶、电开关等的使用要方便。

7. 饭桌　桌面高度和桌下空间要求同案台。

此外，厨房面积要考虑乘轮椅者进入和操作的位置及回转方便等；综合考虑以上情况可以评定厨房和饭厅的环境障碍。

（五）卧室和书房

这两个场所都要有轮椅活动的足够空间，床和椅子的高度与标准轮椅座高度一致（0.45 m），便于转移；床边有助站扶手，床位的一侧要留有直径不小于 1.5 m 的轮椅回转空间；电灯和电视

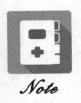

的操作要方便;床头柜取物、衣柜取衣物,以及书柜取书要方便;书桌的桌面高度和桌下空间要求同案台。综合考虑来评定卧室和书房的环境障碍。

（六）阳台和窗户

阳台深度要大于 1.5 m,便于乘轮椅者休闲。乘轮椅者的视线水平高度一般为 1.1 m,所以阳台围栏或外窗窗台的高度不大于 0.8 m,以适合乘轮椅者的视野效果。窗扇的开启和窗把手的高度要符合乘轮椅者的使用要求,以便乘轮椅者能自行开关各房间的窗户和窗帘。

根据上述六项辅助情况,可以计算出个案的居家建筑环境障碍的评定值。

五、工作环境评定

对工作环境进行考察是环境评定的重要组成部分,评定工作环境最有效的方法是实地考察。在工作环境中评定一个人的功能水平时,节省能量和符合人体工程学是考察时所遵循的主要原则。人体工程学亦称工效学,它根据人体解剖学、生理学、心理学等特点,通过研究人体与工作模式的关系来研究人的作业能力状况,其目的是寻找和建立最佳的工作方法、工作环境以及人体姿势,使工作模式与人体相适应,进而最终实现工作高效、安全以及舒适的目的。因此,人体工程学技术通常被用来判断某种累积性创伤病症是否由某一种特定的工作活动所引起。腕管综合征的一个常见原因就是工作长期使用计算机打字使手指和腕关节一直处于伸展位。在作业疗法临床实践中,治疗师进行工效学分析的目的:判断该残疾者是否还能够回到其从前的工作岗位或另寻新工种;预防损伤。

实地评定工作环境应包括以下方面。①工作分析:工种特点决定了完成该工作所参与的功能活动种类和所需要的功能水平,因此需要对残疾者从前或今后可能从事的具体工作进行解析,即解析该项工作的基本组成和特征以及完成该项工作所处的环境特点。②人体工程学分析:通过在工作现场进行工作模式与人体姿势或体位之间关系的评价找出已经存在或潜在的,可引起患者肌肉、韧带、骨骼损伤的危险因素。③提出和制订减少或消除危险因素以及优化和提高功能水平的计划。治疗师根据现有工作环境,提供改进建议,如建议患者在工作时使用适应性辅助器具或运用生物力学原理采取正确的姿势和体位,从而减少损伤发生,提高功能水平。

（一）外环境的评定

（1）停车场与办公地点之间的距离。

（2）停车场有无残疾人专用停车位及其标志。

（3）残疾人停车位面积是否足以进行轮椅转移。

（4）残疾人停车位是否便于停放和进出。

（5）残疾人专用停车位数量。

（6）停车场与路沿之间有无斜坡过渡。

（7）建筑物入口有无供轮椅使用者专用的无障碍通道以及入口引导标志。

（二）工作所需的躯体功能水平的评定

在了解被评定者的工作及其特点的基础上,治疗师应分析完成该项工作须具备的各种功能及水平,如肌力、姿势、耐力、手指灵活性、手眼协调性、视力、听力以及交流能力等。

（三）工作区的评定

检查被评定者的工作区,包括照明、温度,坐椅种类、工作面的种类、高度和面积;被评定者坐在轮椅中时,其活动空间以及双上肢的水平和垂直活动范围等。

（四）公共设施与场所的评定

公共设施的评定也是工作环境评定的一个部分。残疾者除了在自己的工作区活动,还要去工作区以外的地方活动,如上下电梯、去洗手间、使用公用电话等,这些地方是否无障碍,同样是影响残疾者返回工作岗位的重要因素。

六、公共环境评定

公共环境是从事公共活动的环境,包括参加公共活动环境和公共建筑环境两方面。实际上,在进行居家活动环境评定实操时,需要把经常的外出活动连成"活动线"来综合评定,如邻居互访、商场购物、医院就诊、银行取款、邮局寄信,以及去活动中心、去电影院、去图书馆、去幼儿园、去学校、去餐馆等,这些居家活动的范围都超出了私宅,属于公共环境。这些"活动线"上的障碍,包括到达目的地的行动障碍和目的地的公共建筑环境障碍。至于到达目的地的途径,如果是走去,则要有无障碍通道;如果是乘车去,则要有无障碍巴士;而目的地的公共建筑障碍,可以参照ICF中环境因素的公共建筑物的设计、施工及建造的产品和技术。内容有 3 类:①公共建筑物的出入口设施;②建筑物内的设施;③公共建筑物为指示道路、行进路线和目的地而建造的标识。

公共活动困难也是身体自身损伤(结构和功能)及环境障碍造成的,公共环境对于各类残疾人都有不同程度的障碍。肢体残疾人由于下肢移动困难或上肢活动困难或手眼协调困难,导致公共活动障碍;视力残疾人由于视觉障碍,智力残疾人由于认知障碍,均会导致公共活动障碍;听力残疾人和言语残疾人由于沟通障碍,均会导致部分公共活动障碍。

公共环境无障碍就是公共环境完全没有障碍,而完全障碍是公共环境有完全障碍,一半障碍就属于重障碍。考虑到当治疗师对"活动线"所涉及的途径和公共建筑进行环境评定时并不熟悉,为此需要参考国标内容来详细介绍这些公共活动及公共建筑环境的评定规范,以便实操。

（一）到达公共建筑物的途径

1. 人行道　途径中是否是无障碍通道,即有针对盲人的盲道,针对乘轮椅者的坡道。

2. 交通　途径中的交通是否是无障碍,即是否有针对乘轮椅者的无障碍巴士或出租车。

（二）公共建筑物出入口设施

1. 门前　同居家评定。

2. 门开启　同居家评定,门宽度≥1.5 m,应采用自动门。

（三）公共建筑物内设施

1. 大厅和走廊　可参考居家评定,但宽度不应小于 1.8 m,以便两台轮椅并排通过。

2. 楼梯和台阶　应采用有休息平台的直线形梯段和台阶,宽度不应小于 1.5 m,两侧应设高 0.85 m 的扶手,直径为 0.35～0.45 mm。

3. 公厕　男、女厕所应各设一个无障碍隔间厕位,面积不应小于 1.8 m×1.4 m,坐便器和扶手尺寸同居家评定;洗手池两侧和前缘应设安全抓杆,盆前应有 1.1 m×0.8 m 的面积便于乘轮椅者使用;男厕所小便器两侧和上方应设安全抓杆。

4. 电梯　轿厢门宽≥0.8 m,深度≥1.4 m,宽度≥1.1 m,正面和侧面应设高 0.8～0.85 m 的扶手,正面有高 0.9 m 至顶部的镜子,侧面应设高 0.9～1.1 m 带盲文的选层按钮(候梯厅等同),有上下运行、数显和报层音响。

5. 设备　要充分考虑乘轮椅者的使用是否方便,包括服务台、收款窗口、售票口、挂号口、取药口、饮水器、公用电话、电灯开关等。

（四）公共建筑物标识

1. 盲道　在楼门口、服务台、门厅、楼梯口及楼梯平台、电梯、电话、洗手间等处应设盲道。

2. 指示牌　如紧急出口、洗手间、电梯口、服务台、公用电话等要有指示牌;建筑物外要有无障碍通道、停车场、残疾人停车位等标识。

根据上述 11 项障碍情况,可以计算出个案某个"活动线"的公共环境障碍的评定值。

能 力 检 测

一、单项选择题

1. 人类社会中,由社会制度、法律法规、语言文字等要素构成的外在非物质环境是指(　　)。

A. 社会环境　　　　B. 态度环境　　　　C. 物质环境　　　　D. 人文环境　　　　E. 以上都不对

2. 盲人不需要关注的环境评定类型是(　　)。

A. 声音交流环境　　　　　　　B. 行动环境　　　　　　　C. 社区生活环境

D. 视觉交流环境　　　　　　　E. 以上都不对

3. 基于轮椅用户的方便性,国标规定住宅门槛高度不应大于(　　)。

A. 0.5 cm　　　　B. 1.0 cm　　　　C. 1.5 cm　　　　D. 2.0 cm　　　　E. 2.5 cm

4. 住宅门的宽度不应小于(　　)。

A. 70 cm　　　　B. 80 cm　　　　C. 90 cm　　　　D. 100 cm　　　　E. 110 cm

5. 工作环境的无障碍化不包括(　　)。

A. 残疾人专用停车位　　　　　　　　　B. 办公室特殊桌椅

C. 残疾人专用洗手间　　　　　　　　　D. 改装的车间工位

E. 改装浴室

二、简答题

1. 公共建筑物标识包括哪些?

2. 简述环境评定的目的和意义。

(张雪)

第五章　神经-肌肉电生理检查技术

神经-肌肉电生理检查是应用电生理学技术检测神经和肌肉组织的电位活动，根据电位活动变化诊断及评估神经和肌肉组织疾病的方法。神经-肌肉电生理评定内容包括肌电图检查（electromyography，EMG）、神经传导速度检查、反射检查、诱发电位（evoked potential，EP）检查、电刺激式电诊断等。这里只介绍临床应用较多的肌电图检查、神经传导速度检查、诱发电位检查三种检查方法。神经-肌肉电生理检查是康复评定的重要内容和手段之一。

第一节　肌电图检查技术

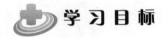

学习目标

【知识目标】

1. 掌握肌电图检查的定义。
2. 掌握针极肌电图检查的正常肌电图与异常肌电图的特征和临床意义。
3. 掌握针极肌电图的进针部位。
4. 理解表面肌电图的临床应用。

【能力目标】

能够简单分析正常及异常肌电图。

案例引导

案例：患者谭某某，男，10岁，右臀肌内注射青霉素后出现右足下垂月余。查体：右侧马蹄足畸形，步行呈现"跨槛步态"，右胫骨前肌肌力2级。收入康复医学科治疗。

问题：对患者进行肌电图检查，可能出现哪些典型肌电图表现？

一、肌电图检查概述

从神经电生理的角度来看，人体内各种信息传递都是通过动作电位传导来实现的。对于运动神经来说，动作电位的产生是由于刺激了运动神经纤维，冲动又通过神经-肌肉接头到达肌肉，从而产生肌细胞动作电位；对于感觉神经来说，电位通过刺激感觉神经产生，并且沿着神经干传导；而肌电图分析的是静息状态或随意收缩时骨骼肌的电特征。

肌电图是用特制的针电极或皮肤电极,将肌肉不同功能状态时的电位引出,经过肌电图仪的放大器、示波器等装置,并以图像的形式显示出来。根据不同的波形变化,对动作电位的时限、波幅、波形和频率等参数进行分析,判断出神经和肌肉的病变、神经损伤的恢复及预后的检查项目。肌电图检查是判断神经和肌肉疾病最灵敏、最确切的方法,有助于制订正确的康复计划,检验康复效果。

(一) 肌电图检查的基本原理

运动单位是神经系统的基本功能单位,肌电图检查的是下运动单位的电生理状态,下运动单位由脊髓前角细胞、轴突、末梢分支及所支配的全部肌纤维组成(图 5-1-1)。

当神经兴奋时,冲动由前角细胞向远端通过电-化学-电形式传导,并经运动终板使肌纤维兴奋,产生肌肉收缩,同时伴有电位的变化,这是肌电图电信号的来源。在临床检查中,所记录的不仅是一条肌纤维产生的电活动,而是一个或数个亚运动单位或数条或数十条肌纤维的电活动。运动单位中任一结构受损,都会表现为电位幅度、持续时间、波形和频率的变异,由此构成了肌电图检查的基础。

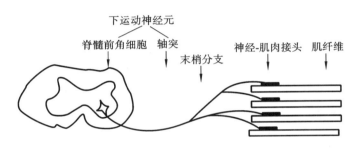

图 5-1-1 运动单位示意图

不论神经传导或针电极肌电图,其记录电极所记录到的电位都是细胞内电位经过细胞外体液和周围组织传导而来的,这种传导方式称为容积传导(volume conduction),容积传导又根据其电位发生源和记录电极之间的距离远近分为近场电位(near-field potential)和远场电位(far-field potential),神经传导和肌电图记录的都是近场电位,诱发电位记录的是远场电位。在神经电生理检查中,凡是向上的波均被称为负相波;向下的波均被称为正相波。当容积传导的这种近场电位接近,通过并且离开记录电极下面时,就会产生一个典型的三相波,多数感觉神经或混合神经电位都具有这种典型三相波;当容积传导的这种近场电位位于记录电极下面时,就会出现一个典型的双相波,负相在先,正相在后,这也是常规运动神经传导中记录到的典型波形。

(二) 肌电图检查的仪器与设备

肌电图诱发电位检查仪的主要组成部分包括电极、放大器、显示器、扬声器、记录器、刺激器以及存储各种数据的部件(如图 5-1-2 所示的仪器设备)。

肌电图电极是收集电信号的部分,分为针电极和表面电极两类:针电极是传统的常规电极,有同心圆针电极、双极同心圆针电极、单极针电极或单纤维针电极,临床上最常用的是同心圆针电极,它主要记录电极周围有限范围内的运动单位电位的总和;表面电极记录电极下较大范围内电活动的总和,常用于神经传导测定、诱发电位的检查、表面肌电图等。

放大器是一台仪器最关键部分,前置放大器应当噪声低、阻抗高、共模抑制比高。噪声低则易于检出纤颤电位和诱发电位,阻抗高则波形失真小,共模抑制比高则抗干扰能力强。放大器要求频带宽为 20~5000 Hz,高、低截止频率均可调。

显示器中阴极射线管是很重要的组成部分,因为它可以无限制地反映频率的变化,以便分析运动单位时限、波幅和波形。

肌肉动作电位的音调有特异性,因此在进行肌电图测定时,应用扬声器辨别各种自发电位和

Note

肌电活动的声音特点,这对分析诊断很有帮助。

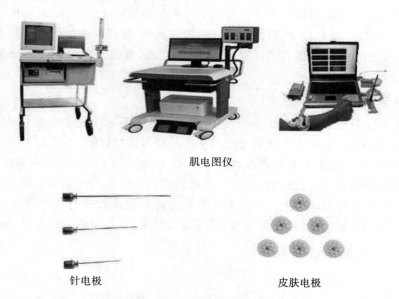

肌电图仪

针电极   皮肤电极

图 5-1-2 肌电图仪器设备

(三)肌电图的基本参数

肌肉轻收缩时可记录到运动单位电位。由于运动单位本身结构、空间排列和兴奋程序不同,从一块肌肉可记录到不同形状、时限及不同波幅的电位。运动单位的分析主要有电位时限、电位波幅、电位位相 3 个参数,此外还有稳定性和发放频率。

1.电位时限 电位时限指运动单位变化的总时间,即自第一个相偏离基线开始,至最后一个相回归基线止。它反映了一个运动单位里不同肌纤维同步兴奋的程度。不同部位肌肉和不同年龄的运动单位时限差别很大,一般为 4~13 ms,不超过 15 ms(图 5-1-3(a))。

2.电位波幅 电位波幅代表肌纤维兴奋时所产生的动作电位幅度的总和。一般取峰-峰电压值计算波幅,即最大负峰和最大正峰之间的电位差,单位为 mV。运动单位电位的波幅变异甚大,主要取决于电极与运动单位的距离及活动纤维的密度,正常情况下,一般不超过 4 mV(图5-1-3(b))。

3.电位位相 电位位相是检测运动单位不同肌纤维放电的同步性,测量运动单位的位相时,一般是由电位跨越基线次数再加 1 而得到。正常的运动单位电位为双相或三相,四相及以上称多相电位,正常时占 5%~10%,但不同的肌肉差异较大(图 5-1-3(c))。

4.峰 每次电位转向称为峰。不论是否过基线,只要转向幅度超过 20 μV 则为 1 峰。超过 5 峰的电位为多峰,多峰电位与多相电位意义相同。

5.极性 习惯上以基线为零,基线以下为正,基线以上为负。

6.频率 频率即每秒单个电位发生的次数或电位群的发放次数。

(四)肌电图检查的基本要求

通常在进行检查以前,肌电图医生或治疗师必须充分了解患者病史,进行有针对性的神经系统体格检查,以便对患者诊断有一个大概估计。然后计划患者应做哪些项目的检查,查哪些神经和肌肉,在检查时,要注重根据患者具体情况,调整检查内容,形成个体化方案,以期达到最后的目的。肌电图检查是一项实践性很强、技术要求很严格,并且与临床结合非常紧密的检查,其结果的准确性将直接影响最后的诊断,而保证结果准确的首要前提就是要有严格、规范化的操作。

肌电图检查室要求噪声低、光线柔和、安静舒适,不要让患者产生恐惧感。房间要远离电源,

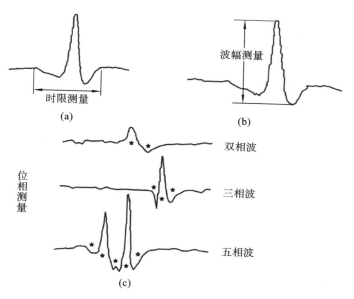

图 5-1-3　肌电图的时限、波幅、位相测量

肌电图机器电源插头最好是单独的，不要和其他机器插头插在一起。检查之前要向患者解释检查的过程、目的，询问患者有无疼痛，并向患者解释需要做哪些配合等。检查时，要求患者要充分放松，采用舒适体位，充分暴露所要检查的肢体。另外，检查室的室温最好保持在 28～30 ℃，而患者的肢体温度最好保持在 32 ℃ 以上，这是检查结果准确的一个首要前提。

二、针极肌电图检查

针极肌电图是将针电极插入肌肉记录电位变化的一种电生理检查。通过观察肌肉的电活动了解下运动神经元，即脊髓前角细胞、周围神经（根、丛、干、支）、神经-肌肉接头和肌肉本身的功能状态。肌肉放松时，针电极所记录到的电位叫自发电位。插入或移动针极时所记录到的电位叫插入电位。当肌肉随意收缩时所记录到的电位称为运动单位电位。运动单位是由一个运动神经元与所支配的全部肌纤维共同组成的，是肌肉随意收缩时的最小功能单位。正常肌肉放松时不能检测到电活动，但在随意收缩时就会出现运动单位电位。在运动单位受累时，静息的肌肉可出现多种电活动，运动单位电位可出现异常波形和电活动模式，我们可根据这些肌电图的表现推测病变的性质、部位、程度，但肌电图检查毕竟是临床辅助检查，应将肌电图结果和神经传导速度以及病史和其他检查结果结合起来共同分析。在进行针电极肌电图检查时，评定者对每块所检查肌肉的体表定位、激活方式和神经支配都要了如指掌。为此，这里先介绍一些常用肌肉解剖定位和进针部位。

（一）常用肌肉解剖定位和进针部位

1. 第一背侧骨间肌

（1）神经支配：尺神经，内侧束，下干和 C_8～T_1 神经根。

（2）进针部位：手呈中立位，在腕横纹与第二掌指关节中点倾斜进针。

（3）激活方式：示指外展。

（4）注意事项：进针不宜过深，可能进入拇收肌。

（5）临床意义：在尺神经深支运动传导检测时，可于该肌记录。腕部、肘部的尺神经及 C_8～T_1 神经根有损害时，可出现此肌肉异常。

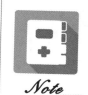

Note

2. 小指展肌

（1）神经支配：尺神经，内侧束，下干和 $C_8 \sim T_1$ 神经根。

（2）进针部位：在小指掌指关节尺侧和腕横纹的中点进针。

（3）激活方式：外展小指。

（4）注意事项：进针过深可能进入小指对掌肌或蚓状肌。

（5）临床意义：在尺神经运动传导检测中，常以该肌作为记录肌肉。腕部、肘部的尺神经及 $C_8 \sim T_1$ 神经根有损害时，可出现此肌肉异常。

3. 拇短展肌

（1）神经支配：正中神经（内侧头），内侧束，下干和 $C_8 \sim T_1$ 神经根。

（2）进针部位：掌心向上，在第一掌指关节掌侧和腕掌关节之间连线的中点进针。

（3）激活方式：拇指外展。

（4）注意事项：进针过深可能进入拇对掌肌，过于偏内侧会进入拇短屈肌。

（5）临床意义：在正中神经运动传导检测中，常以该肌作为记录肌肉。在腕管综合征，臂丛内侧束、下干及 $C_8 \sim T_1$ 神经根损害时，此肌可出现异常。

4. 指总伸肌

（1）神经支配：后骨间神经，桡神经，后束，中干，下干和 C_7、C_8 神经根。

（2）进针部位：掌心向下，在前臂背侧中、上 1/3 处，尺、桡骨之间进针。

（3）激活方式：背伸掌指关节。

（4）注意事项：进针太靠桡侧可能进入桡侧腕伸肌，太靠尺侧可能进入尺侧腕伸肌。

（5）临床意义：在桡神经运动传导检测时，常于该肌记录。桡神经任何部位（如腋部、桡神经沟处和后骨间神经处）损害，均可出现此肌肉异常。

5. 旋前圆肌

（1）神经支配：正中神经，外侧束，上干，中干和 $C_6 \sim C_7$ 神经根。

（2）进针部位：前臂旋前，掌心向上，在肱骨内上髁与肱二头肌腱连线中点向远端约两指宽处进针。

（3）激活方式：前臂旋前。

（4）注意事项：进针太靠桡侧可能扎到肱桡肌，太靠尺侧可能扎到桡侧腕屈肌。

（5）临床意义：臂丛外侧束、$C_6 \sim C_7$ 神经根损害时，此肌可出现异常。

6. 肱二头肌

（1）神经支配：肌皮神经，外侧束，上干和 $C_5 \sim C_6$ 神经根。

（2）进针部位：在上臂中 1/2 处肌肉最丰满处进针。

（3）激活方式：前臂旋后时屈曲肘关节。

（4）注意事项：进针太靠远端可能扎到肱肌。

（5）临床意义：C_6 神经根代表肌肉，肌皮神经、外侧束和 $C_5 \sim C_6$ 神经根损害时，此肌肉可有异常。

7. 三角肌

（1）神经支配：腋神经，臂丛后束，上干和 $C_5 \sim C_6$ 神经根。

（2）进针部位：在肩峰与三角肌粗隆连线中点处进针。

（3）激活方式：上臂外展。

（4）注意事项：进针太靠远端可能扎到肱肌。

（5）临床意义：腋神经及 $C_5 \sim C_6$ 神经根损害时，此肌肉可有异常。

8. 趾短伸肌

（1）神经支配：腓深神经，腓总神经，坐骨神经，骶丛和 L_5、S_1 神经根。

（2）进针部位：在外踝远端三横指处。

（3）激活方式：背伸足趾。

（4）注意事项：此肌肉表浅，宜浅进针。

（5）临床意义：腓总神经运动传导检测中，常以该肌作为记录肌肉。

9. 胫前肌

（1）神经支配：腓深神经，腓总神经，坐骨神经，骶丛和 L_4、L_5 神经根。

（2）进针部位：在胫骨结节下四横指，胫骨嵴外侧一指宽处进针。

（3）激活方式：踝背伸。

（4）注意事项：此肌肉表浅，进针太深会扎到趾长伸肌。

（5）临床意义：腓深神经、腓总神经、坐骨神经、骶丛和 L_4、L_5 神经根损害时，此肌肉出现异常。

10. 腓肠肌内侧头

（1）神经支配：胫神经，坐骨神经，骶丛和 S_1、S_2 神经根。

（2）进针部位：在小腿内侧，腘窝皱褶下约一手宽处进针。

（3）激活方式：踝跖屈。

（4）注意事项：进针太深会扎到趾长屈肌或比目鱼肌。

（5）临床意义：胫神经、坐骨神经、骶丛和 S_1、S_2 神经根损害时，此肌肉出现异常。

11. 股内侧肌

（1）神经支配：股神经，腰丛和 L_2、L_3、L_4 神经根。

（2）进针部位：在大腿前面，髌骨内上角上方四指宽处进针。

（3）激活方式：伸膝、屈髋上抬下肢。

（4）注意事项：进针太靠后会扎到缝匠肌，进针太靠前会扎到股直肌。

（5）临床意义：股神经、腰丛和 L_2、L_3、L_4 神经根损害时，此肌肉出现异常。

（二）正常肌电图

进行针极肌电图检查时，对于每一块需要检查的肌肉，通常分四个步骤来观察：①插入电活动：将记录针插入肌肉时所引起的电位变化。②放松时：观察肌肉在完全放松时是否有异常自发电活动。③轻收缩时：观察运动单位电位时限、波幅、位相和发放频率。④大力收缩时：观察运动单位电位募集类型。

1. 插入电活动

（1）插入电位：针电极插入肌肉或在肌肉内移动时，因针的机械刺激，导致肌纤维去极化，而产生的短促电活动，即为插入电位。正常的插入电位持续短暂，多在针停止移动后持续时间不超过 300 ms（图 5-1-4(a)）。

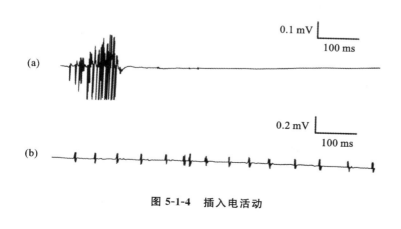

图 5-1-4　插入电活动

（2）终板电位：针电极插到肌肉运动终板附近时，可出现不规则电位，波幅为 $10\sim40~\mu V$，发放频率为 $20\sim40~Hz$，并听到海啸样声音，为终板电位，若患者诉说进针处疼痛，将针稍退出疼痛即消失（图 5-1-4(b)）。

2. 电静息　正常情况下，插入电位过后，肌肉完全松弛时，仪器上的扫描线仅为一条基线，无电位活动，称为电静息。

3. 运动单位电位募集和发放类型

（1）单纯相：轻度用力时，只有几个运动单位参加收缩，肌电图上表现为孤立的单个运动单位电位（图 5-1-5(a)）。

（2）混合相：中度用力收缩时，募集的运动单位增多，有些运动单位电位互相密集不可区分，有些区域仍可见到单个运动单位电位（图 5-1-5(b)）。

（3）干扰相：最大用力收缩时，肌纤维募集更多，放电频率增高，致使运动单位电位重叠在一起而无法分辨单个运动单位电位（图 5-1-5(c)）。

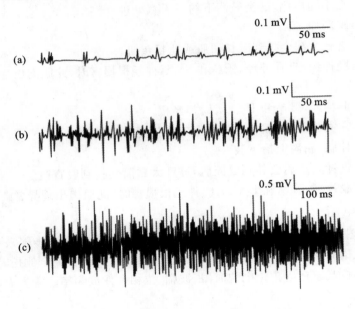

图 5-1-5　运动单位电位募集和发放类型

（三）异常肌电图

1. 插入及肌肉松弛时的异常电位　肌电图异常包括以下内容：插入电位延长或消失；静息时肌肉出现的自发电活动如纤颤电位、正锐波、复杂重复放电等；主动轻度收缩时运动单位电位的时限、波幅、位相和发放频率有异常；大力收缩时运动单位电位有异常的募集。

（1）插入电位改变：常见的有插入电位延长（针电极插入时电活动持续时间超过 300 ms，则为插入电位延长）。其延长的电活动可以以正锐波、肌强直电位、复杂重复放电等形式出现，插入电位延长多见于神经源性疾病，在多发性肌炎中也可见到。但肌肉纤维化后，插入电位可减少或消失。

（2）纤颤电位：肌肉放松时肌纤维自发收缩产生的电位，是一种起始为正相波而后为负相波的双相波，时程为 $1\sim5~ms$，波幅为 $20\sim200~\mu V$，发放频率比较规则，多为 $0.5\sim10~Hz$，有时高达 30 Hz（图 5-1-6(a)）。在进行肌电图检查时，除了在显示器上可以看到起始为正相而后为负相的双相波外，还可以同时听到像雨点落到屋顶瓦片上的声音。一块肌肉上出现两处以上的纤颤电位，就应该考虑是病理性的。出现纤颤电位通常代表有神经源性损害，但也可见于肌炎、肌纤维

Note

破坏、低钾血症或高钾血症等。

（3）正锐波（正尖波）：一个起始部为正相，继之伴随出现一个时限较宽、波幅较低的负相波。它可以伴随插入电位出现，也可以自发发放，其波幅变化范围较大，从 10 μV 到 100 μV，有时可达 3 mV，同纤颤电位一样，它的发放频率比较规则，0.5～10 Hz，有时达 30 Hz（图 5-1-6（b））。在肌电图检查时，可发出比较钝的爆米花声。正锐波出现的意义与纤颤电位相同。

（4）复杂重复放电：又称为肌强直样放电或怪样电位，是一组失神经肌纤维的循环放电，在肌电图检查时，它表现为突发突止，频率为 20～150 Hz，波幅为 50～500 μV，规律出现，每次发放的形态基本一致（图 5-1-6（c）），并且会出现持续的像机关枪样的声音。它可以在神经源性损害或肌源性损害中出现，但通常它的出现多提示病变进入慢性过程。

（5）肌强直电位：肌强直电位指针电极插入或移动时瞬间激发的高频放电，可以是正锐波样或纤颤电位样放电，波幅和频率变化较大，波幅可时大时小，电位可突然出现或突然消失（图 5-1-6（d））。检查时，可以听到典型的飞机俯冲样声音，多见于肌强直性疾病和少数神经源性损害和肌源性损害病变。

（6）束颤电位：一个运动单位里全部或部分肌纤维的不随意自发放电，频率低，常为 2～3 Hz，节律不规则（图 5-1-6（e））。束颤电位的出现常见于前角细胞病变，但 10% 的正常人可出现良性束颤电位，所以束颤电位要与纤颤电位、正锐波同时存在时才有病理意义。

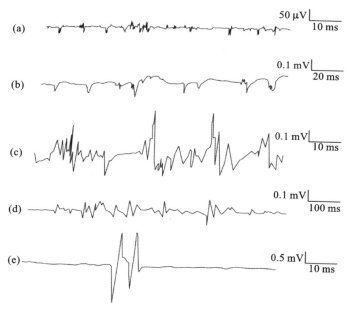

图 5-1-6　插入及肌肉松弛时的异常电位

2. 轻度收缩时的异常肌电图

（1）运动单位的时限和波幅改变：①时限延长、波幅增高又称巨大电位，见于前角细胞病变和陈旧性周围神经损伤，提示神经再生时新生轴突分支增加致所支配的肌纤维增多（图 5-1-7（a））；②时限缩短、波幅降低又称小电位，见于肌源性损害病变（图 5-1-7（b））。

（2）多相电位数量增多：①短棘波多相电位，时限短（<3 ms），波幅不等（300～500 μV），见于肌源性损害病变及神经再生早期，又称新生电位（图 5-1-7（c））；②群多相，位相多，波幅高，时限可达 30 ms，又称复合电位，意义与巨大电位相同（图 5-1-7（d））。

3. 用力收缩时的异常肌电图

（1）募集减少：在大力收缩时，可以很清楚地看到每个单个运动单位电位，即募集相减少或

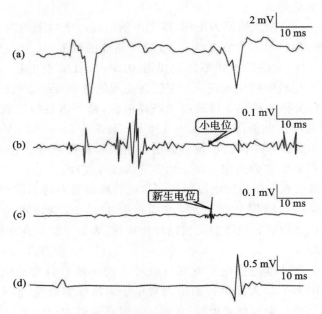

图 5-1-7　轻度收缩时的异常肌电图

称单纯相(图 5-1-8(a)),这是由于发放电位的运动单位数量减少,而仅有很少一部分具有功能的运动单位参与发放电位,多见于神经源性损害病变。

(2)早期募集现象:轻收缩即可出现由短时限、低波幅运动单位电位组成的相互重叠的募集现象称为早期募集现象或病理干扰相(图 5-1-8(b))。这是运动单位肌纤维数量减少、参与放电的运动单位数量增多所致,多见于肌源性损害病变。

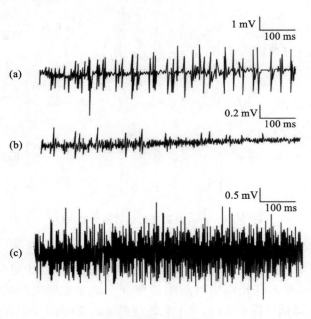

图 5-1-8　用力收缩时的异常肌电图

（四）常见病变的异常肌电图类型

在肌电图检查时,我们可以根据自发电位出现的情况、运动单位电位形态、发放频率和募集形式来判断病变性质、程度和预后。以下是一些常见病变的异常肌电图类型。

1.周围神经病变及损伤的异常肌电图

（1）急性轴索损害：轴索损害2周后，插入电位延长，肌肉放松时，可见大量正尖纤颤电位，轻收缩时，可见运动单位电位形态保持正常，当大力收缩时，出现运动单位电位募集相减少。轴索损害后1周内进行肌电图检查，未见自发电位，仅出现正常运动单位电位募集相减少，所以急性周围神经病变时，过早进行肌电图检查，意义不大。

（2）慢性轴索损害：插入电位延长，正尖纤颤电位明显减少或消失，有的患者出现复杂重复放电，主动轻用力时出现时限增宽、波幅高的运动单位电位，即大电位，重用力时募集相减少。一旦出现复杂重复放电或大电位，就标志着病程已经几个月或几年，进入慢性期。

（3）以脱髓鞘为主的周围神经病变：插入电位不延长，无自发电位，运动单位形态正常，但募集相减少。以脱髓鞘为主的周围神经病变主要靠神经传导检查来确定。

2.脊髓前角细胞病变的异常肌电图　可有插入电位延长，有正尖纤颤电位，常见束颤电位，轻收缩时，可见运动单位电位时限增宽，波幅高，常有巨大电位，多相波多，大力收缩时，运动单位数量减少，呈高频发放的单纯相。

3.肌源性损害病变的异常肌电图

（1）急性肌源性损害：可有自发电位，轻收缩时运动单位电位时限缩短，波幅减小，多相电位增多，大力收缩时，可出现早期募集现象。

（2）慢性肌源性损害：可有小的纤颤电位，有长时限、高波幅多相运动单位电位与短时限、低波幅多相运动单位电位同时存在，大力收缩时，可出现早期募集现象。

总之，神经源性损害的肌电图表现为宽大电位及单纯相，而肌源性损害的肌电图表现为矮小电位及早期募集现象。

三、表面肌电图检查

表面肌电图（surface electromyography，sEMG），也称动态肌电图或运动肌电图，是用表面电极采集肌肉活动产生的电活动的图形。或者说是肌肉兴奋时所产生的电变化，利用表面电极加以引导、放大、记录后所得到的图形，经计算机处理为具有对肌肉功能状态特异和敏感的客观量化指标，用于评价神经、肌肉功能。它的特点是将电极置于皮肤表面，使用方便，可用于测试较大范围内的肌电信号，并很好地反映运动过程中肌肉生理、生化等方面的改变；同时，它不须刺入皮肤就可以获得肌肉活动的电信息，提供了安全、简便、无创、无痛的客观量化指标；它不仅可以在静止状态下测定肌肉活动，而且可以在运动过程中持续观察肌肉活动的变化；另外，它既是一种对运动功能有用的诊断方法，同时也是一种较好的生物反馈治疗技术。

（一）sEMG仪及肌电测量

sEMG信号形成于众多运动单位的生物电活动在时间和空间上的总和，主要是浅层肌肉的肌电信号和神经干上电活动的综合效应，需经计算机处理才能用来定量分析。表面肌电图仪由表面电极、传输导线、放大器、数据记忆卡、2～16通道肌电信号处理器、计算机及专门的分析软件等组成。sEMG系统中具有先进的肌电信号分析处理软件，可对采集的肌电信号进行自动分析。肌电测量有两种方式，即联机的即时测量方式和采用记忆卡的无线摇控的脱机方式。前者肌电信号采集与信号处理及屏幕显示同步进行，便于调节肌肉收缩强度、运动方式及标记等；后者可在各种姿势、体位及运动中测量，不受环境限制，先用肌电测试仪采集肌电信号存储到记忆卡中后，再转移到计算机进行肌电信号的处理加工。

（二）影响sEMG测量的因素

影响sEMG测量的因素较多，主要包括以下几类。

1.技术水平　环境条件（温度、湿度、电磁场）和设备的技术规范（电极、电极-皮肤的界面特性、放大器、滤波器、数据采集卡)。

2.试验水平 测量程序(皮肤准备、电极配置、电极定位和方向)和收缩条件(所用测力计、收缩类型、肌肉长度、收缩水平、运动持续时间)。

3.描述水平 信号处理(数字化、信号特征、所选参数、所用参数估计),统计学数据分析。

4.生理水平 神经-肌肉系统的生理学特性,包括结构(活动纤维的直径、运动单位中肌纤维的结构和组织的滤波特性等)和功能(肌肉类型、运动单位募集、疲劳、肌肉协调性等)的特性。

(三) sEMG 的分析及有关指标

sEMG 的肌电信号有四种表现形式:原始 sEMG、处理过的 sEMG、频率谱分析和概率波幅直方图。sEMG 常用的分析指标有时域分析及频域分析。

1.时域分析的主要指标 时域分析的主要指标有肌电图积分值(IEMG)、肌电图波幅平均值(AEMG)、肌电图波幅均方根值(RMS)等。应用时域分析可间接推断肌肉力量的大小。有关 EMG 与肌肉力量间的关系研究显示,两者之间有直接关系,但它们之间的关系可能是线性的,也可能是非线性的。因此,sEMG 可间接反映肌力的大小,但应考虑肌肉的长度、收缩的形式等因素。时域分析的变异较大,可信度较低。

2.频域分析的主要指标 频域分析的主要指标有中位频率(MF)、平均功率频率(MPF)、过零率(ZCR)、波幅等,分析技术有频谱与功率谱、频谱斜率、高低谱比,目前主要应用于募集和疲劳研究。在募集时,若频率与波幅同时增加,则需要增加运动单位个数及增加放电频率;若频率减小而波幅增加,说明运动单位同步化增加;若频率与波幅同时减小,是肌肉疲劳的表现。

(四) sEMG 的临床应用

在运动医学方面,sEMG 用于观察不同肌肉收缩时的生理变化、间接评定肌力、客观地评定肌肉的疲劳程度;在康复医学方面,sEMG 用于康复评定,如肌力、肌张力、平衡、步态等的评定,同时也用于指导或评价康复训练。

1.神经、肌肉功能评估及指导康复训练 因表面电极测定的肌电图积分值与肌力及肌张力呈正相关,故检测肌电图积分值已成为研究神经、肌肉功能的理想指标。所以通过测定肌电图积分值的改变,可了解到颈肩腰腿痛及其他肌肉功能障碍的患者的肌肉功能障碍、疼痛等严重程度,了解到脑卒中患者偏瘫侧肢体肌张力增高或减退的情况。针对某种康复治疗手段,特别是康复运动训练手段,可将肌电图积分值作为治疗前、后疗效对比及随访的评估依据。

2.肌电生物反馈治疗 sEMG 测试系统可用于康复治疗,将肌电信号引出放大,可采用显示器及喇叭分别将图像信号及声音信号反馈给被评估者,实现双信号的反馈治疗,增强训练效果,可用于肌肉松弛性反馈训练,治疗偏头痛、失眠症、肌痉挛等;也可用于肌肉兴奋性反馈训练,对于提高肌力有很大帮助,治疗各种肌肉萎缩和瘫痪等;也可用特殊电极,检测训练盆底肌肉,用于预防和治疗尿失禁、子宫脱垂及痔疮等。

3.疲劳的评定 临床上常用肌力等来评价疲劳,但疲劳与许多主观因素有关。sEMG 从肌肉做功的频率入手,分析肌肉的中位频率、平均功率频率等,较肌力更加科学、客观。肌肉疲劳时,中位频率、平均功率频率均降低。

4.sEMG 与其他先进的康复测试和训练仪器结合 可用于步态分析及平衡功能的评定。

(五) sEMG 的优缺点

sEMG 的优点是记录大面积的肌电信号、无痛、不侵入皮肤,为临床提供了一种安全、简单、无创的肌肉功能状态的检查手段,它可以对所查肌肉进行工作情况、工作效率的量化,指导患者进行神经、肌肉功能训练;缺点是不能够记录 12 mm 以下的深部肌肉的电活动,不能够保证所记录的仅仅是电极下肌肉的电活动,不能观察单个运动单位电位,故对形态较小的肌肉无法准确分析,同时 sEMG 测定的并不是肌肉的肌力,而是运动过程中肌肉的电活动,也就是说 sEMG 无法直接量化肌肉收缩所产生的力量大小。

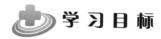 能 力 检 测

一、单项选择题

1.肌电图仪的主要组成部分不包括（　　）。

A.电极　　　　　　B.放大器　　　　　C.滤波器　　　　　D.信号平均器　　　E.扩音器

2.以下哪项不适合做肌电图检查？（　　）

A.胫神经损伤　　　　　　　　　B.肱二头肌损伤　　　　　　　　C.多发性硬化

D.免疫抑制　　　　　　　　　　E.肌强直

3.束颤电位出现于以下哪种情况？（　　）

A.前角细胞病变　　　　　　　　B.多发性肌炎　　　　　　　　　C.脑卒中

D.脑损伤　　　　　　　　　　　E.急性轴索损害

4.下列表面肌电图的特点不符合的是（　　）。

A.可检查深部肌肉电活动

B.记录大面积的肌电信号

C.安全、简单、无创

D.不能够保证所记录的仅仅是电极下肌肉的电活动

E.无法直接量化肌肉收缩产生的力量大小

5.指总伸肌肌电图检查的激活方式是（　　）。

A.拇指外展　　　　　　　　　　B.握拳　　　　　　　　　　　　C.背伸掌指关节

D.背伸腕关节　　　　　　　　　E.屈曲腕关节

二、简答题

1.简述肌电图检查的注意事项。

2.简述针极肌电图的检查方法。

（张雪）

第二节　神经传导速度检查技术

学 习 目 标

【知识目标】

1.掌握运动神经传导速度的测定方法。

2.掌握感觉神经传导速度的测定方法。

3.熟悉常见的异常神经传导类型。

4.了解特殊检查的临床应用。

【能力目标】

能够根据神经传导速度判断临床常见问题。

Note

案例解析

案例引导

案例：患者夏某某，男，56岁，工程师，因四肢活动无力1周入院，收入康复医学科治疗。患者有上呼吸系统严重感染病史，继而出现四肢乏力，无吞咽、排痰困难。入院诊断：急性感染性多神经根神经炎（待查），体格检查显示其心肺功能基本正常，生命体征平稳。

问题：1. 针极肌电图和表面肌电图哪个更适合对该患者进行检查？

2. 根据目前待排除诊断，肌电传导速度检查中肌电图有哪些特点？

一、神经传导速度检查概述

神经传导速度（NCV）检查是一种客观的定量检查。神经受电刺激后能产生兴奋性及传导性，而这种传导具有一定的方向性，运动神经纤维将兴奋冲动传向远端肌肉，即离心传导；感觉神经纤维将冲动传向中枢，即向心传导。利用此特征可用脉冲电流刺激运动或感觉神经，记录诱发电位，计算冲动在某一段神经的传导速度，以判定神经传导功能，借以协助诊断周围神经病变的存在及发生部位。

神经传导速度检查是评定下运动神经元病变及神经功能状态较为可靠的方法，可了解神经功能的正常、异常或缺失，并能区分脱髓鞘性病变与轴索性病变。神经传导研究一般用表面电极刺激和记录，其优点是方便、无痛、易为被评定者接受。有时也用针电极，可以准确定位。

二、神经传导速度检查方法

（一）运动神经传导速度的测定

运动神经传导研究的是运动单位的功能和整合性。通过对运动神经传导的研究可以评估运动神经轴索、神经-肌肉接头以及肌肉的功能状态，并为进一步做针电极肌电图检查提供准确的信息。

1. 测定和计算方法　通过对神经干上远、近两点超强刺激后，在该神经所支配的远端肌肉上可以记录到诱发出的复合肌肉动作电位（compound muscle action potential，CMAP），又通过对此动作电位波幅、潜伏期和时限分析，来判断运动神经的传导功能。

$$运动神经传导速度（m/s）=\frac{两刺激点间距离（mm）}{两刺激点潜伏期之差（ms）}$$

以正中神经为例：记录电极为拇短展肌，在腕部正中神经刺激，CMAP潜伏期为3.5 ms，在肘部正中神经刺激，CMAP潜伏期为7.6 ms，测出两刺激点距离为230 mm，则正中神经腕-肘的运动神经传导速度为230/(7.6-3.5)=56.1（m/s）。

2. 技术要求

（1）刺激电流强度：随测定神经的部位、病损程度而异。一般均需超强刺激。但有神经病变时，应注意电流增强时有无容积传导及神经侧支生长致神经异常支配的可能。

（2）刺激电极：使用双极表面电极，两极间距2~3 cm。刺激神经时，应将两极置于神经干上并使阴极朝向记录电极。

（3）记录电极：一般使用表面电极放在肌腹上记录，能获取电极下较大范围的电活动，肌肉萎缩严重者要使用针电极记录。

Note

（4）记录技术：肌电图仪放大器上的电压放大要合适，电压放大倍数过高，波形常不完整，过低则将起始的低电压部分消除，人为地延长了潜伏期。

（5）刺激伪迹：刺激电极和记录电极距离过近或记录电极和参考电极之间距离过大，都会造成刺激伪迹过大；皮肤表面有汗或不干净可导致阻抗过大，产生比较大的刺激伪迹，所以，参考电极一般放在离记录电极 3～4 cm 处；在放电极以前，应该用酒精或电极膏擦干净刺激部位的皮肤。

（6）距离测量：不同刺激点间距离测量的正确程度对传导速度的影响较大。因此在检查时应避免牵拉皮肤，保持肢体位置前后的一致。

（7）温度：检查室的室温要恒定，最好保持在 28～30 ℃，肢体温度保持在 30～32 ℃。

（二）感觉神经传导速度的测定

感觉神经传导是反映冲动在神经干上的传导过程，它研究的是后根神经节和其后周围神经的功能状态。

1. 测定和计算方法　对于感觉神经来说，通过刺激一端感觉神经，冲动经神经干传导，在感觉神经的另一端记录这种冲动，此种形式产生的电位称为感觉神经电位（sensory nerve action potential，SNAP），通常用环状电极来测定。与运动神经传导速度不同，由于没有神经-肌肉接头的影响，所以，感觉神经传导速度可以直接由刺激点到记录点之间的距离和潜伏期来计算。

$$感觉神经传导速度（m/s）=\frac{刺激点与记录点的距离（mm）}{诱发感觉神经电位的时间（ms）}$$

以正中神经为例：示指刺激，腕部正中神经记录的 SNAP 潜伏期（诱发 SNAP 的时间）为 2.6 ms，测量的刺激点与记录点间的距离为 130 mm，则正中神经从示指到腕的感觉神经传导速度为 130/2.6＝50 （m/s）。

感觉神经传导的测定方法有两种，即顺向法及逆向法。顺向法是在神经远端刺激，在近端记录神经的感觉电位；逆向法是在近端刺激神经干，在远端记录神经的感觉电位。逆向法记录的波形大而清晰，临床上比较常用。

2. 技术要求

（1）感觉神经检查很敏感，患者不能完全放松或局部皮肤不干净，都可导致基线不稳，很难测到波形，所以患者要放松四肢肌肉，并用细砂纸轻擦皮肤，使阻抗减小到最低程度。记录电极和参考电极应放在神经干的走行上，两点间距离为 2～3 cm，记录电极靠近刺激器，地线放在记录电极和刺激电极之间。

（2）感觉电位一般很小，所以要求仪器有较高增益及较低噪声性能，并采用平均叠加技术，通常灵敏度应为每格 10～20 μV。

（3）通常刺激量不要太大，以防止出现肌肉收缩，从而产生肌电干扰。

（三）影响神经传导速度测定的因素

1. 技术因素　影响神经传导测定的技术因素，如肌电图仪的放大倍数、扫描速度的选择、刺激电极的极性位置、测量距离的准确性等均对其有影响。

2. 温度　温度对传导速度有明显的影响，皮肤温度降低时，传导速度减慢、潜伏期延长。一般认为，温度下降 1 ℃，运动传导速度减慢 2～2.4 m/s，感觉传导速度减慢 2 m/s。故测定前需测量皮肤温度，低于 32 ℃时，应采用室内调温设备或热水袋提高皮肤温度，但须防止皮肤烫伤。

3. 年龄　新生儿的传导速度仅为成人的一半。2～5 岁期间明显增快，接近于成人，而年龄超过 60 岁时传导速度又快速下降、波幅降低，感觉神经更为显著。此外，不同神经及同一神经不同部位的传导速度不同。上肢神经的运动神经传导速度比下肢快，近端神经传导速度比远端快、感觉神经传导速度比运动神经快，这与神经纤维直径及神经类型有关。

三、具体神经的传导速度检查

1. 正中神经　正中神经比较表浅,运动神经传导测定时,多在肘部和腕部刺激,在拇短展肌记录,腕部刺激点阴极距记录电极约 5 cm,地线置于腕背上。逆向法感觉神经传导测定时,将环状电极作为记录电极放在中指或示指上,刺激电极在腕部正中神经上距离记录电极约 13 cm,阴极朝向记录电极。

2. 尺神经　尺神经干也比较表浅,尤其肘段明显,一般在尺神经运动神经传导测定时,肘关节屈曲 90°检查较准确。常用的刺激点有肘上、肘下和腕部,在小指展肌记录,腕部刺激点阴极距记录电极约 5 cm,地线置于腕背上(图 5-2-1)。逆向法感觉神经传导测定时,将环状电极作为记录电极放在小指上,刺激电极在腕部尺神经上距离记录电极约 11 cm,阴极朝向记录电极(图 5-2-2)。

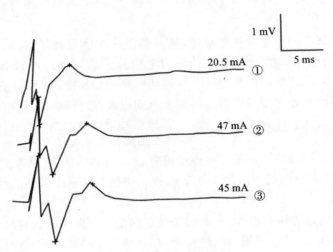

1 mV
5 ms
20.5 mA ①
47 mA ②
45 mA ③

图 5-2-1　尺神经运动神经传导的测定

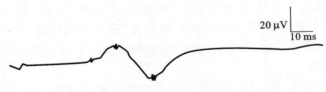

20 μV
10 ms

图 5-2-2　尺神经感觉神经传导的测定

3. 桡神经　桡神经因其解剖特点并不像正中神经及尺神经那样容易刺激,其常用的刺激点有 Erb 点、桡神经沟处及肘部,通常在指总伸肌或示指固有伸肌记录。逆向法感觉神经传导测定时,记录电极放在手背拇指和示指形成的"V"字形底部上,刺激电极在手背距离记录电极约 10 cm,阴极朝向记录电极。

4. 腓总神经　常用的刺激点在腓总神经腓骨小头下及踝背,在趾短伸肌记录,踝背刺激点阴极通常距离记录电极约 7 cm。

5. 胫神经　刺激点在腘窝和内踝,在拇短展肌记录,内踝刺激点阴极通常距离记录电极约 9 cm,腘窝处刺激强度较大。

6. 腓肠神经　腓肠神经属于感觉神经,逆向法检查时记录电极故在外踝下方稍后,刺激点在小腿后,距离记录电极 15 cm 处,阴极朝向记录电极。

四、常见的异常神经传导类型

1.轴索损害　复合肌肉动作电位波幅明显下降,神经传导速度和末端潜伏期正常或轻度异常。

2.髓鞘脱失　神经传导速度减慢,波形离散或传导阻滞,末端潜伏期明显延长,但复合肌肉动作电位波幅下降不明显。

3.传导阻滞　运动神经近端刺激时引出的复合肌肉动作电位波幅和面积较远端下降大于50%时,并且近端刺激出现波形离散,此种现象被称为传导阻滞。

五、特殊检查

由于常规的神经传导主要是研究相对远端的神经节段,对于神经近端的功能,需要特殊的检查。特殊检查包括 F 波、H 反射(又称为迟发反应)、瞬目反射等,主要研究的是近端神经节段,它们对于了解周围神经近端神经的功能状态具有重要的价值,同时也弥补了远端运动传导测定的不足,目前已成为各种周围神经病中广泛应用并且被认为是较有价值的测定方法。

（一）F 波

F 波是神经干在超强刺激下,在肌肉动作电位 M 波后出现的一个小的动作电位,它是经过运动纤维近端的传导又由前角细胞兴奋后返回的电位。当刺激点向近端移动时,M 波的潜伏期逐渐延长,而 F 波的潜伏期却逐渐缩短,这就提示了 F 波的兴奋是先离开肌肉记录电极而朝向脊髓,然后再由前角细胞返回远端记录电极(图 5-2-3)。F 波几乎可以在所有的运动神经上引出。

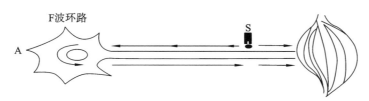

图 5-2-3　F 波环路

1.检查方法　刺激电极置于神经某一端点,阴极朝向记录电极,用表面电极在相应支配肌肉处记录,超强刺激 10～20 次。

2.F 波的测定及计算方法　测定 F 波,通常观察最短潜伏期、平均潜伏期、波幅及出现率和传导速度,正常情况 F 波出现率平均为 79%,波幅为 M 波的 5%～10%,近心端神经传导速度的计算公式为

$$近心端的运动传导速度(m/s) = \frac{刺激点至 C_7(上肢)或 L_1(下肢)的距离(mm) \times 2}{F 波潜伏期时间(ms) - M 波潜伏期时间(ms) - 1}$$

式中:C_7、L_1 分别适用于上、下肢刺激时;1 ms 是认为估计前角细胞受逆向刺激而兴奋后至发出顺向兴奋脉冲的滞延时间。

3.F 波的临床应用　①测定 F 波的潜伏期及传导速度可了解该神经近髓段神经传导状况,对于神经根或神经丛病变有一定的诊断价值;②观察 F 波的波幅及出现率,可以了解神经元池的兴奋性,用于评估痉挛程度。

（二）H 反射

H 反射是用电刺激胫神经,由 Ia 类感觉神经传入,经过突触,再由胫神经运动纤维传出,从而导致它所支配的腓肠肌收缩,它是一个真正的反射。H 反射在成人仅能在胫神经上引出,和 F 波一样,它也可以反映周围神经近髓段的功能状态。

1. 检查方法 让患者取俯卧位,两腿伸直,小腿充分放松,记录电极放在腓肠肌内侧头和外侧头之间,参考电极放在距记录电极远端 3～4 cm 处,地线放在记录电极和刺激电极之间。在腘窝处刺激胫神经,阴极朝向近端,从较小的刺激强度开始,逐渐增加刺激量。

2. H 反射的观察 在一定刺激强度时 H 反射能恒定引出,随着刺激强度的增加,H 反射波幅开始渐增而后渐减,最强或超强刺激时 H 反射反而消失,而 M 波波幅不断增高以至最大(图 5-2-4)。其实,H 反射最佳刺激强度是既最大限度地兴奋了 Ia 类感觉传入纤维,又不同时兴奋运动纤维。H 反射的正常值和身高有关,但潜伏期一般不超过 35 ms,通常要两侧对比,而且两侧刺激点到记录点的距离要相等,如果两侧潜伏期差值超过 1.5 ms,即异常波幅在 2.4 mV 左右,但波动较大,H/M 值在 64％以下,两侧之间的波幅差＜50％。

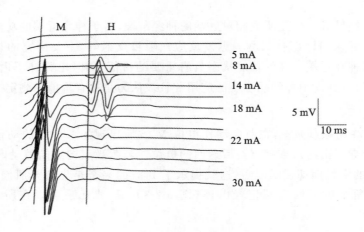

图 5-2-4 H 反射波

3. H 反射的临床应用 ①在近端胫神经病、坐骨神经病、腰骶神经丛病、S_1 神经根病变时,都可以出现 H 反射潜伏期延长或消失。②观察 H/M 值,可以了解神经元兴奋性,用于评估痉挛程度。③感觉神经有损害时,H 反射消失,可用于评估早期周围神经病变,特别是糖尿病周围神经病变。

(三) 瞬目反射

临床上瞬目反射主要是用来评估面神经、三叉神经以及脑干的功能。此反射的传入神经是三叉神经,传出神经是面神经。瞬目反射包含两个成分,即早发反应 R1 和迟发反应 R2。当刺激同侧三叉神经眶上支时,仅在刺激眼可以记录到 R1 波,而 R2 波在两眼都可记录到。R1 波通常比较稳定,而且重复性比较好,R2 波通常为多相波,并且波形多变。早发反应 R1 波被认为是三叉神经感觉和同侧面神经核之间的一个单突触反射。而迟发反应 R2 则被认为是脑干内三叉神经脊束核和面神经核之间的多个中间神经元多突触反射。

1. 检查方法 患者取仰卧位,眼睛睁开或轻闭,电极记录放在双侧眼轮匝肌下缘瞳孔下方,参考电极置于外眦,地线放于前额中央,刺激一侧眶上神经,用超强刺激,但要注意刺激强度不要太大,以免引起刺激伪迹。一般重复刺激几次,选择稳定、重复性好的波形来测量 R1、R2 最短潜伏期。

2. 瞬目反射的观察 主要观察 R1 波及 R2 波的波幅和潜伏期,正常值 R1 波在 13 ms 以内,左右侧间差为 1～1.2 ms;R2 波在 40 ms 以内,两侧间差不超过 5 ms。

3. 瞬目反射的临床应用 三叉神经损害时病侧诱发的所有成分潜伏期均延长或消失;面神经损害时,任一侧刺激时损伤侧 R1 波及 R2 波均延长或消失,中枢损害时则可出现多种情况。

Note

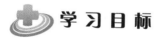

能力检测

一、单项选择题

1.检测神经传导的肌电图检查刺激电流大小根据（　　）确定。

A.机器型号　　　B.年龄分组　　　C.性别差异　　　D.患者耐受度　　　E.病损程度

2.以下哪项不是影响神经传导测定的因素？（　　）

A.肌电图仪的放大倍数　　　　B.性别　　　　C.年龄

D.皮肤温度　　　　E.周围神经病变

3.瞬目反射用于主要检查（　　）。

A.三叉神经　　　　B.坐骨神经　　　　C.腰骶神经丛病

D.尺神经　　　　E.腓肠神经

二、简答题

1.简述运动神经传导速度的测算方法。

2.简述感觉神经测定的两种方法。

（张雪）

参考答案

第三节　诱发电位检查技术

学习目标

【知识目标】

1.掌握躯体感觉、脑干听觉、视觉等诱发电位的正常值及临床应用。

2.理解诱发电位检查的操作方法。

【能力目标】

能够正确阅读和分析诱发电位的检查结果。

本节PPT

案例引导

案例：患者李某某，女，34岁，个体户，车祸后致头部受伤，当时意识不清。急送当地医院就诊，头颅CT示：右额颞脑挫伤，右基底节区脑出血，血肿形成；蛛网膜下腔出血；左额叶、颞骨骨折。给予各种相应临床治疗半月余，病情稳定，为求进一步康复转入我院行康复治疗。患者目前仍处于昏迷状态，但生命体征平稳。

问题：1.为判断患者的预后转归，可做哪项诱发电位检查？

　　　2.为什么做此项检查？

诱发电位指中枢神经系统在感受内在或外部刺激过程中产生的生物电活动。诱发电位的出

Note

现与刺激之间有确定的、严格的时间和位相关系,即所谓"锁时"特性,具体表现为有较固定的潜伏期。20 世纪 50 年代初,叠加平均技术和电子计算机的应用使幅度很小的诱发电位在头皮外记录成为可能。临床上常用的诱发电位有躯体感觉诱发电位、脑干听觉诱发电位、视觉诱发电位、运动诱发电位。各种诱发电位都有特定的神经解剖传输通路,并有一定的反应形式。

一、躯体感觉诱发电位

躯体感觉诱发电位也称为体感诱发电位(somatosensory evoked potential,SEP),临床上常用的是短潜伏期体感诱发电位(SLSEP),其特点是波形稳定、无适应性、不受睡眠和麻醉药的影响。

1. 检查方法　将表面电极置于周围神经干,在感觉传入通路的不同水平及头皮相应的投射部位记录其诱发电反应。常用的刺激部位是上肢正中神经及下肢的胫后神经等。上肢记录部位是 Erb 点、C_7 棘突及头部相应的感觉区(图 5-3-1);下肢的记录部位是腘窝点、T_{12} 及头部相应的感觉区(图 5-3-2)。刺激量以拇指或小趾肌初见收缩为宜,通常为感觉阈值的 3～4 倍,刺激频率1～5 Hz,叠加次数 50～200 次,直至波形稳定光滑为止。每侧测定 2 次,观察重复性及可信性。波形命名为极性＋潜伏期(波峰向下为 P,向上为 N)。

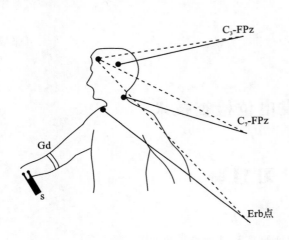

图 5-3-1　上肢 SEP 记录点

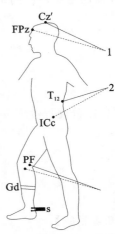

图 5-3-2　下肢 SEP 记录点

2. 波形及正常值　上肢正中神经刺激,诱发 SLSEP,记录的主要电位有 N9、N13、N20;下肢胫神经刺激,记录的主要电位有 N17、N21、P40。正常值范围通常在均值＋2.5～3 SD 以内。异常的判断标准为波形消失或低平、各波潜伏期和峰间期延长、两侧潜伏期差明显增大等。

3. 电位起源　SLSEP 解剖神经通路是后索-内侧丘系通路,传入神经属直径粗大、有髓鞘的Ia 类感觉纤维,进入脊髓后主要由后索(楔束或薄束)上传,在延髓后索核换元,途经脑干的内侧丘系和丘脑腹后核到达大脑皮质主感觉区。上肢 Erb 点的电位是 N9,是臂丛神经动作电位,C_7棘突记录的是下颈段脊髓后角电位,上肢头部感觉区记录的 N20-P25 复合波是感觉传入冲动到达大脑主感觉皮质后的最早原发反应(S1PR),较少受意识水平和睡眠的影响。下肢腘窝点的电位是 N7,是胫后神经动作电位,作为周围"监护"电位,用以了解周围神经传导功能,T_{12} 处记录的N21 电位是腰脊髓后角节段性电位,下肢头部感觉区记录到的较稳定的波为 P40,也是属于大脑主感觉皮质的最早原发反应(S1PR)。

4. SLSEP 的临床应用

(1) 周围神经病:①臂丛神经损伤的鉴别诊断,协助判断损伤部位是在节前或节后。②协助颈或腰骶神经根病的诊断。③间接测算病损周围神经的感觉传导速度。

（2）脊髓病变：对脊髓外伤有辅助诊断意义，可判断损伤程度、范围和预后。

（3）脑干、丘脑和大脑半球病变：取决于病损部位及是否累及 SLSEP 通路。

（4）中枢脱髓鞘病：SLSEP 的异常率为 71.7％，下肢体感通路异常率较上肢的高。

（5）昏迷预后的评估及脑死亡诊断。

（6）脊柱和脊髓部位手术中监护、颅后窝手术监护。

二、脑干听觉诱发电位

脑干听觉诱发电位（brain-stem auditory evoked potential，BAEP）检查，是利用短声刺激双耳，在头颅表面记录听神经至脑干的电活动的方法。

1. 检查方法 通常采用短声刺激，刺激强度为短声阈上 50～60 dBSL（分贝，感觉级），刺激频率 10～15 Hz，单侧耳给声，对侧耳噪声（30～40 dB）掩盖，双耳分别测试，分析时间 10 ms，叠加 1000～2000 次。记录电极通常置于颅顶的 Cz，参考电极置于耳垂或乳突，接地电极置于 FPz。一般使用盘形表面电极，电极间阻抗＜5 kΩ，每侧重复测试 2 次，检验重复性和可靠性，两次所测的峰间潜伏期差应小于 0.1 ms。BAEP 不易受麻醉剂、镇静剂、意识状态及睡眠等影响，但要求受试者要安静，全身放松，儿童或不能合作者，检查前可口服适量的 10％水合氯醛。

2. 波形及正常值 正常的 BAEP 通常由 5～7 个波组成，依次以罗马数字命名为Ⅰ、Ⅱ、Ⅲ、Ⅳ、Ⅴ、Ⅵ、Ⅶ（图 5-3-3），前 5 个波潜伏期稳定，波形清晰，在脑干听觉系统中有特定的神经发生源，因此有肯定的临床意义，特别是Ⅰ波、Ⅲ波和Ⅴ波是较稳定可靠的三个主要反应波，出现率为 100％，价值更大，Ⅱ波、Ⅵ波和Ⅶ波有时可缺如，因此用途不大。各波潜伏期的正常值范围在均值＋3SD 以内，Ⅴ波波幅最高，Ⅴ波与Ⅰ波波幅的比值不能小于 0.5。BAEP 异常的判断标准主要依据各波分化程度及重复性、各波绝对潜伏期（PL）、峰间潜伏期（IPL）、双耳各波潜伏期差（IDL）及波幅等。BAEP 的主要异常表现如下：①波形异常：Ⅰ波、Ⅲ波和Ⅴ波缺失或波形分化差难以辨认。②PL 及 IPL 超过正常均值＋3SD。③两耳潜伏期之差（PL 和 IPL）即侧间差（ILD）超过 0.4 ms；④Ⅴ波与Ⅰ波波幅的比值＜0.5。

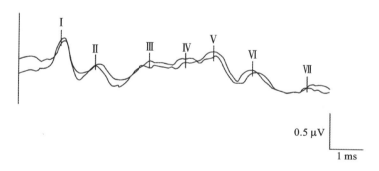

0.5 μV

1 ms

图 5-3-3 正常脑干诱发电位波形图

3. BAEP 各波的起源 Ⅰ波为听神经颅外段的电位活动；Ⅱ波的一部分起源于听神经颅内段，另一部分起源于耳蜗核；Ⅲ波起源于脑桥下部的上橄榄核；Ⅳ波可能起源于脑桥上部的外侧丘系及其核团；Ⅴ波的发生源部分与Ⅳ波的起源重叠，主要位于外侧丘系上方或下丘脑的中央核团区（脑桥上段或中脑下段）；Ⅵ波和Ⅶ波可能起源于内侧膝状体和大脑皮层听辐射。

4. BAEP 的临床应用

（1）脑桥小脑角肿瘤：特别是听神经瘤的 BAEP 异常率可高达 75％～92％，是除 CT 及 MRI 神经影像技术之外诊断该病的重要辅助手段，脑干内肿瘤 BAEP 的异常率可达 90％。肿瘤较小时 BAEP 的早期表现为Ⅰ～Ⅲ峰间期延长；当肿瘤较大时，推移脑干，肿瘤对侧的电位亦有异常改变，表现为对侧Ⅲ～Ⅴ峰间期延长，或Ⅲ波、Ⅳ波及Ⅴ波消失，伴同侧Ⅴ波波幅明显下降。

（2）中枢脱髓鞘病：BAEP 检查有助于多发性硬化的早期诊断，特别是亚临床病灶的检出率可达 40% 以上。

（3）脑干血管病：BAEP 可动态观察脑干受累情况，有助于判断疗效及预后。

（4）BAEP 检查作为客观电反应测听方法，应用于临床听力学，是客观评价听觉检查不合作者、婴幼儿和癔症患者的听觉功能的检查方法。

（5）颅脑外伤时 BAEP 的动态观察有助于预后的推断，对判断意识障碍患者的转归、诊断脑死亡也有重要意义，BAEP 还可用于颅后窝手术的监护。

三、视觉诱发电位

视觉诱发电位（visual evoked potential，VEP）也称皮质视觉诱发电位，是视觉刺激在头皮枕部记录的视觉冲动，经外侧膝状体投射到枕叶距状裂后部与枕后极的电活动。根据刺激方式不同，临床上常用的 VEP 有棋盘格模式翻转 VEP（PRVEP）及闪光刺激 VEP（FVEP）。PRVEP 波形简单，阳性率高和重复性好，易于分析，视力在 0.3 以上者常用；FVEP 波形及潜伏期变化大且阳性率低，适用于视力较差者或婴幼儿、昏迷患者及其他不能合作者。这里仅介绍 PRVEP。

1. 检查方法 通常在光线较暗的条件下检测，刺激形式为黑白棋盘格模式翻转刺激，刺激要求受检者眼与屏幕距离 70～100 cm，一只眼用眼罩严密遮盖，另一只眼注视屏幕中心标记，两眼分别测试，每侧重复测定 2 次。刺激模式采用全视野、半视野、1/4 视野黑白棋盘格翻转，刺激频率 2 Hz，分析时间 300 ms，叠加 200 次。记录电极置于枕骨粗隆上 5 cm 的中线（Oz）和由此点向外左右旁开 5 cm 处（分别为 O1、O2），参考电极置于前额 Fz。

2. 波形分析和测量 PRVEP 主要波形成分有 N75、P100 和 N145，简称 NPN 复合波，正常情况下部分 N75 难以辨认，N145 潜伏期及波幅变异大，P100 潜伏期最稳定而且波幅最高，是 PRVEP 唯一可靠的成分。所以重点测量 P100 波，测量项目有峰潜伏期，左、右侧间差和波幅。P100 潜伏期的正常值范围通常在均值＋3SD 以内。异常的判断标准为 P100 潜伏期延长超过均值＋3SD，两眼潜伏期侧间差＞10 ms，波幅＜3 μV 或波形消失等。

3. VEP 的临床应用 VEP 最有价值之处是发现视神经的潜在病灶，视神经病变常见于视盘炎和球后视神经炎，PRVEP 异常率可达 89%；VEP 对多发性硬化的诊断也很有意义。

四、运动诱发电位

运动诱发电位（motor evoked potential，MEP）主要用于检查运动系统，特别是中枢运动神经通路-锥体束的功能，这是诊断中枢运动功能障碍性疾病的一种直接和敏感的方法。常用的刺激有电刺激及磁刺激，因为磁刺激比较安全、无疼痛、可重复，而且操作简单，近年来被广泛应用于临床。

磁刺激运动诱发电位是经颅磁刺激大脑皮质运动细胞、脊髓及周围神经运动通路时，在相应的肌肉上记录的复合肌肉动作电位。

1. 检查方法 上肢磁刺激部位通常是大脑皮质相应运动区、C_7 棘突、Erb 点，常用的记录部位为拇短展肌；下肢磁刺激部位为大脑皮质运动区及 L_4，常用的记录部位为胫前肌。采用磁刺激器为圆形刺激线圈，外径 14 cm，中心磁场 2.5 T。皮质刺激强度为最大输出的 80%～90%，神经根刺激强度为 70%～80%。一般在肌肉放松状态下记录，靶肌轻微随意收缩可促使电位易化，表现刺激阈值降低，电位波幅增大，潜伏期缩短。某些患者松弛状态下不能引出电位，可采用随意收缩激发出电位来检查。癫痫患者及脑出血患者应慎用磁刺激。

2. 波形分析和测量 复合肌肉动作电位的起始潜伏期和波幅是两项主要测量指标。刺激颈或腰部的电位潜伏期粗略反映上、下肢运动神经的周围传导功能。将刺激大脑皮质的反应潜伏期减去刺激颈或腰部的反应潜伏期，差值称为中枢运动传导时（简称 CMCT），代表上、下肢皮质脊髓束(锥体束)的传导时间,这是运动诱发电位检查的一个重要诊断参数。各段潜伏期及中枢运动传导时的正常值范围是均值＋2.5SD。复合肌肉动作电位的波幅变异较大,临床意义远不如潜伏期,通常进行双侧波幅比较。MEP异常主要表现如下:①反应波缺失,或反应阈值增高,如肌肉在安静状态下不能记录到动作电位、易化后才有反应;②各波潜伏期明显延长,伴有或不伴有波形离散;③中枢运动传导时(CMCT)延长;④双侧潜伏期侧间差延长;⑤双侧波幅比值有明显差异。

3. MEP的临床应用　利用MEP主要是测量近端段神经传导,特别是测量锥体束的传导功能,所以临床常用于以下方面。

(1)脑损伤后运动功能的评估及预后的判断。

(2)协助诊断多发性硬化及运动神经元病。

(3)可客观评价脊髓型颈椎病的运动功能和锥体束损害程度。

🏥 能力检测

一、单项选择题

1.适合检测多发性硬化的诱发电位是(　　　)。

A.躯体感觉诱发电位　　　　　　B.脑干听觉诱发电位　　　　　　C.视觉诱发电位

D.运动诱发电位　　　　　　E.以上都不是

2.异常诱发电位有哪些异常标准?(　　　)

A.反应波缺失　　　　　　　　　　B.潜伏期明显延长

C.中枢运动传导时延长　　　　　　D.双侧潜伏期侧间差延长

E.以上都正确

二、简答题

1.简述躯体感觉诱发电位的临床应用。

2.简述常用的诱发电位检查方法。

（张雪）

参考答案

第六章 日常生活活动能力评定技术

第一节 日常生活活动能力评定概述

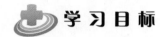

学习目标

【知识目标】

1.掌握日常生活活动能力的定义和分类。

2.熟悉日常生活活动能力评定的步骤及常用的方法。

3.了解常用的日常生活活动能力评定量表。

【能力目标】

能正确选择适合患者的日常生活活动能力评定方法。

 案例引导

案例:患者蒋某,女,52岁,因"车祸致四肢乏力1个月余"入院。患者目前精神一般,神志清楚,认知良好,情绪稳定;言语正常,呼吸良好,入科时存在头晕症状,考虑为体位性低血压(目前基本改善)。患者长期卧床,可坐,目前可站立,行走不能,双下肢可主动活动,张力未见异常,双上肢近端活动可,远端指间关节活动较差,无法实行抓握及精细对指动作;患者经口自主饮食饮水,无哽咽呛咳;大小便存在自主感觉,便秘,1日1次,需开塞露;小便留置尿管;睡眠稍差。

问题:请为患者进行日常生活活动能力评定,分析该患者的预后情况。

一、日常生活活动的定义

人们为了维持生存及适应生存环境而每天反复进行的、最基本的、最具有共性的活动(如衣、食、住、行等),我们将其称为日常生活活动(activities of daily living,ADL)。

ADL对心智和肢体健全的正常人来说简单易行,但对病、伤、残者来说,则变得相当困难和复杂。他们必须事先考虑和充分准备,并付出比正常人更大的努力才能完成。在日常生活活动中遭遇挫折,常可损害个体形象,导致焦虑、抑郁,丧失自尊心和自信心,产生依赖感、幼稚感,影响与他人的交流与交往,亦可影响整个家庭。上述结果又会进一步导致活动能力的丧失,形成恶性循环。因此,在 ADL 上达到最大限度的自理是非常重要的,它构成了康复工作的一个重要领域。

随着社会的快速发展和人们生活质量的提高,过去这种狭义的 ADL 概念已显得不够全面,它忽略了人的生物属性和社会属性的两重性特点,而逐渐被广义的 ADL 概念所取代。广义的 ADL 是指一个人在家庭、工作机构及社区里自己管理自己的能力,除了包括最基本的生活能力之外,还包括与他人交往的能力以及在经济上、社会上和职业上合理安排自己生活方式的能力。广义的 ADL 独立应包括家居独立、工作独立和社区独立。

所以,要改善患者的 ADL 能力,首先需要了解他们在 ADL 中的功能状况,即进行 ADL 能力的评定。

二、日常生活活动的分类

根据人们每天从事日常生活活动时是否需要各种工具及其他技能的情况,我们将日常生活活动分为以下两大类。

(一) 基础性日常生活活动

基础性日常生活活动(BADL)是指患者在家中或医院里每日最基本的、粗大的、不利用工具的日常生活活动,包括自理活动和功能性移动两类活动。自理活动包括穿衣、洗漱、梳妆、进食、如厕、洗澡等,功能性移动包括翻身、从床上坐起、由坐到站、行走、驱动轮椅、上下楼梯等。其评定结果反映了个体较粗大的运动功能,适用于较重的残疾,常在医疗机构内应用。其中,不涉及言语、认知等方面的功能,即仅体现躯体功能的 ADL,又称为躯体性 ADL(PADL)。

(二) 工具性日常生活活动

工具性日常生活活动(IADL)是指人们在社区中独立生活所需的高级技能,如交流和做家务劳动等,常需使用各种工具(如电饭煲、洗衣机、微波炉等)才能完成,故称为 IADL。其评定结果反映了较精细的运动功能,适用于较轻的残疾,且在发现残疾方面较 BADL 敏感,故常用于调查,多在社区老年人和残疾人中应用。

三、日常生活活动的内容

人们因年龄、性别、民族、职业、所处环境和地区的不同,生活方式千差万别,日常生活活动内容和习惯也各有不同,但日常生活活动是人们维持生存的必需活动,因此人们的日常生活活动也具有许多共同之处。

一般情况下,ADL 的内容包括运动、自理、交流、家务劳动、娱乐活动和社会认知六个方面。

(1) 运动方面:如床上运动,轮椅转移,室内、室外行走与上下楼,交通工具的使用等。

(2) 自理方面:如进食、更衣、如厕、洗漱、修饰、大小便控制等。

(3) 交流方面:如阅读,书写,使用交流板、计算机,识别环境标志、交通标志和安全警示等。

(4) 家务劳动方面:如购物,洗衣,做饭,清洗,安全使用家用器具,使用环境控制器及收支预算等。

(5) 娱乐活动方面:如打扑克牌、下棋、打篮球、绘画、园艺、旅游和社交活动等。

(6) 社会认知方面:如社会交往、解决问题和记忆能力等。

四、日常生活活动能力评定的目的

进行 ADL 能力评定是确定康复目标、制订康复计划、选择治疗与训练措施、评估康复效果的依据,是康复治疗中必不可少的重要步骤。ADL 能力的评定是在个体水平上对能力障碍进行评定,评定目的归纳如下。

（1）确定患者在 ADL 方面能否独立及独立程度如何。

（2）拟订合适的康复目标,确定适当的治疗方案。

（3）评价治疗效果及是否需要拟订新的治疗方案。

（4）比较各种治疗方案的优劣,总结治疗经验和教训。

（5）判断功能预后。

（6）为制订环境改造方案提供依据。

（7）增强患者和康复治疗师的信心。

五、日常生活活动能力评定的步骤

（一）收集资料

通过阅读病历,查房,对患者躯体、感知和认知等功能进行评定,以及与其他医护人员、康复治疗师或家属讨论来获取资料。

（二）与患者交谈

了解患者的文化修养和价值观,进一步确认最初收集到的资料,了解与自理、家庭帮助和独立有关的情况与环境状况。

（三）进行评定

采用直接法和间接法对患者进行评定,评定可以一次或分几次完成。

六、日常生活活动能力评定的方法

ADL 的评定不像关节活动度和肌力等检查,后者仅仅牵涉解剖学和功能解剖学方面纯医学范畴的检测内容,ADL 评定是对患者综合能力的评定,故应了解患者身体功能方面的因素,另外,还应评定其感知和认知功能,以了解其学习 ADL 的能力。

评定结果有可能受环境和主观意识及其他社会心理因素的影响,在评定时应对这些因素给予充分的考虑。ADL 的评定应在患者入院当天或次日,或康复治疗师接到治疗医嘱,第一次治疗开始前进行。评定应在合适的时间进行,尽量在同一条件或环境下进行。重复评定时,应按相似的时间和条件进行。

应选择患者认为最好的、最熟悉的场所来进行评定,可以是患者实际居住的环境(如在患者家中、门前和院子里),也可以是患者的病房、治疗室或 ADL 评定和训练室里。ADL 评定和训练室的设置,必须尽量接近实际生活环境,具有卧室、浴室、厕所、厨房等及相应的家具和餐饮用具、炊具、家用电器等,并将其放在适宜的位置上,便于患者操作。

ADL 的评定方法多采用量表法,包括直接观察法和间接评定法两种。在日常康复评定中,通常是两种方法结合起来应用。

（一）直接观察法

直接观察法是通过直接观察患者的实际操作能力进行评定,而不只是通过询问。该方法的优点是能够比较客观地反映患者的实际功能情况,能有效地避免患者夸大或贬低自己的能力,但缺点是费时费力,患者不易配合。

（二）间接评定法

间接评定法是通过询问的方式进行了解与评定。该方法既可从家人和患者周围的人那里获取患者完成活动的信息,也可通过电话或书信获取患者完成活动的信息,还可通过康复医疗小组讨论来获取患者完成活动的信息。该方法的优点是简单、快捷;缺点是缺乏可信性,故主要用于一些不便直接观察或演示的动作评定,如大小便的控制、洗澡等。

七、日常生活活动能力评定的常用量表

（一）BADL 标准化量表

常用的 BADL 标准化量表类型有 Barthel 指数、PULSES、Katz 指数、功能综合评定、修订的 Kenny 自理评定和功能独立性评定等。

（二）IADL 标准化量表

常用的 IADL 标准化量表有快速残疾评定量表、功能状态指数、功能活动问卷和 Frenchay 活动指数评定量表等。

知识链接

参考答案

能 力 检 测

一、单项选择题

1. 以下哪一项不是基础性日常生活活动？（　　）

A. 穿衣　　　　　B. 洗漱　　　C. 使用驱动轮椅　　　D. 做饭　　　　　E. 上下楼梯

2. 以下哪一项不是工具性日常生活活动？（　　）

A. 梳头　　　　　B. 打电话　　C. 做饭　　　　　　　D. 骑车　　　　　E. 驱动轮椅

3. 日常生活活动的内容不包括（　　）。

A. 运动　　　　　B. 学习　　　C. 交流　　　　　　　D. 娱乐活动　　　E. 自理

4. 日常生活活动能力评定的目的不包括（　　）。

A. 确定患者在日常生活方面能否独立　　　　B. 有助于拟订合适的康复目标

C. 有助于职业的选择　　　　　　　　　　　D. 为制订环境改造方案提供依据

E. 评价治疗效果

5. 常用的 BADL 标准化量表不包括（　　）。

A. PULSES　　　　　　　　B. 生存质量指数　　　　　C. Barthel 指数

D. Katz 指数　　　　　　　E. 修订的 Kenny 自理评定

二、名词解释

1. ADL

2. IADL

3. BADL

三、简答题

1. 简述 ADL 的内容。

2. 简述 ADL 的评定的目的。

（王维）

第二节　Barthel 指数评定技术

本节 PPT

学 习 目 标

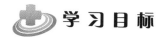

【知识目标】

1. 掌握 Barthel 指数评定的内容、评分标准和结果判断。

Note

2.熟悉 Barthel 指数评定的注意事项。

【能力目标】

1.能熟练应用 Barthel 指数评定量表对患者进行 ADL 评定。

2.能对评定结果做出正确解释,并制订治疗方案。

案例解析

案 例 引 导

　　案例:患者,男,62 岁,因脑卒中入康复医学科治疗,入院时的 Barthel 指数评分为 35 分,经 3 个月训练后 Barthel 指数评分增加到 65 分,此时患者及家属要求出院。

　　问题:根据此患者 Barthel 指数评定结果,分析该患者是否达到可以出院的程度。

一、Barthel 指数

　　Barthel 指数(BI)产生于 20 世纪 50 年代中期,是由美国 Florence Mahoney 和 Dorothy Barthel 设计并应用于临床,当时称为 Maryland 残疾指数。20 世纪 60 年代中期文献报告正式称其为 Barthel 指数,并一直沿用至今。Barthel 指数评定是美国康复医疗机构常用的方法。20 世纪 70 年代后期,我国许多医院也开始应用该指数来评定患者的 ADL 能力。

　　Barthel 指数评定简单,操作性强,可信度高,灵敏度也高,是目前临床上应用最广、研究最多的一种 ADL 能力的评定方法,它不仅可以用来评定治疗前后的功能状况,而且可以预测治疗效果、住院时间及预后状况。

　　(一) Barthel 指数评定量表及评分标准

　　Barthel 指数评定包括进食、穿衣、大小便控制等 10 项内容,根据是否需要帮助及帮助程度对 10 项内容分别评分,总分为 100 分。其评定量表及评分标准见表 6-2-1。

表 6-2-1　Barthel 指数评定量表及评分标准

项　　目	分　　类	评　分
进食	完全依赖	0
	需要部分帮助:能吃任何食物(但需搅拌、夹菜等)或较长时间才能完成	5
	完全独立:独立或使用辅助器具在正常时间内能完成整个进食过程	10
穿衣	完全依赖	0
	需要帮助:在适当的时间内或指导下,能完成至少一半的穿脱过程	5
	完全独立:能独立穿、脱各类衣裤(穿鞋袜、系扣、拉拉链等)和穿、脱矫形器或支具	10
大便控制	失禁:或无失禁但有昏迷	0
	偶尔失禁:每周不超过 1 次,或在帮助下需要使用灌肠剂、栓剂或器具	5
	能控制:在需要时,可独立使用灌肠剂或栓剂	10
小便控制	失禁:需他人导尿,或无失禁,但有昏迷	0
	偶尔失禁:每日不超过 1 次,每周多于 1 次;或需要器具的帮助	5
	能控制:在需要时能使用集尿器,并清洁,SCI 患者能自行导尿	10

Note

续表

项　　目	分　　类	评　　分
上下楼梯	完全依赖	0
	需要帮助：在语言指导或体力的帮助下上、下一层楼	5
	完全独立：独立或在辅助器具的帮助下，完成上、下一层楼	10
如厕	完全依赖	0
	需要部分帮助：在穿、脱裤子及清洁会阴或保持平衡时，需要指导或帮助	5
	完全独立：能独立进出厕所，如使用便盆时，会清洗便盆	10
修饰	依赖或需要帮助	0
	完全独立：可独立完成洗脸、刷牙、梳头、刮脸等动作	5
洗澡	依赖或需要帮助	0
	完全独立：自己能完全独立进行擦浴、盆浴、淋浴，完成整个洗澡过程	5
转移（床-椅）	完全依赖：不能坐起，或需要使用提升机	0
	需要大量帮助：能坐起，但需两个人帮助	5
	需要小量帮助：需语言指导、监督或一个人帮助	10
	完全独立：能独立进行轮椅-床、轮椅-椅子、轮椅-坐便器之间的转移	15
行走	完全依赖：不能行走	0
	需要大量帮助：需使用轮椅移动 45 m 以及进出厕所	5
	需要小量帮助：可在指导、监督或少量帮助下，行走 45 m 以上	10
	完全独立：可独立（或使用辅助器具）行走 45 m 以上，但须排除使用带轮助行器	15

（二）Barthel 指数分级标准

Barthel 指数分级标准如下：

0～19 分：生活完全需要依赖；

20～39 分：生活大部分需要依赖；

40～59 分：生活部分需要依赖；

60～79 分：生活小部分需要依赖；

80～100 分：生活基本自理。

Barthel 指数得分在 40 分以上者康复治疗的效果最明显，康复效益最大。

（三）Barthel 指数评定注意事项

（1）Barthel 指数应记录"患者能做什么"，而不是可能或应达到什么程度。其主要目的是确定患者在有无任何体力或智力帮助的情况下所获得的自理程度。

（2）应让患者在正常的生活过程中和适当的环境中评定某项功能。如评定穿衣技能、上厕所的技能时，观察其能否处理穿衣、如厕等事情。

（3）评定的结果是反映患者 24 h 内完成的情况，虽然周期较长，但为了说明问题是必要的。

（4）只要患者不需要他人的帮助，即使使用辅助器具也可视为自理。

（四）Barthel 指数评定上的缺陷

Barthel 指数评定虽然是目前临床上应用较广的 ADL 能力的评定方法，但其设定的评定等级比较少，大部分项目分为完全独立、需要帮助、依赖三个等级，如进食、穿衣、大便控制、小便控制、上下楼梯、如厕六个项目完全独立为 10 分，需要帮助（部分帮助）或偶尔失禁为 5 分，完全依

Note

赖或失禁为 0 分;有的项目只有依赖或需要帮助和完全独立两个等级,如修饰、洗澡项目完全独立为 5 分,依赖或需要帮助为 0 分,其中需要帮助而不能完全独立者都评为 0 分;有的项目虽有四个等级,但是需要帮助的程度分类粗糙,如转移(床-椅)、行走两个项目完全独立为 15 分,10 分和 5 分分别为需要小量帮助和需要大量帮助,0 分为完全依赖,都不能很好地反映患者需要帮助的程度及治疗效果的变化。另外相邻等级之间设置的分值差距较大(5 分),易造成两极分化,不能敏感地反映出等级之间的变化。甚至最高分值可以存在于许多残疾人中,即所谓的"天花板效应",因此,BI 评定量表不能对更高功能水平的患者进行客观评价。这些都使 BI 评定量表的灵敏度受到影响。在评定项目不变的前提下,根据患者需要帮助的程度进行更细致和有意义的分级将有可能提高其灵敏度。

二、改良 Barthel 指数

(一) 改良 Barthel 指数评定量表

为了规避上述 BI 评定量表的缺陷,改良 Barthel 指数(MBI)被设计出来,MBI 是在评定内容不变的基础上对 BI 的等级进行加权,根据患者需要帮助的程度将 10 个评定项目的依赖程度都细分为 5 个评分等级,即完全依赖、大量帮助、中等帮助、少量帮助和完全独立 5 个等级,且每一项每一级的分数有所不同,其中修饰、洗澡项目分数为 0 分、1 分、3 分、4 分、5 分;进食、穿衣、大便控制、小便控制、如厕、上下楼梯 6 个项目的分数为 0 分、2 分、5 分、8 分、10 分;转移(床-椅)、行走 2 个项目的分数为 0 分、3 分、8 分、12 分、15 分。10 个项目总分最高依然为 100 分,独立能力与得分呈正相关。改良 Barthel 指数(MBI)评定量表见表 6-2-2。

表 6-2-2　改良 Barthel 指数(MBI)评定量表

ADL 项目	完全依赖 1 级	大量帮助 2 级	中等帮助 3 级	少量帮助 4 级	完全独立 5 级
进食	0	2	5	8	10
穿衣	0	2	5	8	10
大便控制	0	2	5	8	10
小便控制	0	2	5	8	10
上下楼梯	0	2	5	8	10
如厕	0	2	5	8	10
修饰	0	1	3	4	5
洗澡	0	1	3	4	5
转移(床-椅)	0	3	8	12	15
行走	0	3	8	12	15
* 轮椅操作	0	1	3	4	5

注:* 仅在不能行走时才评定此项。

(二) 改良 Barthel 指数的评分标准

改良 Barthel 指数评分标准(简体中文版):基本的评级标准(表 6-2-3)将每个活动的评级分为 5 级,不同的级别代表了不同程度的独立能力,最低的是 1 级,最高是 5 级。级数越高,代表独立能力越高。

(1) 1 级:完全依赖别人完成整项活动。

(2) 2 级:某种程度上能参与,但在整个活动过程中需要别人提供协助才能完成。

注意:"整个活动过程"是指有超过一半的活动过程。

(3) 3 级:能参与大部分的活动,但在某些过程中仍需别人提供协助才能完成整项活动。

注意:"某些过程"是指一半或以下的活动过程。

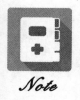

（4）4级：除了在准备或收拾时需要协助，患者可以独立完成整项活动；或进行活动时需要别人从旁监督或提示，以确保安全。

注意："准备或收拾"是指一些可在测试前后去处理的非紧急活动过程。

（5）5级：可以独立完成整项活动而无需别人在旁监督、提示或协助。

表6-2-3 改良Barthel指数各级评分标准

项目	评分	评分标准	备注
进食： 用合适的餐具将食物由容器送到口中，整个过程包括咀嚼及吞咽	0	完全依赖别人帮助进食	先决条件：患者有合适的座椅或有靠背支撑，食物准备好后放置于患者伸手可及的桌子上。 进食方式：用嘴进食或使用胃管进食。 准备或收拾活动：如戴上及取下进食辅助器具。 考虑因素：患者进食中如有吞咽困难、呛咳，则应被降级；不需考虑患者在进食时身体是否能保持平衡，但如安全受到影响，则应被降级；用胃管进食的过程不需考虑插入及取出胃管
	2	某种程度上能使用餐具，通常是勺子或筷子。但在进食的整个过程中需要别人提供协助	
	5	能使用餐具，通常是勺子或筷子。但在进食的某些过程中仍需要别人提供协助	
	8	除了在准备或收拾时需要协助，患者可以自行进食；或进食过程中需有人从旁监督或提示，以确保安全	
	10	可自行进食，而无需别人在旁监督、提示或协助	
洗澡： 包括清洁、冲洗及擦干由颈至脚的部位	0	完全依赖别人协助洗澡	先决条件：患者在洗澡的地方进行测试，所有用具都须放于患者伸手可及的地方。 洗澡方法：盆浴（浴缸）、淋浴（花洒）、用桶或盆、冲凉椅或浴床。 准备或收拾活动：在洗澡前后准备或更换清水，开启或关闭热水器。 考虑因素：在浴室内的体位转移或步行表现，但不需考虑进出浴室的步行表现，不包括洗头、携带衣物、应用物品、进出浴室及洗澡前后穿脱衣物
	1	某种程度上能参与，但在整个活动的过程中需要别人提供协助才能完成	
	3	能参与大部分的活动，但在某些过程中仍需要别人提供协助才能完成整项活动	
	4	除了在准备或收拾时需要协助，患者可以自行洗澡或过程中需别人从旁监督或提示，以确保安全	
	5	患者可用任何适当的方法自行洗澡，而无需别人在旁监督、提示或协助	
修饰： 包括洗脸、洗手、梳头、保持口腔清洁（包括假牙）、剃须（适用于男性）及化妆（适用于有需要的女性）	0	完全依赖别人进行修饰	先决条件：患者在设备齐全的环境下进行测试，所有用具都必须伸手可及，如电动剃须刀需通好电，并插好刀片。 活动场所：床边、洗漱盆旁边或洗手间内。 准备或收拾活动：如事前将一盆水放在床边或在修饰过程中更换清水；事先用轮椅将患者推到洗漱盆旁边；准备或清理洗漱的地方；戴上或取下辅助器具。 考虑因素：不需要考虑进出洗手间的步行表现；化妆只适用于平日需要化妆的女士；梳洗不包括设计发型及编发辫
	1	某种程度上能参与，但在整个活动的过程中需要别人提供协助才能完成	
	3	能参与大部分的活动，但在某些过程中仍需要别人提供协助才能完成整项活动	
	4	除了在准备或收拾时需要协助，患者可以自行或过程中需别人从旁监督或提示，以确保安全	
	5	患者可自行修饰，无需别人在旁监督、提示或协助。男性患者可自行剃须，女性患者可自行化妆及整理头发	

续表

项目	评分	评分标准	备注
穿衣：包括穿上、脱下及扣好衣物。有需要时也包括佩带腰围、假肢及矫形器	0	完全依赖别人协助穿衣	先决条件：所有衣物必须放在伸手可及的范围内。 衣物的种类：衣、裤、鞋、袜等，有需要时要用的腰围、义肢及矫形器；接受过改良的衣物，如将鞋带换上魔术贴；不包括穿脱帽子、胸围、皮带、领带及手套。 准备或收拾活动：如穿衣后将纽扣扣上或将拉链拉上，穿鞋后把鞋带系好。 考虑因素：到衣柜或抽屉拿取衣物不在评级考虑之列
	2	患者某种程度上能参与，但在整个活动的过程中需要别人提供协助才能完成	
	5	患者能参与大部分的活动，但在某些过程中仍需要别人提供协助才能完成整项活动	
	8	除了在准备或收拾时需要协助，患者可自行穿衣或过程中需有人从旁监督或提示，以确保安全	
	10	患者可自行穿衣而无需别人监督、提示或协助	
大便控制：即肛门控制，指能完全控制肛门或有意识地防止大便失禁	0	完全大便失禁	其他方法：肛门造瘘口或使用纸尿片。 考虑因素："经常出现大便失禁"是指每月中有超过一半的时间出现失禁，"间中出现大便失禁"是指每月中有一半或以下的时间出现失禁，"偶尔出现大便失禁"是指每月中有不多于一次的大便失禁。评级包括保持身体清洁及有需要时能使用栓剂或灌肠器，把衣服和附近环境弄脏不在评级考虑之列，若患者长期便秘而需要别人定时帮助大便，其情况应视作大便失禁。患者如能自行处理造瘘口或使用纸尿片，应视为完全没有大便失禁。若造瘘口或纸尿片发出异味而患者不能及时替换，其表现应被降级
	2	患者在摆放适当的姿势和诱发大肠活动的技巧方面需要协助，并经常出现大便失禁	
	5	患者能采取适当的姿势，但不能运用诱发大肠活动的技巧；或在清洁身体及更换纸尿片方面需要协助，并间中出现大便失禁	
	8	患者偶尔出现大便失禁，患者在使用栓剂或灌肠器时需要监督；或需要有人定时从旁提示，以防失禁	
	10	患者没有大便失禁，有需要时患者可自行使用栓剂或灌肠器	
小便控制：即膀胱控制，指能完全控制膀胱或有意识地防止小便失禁	0	完全小便失禁	其他方法：内置导尿管、尿套或使用纸尿片
	2	患者经常出现小便失禁	
	5	患者通常在日间能保持干爽但晚上出现小便失禁，并在使用内用或外用辅助器具时需要协助	
	8	患者通常能整天保持干爽但间中出现失禁；或在使用内用或外用辅助器具时需要监督；或需要有人定时从旁提示，以防失禁	
	10	患者没有小便失禁或在需要时患者亦可自行使用内用或外用辅助工具	

续表

项目	评分	评 分 标 准	备　　注
如厕: 包括在厕盆上坐下及站起,脱下及穿上裤子,防止弄脏衣物及附近环境,使用厕纸和用后冲厕	0	完全依赖别人协助如厕	先决条件:患者在设备齐全的厕所内进行测试,厕纸应伸手可及。 如厕设备:尿壶、便盆、便椅、纸尿片、痰盂、坐厕或蹲厕。 准备或收拾活动:如厕前后准备、清理或清洗如厕设备。 考虑因素:包括在厕所内的体位转移或步行表现,但不需考虑进出厕所的步行表现。可接受使用辅助器具,如助行器及扶手。不需考虑患者是否能表达如厕需要,但如果患者把洗脸盆、漱口盆误作如厕的设备,其表现应被降级
	2	患者在某种程度上能参与,但在整个活动过程中需要别人提供协助才能完成	
	5	患者能参与大部分的活动,但在某些过程中仍需要别人提供协助才能完成整项活动	
	8	除了在准备或收拾时需要协助,患者可以自行如厕或过程中需有人从旁监督或提示,以确保安全	
	10	患者可用任何适当的方法自行如厕,而无需别人在旁监督、提示或协助,如有需要,患者亦可在晚间使用便盆、便椅或尿壶。然而,此类方法需包括将排泄物倒出并把器皿清洗干净	
转移(床-椅): 患者将轮椅移至床边,把制动装置锁紧,拉起脚踏板,然后将身体转移到床上并躺下,再坐回床边(有需要时可移动轮椅的位置),将身体转移坐回轮椅上	0	完全依赖或需要两人从旁协助或需要使用机械装置来帮助转移	其他转移方法:由便椅转移到床上,由座椅转移到床上。 准备或收拾活动:如测试前将椅子的位置放好至某个角度。 考虑因素:包括移动椅子到适当的位置,可利用辅助器具,如床栏、椅背而不被降级
	3	患者在某种程度上能参与,但在整个活动的过程中,需要别人提供协助才能完成	
	8	患者能参与大部分的活动,但在某些过程中仍需要别人提供协助才能完成整项活动	
	12	除了在准备或收拾时需要协助外,患者可以自行转移或过程中需有人从旁监督或提示,以确保安全	
	15	患者可自行于床椅之间来回转移,并无需别人从旁监督、提示或协助	
行走: 下地步行,从患者站立开始,在平地步行50 m。患者有需要时可佩戴矫形器或义肢,并能适当地使用助行器	0	完全不能步行	考虑因素:需要时可用助行器而不被降级,评级包括要摆放助行器在适当的位置
	3	患者在某种程度上能参与,但在整个活动的过程中需要别人提供协助才能完成	
	8	患者能参与大部分的活动,但在某些过程中仍需要别人提供协助才能完成整项活动	
	12	患者可自行步行一段距离,但不能完成50 m或过程中需有人从旁监督或提示,以确保安全	
	15	患者可自行步行50 m,并无需其他人从旁监督、提示或协助	

项 目	评分	评 分 标 准	备 注
上下楼梯: 可安全地在两段分别有八级的楼梯上来回上下行走	0	患者完全依赖别人协助上下楼梯	先决条件:患者可步行。 准备或收拾活动:如将助行器摆放在适当的位置。 考虑因素:可接受使用扶手和助行器而无需被降级
	2	患者在某种程度上能参与,但在整个活动的过程中需要别人提供协助才能完成	
	5	患者能参与大部分的活动,但在某些过程中仍需要别人提供协助才能完成整项活动	
	8	患者基本上不需要别人协助,但在准备及收拾时仍需协助,或过程中需有人从旁监督或提示,以确保安全	
	10	患者可在没有监督、提示或协助下,安全地在两段楼梯上上下行走。有需要时,可使用扶手和(或)助行器	
*轮椅操作: 代替行走,包括在平地上推动轮椅、转弯及操控轮椅至桌边、床边或洗手间等。患者需操控轮椅并移动至少50 m	0	完全不能操控轮椅	先决条件:此项目只适用于在第9项中被评为"完全不能步行"的患者,而此类患者必须接受过轮椅操控训练。 准备或收拾活动:如在狭窄的转角处移走障碍物
	1	患者可在平地上自行推动轮椅并移动较短的距离,但在整个活动过程中需要别人提供协助才能完成	
	3	患者能参与大部分的轮椅活动,但在某些过程中仍需要别人提供协助才能完成整项活动	
	4	患者可驱动轮椅前进、后退、转弯及移至桌边、床边或洗手间等,但在准备及收拾活动时仍需他人协助或过程中需有人从旁监督或提示,以确保安全	
	5	患者可完全自行操控轮椅,可移动至少50 m,并无需其他人从旁监督、提示或协助	

三、评定结果判断与分析

(一) Barthel 指数评定量表结果判断与分析

应用 Barthel 指数评定量表评定患者 ADL 能力时,可以通过 Barthel 指数评定记录表(表6-2-4)做前后比较,从而能更加直观地观察到患者功能的改变情况。

表 6-2-4　Barthel 指数评定记录表

评 定 次 数	1	2	3	4
评 定 日 期	月　　日	月　　日	月　　日	月　　日
进食				
穿衣				

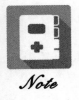

续表

评定次数	1	2	3	4
大便控制				
小便控制				
上下楼梯				
如厕				
修饰				
洗澡				
转移（床-椅）				
行走				

按照 Barthel 指数评分标准评出患者得分后，可以按表 6-2-5 中的标准判断患者 ADL 的独立程度。评定结果得分越高，表明患者独立性越强、依赖性越小。若得分达 100 分，这并不说明患者能完全独立生活、面对社会，只能说明患者可以生活自理，不需要别人的照顾而已。因为评定内容里并没有涉及整理家务和与他人接触等方面的能力，也许这些能力患者都不具备或已丧失。

表 6-2-5　ADL 独立程度表

Barthel 指数评分	ADL 独立程度
＞60 分	良，虽有轻度残疾，但生活基本自理
40～60 分	中度残疾，生活需要帮助
20～39 分	重度残疾，生活依赖明显，需要很大帮助
＜20 分	完全残疾，生活完全依赖

（二）改良 Barthel 指数评定量表结果判断与分析

改良 Barthel 指数评定量表结果见表 6-2-6，结果判断如下。

100 分，正常；

60～99 分，生活基本自理；

41～59 分，中度功能障碍，生活需要帮助；

21～40 分，重度功能障碍，生活依赖明显；

0～20 分，生活完全依赖。

表 6-2-6　改良 Barthel 指数评分记录表

项目	评分标准	评分	治疗前	治疗后		
				1	2	3
1.进食	完全独立	10				
	少量帮助	8				
	中等帮助	5				
	大量帮助	2				
	完全依赖	0				

Note

续表

项 目	评分标准	评分	治疗前	治 疗 后		
				1	2	3
2.洗澡	完全独立	5				
	少量帮助	4				
	中等帮助	3				
	大量帮助	1				
	完全依赖	0				
3.修饰	完全独立	5				
	少量帮助	4				
	中等帮助	3				
	大量帮助	1				
	完全依赖	0				
4.穿衣	完全独立	10				
	少量帮助	8				
	中等帮助	5				
	大量帮助	2				
	完全依赖	0				
5.大便控制	完全独立	10				
	少量帮助	8				
	中等帮助	5				
	大量帮助	2				
	完全依赖	0				
6.小便控制	完全独立	10				
	少量帮助	8				
	中等帮助	5				
	大量帮助	2				
	完全依赖	0				
7.如厕	完全独立	10				
	少量帮助	8				
	中等帮助	5				
	大量帮助	2				
	完全依赖	0				
8.转移（床-椅）	完全独立	15				
	少量帮助	12				
	中等帮助	8				
	大量帮助	3				
	完全依赖	0				

Note

续表

项　　目	评分标准	评分	治疗前	治　疗　后		
				1	2	3
9.行走	完全独立	15				
	少量帮助	12				
	中等帮助	8				
	大量帮助	3				
	完全依赖	0				
10.上下楼梯	完全独立	10				
	少量帮助	8				
	中等帮助	5				
	大量帮助	2				
	完全依赖	0				
11.轮椅操作	完全独立	5				
	少量帮助	4				
	中等帮助	3				
	大量帮助	1				
	完全依赖	0				
总　　分						

能力检测

一、单项选择题

1.Barthel 指数最主要是评定（　　）。

A.运动功能　　　　　　　　B.认知功能　　　　　　　C.语言功能

D.日常生活活动能力　　　　E.心理功能

2.Barthel 指数评定是目前临床应用最广、研究最多的一种 ADL 能力的评定方法,其评定内容不包括（　　）。

A.大小便控制　　B.修饰　　　　C.上楼梯　　　　D.进食　　　　E.交流

3.Barthel 指数评定若总分达到 100 分,表示患者（　　）。

A.生活可以自理　　　　　　B.生活基本自理　　　　　C.能独立生活

D.生活需要帮助　　　　　　E.生活需要很大帮助

4.关于 Barthel 指数评定,下列哪一项说法是错误的？（　　）

A.昏迷患者大小便控制记 0 分

B.小便自理不包括自行导尿

C.进食不包括做饭与盛饭

D.只要无需帮助,虽用辅助器具也归自理类

E.穿衣包括穿鞋袜

5.患者周某,需要拐杖才能独自完成上下楼梯,依据 Barthel 指数评定,此项目可评为（　　）。

参考答案

A. 20 分　　　　B. 15 分　　　　C. 10 分　　　　D. 5 分　　　　E. 0 分

二、简答题

如何依据 Barthel 指数评定判断 ADL 独立程度？

（王维）

第三节　功能独立性评定技术

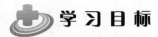

学习目标

【知识目标】

1. 掌握功能独立性评定的内容和结果判断。

2. 熟悉功能独立性评定的评分标准。

【能力目标】

1. 能熟练运用功能独立性评定量表。

2. 能熟练掌握各项评定内容的计分原则。

3. 能对评定结果做出正确的分析。

案例引导

　　案例：患者田某，男，36 岁，两年前工作时不慎高空坠落，出现腰背部疼痛、双下肢运动及感觉障碍、大小便失禁，曾行手术治疗，术后一直行康复治疗。目前，仍不能独自站立，大小便排出困难。体格检查：BP 120/80 mmHg，HR 76 次/分，律齐，心肺功能正常。双上肢肌力及肌张力正常，双下肢肌肉萎缩明显，双下肢肌力 MMT 分级：双侧髂腰肌及股四头肌 4 级，双侧胫前肌、趾伸肌及腓肠肌 0 级。双侧肌张力减低，腱反射减退。双侧巴宾斯基征阴性。

　　问题：请通过评定，了解患者功能独立性情况。

　　功能独立性量表（functional independence measure，FIM）评定是 1987 年由美国纽约功能评估研究中心的研究人员提出的，它不仅评定躯体功能，还可评定言语、认知和社交等功能，是 20 世纪 80 年代中期美国康复医学会和美国物理医学与康复学会在总结了以往曾被使用或正在应用的 36 个功能评定方法的基础上制订的。它选择了最普遍、最有用的功能评定项目，并确定了恰当的分级评分方法，其方法简便易行，不受评定者单位、专业和条件的限制。

　　FIM 评定是近年来提出的一种能更为全面、客观地反映残疾患者日常生活活动能力的评定方法。它可综合地反映患者独立生活能力，评定和比较患者残疾的严重程度，预测康复后果，确定住院时间，制订康复目标，选择治疗方案，评价康复疗效和经济效益，节约康复花费，并可进行纵向随访。

　　FIM 评定的是患者实际残疾的程度，而不是器官和系统障碍的程度。它不是评定患者按生

本节 PPT

案例解析

理功能、环境条件能做什么,而是评定患者现在实际能做什么。FIM 评定在描述残疾水平和功能独立的程度上比 Barthel 指数评定等评定方法更敏感、更精确,且几乎适用于所有残疾患者。

FIM 评定现已被世界各国康复界广泛应用于评定脑卒中、颅脑损伤、脊髓损伤、骨科及其他导致功能独立性受损的疾病。但由于 FIM 申请了专利,因知识版权问题在国内应用尚有困难,在此仅介绍该系统的基本应用原则。

一、功能独立性量表评定的评分标准

根据患者是否需要他人帮助及帮助的程度,将其功能分为独立和依赖两大类。这两大类分别包括 2 个和 5 个功能级别,共 7 个等级,FIM 的评分标准见表 6-3-1。

表 6-3-1　FIM 的评分标准

项　目		评分	评分标准	备　注
功能独立		7	完全独立	能独立完成所有活动,活动完成规范,无须矫正;不需要使用辅助器具和帮助,并在合理的时间内完成
		6	有条件的独立	能独立完成所有活动,但活动中需要使用辅助器具;或超过合理时间;或有安全方面的顾虑
功能依赖	部分依赖	5	监护、准备或示范	在没有身体接触的前提下,根据他人的提示、引导或监护能完成活动
		4	需最小帮助	在最小量的身体接触的帮助下,能完成活动的 75%,他人帮助程度小于 25%
		3	需中等帮助	患者需要中等量的帮助,其仅能完成活动的 50%~74%,他人帮助程度达 25%~49%
	完全依赖	2	需最大帮助	患者需要最大量的帮助,只能完成活动的 25%~49%,他人帮助程度达 50%~74%
		1	完全依赖	患者能完成的活动小于 25%

二、功能独立性量表评定的具体内容

（一）自理活动

1. 进食　进食包括使用合适的器具将食物送进嘴里、咀嚼和咽下,不包括事物的准备（如清洗和准备食物、烹调、切割食物等）。关键在于尽可能独立完成进食活动,达 7 分水平时,应能从盘中独立取出食物。

7 分:可以独立完成进食过程,操作时间合理、安全。

6 分:需要义肢或辅助器具进食,或进食时间过长,或有呛噎情况发生。

5 分:需要他人监护、提示或引导,或需要他人帮助拿支具或矫形器等。

4 分:可完成不低于 75% 的进食过程,偶然需要他人帮助戴上支具或矫形器等完成进食。

3 分:可完成 50%~74% 的进食过程,经常需要他人帮助戴上支具或矫形器等完成进食。

2 分:可完成 25%~49% 的进食过程,可以主动配合他人喂食。

1 分:可完成 25% 以下的进食过程,主要由他人帮助喂食或通过胃管进食。

2. 梳洗　梳洗包括刷牙、梳头发、洗手、洗脸、剃须、化妆。本项还包括开关水龙头、调节水温及其他卫生设备、挤牙膏、开瓶盖等。

7分:可以操作所有动作,并完成上述活动的个人准备工作。

6分:需要特制设备,包括支具、义肢等帮助活动,或操作时间过长,或不安全。

5分:需要他人监护、提示或引导,或准备卫生设备。

4分:偶然需要由他人帮助将毛巾放到患者手中或帮助完成一项活动。

3分:经常需要由他人帮助将毛巾放到患者手中或帮助完成一项以上的活动。

2分:可以主动配合他人完成梳洗活动。

1分:不能主动配合他人完成梳洗活动。

3. 沐浴　沐浴包括洗澡的全过程(洗、冲、擦干),洗颈部以下部分(背部除外),沐浴方式可为盆浴、淋浴或擦浴。

7分:完全独立,可安全地完成全过程,可以为盆浴、淋浴或擦浴。

6分:需要特殊的辅助器具帮助完成,或时间过长,或不安全。

5分:需要他人监护、提示或引导,或帮助放水、调节水温、准备浴具、准备支具等。

4分:偶然需要由他人帮助将毛巾放到患者手中,或帮助完成1~2个部位的洗澡。

3分:经常需要由他人帮助将毛巾放到患者手中,或帮助完成2个以上部位的洗澡。

2分:需要他人帮助洗澡,但可以主动协助。

1分:需要他人帮助洗澡,但不能主动协助。

4. 穿、脱上身衣物　穿、脱上身衣物包括穿、脱上身(腰部以上)的衣物,以及穿、脱上肢义肢或支具。上身衣物包括开襟衫、套头衫、拉链衫及胸罩等。

7分:完全独立穿、脱上身衣物,以及穿、脱上肢义肢或支具,操作安全、时间合理。

6分:需要特殊辅助器具帮助穿、脱,或穿、脱时间过长。

5分:需要他人监护、提示或引导,或由他人准备上身衣物、支具,或准备穿、脱设备。

4分:偶然需要他人帮助处理纽扣、拉链、搭扣等。

3分:经常需要他人帮助处理纽扣、拉链、搭扣等。

2分:需要他人帮助穿衣,但可以主动配合。

1分:需要他人帮助穿衣,但不能有效地主动配合。

5. 穿、脱下身衣物　穿、脱下身衣物包括穿、脱下身(腰部以下)的衣物,以及穿、脱下肢义肢或支具。下身衣物包括内裤、外裤、裙子、腰带、拉链、鞋子和袜子等。

7分:完全独立穿、脱下身衣物及穿、脱下肢义肢或支具,操作安全、时间合理。

6分:需要特殊辅助器具帮助穿、脱,或穿、脱时间过长。

5分:需要他人监护、提示或引导,或由他人准备下身衣物、支具,或准备穿、脱设备。

4分:偶然需要他人帮助处理纽扣、拉链、搭扣等。

3分:经常需要他人帮助处理纽扣、拉链、搭扣等。

2分:需要他人帮助穿衣,但可以主动配合。

1分:需要他人帮助穿衣,但不能有效地主动配合。

6. 如厕　　如厕前后的衣服整理,包括会阴部的清洁卫生。如果大小便所需帮助的水平不同,则记录最低分。导尿管处理不属于此项范围。

7分:大小便后可独立清洁会阴,整理衣服。操作安全,时间合理。

6分:如厕时需要特殊的设备,包括义肢或支具,操作时间过长,或不安全。

5分:需要他人监护、提示或引导,或准备辅助器具。

4分:在如厕过程中,偶然需要他人帮助维持身体稳定或平衡。

3分:在如厕过程中,经常需要他人帮助维持身体稳定或平衡。

2分:需要他人帮助,但可以主动配合。

1分:需要他人帮助,但不能主动配合。

（二）括约肌控制

括约肌控制包括膀胱和直肠的主动控制。必要时可使用括约肌控制设备或药物。评分应从需要帮助的程度和发生小便或大便失禁的频率两方面来考虑。

1. 膀胱控制

7分：患者可完全自主控制膀胱，从无尿失禁。

6分：患者无尿失禁，但需要尿壶、便盆、导尿管、尿布、尿垫、集尿装置，以及集尿替代品，或使用药物控制及辅助器具帮助，但必须能够自己组装和应用器具，包括可独立倒尿器具、装尿器具、清洁尿器具。

5分：需要他人监护、提示或引导，准备排尿器具、帮助倒尿器具和清洁尿器具；尿失禁少于1次/月。

4分：需要最低限度接触性帮助，患者可处理不少于75％的排尿过程，尿失禁少于1次/周。

3分：需要中等程度接触性帮助，患者可处理50％～74％的排尿过程，尿失禁少于1次/日。

2分：患者在得到协助下，仍经常发生尿失禁，或几乎每日均有尿失禁，或患者有办法减少每日尿失禁次数。患者可处理25％～49％的排尿过程。

1分：完全依赖。尽管得到协助，但患者仍然经常发生尿失禁，或几乎每日均有尿失禁，患者可处理少于25％的排尿过程。

2. 直肠控制　直肠控制包括能否完全随意地排便，必要时可使用控制排便的器具或药物。评分原则基本与膀胱控制相同，可根据需要帮助的程度和失禁的程度评判。

7分：可完全自主排便。

6分：排便时需要便盆、手指刺激，或使用通便剂、润滑剂、灌肠剂或其他药物。患者可自己处理排便和造瘘口，无需他人帮助。

5分：需要监护、提示或引导，由他人帮助准备排便器具，可偶然发生大便失禁，但少于1次/月。

4分：需要最低限度接触性帮助以保证排便满意，可使用排便药物或外用器具，患者可处理不少于75％的排便过程，可偶然发生大便失禁，次数小于1次/周。

3分：需要中等程度接触性帮助以保证排便满意，可使用排便药物或外用器具，患者可处理50％～74％的排便过程，可偶然发生大便失禁，次数小于1次/日。

2分：尽管给予最大接触性帮助，但患者仍频繁发生大便失禁，几乎每日均有，患者可处理25％～49％的排便过程。

1分：尽管给予最大接触性帮助，但患者仍频繁发生大便失禁，几乎每日均有，患者可处理少于25％的排便过程。

（三）转移

1. 床-椅（轮椅）之间的转移

7分：以行走为主的患者，能独立完成床-椅转移、坐-站转移，即坐下和站起的全过程。用轮椅者能独立完成床-轮椅转移，或使用适合的辅助器具和设备，操作安全。

6分：需要辅助器具帮助，或花费时间过长。

5分：需要监护、提示或引导。

4分：在转移过程中偶然需要他人帮助维持平衡。

3分：在转移过程中经常需要他人帮助维持平衡。

2分：需要他人帮助转移，但可以主动配合。

1分：需要他人帮助转移，但不能主动配合。

2. 如厕

7分：行走者能独立走入卫生间、坐厕、起立，不用任何帮助。使用轮椅者能独立进入卫生间，并能完成轮椅至坐便的转移。时间合理，活动安全。

6分：患者需要辅助器具的帮助，或花费时间过长。

5分：需要监护、提示或引导。

4分：在转移过程中偶然需要他人帮助维持平衡。

3分：在转移过程中经常需要他人帮助维持平衡。

2分：需要他人帮助转移，但可以主动配合。

1分：需要他人帮助转移，但不能主动配合。

3. 入浴

7分：能独立进入浴室、进入浴缸或淋浴，不用任何帮助。使用轮椅者能独立进入浴室，并能自己完成刹车、去除侧板、抬起足蹬，可不用器具完成从轮椅至入浴的转移。活动安全。

6分：患者需要适应或使用辅助器具，如滑板、手柄、特殊的椅及支具或拐的帮助，或花费时间过长。用于转移的义肢和支具也属于此类。

5分：需要监护、提示或引导、准备（滑板、抬起足蹬等）。

4分：在转移过程中偶然需要他人帮助平衡。

3分：在转移过程中经常需要他人帮助平衡。

2分：需要他人帮助转移，但可以主动配合。

1分：需要他人帮助转移，但不能主动配合。

（四）运动

1. 步行或轮椅　评定时以其主要的活动方式进行评分。用轮椅或辅助器具者最高评分不超过6分。如果出院时患者改换移动方式，则应根据出院时的方式重新评定入院时得分。

7分：不使用任何器具或不需他人帮助，能独立行走50 m。时间合理，活动安全。

6分：在使用拐杖、下肢义肢或支具、矫形鞋、步行器等辅助器具下完成行走，能独立行走50 m。使用轮椅者，能前进50 m，并能驱车拐弯或越过坡度至少为3°的坡，能在地毯上驱车和越过门槛。或时间过长，活动不安全。

5分：有两种评定标准。①在监护、提示或引导下，独立行走或用轮椅移动不少于50 m。②家庭行走：行走者能独立行走较短距离（17～49 m），不用任何器具；或独立操作轮椅（手动或电动）移动17～49 m，不需要提示。

4分：需要最低限度接触性帮助移动至少50 m，患者用力不低于75％。

3分：需要中度接触性帮助移动至少50 m，患者用力50％～74％。

2分：需要最高限度接触性帮助移动至少17 m，患者用力25％～49％，至少需要一人帮助。

1分：患者用力少于25％，至少需要两人帮助，不能行走，用轮椅移动至少17 m。

2. 上下楼梯

7分：可以独立地一次性上下一层以上楼梯，无需任何辅助器具，时间合理，活动安全。

6分：可以独立地一次性上下一层以上楼梯，但需使用辅助器具，如扶手、手杖或其他支持物，活动时间过长或有安全问题。

5分：有两种评定标准。①在监护、提示或引导下，独立上下一层楼梯。②家庭步行：在无人帮助的情况下，可独立上下4～6级台阶（用或不用辅助器具），或上下7～11级台阶，无需监护、提示或引导，但活动时间过长或安全性不好。

4分：偶然需要他人接触性帮助上下楼梯及维持平衡。

3分：经常需要他人接触性帮助上下楼梯及维持平衡。

2分：上下楼梯不到 12 级，需要一人帮助步行。

1分：上下楼梯不到 6 级，或至少需要两人帮助步行。

（五）交流

1. 理解　理解包括理解口语和书面语，以及理解复杂和抽象信息的能力，是评定患者最常用的交流方式（听觉或视觉），如果两种交流方式同等，则将两种方式结合进行评定。

7分：完全独立，患者可理解复杂内容和抽象内容，理解口语和书面语。

6分：在大部分情况下，患者对复杂内容和抽象内容的理解只有轻度困难，需要听力或视力辅助器具（眼镜和助听器），或需要额外的时间来理解有关信息。

5分：帮助，患者在 90％以上的日常活动中无理解和交流障碍，需要帮助的时间少于 10％。

4分：最低限度帮助，在基本日常生活的 75％～90％的情况下可以理解和会话，需要帮助的时间为 10％～25％者。

3分：中度帮助，在基本日常生活的 50％～74％的情况下可以理解和会话，需要帮助的时间多于 25％者。

2分：最大帮助，在基本日常生活的 25％～49％的情况下可以理解和会话，只能理解简单、常用的口语表达或姿势，在 50％以上的情况下需要帮助。

1分：完全帮助，基本日常生活少于 25％的情况下可以理解和会话，或基本上不能理解简单、常用的口语表达，或在帮助下仍然不能做出恰当反应。

2. 表达　表达包括能否用口语或非口语语言（包括符号、文字）清楚地表达复杂、抽象的意思，应包括对于诸如家庭问题、时事或家庭财政等复杂和抽象的观念的表达。

7分：可清晰流利地表达复杂、抽象的意思。

6分：大部分情况下，患者可清晰、流利地表达复杂、抽象的意思，只有轻度困难。无需帮助。

5分：帮助，患者在 90％以上的时间可表达日常活动的基本需要和意思，需要强调（经常重复）的机会少于 10％。

4分：最低限度帮助，患者在 75％～90％的时间内，可表达基本生活需要和意思。

3分：中度帮助，患者在 50％～74％的时间内，可表达基本生活需要和意思。

2分：最大帮助，患者在 25％～49％的时间内，可表达基本生活需要和意思。

1分：患者在少于 25％的时间内，可表达基本生活需要和意思，或在帮助的情况下，仍然完全或经常不能恰当表达基本需要。

（六）社会认知

1. 社会关系　社会关系是指患者在治疗和社会活动中参与并与他人友好相处的能力，反映了患者如何处理个人需求和他人需求，能否恰当地控制情绪、接受批评、认识自己的所作所为对他人的影响，情绪是否稳定等。

7分：完全独立地处理社会交往，无需药物控制。

6分：在大部分情况下可以与医护人员、其他患者、家人等友好相处，仅偶然失控。无需监护，但需要较长的时间适应社会环境，或需要药物控制。

5分：只在应激或不熟悉的条件下需要监护，需要监护的情况不超过 10％。可能需要鼓励以提高参与的积极性。

4分：轻度提示与指导，患者可恰当处理社会交往 75％～90％的时间。

3分：中度提示与指导，患者可恰当处理社会交往 50％～74％的时间。

2分：高度提示与指导，患者可恰当处理社会交往 25％～49％的时间。由于社会行为不当，可能需要管制。

1分：完全依赖，患者可恰当处理社会交往少于 25％的时间或完全不能处理社会交往。由于社会行为不当,可能需要管制。

2. 解决问题 解决问题主要是指解决日常问题和复杂问题的能力。日常问题包括日常生活事务、工作琐事、个人财务、社会事务中的问题以及能否在需要时恰当地请求帮助等。复杂问题包括处理账目、自己用药、处理人际难题以及做出受雇决定等。

7 分:患者可意识到是否存在问题,并做出适当的决定,适时地解决日常生活事务等,直到任务完成,如有错误,可自行纠正。

6 分:在大部分情况下,患者可意识到是否存在问题,并做出适当的决定,直到任务完成,如有错误,可自行纠正,所需时间可较长。

5 分:在紧急或不熟悉的条件下需要监护(提示或引导),需要监护的情况不超过 10% 的时间。

4 分:75%～90% 的时间患者可解决常规问题。

3 分:50%～74% 的时间患者可解决常规问题。

2 分:25%～49% 的时间患者可解决常规问题,有一半时间需要帮助或指导完成简单的日常活动,可需要管制以保证安全。

1 分:少于 25% 的时间患者可解决常规问题,几乎任何时候患者均需要帮助或指导,或完全不能有效解决问题。

3. 记忆 记忆包括认识和记住在医院或者在日常生活中的具体活动,不需要提醒就能记住常见的人、每日的常规事务、他人的请求与指令等。

7 分:患者可记得熟人,记得日常经历的事物,执行他人的请求而无需重复提示。

6 分:患者在记得熟人、记得日常经历的事物、对他人的请求做出反应等方面,仅有轻度困难,可能需要自我提示或环境提示等。

5 分:患者在紧急或不熟悉的环境下需要帮助(提示、重复、提醒),但不超过 10% 的日常时间。

4 分:最低限度帮助,75%～90% 的时间患者可认识和记忆。

3 分:中度帮助,50%～74% 的时间患者可认识和记忆。

2 分:最大帮助,25%～49% 的时间患者可认识和记忆。

1 分:完全帮助,少于 25% 的时间患者可认识和记忆,或不能有效地认识或记忆。

三、功能独立性量表评定的分级

FIM 包括六个方面共 18 项功能,即自理活动 6 项、括约肌控制 2 项、转移 3 项、行走 2 项、交流 2 项和社会认知 3 项。每项分七级,最高得 7 分,最低得 1 分,总积分最高 126 分,最低 18 分,得分越高,独立水平越好,反之越差。得分的高低以患者是否独立和是否需要他人帮助或以使用辅助设备的程度来决定,FIM 比其他方法更能敏感地反映患者的功能变化。根据评分情况,可做下面的分级(表 6-3-2)。

表 6-3-2 FIM 分级

分 值	级 别
126 分	完全独立
108～125 分	基本独立
90～107 分	极轻度依赖或有条件的独立
72～89 分	轻度依赖
54～71 分	中度依赖

续表

分　值	级　别
36～53 分	重度依赖
19～35 分	极重度依赖
18 分	完全依赖

前两级可视为独立;最后三级可视为完全依赖;中间的三级可视为有条件的依赖。
FIM 记录表,见表 6-3-3。

表 6-3-3　FIM 记录表

活　动　项　目		分级和评分							评定记录
		完全依赖 1 分	需大量帮助 2 分	需中等帮助 3 分	需少量帮助 4 分	监护准备或示范 5 分	有条件的独立 6 分	完全独立 7 分	
Ⅰ.自理活动	1.进食								
	2.梳洗(修饰)								
	3.沐浴								
	4.穿、脱上身衣物								
	5.穿、脱下身衣物								
	6.如厕								
Ⅱ.括约肌控制	7.膀胱控制								
	8.直肠控制								
Ⅲ.转移	9.床-椅(轮椅)之间的转移								
	10.如厕								
	11.入浴(浴盆/沐浴)								
Ⅳ.运动	12.步行或轮椅								
	13.上下楼梯								
Ⅴ.交流	14.理解								
	15.表达								
Ⅵ.社会认知	16.社会关系								
	17.解决问题								
	18.记忆								
总　分									

能力检测

一、单项选择题

1.FIM 中转移项不包括下列哪一项?(　　　)

A. 床-椅　　　B. 上楼梯　　　C. 去浴池　　　D. 床-轮椅　　　E. 出入厕所

2. FIM 中 5 分的标准不包括下列哪种情况?（　　）

A. 需监护　　　　　　　　　　B. 需准备　　　　　　　　C. 需接触性帮助

D. 需规劝　　　　　　　　　　E. 需提醒

3. FIM 包括的六个方面中,下列哪一项是错误的?（　　）

A. 自理活动　　　B. 家务活动　　　C. 转移　　　D. 运动　　　E. 交流和社会认知

4. 关于 FIM 总分分级不正确的是（　　）。

A. 18 分表示完全依赖　　　　　　　　　B. 72～89 分表示轻度依赖

C. 90～107 分表示极轻度依赖或有条件独立　　　D. 108～125 分表示独立

E. 126 分表示完全独立

5. 关于 FIM 的作用正确的描述是（　　）。

A. 可评定和比较患者残疾的严重程度

B. 可确定住院时间,选择治疗方案

C. 可预测康复后果,以实现康复目标

D. 可综合反映患者功能及独立生活能力

E. 以上都是

二、名词解释

FIM

三、简答题

1. 简述功能独立性评定的内容。

2. 功能独立性评定是依据什么来确定分值的? 共分为几级?

（王维）

第四节　功能综合评定技术

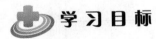

【知识目标】

1. 熟悉功能综合评定的内容和评分标准。

2. 了解功能综合评定量表的应用范围。

【能力目标】

1. 熟练运用功能综合评定量表并正确评分。

2. 能对评定结果做出正确解释,为制订治疗方案提供客观依据。

 案 例 引 导

案例:患者周某,女,64 岁,2 个月前因右侧基底节出血昏迷行手术治疗,既往无高血压病史,现患者意识转清,左侧肢体活动不灵。体格检查:BP 120/80 mmHg,T 37.4

参考答案

本节 PPT

案例解析

Note

℃,神志清、精神差,理解力正常,体格检查合作,可回答简单问题,语声低,言语欠清晰,心肺功能基本正常。现患者能自行保持坐位平衡,不能抵抗外力作用保持平衡,可在两人搀扶下站立 20 min。

问题:1.请问如何进行日常生活活动能力的评定?
2.请用功能综合评定量表对患者进行功能综合评定,其程度如何?

目前,我国所应用的功能综合评定(functional comprehensive assessment,FCA)量表是由复旦大学附属华山医院在吸收国内外先进经验的基础上,为适合我国国情,便于在临床上有效地操作而设计完成的。此量表主要内容包括运动功能和认知功能两大项,共有 18 个小项。其最大特点是将交流和社会认知相关内容进一步进行量化,使得操作性更强。该表在急性脑血管疾病的三级康复中具有指导意义。

一、FCA 的内容

FCA 量表具体评定内容见表 6-4-1。

表 6-4-1　FCA 量表

评定内容	入院时间	出院时间	随访时间
A.自我照料			
1.进食			
2.修饰			
3.洗澡			
4.穿、脱上衣			
5.穿、脱下衣			
6.如厕			
B.括约肌控制			
7.膀胱括约肌控制			
8.直肠括约肌控制			
C.转移			
9.床-椅(轮椅)转移			
10.坐厕-轮椅转移			
11.进出浴池或浴室			
D.行走			
12.步行(轮椅)			
13.上下楼梯			
运动功能评分合计			
E.交流			
14.视听理解			
15.语言表达			
F.社会认知			

续表

评 定 内 容	入院时间	出院时间	随访时间
16.社会往来			
17.解决问题			
18.记忆能力			
认知功能评分合计			
总　　分			

评定者：

二、FCA 的标准

每个项目评分最高评 6 分,最低评 1 分。18 项满分 108 分,最低分为 18 分。

6 分:患者能在合理的时间内安全地、完全独立地完成项目,不需要辅助器具。

5 分:需要借助一定辅助器具,或仅需监护、提示、哄劝等不接触身体的帮助独立完成项目,或需用正常的 3 倍以上的时间。

4 分:需要他人轻度接触身体的帮助,患者能完成活动的 75% 或以上。

3 分:需要他人中等程度的帮助,患者能完成活动的 50%～74%。

2 分:需要他人很大程度的帮助,患者只能完成活动的 25%～49%。

1 分:完全依赖帮助或基本依赖帮助,患者只能完成活动的 0%～24%。

三、FCA 的结果判断

FCA 综合得分与对应结果判断如表 6-4-2 所示。

表 6-4-2　FCA 综合得分与对应结果

分 值	级 别
108 分	综合功能正常
90～107 分	综合功能基本正常
72～89 分	轻度功能障碍
54～71 分	中度功能障碍
36～53 分	重度功能障碍
19～35 分	极重度功能障碍
18 分	完全功能障碍

能 力 检 测

一、单项选择题

1.FCA 量表自我照料能力的评定内容不包括下列哪一项?(　　　)

A. 转移　　　　　B. 修饰　　　　　C. 洗澡　　　　　D. 穿衣　　　　　E. 进食

2.FCA 量表社会认知的评定内容包括以下哪个方面?(　　　)

A. 括约肌控制　　B. 行走　　　　　C. 解决问题　　　D. 视听理解　　　E. 上下楼梯

3.以下不属于 FCA 量表中运动功能评定内容的是(　　　)。

A. 自我料理　　　B. 行走　　　　　C. 交流　　　　　D. 括约肌控制　　E. 转移

4.FCA 量表评定哪两大项内容？（　　　）

A.记忆能力和解决能力　　　　　　　　　B.转移能力和行走能力

C.言语能力和社交能力　　　　　　　　　D.运动功能和认知功能

E.大小便控制和梳洗修饰

5.FCA 量表评定结果分为（　　　）个等级。

A.4　　　　　　B.5　　　　　　C.6　　　　　　D.7　　　　　　E.8

6.一位急性脑血管疾病患者，经一个半月的治疗后，FCA 量表评定得分为 85 分，其障碍程度为（　　　）。

A.基本正常　　　　B.轻度　　　　C.中度　　　　D.重度　　　　E.极重度

7.一位患者洗澡时需要他人伸手帮助保持身体平衡，但患者能完成洗澡活动的 75% 或以上，这种情况可评（　　　）。

A.2 分　　　　　　B.3 分　　　　　　C.4 分　　　　　　D.5 分　　　　　　E.6 分

二、名词解释

FCA

三、简答题

简述功能综合评定的结果判断。

（庄洪波）

第五节　功能活动问卷和快速残疾评定技术

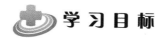

学习目标

【知识目标】

1.掌握功能活动问卷的内容及分级标准。

2.掌握快速残疾评定的内容及评分标准。

3.了解快速残疾评定量表的应用范围。

【能力目标】

1.能熟练运用功能活动问卷并正确评分。

2.能熟练运用快速残疾评定技术并正确评分。

 案例引导

案例：社区人员在一次社区居民健康普查中发现，72 岁的李某最近一年来好像变了个人，据他的儿女描述，他不爱运动，动作缓慢、僵硬，很少的家务劳动需很长时间才能完成，也不爱主动讲话，每次都以简短低弱的言语回答家人的询问，并且面部表情变化少，有时双眼凝视，对外界动向常常无动于衷，只有在提及他故去的老伴时，他才眼含泪花，许多事情自己都做不了，想不起怎么做，头脑一片空白。

问题：1.请问患者可能的问题是什么？

2.请根据以上临床症状，应用快速残疾评定量表判定患者的残疾程度。

本节 PPT

案例解析

Note

239

一、功能活动问卷评定

功能活动问卷(functional activities questionnaire,FAQ),又称 Preffer 门诊患者功能缺损调查表(POD),是 Preffer 于 1982 年编制的,于 1984 年进行了修订,主要用于更好地发现和评价功能障碍不太严重的老年患者,即早期或轻度痴呆患者。该问卷常在社区调查或门诊工作中应用。本问卷目前在工具性日常生活活动(IADL)中效度最高,故在评定 IADL 能力时应作为首选,见表 6-5-1。

表 6-5-1　功能活动问卷(FAQ)(问患者家属)

项　　目	评 分 标 准			
	0 分 (正常或从未 做过,但能做)	1 分 (困难,但可单独 完成或从未做过)	2 分 (需要帮助)	3 分 (完全依赖他人)
1.每月平衡收支的能力				
2.工作能力				
3.能否到商店买衣服、杂货和家庭用品				
4.有无爱好,如会不会下棋和打扑克牌				
5.会不会做简单的事,如点炉子泡茶等				
6.会不会准备饭菜				
7.能否了解最近发生的事件、时事				
8.能否参加讨论和了解电视、书和杂志的内容				
9.能否记住约会时间、家庭节日和吃药时间				
10.能否拜访邻居或自己乘公共汽车				
总　　分				

结果分析:FAQ 评分<5 分为正常,FAQ 评分≥5 分表示该患者在家庭和社区中不可能独立,但并不等于痴呆,仅说明社会功能有问题,尚需临床进一步检查确定。

在进行以上内容评定时,需要注意患者在发病前是否做过此类活动(如下棋、打扑克牌和买衣服等),以便客观综合地打分。

二、快速残疾评定技术

快速残疾评定量表(rapid disability rating scale,RDRS)是 Linn 于 1967 年提出的,于 1982 年重新进行了修订。此量表当初是作为研究用工具而发展起来的,主要用来评定住院和在社区中生活的患者,尤其适用于老年患者。此量表虽然在评分方面还存在不妥之处,如把大部分时间卧床或全日卧床、需喂食或肠胃外提供营养等均评为 3 分就显得不够恰当,但此表在信度方面仍是 IADL 量表中最可靠的,效度仅次于 FAQ,故仍值得推广应用。

（一）快速残疾评定量表的内容

快速残疾评定量表的具体内容见表 6-5-2。

表 6-5-2　快速残疾评定量表

内　容	评分及其标准			
	0分	1分	2分	3分
Ⅰ.日常生活需要帮助的程度				
1.进食	完全独立	需一点帮助	需较多帮助	喂食或经静脉供给营养
2.行走(可用拐杖或助行器)	完全独立	需一点帮助	需较多帮助	不能走
3.活动(外出可用轮椅)	完全独立	需一点帮助	需较多帮助	不能离家外出
4.洗澡(要提供用品及监护)	完全独立	需一点帮助	需较多帮助	由别人帮助洗
5.穿戴(包括帮助选择衣物)	完全独立	需一点帮助	需较多帮助	由别人帮助穿、脱
6.如厕(穿、脱衣裤和清洁,以及造瘘管护理)	完全独立	需一点帮助	需较多帮助	只能用便盆,不能护理造瘘管
7.整洁修饰(剃须、梳头、剪指甲、刷牙)	完全独立	需一点帮助	需较多帮助	由别人帮助梳洗、修饰
8.适应性项目(财务管理、使用通信设备)	完全独立	需一点帮助	需较多帮助	自己无法处理
Ⅱ.残疾的程度				
1.言语交流(自我表达)	正常	需一点帮助	需较多帮助	不能交流
2.听力(可用助听器)	正常	需一点帮助	需较多帮助	听力丧失
3.视力(可戴眼镜)	正常	需一点帮助	需较多帮助	视力丧失
4.饮食不正常	没有	轻	较重	需经静脉输入营养
5.大小便失禁	没有	有时有	经常有	无法控制
6.白天卧床(按医嘱或自行卧床)	没有	有较短时间(3h 以内)	较长时间	大部分或全部时间
7.用药	没有	有时有	每日服药	每日注射药物或加口服用药
Ⅲ.特殊问题的严重程度				
1.精神错乱	没有	轻	重	极重
2.不合作(对医疗持敌对态度)	没有	轻	重	极重
3.抑郁	没有	轻	重	极重

（二）快速残疾评定量表评分标准

1.日常生活需要帮助的程度

0 分:完全独立。

1 分:需一点帮助,如言语提示或监督。

2分:需较多帮助,如在使用物品齐全的情况下,还需他人提示、监督或身体上的帮助。

3分:

(1) 进食:需喂食或经静脉供给营养。

(2) 行走:在使用辅助器具的情况下,也不能行走。

(3) 活动:虽可使用轮椅,但由于体力的原因不能独立离家外出。

(4) 洗澡:在提供充足的洗浴用品和他人的监督下,也不能进行洗浴,需他人帮助进行。

(5) 穿戴:在衣、帽、裤等放在身边的情况下,还需他人帮助穿、脱。

(6) 如厕:不能进出厕所使用坐便器,只能使用便盆,不能护理造瘘管。

(7) 整洁修饰:在提供充足的洁面用品和他人的监督下,也不能梳洗或修饰,需他人帮助。

(8) 适应性项目:在面对财务管理、使用电器或电话以及上街购物等情况下,自己无法处理。

2. 残疾的程度

0分:正常。

1分:需一点帮助,如言语提示。

2分:需较多帮助,在使用辅助器具(如交流板、助听器、眼镜、集尿器等)时,还需言语提示或纠正。

3分:

(1) 言语交流:使用交流板、交流手册或手势语,也不能进行有效交流。

(2) 听力:在佩戴助听器和他人的提示(如大声重复)下,也无法听到或仅能听到微弱的声音。

(3) 视力:在戴眼镜和他人的提示(如打手势和讲解)下,也无法看到或仅有模糊影像。

(4) 饮食不正常:无法摄取流质食物和固体食物,只能通过静脉输入营养。

(5) 大小便失禁:即使具备自行导尿和很好的护理造瘘口的能力,也无法减少大小便失禁的次数。

(6) 白天卧床:即使在生命体征稳定和身体条件允许的情况下,卧床时间达 20 h 以上或全天。

(7) 用药:为控制症状,需每天注射药物和加口服用药。

3. 特殊问题的严重程度

0分:没有。

1分:轻度。

2分:重度。

3分:

(1) 精神错乱:没有正常的思维和行为能力。

(2) 不合作(对医疗持敌对态度):不能有效地执行医嘱,对治疗方案持怀疑态度,甚至拒绝治疗。

(3) 抑郁:情绪低落、消极、对生活失去信心,时常产生轻生的念头,对治疗不抱任何希望。

表 6-5-2 中细项共有 18 项,每项最高 3 分,因此总分最高为 54 分,分数越高表示残疾程度越重,完全正常应为 0 分。

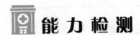 **能 力 检 测**

一、单项选择题

1. 下列关于快速残疾评定量表(RDRS)的叙述不正确的是( )。

A. 可用于住院和在社区中生活的患者　　　　　　　　B. 对老年患者尤为适合

知识链接

Note

C. 最高分值为 54 分

D. 最低分值为 0 分

参考答案

E. 分值越低表示残疾程度越重

2. 对快速残疾评定量表(RDRS)描述错误的是(　　)。

A. 可评定日常生活需要帮助的程度

B. 可评定残疾的程度

C. 可评定特殊问题的严重程度

D. 可评定记忆障碍的程度

E. 比较适合老年患者的评定

3. 对特殊问题的严重程度进行评定,可使用(　　)。

A. Barthel 指数

B. 快速残疾评定量表(RDRS)

C. FCA 量表

D. FIM

E. Frenchay 活动量表

二、名词解释

1. FAQ

2. RDRS

三、简答题

简述快速残疾评定量表的评定内容及评分标准。

（庄洪波）

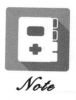

Note

第七章 精神心理功能评定技术

本节PPT

第一节 认知功能评定技术

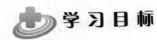

【知识目标】

1. 掌握认知的概念与分类。
2. 掌握认知功能障碍与分类。
3. 掌握认知功能评定的检查方法。
4. 熟悉认知功能评定的注意事项。

【能力目标】

1. 能熟练运用临床上常用的认知功能评定工具。
2. 能有效完成认知功能评定。

 案例引导

案例解析

案例：患者，男，55岁，既往人际交流正常，口齿伶俐。近一年来，两目呆滞，寡言少语且语言不利，情绪低沉，动作迟缓，不主动打招呼，对一切淡漠，能回答但也只是一两个字，CT显示：①脑萎缩；②脑白质稀疏。

问题：1. 患者为何种障碍类型？

2. 在患者评定中应注意哪些事项？

一、认知功能概述

（一）概念

认知（cognition）是一种高级人脑活动，人脑接受外界输入的信息，经过大脑加工处理，转换为内在的心理活动，进而支配人的行为，这个过程就是认知的过程。

认知是人类心理活动的一种，是指个体认识和获取知识的智能加工过程，是理解事物的心理过程。认知的过程包括感觉、知觉、记忆、想象、思维和语言等，它涉及学习、记忆、语言、思维、精神、情感等一系列心理和社会行为。

Note

认知功能由多个认知域组成,包括记忆、计算、时空间定向、结构能力、执行能力、语言理解和表达及应用等方面。临床实践中,可以通过问讯了解个体以上各方面的情况,有时还需要通过对其照料者的问讯补充和核实有关情况。通过各种神经心理学检查和测查可以量化地评估个体的总体认知功能和特异的认知域状况,还可以发现某些日常生活中难以觉察的认知功能损害。

1. 感觉　感觉是指客观事物的个别特性(如声音、颜色、气味等)作用于人的感觉器官时的直接反应,是脑对直接作用于感觉器官的客观事物个别属性的反应,包括视觉、听觉、嗅觉、味觉、触觉等。感觉是认识的起点,是最初级的认识活动,它只能反映事物表面的个别特性,是最简单、最低级的反应形式。同时,感觉是知觉、记忆、思维等复杂的认识活动的基础,也是人的全部心理现象的基础,是最简单、最基本的心理活动。

2. 知觉　知觉是一个将来自感觉器官的信息转化成有系统有组织的整体的过程,是客观事物直接作用于感觉器官后,头脑将来自感觉器官的信息进行转化,从而对事物形成有系统有组织的整体的认识。换言之,知觉是脑对直接作用于感觉器官的客观事物整体属性的反应。

知觉过程中对感觉信息进行有组织的处理,对事物存在形式进行理解认识。知觉包括空间知觉、时间知觉。

比如,在夜空看到北斗七星中七颗星的位点分布,就会觉得看到一把水瓢(或古代的米斗)。此时,看到夜空中七颗星反映出的七个亮点的直观感就是感觉,因七个分离的亮点产生感觉信息而觉得看到了一把水瓢,这就是知觉。

再比如,有一个物品,我们通过视觉器官感到它具有圆圆的形状、红红的颜色,通过嗅觉器官感到它特有的芳香气味,通过手的触摸感到它硬中带软,通过嘴品尝到它的酸甜味道,那么这些反映都是感觉;进一步把上述几个感觉信息进行整合,于是这个事物就反映成苹果,这就是知觉。

感觉与知觉既不相同又有密切的关联。对客观事物的个别属性的认识是感觉,对同一事物的各种不同属性、各个部分及其相互关系的结合,就形成了对这一事物的整体认识,也就是形成了对这一物品的知觉。感觉仅依赖个别感觉器官的活动,而知觉依赖多种感觉器官的联合活动,是各种感觉协同活动的结果,它来自感觉,在感觉的基础上产生,没有感觉,也就没有知觉。感觉不依赖于个人的知识和经验,知觉却受个人知识和经验的影响。同一物体,不同的人对它的感觉是类似的,但对它的知觉就会有差别,知识经验越丰富对事物的知觉越完善、越全面。可见,感觉和知觉是不同的心理过程,知觉比感觉复杂。

感觉和知觉有相同的一面。它们都是对直接作用于感觉器官的事物的反应,如果事物不再直接作用于我们的感觉器官,那么我们对该事物的感觉和知觉也将停止。感觉和知觉都是人类认识世界的初级形式,反映的是事物的外部特征和外部联系。如果要想揭示事物的本质特征,光靠感觉和知觉是不行的,还必须在感觉、知觉的基础上进行更复杂的心理活动,如记忆、想象、思维等。我们感觉到的事物的个别属性越多、越丰富,对事物的知觉也就越准确、越完整,但知觉并不是感觉的简单相加,因为在知觉过程中还有人的主观经验在起作用,人们要借助已有的经验去解释所获得的当前事物的感觉信息,从而对当前事物做出识别。

3. 注意　注意是一种以清晰鲜明的形式从同时可能的几个事物或思路中关注其中之一的过程。它的本质是意识的集中和专注,具有指向性和集中性两个特点。当个体集中于某种事物时,必须排除外界刺激的干扰,当患者不能处理进行活动所必需的各种信息时,即为注意障碍。

4. 学习　学习有广义和狭义之分。广义的学习是指人和动物在生活过程中,通过获得经验而产生的行为,或行为潜能的相对持久的适应性变化;狭义的学习是指通过阅读、听讲、研究、观察、理解、探索、实验、实践等手段获得知识或技能的过程,是一种使个体可以得到持续变化的行为方式。

5. 记忆　记忆是过去经验的事物在头脑中的反映。所谓过去的经验是指过去对事物的感知,对问题的思考,对某个时间引起的情绪体验,以及进行过的动作操作。这些经验都可以以映像的形式存储在大脑中,在一定条件下,这种映像又可以从大脑中提取出来,这个过程就是记忆。记忆不像感、知觉那样反映当前作用于感觉器官的事物,而是对过去经验的反映。根据大脑提取内容的时间长短可将记忆分为瞬间记忆、短时记忆、长时记忆。

记忆会随着信息输入量的减少和年龄的增长而逐渐减退,当某些原因导致与记忆有关的中枢神经系统损伤后,将出现永久性的记忆障碍。

6.思维 思维是人脑对客观现实概括的和间接的反映,它反映的是事物的本质和事物间规律性的联系,即一类事物共同的、本质的属性和事物间内在的、必然的联系。思维属于理性认识。

7.执行功能 执行功能是指个人独立有效地启动并完成自己决定的、有目的的活动的能力。执行能力是一种复杂的过程,包括制订任务计划、判断任务实施的准确性、分析决策的可行性、控制自我行为、独立解决问题的能力,以及自我调整等内容,涉及注意力、记忆力和运动技能等多方面,与日常生活关系极为密切。执行功能分为开始、终止和自动调节三部分。

(二)认知功能的解剖和生理基础

1.大脑皮质功能 大脑皮质由运动皮质、感觉皮质和联合皮质组成。根据功能的复杂性,大脑皮质可分为第一皮质区、第二联合区、第三联合区三个水平。第一皮质区为运动皮质和感觉皮质,直接加工Ⅰ级运动和感觉信息。第一区包括Ⅰ级感觉区(躯体感觉中枢)、Ⅰ级视觉区(视觉中枢)、Ⅰ级听觉区(听觉中枢)和Ⅰ级运动区(躯体运动中枢)。以上各区或中枢都是特异性感觉传导束的最终投射区,能引起明确性质的感觉,如触觉、视觉、听觉和运动感觉。Ⅰ级感觉和运动区以外的大脑皮质均为联合区。皮质感觉联合区整合和处理来自Ⅰ级感觉中枢和其他脑区的信息。第二联合区有视联合区、听联合区、躯体感觉联合区,除各联合区相互联系外,它们还分别与更高级的联合区以及与其相邻的第一皮质区(Ⅰ级中枢)相互联系,参与单一感觉或运动功能的较复杂的加工。第三联合区是更高一级的联合区,包括前额叶皮质、边缘皮质及顶-颞-枕皮质,它们参与来自多个不同皮质区的信息的更复杂的整合。

2.大脑左右半球功能的偏侧化 正常情况下,大脑左右半球各自处理不同类型的信息,呈现出功能的分化(表7-1-1),这种分工通过半球间的联络纤维传送信息来协调。从总体上看,左半球专管语词能力如言语、阅读、书写等,也涉及数学能力和分析能力;右半球专管非语词能力,它以形象而不是以语词进行思维,主管与空间合成或概念有关的能力,如空间认知和旋律等(图7-1-1)。如:右前额叶损伤可引起注意、短时记忆、计划等方面的困难,以及情绪冷漠、反应迟钝等;左侧顶叶联合区损伤、胼胝体损伤时可出现不同部位的失用症,而右顶叶损伤则可导致空间关系障碍;顶、颞、枕叶交界区皮层损伤可造成各种失认症等。

表 7-1-1 大脑左右半球功能的分化

左 半 球	右 半 球
言语	二维、三维形状知觉
命名	颜色
阅读	空间定位、定向
书写	形状触觉
时间顺序的分析与感知	音乐的和声与旋律
数学	乐声的音色与强度
计算	模型构造
语词学习	非语词成分学习
记忆	对感受视野的直接注意

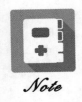

左　半　球	右　半　球
概念形成	面容识别
概念相似性辨认	简单的语言理解
左右定向	基本时间知觉能力
	感情色彩与语调形式

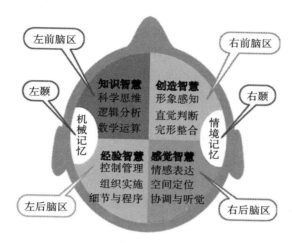

图 7-1-1　大脑左右半球功能特点

二、认知障碍概述

(一) 认知障碍的概念

认知障碍(cognitive disorder)是指与学习、记忆及思维判断有关的大脑高级智能加工过程出现异常,从而导致严重的学习、记忆障碍,同时伴有失语、失用、失认或执行功能障碍等改变的异常状态。

由于大脑的功能复杂,且认知障碍的不同类型互相关联,即某一方面的认知问题可以引起另一方面或多个方面的认知异常。例如,一位患者若有注意力和记忆方面的缺陷,就会出现解决问题的障碍。因此,认知障碍是脑疾病诊断和治疗中最困难的问题。

(二) 知觉障碍及分类

知觉障碍是由于各种原因引起的局灶性或弥漫性脑损伤时,大脑对感觉刺激的解释和整合发生障碍,是一种基本的心理过程。它比感觉要复杂,并常常和感觉交织在一起,也被称为感知活动。知觉障碍是心理过程障碍中最常见的,同时也是许多精神病的主要症状。知觉障碍可分为躯体构图障碍、空间知觉障碍、失认症、失用症四类。

1. 躯体构图障碍　躯体构图是指人体的姿势模型,其中包括了对人体各部位之间相互关系及人体与环境关系的认识。有关人体的知觉是各种感觉(如触觉、本体感觉等)输入的整合结果。躯体构图障碍是与人体知觉有关的一组障碍,由顶叶损伤引起,包括单侧忽略、疾病失认、手指失认、躯体失认以及左右分辨困难。

2. 空间知觉障碍　空间知觉障碍包括多种障碍,其共同之处在于观察两者之间或自己与两个或两个以上物体之间的位置关系和距离上表现出障碍,如图形背景分辨困难、空间定位和空间关系障碍、地形定向障碍、物体恒常性识别障碍及深度与距离判断障碍等。由于右顶叶与空间知觉密切相关。故空间知觉障碍最常见于右侧脑损伤的患者。

3. 失认症 失认症是指不能通过特定的感觉方式认识以往熟悉的事物,但仍可以利用其他感觉途径对其识别的一类症状。根据感觉方式不同,分为视觉失认、触觉失认和听觉失认。

4. 失用症 失用症是后天习得的技能性运动的运用障碍。这种运用能力障碍并非由肌力下降、肌张力异常、运动协调性障碍、感觉缺失、视空间障碍、语言理解困难或注意力差所致。根据症状产生机制不同,将失用症分为意念性失用、意念运动性失用、肢体运动性失用、口腔-面部失用、结构性失用和穿衣失用。

(三)注意力障碍

注意力障碍又称为注意力缺陷障碍,其发病原因很多,是儿童青少年时期的常见病,有的甚至延续到成年。近年来由于环境、教育等因素,注意力缺陷障碍的发病率有逐年增高的趋势。注意力障碍主要表现为注意力不集中、书写潦草、活动过多,有的儿童表现为冲动任性、顶嘴冲撞、不合群、缺乏自我克制能力或者行为幼稚、怪僻、无目的,以及贪玩、逃学、打架、说谎、偷窃等,无论怎么教育都无济于事。随着年龄增长,因自控力差易受不良影响和引诱,可发生斗殴、偷窃,甚至走上犯罪的道路。注意力障碍包括觉醒状态低下、保持注意障碍、选择注意障碍、转移注意障碍、分配注意障碍、注意范围缩小等。

(四)记忆力障碍

记忆力障碍指个人处于一种不能记住或回忆信息或技能的状态,有可能是由于病理生理性的或情境性的原因引起的永久性或暂时性的记忆障碍。记忆包括识记、保持、再现,与神经心理功能有密切关系。根据神经生理和生化研究将记忆分为瞬时记忆(分、秒之内)、短时记忆(几天)和长时记忆(几月、几年)。记忆障碍包括记忆减退、遗忘、虚构。记忆和遗忘是伴随的,遗忘有时间规律和选择性。新近识记的材料遗忘最快,逐渐发展到远事遗忘,曾经引起高度注意的事情较难忘记。

(五)执行功能障碍

执行功能障碍指脑损伤或脑功能减退(如老年痴呆)后,运用知识达到某种目的的能力减退,对待事物的反应缺乏主动性,见于大脑额叶损伤患者,常伴有注意及记忆力障碍。

执行功能障碍以解决问题能力的下降或丧失为其重要的特征,即不能认识存在的问题、不能计划和实施所选择的解决方法、不能检验所解决问题的方法是否满意。执行功能障碍大体可概括为三个方面:启动障碍、终止障碍和自身调节障碍。

1. 启动障碍 启动障碍指不能在需要时开始某种动作,对事物缺乏兴趣和耐心,行为被动,反应迟钝。

2. 终止障碍 终止障碍表现为持续某一言语或动作而不能停止。

3. 自身调节障碍 自身调节障碍表现为不能根据周围环境的变化而做出相应的反应,不能改变其不适的行为,常常以自我为中心。

总之,各种原因引起的脑损伤所导致的不同形式和程度的认知障碍,将影响患者日常生活活动能力以及自理程度。有时认知障碍对日常生活活动能力的影响甚至要大于躯体功能障碍的影响。严重认知障碍的患者在生活中将需要依赖他人并需要更多的专业护理。因此,若能及时发现脑病损或损伤患者存在的认知障碍,并对认知障碍做出准确的评估,可以帮助制订正确的治疗方案和出院计划,不但有利于认知功能的康复,对促进肢体功能的康复和提高日常生活的独立性均具有积极的现实意义。

认知功能评定要用到相关物品包括水果类卡片、日常用品卡片、几何图形卡片、图形重叠卡片、不同颜色的卡片、纸烟、火柴、钥匙、表、钢笔、积木、LOTCA 评定箱及评定表等,这些物品需提前准备。

三、知觉障碍的评定

（一）躯体构图障碍的评定

1. 单侧忽略评定方法

（1）Schenkenberg 二等分线段测验法：在一张 26 cm×20 cm 的白纸上画三组平行线段，每组 6 条，其长度分别为 10 cm、12 cm、14 cm、16 cm、18 cm、20 cm，在最上边及下边各画一条 15 cm 的长线作为示范。嘱咐被检查者用笔在每一条中间做标记（上下两条示范线不计在内）。

检查完后，通过目测可发现所画"中点"是否均偏向一侧，或漏掉标注线段中点。还可以通过测量计算来判断所画"中点"偏向哪一侧，以及偏离程度如何。

计算方法如下。

测量一条线段的全长，算出其中间位置，测量被检查者所画"中点"的距离线段一侧的距离，较真正中点偏左 x cm 记为"$-x$ cm"，偏右 x cm 记为"$+x$ cm"。对所有线段进行测量后，计算总和的偏离百分数。

$$偏离百分数=\frac{各线段标记"中点"与真正中点间的距离之和}{所有线段全长之和}\times100\%$$

切分点偏移距离超过全长的 10% 或与正常组对照而偏移大于 3 个标准差者为异常。

（2）画图测验：检查者将画好的大致左右对称的画（如表盘和房子等）出示给被检查者，让被检查者临摹。也可以要求被检查者根据数字显示的时间在画好的圆圈内填写数字和指针，显示出相同的时间。如果被检查者只画一半，或明显偏向一侧，提示存在单侧忽略。

（3）线段划消测验：在一张宽 26 cm、高 20 cm 的白纸上画有 40 条 2.5 cm 长的线段，分为 7 个纵列摆布，除中间一个纵列为 4 条线段外，其他 6 个纵列每个有 6 条线段。要求被检查者划消每个线段，最后分析遗漏的线段数及偏向。也可以划消字母、数字、相同的汉字或符号等。

2. 左右辨别困难 指令完成能力检查：检查者发出指令，被检查者完成。如发出"用你的右手摸摸你的左耳"的指令。

3. 躯体失认

（1）指令完成情况：要求被检查者在合理时间内准确说出身体部位名称。如发出"指出你的眼睛"的指令时，不要用"左"或"右"字眼，以区别左右分辨障碍。

（2）回答问题：在合理时间内能够回答与身体部位有关的一些问题，如"你鼻子在嘴巴上面吗？""嘴巴和鼻子哪个离眼睛近？""你的脚在膝和髋之间吗？""肚脐在身体前面还是后面？"。

（3）画人体部位图：让被检查者画一张人体结构图，包括 10 个部位：头、躯干、双臂、双手、双腿和双脚，每个部位 1 分，共 10 分。10 分为正常，6~9 分为轻度障碍，不足 5 分为重度障碍。

4. 手指失认

（1）命名手指：检查者要求被检查者说出手指的名称，要求被检查者在自己手上、检查者手上及手指图上分别指认，共 10 次。

（2）手指图辨认：向被检查者出示一张手指图，嘱被检查者手掌向下放在桌子上，检查者触及其一手指，让被检查者在图中指出被触及的手指，睁眼和闭眼情况下分别指 5 次。

（3）动作模仿：检查者做指关节弯曲和对指动作，要求被检查者模仿。

（4）绘图：令被检查者画一张手指图，观察各手指的排列及分布。

（二）空间知觉障碍的评定

1. 图形背景分辨障碍

（1）图片测试法：向被检查者出示一张有印有三种物品重叠在一起的图片，要求在 1 min 之内说出所见物品的名称。

Note

（2）功能检测法：在桌上铺上白色的桌布，要求被检查者在桌子上挑选出白色盘子。或要求被检查者从没有分类的柜橱中找出筷子，不能完成者评定为有图形背景分辨障碍。

2. 空间定位障碍评定

（1）图片测试法：要求被检查者在指定的图片位置上画出其他图形。比如，在一张纸中的圆圈的上方或下方画三角形。

（2）功能检测法：将生活用品摆放在被检查者面前，要求被检查者按照指令完成相应的动作，如"将牙刷放在杯子中""将勺子放在碗里"等，不能完成指令者评定为存在空间定位障碍。

3. 空间关系障碍评定

（1）点式图连接测验：将一张左右画有相同点阵的图出示给被检查者，其中左边已通过各点的连接形成了一个图案，要求被检查者按照左边的图案形状，将右侧点阵中相应的点连接成与左侧一样的图案。

（2）十字标测试：在示范卡的不同位置画上十字标，要求被检查者按照示范卡将十字标准确画在另一张卡片上。

（3）ADL 测试：让被检查者根据检查者的指令进行穿衣、梳洗、转移、进食等日常生活活动，观察其使用物品、摆放物品、处理物品位置关系的能力。

（4）结构性运用测试：准备好盘子、碗、筷子、汤勺等餐具，令被检查者将餐具摆放在餐桌的合适位置上，观察其是否能够合理摆放；也可以令被检查者仿照时钟图片进行简笔画模仿绘图，观察其绘画中时针与分针的位置关系。

4. 地形定向障碍评定

（1）了解病史：向被检查者家属询问被检查者在日常生活中是否有迷路的情况，并让被检查者描述其非常熟悉的环境的特征，或画出线路图，测试其是否理解和记住两地之间的关系。

（2）地图理解测试：给被检查者一张其熟悉的地图（如所居住的城市地图），让被检查者指出其所在的位置，并给出终点目标，要求患者到达终点目标，观察是否完成。如不能明确线路图，说明被检查者有地形定向障碍。

5. 形态恒常性识记障碍评定　将印有相似的字或物品的图片及生活中常用的物品，无规律地呈现给被检查者，让其辨认，进行图片或实物的相似性匹配，如果不能正确识别相似物品说明有形态恒常性识别障碍。

6. 距离知觉障碍

（1）将某一物体抛向空中，让被检查者用手接取。

（2）将物品摆放在桌子上的不同位置，让被检查者抓取。

（3）让被检查者上下阶梯。

不能按指令完成上述动作者，说明有距离知觉障碍。

（三）失认症的评定

失认症包括视觉失认、听觉失认、触觉失认。

1. 视觉失认的评定　视觉失认包括物体失认、面容失认、色彩失认、同时失认。

（1）物体失认的评定。

①视觉辨物：将生活中常用的物品（如钥匙、手机、杯子）放在被检查者面前，让被检查者阐述其名称和功能作用。

②触觉辨物：嘱被检查者闭目，触摸物品形状、质地，说出它的名称。

③听觉辨物：检查者根据图片清楚描述物品的特征（如形状、大小、用途），让被检查者说出物体名称。

（2）面容失认的评定：出示被检查者熟悉的人的照片，要求被检查者说出照片上人的姓名和与自己关系。

（3）色彩失认的评定。

①功能检测法：出示不同的颜色的水果卡片，检查者说出水果名称，要求被检查者说出水果颜色并在卡片中指出。

②涂描法：出示物品轮廓图，要求被检查者在轮廓图中涂上正确的颜色。

（4）同时失认的评定：出示一张整版有印刷符号的纸，如三角符号，要求被检查者数三角符号数，观察其是否只注意纸张中的某一部分；或给予一张绘有不同内容的画，观察被检查者是否只关注画中一部分内容。

2. 听觉失认的评定　听觉失认患者能听到各种声音，但是不能分辨声音的种类，如闭目后不能识别熟悉的声音。

（1）听力检查：判断被检查者听力是否正常。

（2）非言语性听觉测试：检查者在被检查者背后发出不同声音，如咳嗽、拍手、敲桌子声等，询问被检查者是什么声音。

（3）言语性听觉测试：检查者说一段话，或播放一段录音，让被检查者复述，或写下听到的内容。如不能复述和完成听写，则有言语性听觉障碍，或言语性声音失认。

3. 触觉失认的评定　被检查者在无深、浅感觉及复合感觉功能障碍，无命名性失语的前提下，将多件生活日常用品放在被检查者面前，让其闭眼触摸其中一件，识别后放回原处，然后睁开眼睛，挑出该物品。

（四）失用症的评定

失用症分为意念性失用、意念运动性失用、肢体运动性失用、结构性失用和穿衣失用等。失用症患者表现为不能正确执行口令，所以失用症评定主要采用动作检查法，即要求被检查者使用某种工具完成特定的动作，观察其动作表现。

1. 意念性失用的评定　将牙杯、牙刷、牙膏准备好，让被检查者按照正常的刷牙流程刷牙（接水→挤牙膏→漱口→刷牙→漱口）。意念性失用患者无法按此流程完成整个过程，但可以按指令完成上述每一个分解动作。这是因为意念性失用患者对完成某种事情的目的性和规划性缺乏正确的认识和理解。

2. 意念运动性失用的评定　意念运动性失用的评定可采用功能检测法。通过口头指令让被检查者演示擦脸动作，观察其能否进行该动作。若被检查者不能，则往其脸上滴两滴水，再给予毛巾，再观察被检查者能否用毛巾擦脸。意念运动性失用患者不能完成指令性擦脸，但可以在拿到毛巾后自我完成擦脸动作。除擦脸外，也可以用其他动作替代。意念运动性失用患者不能执行运动口令，也不能准确模仿他人的动作或手势，但将某种工具交给患者时，他可自动完成使用工具的动作。

3. 肢体运动性失用的评定　肢体运动性失用评定是被评定者在没有运动功能障碍的前提下，对其上肢精细运动功能进行测试，如表现出动作笨拙缓慢，则存在肢体运动性失用。具体测试方法如下。

（1）手指轮替实验：令被检查者快速进行前臂的旋前旋后动作。

（2）手指敲击实验：令被检查者用一只手快速、连续地敲击桌面。

（3）手指模仿试验：要求被检查者模仿检查者用手演示日常生活动作，如拧瓶盖、洗手等。

（4）手指屈曲试验：令被检查者快速进行示指屈曲动作。

（5）集团屈伸速度测试：令被检查者快速进行手指的屈曲和伸展抓握运动。

4. 结构性失用的评定　结构性失用的评定可采用几何图复制测试。给予被检查者一张几何图，要求被检查者在附近空白处临摹，观察其临摹图形情况；也可让被检查者用火柴棍摆几何图形、画房子、摆积木,观察其是否有不适当倾斜、不成比例、规则紊乱,以及各构成部分有无拥挤、重叠倒错、离散。

5. 穿衣失用的评定 穿衣失用的评定可采用功能检测法。给被检查者一件衣服,观察其穿衣过程,是否能分清衣服上下里外与身体各部位之间的关系。

四、注意功能障碍的评定

1. 视跟踪与辨认测试

(1)视跟踪:让被检查者目光跟随光源左、右、上、下移动,每个方向评 1 分,正常为 4 分。

(2)形状辨认:让被检查者临摹画出垂线、圆形、正方形和"A"字形,每图评 1 分,正常为 4 分。

(3)划删字母测试:让被检查者用铅笔以最快速度划去字母列(图 7-1-2)中的 C 和 E,100 s 内划错多于 1 个为注意力缺陷。

> BEIFHEHFEGICHEICBDACBFBEDACDAFCIHCFEHNAFFEACFDCHBDCFGHEFED
> CAHEFACDCFEHDFCADEHAEIEHDEHGCBDCABCAGCIEHCIDEHIGCDBCGFDEBA
> EBCAFBEHFAEFEGCHGDFSHBAEGDAACHEBAEDFGCDAFCBIEFADCBEACGIFEDA
> CDGACHEFBCAFEABFCAEDABFCHDEFCGACBEFCGACBEDFAHEHHEFDICCHBIEB

图 7-1-2 字母列

2. 数或词的辨别注意测试

(1)听认字母:在 60 s 内以每秒一个字的速度念无规则排列的字母,其中有 10 个为指定的同一字母,要求被检查者听到此字母时举手,举手 10 次为正常。

(2)词辨认:播放一段录音短文,其中有 10 个为指定的同一词,要求被检查者听到此词举手,举手 10 次为正常。

(3)背诵数字:检查者以每秒 1 个字的速度念一列数字,要求被检查者听后立即背诵。从两位数开始至不能背诵为止,背诵少于 5 位数为不正常。

3. 声辨认

(1)声识认:向被检查者播放一段有嗡嗡声、电话铃声、钟表声和号角声的录音,要求被检查者听到号角时举手。号角声出现 5 次,举手少于 5 次为不正常。

(2)杂音背景中的词辨认:方法同词辨认,但在录音中有喧闹集市背景,举手少于 8 次为不正常。

4. 听跟踪

被检查者闭目,在其左、右、前、后及头上摇铃,要求指出摇铃位置,每个位置评 1 分,少于 5 分为不正常。

五、记忆力功能障碍的评定

1. 记忆功能障碍筛查 记忆功能障碍筛查的检查方法如下。让被检查者大声念出字卡上的如"鸡蛋""跑道""堡垒""牙痛""淹死""婴儿""熔岩""纯粹""选举""剥夺""真实"等单词,并尽量记住,挪开字卡后复述,记下正确的,提醒遗漏的,然后重试,直至一次能完全记住为止,正常人 6 次即能记住,超过 6 次即考虑有记忆功能障碍。

2. 中国版韦氏记忆量表 Wechsler 记忆量表(Wechsler memory scale,WMS)是国际通用的记忆测试量表,包括 7 个分测验。中国版韦氏记忆量表(WMS-RC)由龚耀先等再次修订,可用于 7 岁以上儿童及成人。WMS-RC 测试内容包括 10 项分测验,A~C 测试长时记忆,D~I 测试短时记忆,J 测试瞬时记忆,MQ 表示记忆的总水平。WMS-RC 有助于鉴别器质性和功能性记忆障碍。

六、执行功能障碍评定

（1）工具：韦氏成人智力测验。

（2）检查方法：韦氏成人智力测验共有 11 个分测验，言语部分的 6 个量表分相加为言语量表（VS）分；操作部分 5 个量表分相加为操作量表（PS）分。查相应年龄组的总量表分的等值 IQ 表可得到被检查者的言语智商（VIQ）、操作智商（PIQ）及总智商（FIQ）。总智商说明被检查者总的智力水平。

七、认知功能评定注意事项

（1）检查环境应选择安静的房间，避免干扰。

（2）了解被检查者资料后根据被检查者的情况，评定前应该做工具准备。

（3）评定前应对被检查者或被检查者家属说明评定目的要求和主要内容，取得他们的同意及充分配合。

（4）检查中注意观察被检查者的状态，如是否合作，是否疲劳。

（5）检查中不要随意纠正被检查者的错误反应。

（6）检查中不仅要记录被检查者反应的正误，而且还应记录被检查者的原始反应，如替代语、手势、体态语、书写表达等。

（7）检查最好采用一对一的方式，即康复治疗师与被检查者一对一进行，陪伴人员在旁时嘱其不得暗示或提示被检查者。

（8）被检查者的身体情况不佳或情绪明显不稳定时，不得勉强继续检查。根据被检查者恢复情况，在适当的时候完成标准化的系统测查。定要注意区分被检查者完成动作是按口令执行，还是通过模仿或自动完成。

（陈双）

第二节　人格评定技术

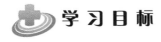

学 习 目 标

【知识目标】

1. 掌握人格和人格测验的概念。

2. 掌握人格障碍分型及表现。

3. 掌握人格障碍评定方法。

4. 了解人格理论的理论流派。

5. 熟悉人格测验的研究模式、人格障碍的基本特征。

【能力目标】

1. 能使用临床上常用的人格测评工具。

2. 能初步实施人格评定。

本节 PPT

Note

案例解析

案例引导

案例:患者张某,68岁,至今未婚,过往无恋爱经历,他认为命运待他不公;自己已经慢慢变老且老来无伴儿,看见别人一家人其乐融融时,他就止不住哭泣。他将目标定为尽快开始约会,并且在一年之内结婚,因为他再也不年轻了。

问题:请对患者进行人格评定,初步考虑为哪种人格障碍?

一、人格评定概述

(一)概念

"人格"一词,最早起源于古希腊语"persona"。从心理学角度来讲,人格是一个人比较稳定的心理活动特点的总和,是一个人能否施展才能,能否有效完成工作的基础。人格包括性格、兴趣、爱好、气质、价值观等,是由多方面内容组成的。

人格评定,在国外习惯上称为人格测验(personality test),即使用针对人格特点的标准化测量工具,根据人格理论,从特定的几个方面对被检查者的人格特征进行考察,体现在人格测验中就是各个测量指标。

人格测验也称个性测验,测量个体行为独特性和倾向性等特征,最常用的方法有问卷法和投射法。问卷法由许多涉及个人心理特征的问题组成,进一步分出多个维度或分量表,反映不同人格特征。常用的人格问卷有艾森克人格问卷(EPQ)、明尼苏达多相人格问卷和卡特尔16种人格因素问卷。投射法如墨迹测验、逆境对话测验、语句完成测验等。

(二)人格的六个理论流派

人格的六个理论流派包括精神分析学流派、物质学流派、生物学流派、人本主义流派、行为主义和社会学习理论流派及认知学流派。任何一种主要的人格理论都可以在这六个流派中找到其位置,尽管这种归类不完全适当。

从某种意义上说,人格的每个流派都识别并验证了人格的一个重要方面。例如:精神分析学流派的心理学家声称,人的无意识心理对他们行为方式的差异起着很大作用;物质学流派的心理学家确信,人是处在各种各样的人格特征的连续体上的某个位置上的;生物学流派的心理学家用遗传素质和生理过程来解释人格的个别差异;人本主义流派的心理学家认为,人的责任感和自我认同感是造成人格差异的主要原因;行为主义和社会学习理论流派的心理学家把稳定的行为方式说成是条件反射和心理预期的结果;认知学流派则用人们加工信息的方式来解释行为的差异。虽然对于人格的某一问题,不同流派之间往往只是强调重点不同,每个流派都做出一种合理的、能互相相容的解释。但是在很多时候,两个或多个流派做出的解释却是完全不相容的。所以,很难说哪种流派是错误的或是绝对正确的,只是各自从不同角度去解释,也能自圆其说。在解释人的稳定行为方式是否存在时,六个流派中的每一个都有其价值。

(三)人格测验的研究模式

1.经验模式 在这里,刺激本身的性质可能产生的意义并不重要,重要的是它引起的反应与某些人格变量的关联情况如何,进而决定了反应的意义。著名的明尼苏达多相人格问卷(Minnesota multiphasic personality inventory,MMPI)就是依据这个模式完成的。这个测验总共有566个问句。原先并没有设定哪些问句引起的反应属于有某一类临床症状的患者的反应。

Note

后来把患有不同临床症状的患者的反应汇集起来,才决定某些反应是某种病患者的反应。

2. 行为因素分析模式　行为因素分析模式由奥尔波特等人首先运用,从搜集形容个人的形容词开始,再加入心理因素分析,最后得到 16 种人格因素。雷蒙德·卡特尔编制的卡特尔 16 种人格因素问卷所要测量的就是这 16 种人格特质。卡特尔认为,人格结构的潜在特质有 16 个,然而塞顿却只抽取出 7 个。由此可见,他们的说法是大相径庭的。应该指出的是,在这里测验刺激本身并不是有什么清楚的规则,只是它汇集施测于被试形式反应,再对这些反应做统计分析,然后根据反应的结果决定反应的意义。

3. 行为推理理论模式　这种模式测验刺激的选择需依据某些常识性的推理,可依据某一理论来决定。而测验的结果也依照这些推理或理论做出解释,几乎所有的投射法都是按照这个模式编制。

（四）人格障碍的基本特征

人格测验用于人才选拔或评价,与其他方法相比较,具有以下三方面的特征。

1. 人格测验的预测性　人格测验不仅可以用于工作绩效的考核、评价,而且更适合对人才的选拔,具有一定的预测性。

2. 内在特征的反映性　人格测验应用于人才选拔,不仅可以反映人才的外在行为特征,对于人们不易观察到的内在特征(如情操、工作潜力、心理健康等)也可进行客观描述。

3. 人格测验的客观性　人格测验以自陈为主,打破了以往人事资料获取方式上以"他评"为主的一贯的做法。当然,他评可以充分反映民意,但也增加了主观意识的参与作用。人格测验完全可以抛开其他方法中对参与评价人员的直接依赖性,主要诉诸被评价者个人和测量工具之间的"刺激-反应"的关系。这样可以有效避免人才选拔过程中的人为参与作用,同时也具有良好心理测验工具制定的复杂性和作用的谨慎性。

（五）常见人格障碍分型和表现

依据国际疾病分类 ICD-10,典型的人格障碍有以下类型,中国的分类标准与国际标准是基本一致的。

1. 偏执型人格障碍　偏执型人格障碍表现为感觉极度过敏,思想行为固执,坚持毫无根据的猜疑,好嫉妒,对自己评估过高,对人要求过多,不信任别人,表情冷漠、缺乏幽默。

2. 分裂型人格障碍　分裂型人格障碍表现为行为怪癖、孤独、思想内向、沉默寡言,对人对事冷漠无情,具有明显的社会适应不良,几乎没有朋友和社会交往,精神萎靡,行动笨拙,但对紧张和困难、批评和赞扬又态度超然,满不在乎。

3. 自恋型人格障碍　自恋型人格障碍表现为过分自我关注,常幻想自己是如何重要、才貌如何出众等,期待别人的赞扬,要求别人特别注意自己,但又不能接受别人的建议和批评。其行为特点是自吹自擂、装腔作势,善变;或是特爱穿着打扮,表现性感,喜爱挑逗,谋求他人的注意和关心,细微刺激常可爆发情感,对人要求多,重依赖,内心缺乏真情。

4. 冲动型人格障碍　冲动型人格障碍亦称爆发型人格障碍。其特点为对人对事往往做出爆发性反应,稍不如意就火冒三丈,易于暴发愤怒冲动或与此相反的激情。行为有不可预测和不考虑后果的倾向。不能在行动之前事先计划,有不可预测和反复无常的心境,冲动爆发时不可遏制。易与他人发生冲突和争吵,特别在行动受阻或被批评时。不能维持任何没有即刻奖励的行为。这种人经常变换职业和酗酒。

5. 回避(焦虑)型人格障碍　回避(焦虑)型人格障碍的特点是懦弱胆怯,自幼表现胆小,易惊恐,有持续和广泛的紧张、忧虑感觉;敏感羞涩,对任何事情都表现出惴惴不安;表现为过敏、自卑、退缩、面对挑战采取逃避态度或无力应付,日常生活中惯于夸大潜在的危险,达到回避某些活动的程度。个人交往十分有限,对与他人建立关系缺乏勇气。与分裂型人格障碍不同的是他们并不乐于孤独或安于退缩状态,他们不与他人来往并非出于自己的意愿。他们常被迫采用多种心理防御机制来应付外界的要求。

6. 依赖型人格障碍 当事人极度依赖他人,虽有较强的工作能力,但缺乏自信,总需要求助他人来应付自己的日常事务或做出决策。针对部分独生子女家庭,临床心理学家还归纳了一种"不成熟型人格障碍"作为一种独特类型。其特点是当事人自小受人宠爱,生活优裕;情绪幼稚,依赖性极强;自我中心,缺乏道德感、义务感和同情心;不守公德,不讲道理;适应能力差,一旦遭受挫折,容易自暴自弃。目前尚未纳入"标准",可作参照。

7. 强迫型人格障碍 强迫型人格障碍的特点是刻板固执,做事循规蹈矩、墨守成规,不会随机应变;优柔寡断,由于个人内心深处的不安全感导致怀疑和过分谨慎;要求十全十美,但又缺乏自信;因过分地反复核对、过分注意细节,以致忽视全局;因过分谨慎多虑、过分专注于工作成效而不顾消遣和人际关系。这种人易产生强迫症状和焦虑抑郁反应。

8. 被动攻击型人格障碍 当事人以被动的方式表现其强烈的攻击倾向,表面上唯唯诺诺,背地里则不予合作,顽固执拗,行动拖拉,暗中阻挠工作的进程。此外,当事人内心虽然具有强烈的攻击倾向和仇视情感,但却尽力加以掩盖,不敢显露;虽然牢骚满腹,但内心却极想依赖权威。

9. 反社会型人格障碍 反社会型人格障碍或称为悖德型人格障碍,其行为与整个社会规范相背离。这种人对他人的感受漠不关心,缺乏同情心;忽视社会道德规范、行为准则和义务,长期行为不负责任。他们的认知完好,但行为未加深思熟虑,不考虑后果,常因微小刺激便引起攻击、冲动和暴行。他们从无内疚感,不能从经验中吸取教训,一犯再犯而不知悔改。不能与他人维持长久的关系,容易责怪他人,或为自己的粗暴行为进行辩解。这一类型的人格障碍亦称为"病态人格"。此类人格障碍者犯罪率较高。

二、人格评定的方法

(一) 问卷法

问卷称为自陈量表,即自陈式人格问卷,又称为结构化人格测验。通常是通过编制的一系列问题调查表,让被检查者按照一定的要求选择符合实际情况的答案,做出反应。结果一般可以参照常模做出解释。其编制方法主要有4种。

1. 逻辑分析法 在用逻辑分析法编制问卷时,首先确定要测量的特质,然后编写出一些看来能测量这类特质的题目,再编制成问卷。这类人格测验主要包括爱德华兹个人爱好量表(EPPS)、詹金斯活动性调查表(JAS)和显性焦虑量表(MAS)等。

2. 因素分析法 这种方法以因素分析的统计方法为基础,先以大量的题目给大量的被检查者施测,然后找出相关的题目构成一种因素,一种因素代表一种人格特质。这类人格测验主要包括卡特尔16种人格因素问卷(16PF)和艾森克人格问卷(EPQ)等。

3. 实证法 用经验法编制量表时,首先是选取一个由所测特质或特征的人组成的效标组以及由普通人组成的对照组,然后以给各组一系列的测验题目对被检查者施测,选择那些能把不同被检查者区分开的题目,由此构成问卷或测验。最著名的有明尼苏达多相人格问卷(MMPI)。

4. 综合法 综合法是一种较新的人格测验编制方法,是将以上三种方法结合起来,首先采用逻辑分析法经推理获得一大批题目,然后采用因素分析法编制出若干同质量表,最后用实证法将同质量表中没有效标效度的题目删掉。综合法最有代表性的是杰克逊人格问卷(JPI)。

(二) 投射法

投射法利用一些模糊的无明确结构和固定意义的刺激,观察被检查者对其的反应。这些反应暴露出隐藏在潜意识之中的思想、情感、欲望、动机等,以此推断被检查者的人格结构。其编制方法主要有以下4种。

1. 联想法 让被检查者根据刺激说出自己联想到的内容。如荣格的词语联想测验、罗夏的墨迹测验。

2. 构造法 让被检查者根据他所看到的图画,编造一个包括过去、现在和将来等发展过程的故事,如主题统觉测验(TAT)。

3. 表露法 让被检查者通过绘画、游戏或表演来自由表露他的心理状态,如画人测验、视觉运动完形测验(BGT)。

4. 完成法 检查者提供一些不完整的句子、故事或辩论等材料,让被检查者自由补充,使之完成,如语句完成测验。

三、常用人格问卷

(一) 明尼苏达多相人格问卷

1. 测验方法 年满 16 岁、具有小学毕业以上的文化水平、没有什么影响测验结果的生理缺陷者均可参加此测验。也有一些研究者认为如果被检查者合作并能读懂问卷上的每个问题,13—16 岁的儿童也可以完成此测验。实施明尼苏达多相人格问卷有两种主要形式:第一种为卡片式,即将问卷题目分别印在小卡片上,让被检查者根据自己的情况,将卡片分别投入贴有“是”“否”“无法回答”标签的盒内,卡片式适用于个别调查;第二种为手册式,通常分为题目手册和答案纸,被检查者根据题目手册按自己的情况在答案纸上逐条回答,如果被检查者比较慌乱,不能按指导语要求去做,可以由固定一个人将题目读给被检查者听,并由检查者记录其反应,这样结果会更有效,手册式既可用于个别测验,也可用于团体测验。记分方法有两种:一种是微计算机记分,将特制的答案纸放入光电阅读器内,结果便可计算出来;另一种是模板记分,需借助 14 张模板,每张模板上均有一定数量与记分键相应的记分圆洞。

2. 注意事项

(1)进行测验之前,一定要让被检查者知道这个测验的重要性,以取得被检查者的合作。如果有的被检查者仍然轻率对待或不愿暴露自己,检查者就要凭自己的经验尽可能弄清情况,做好工作,争取被检查者的合作,并详细记录测验时被检查者的表现。

(2)检查者应该向被检查者讲清楚,如果遇到问题难以回答,可以空下来,但应尽量回答,不要让空着的问题太多,还要告诉被检查者不要对每个问题做过多的考虑,对每个问题的回答无所谓正确与不正确、好与不好,完全不必有任何顾虑。

(3)如果被检查者提到有些想法以前有过,而现在没有了,该如何回答时,可以告诉他以目前情况为准。

(4)填答此问卷是个需要长时间而又枯燥的任务,如果一个人焦虑或情绪不稳定,经常表现出对完成这个任务不耐烦的态度,这时可将测验分成几次完成,也可以使用录音带或由一个固定的人将题目读给被检查者听,由被检查者或检查者记录反应,这样可得到满意的结果。

(5)在使用明尼苏达多相人格问卷的临床量表时最好用英文缩写字母或数字符号,而不要直接使用中文全译名称。因为有些量表的名称与量表所测量的内容已经有较大的出入,容易导致误解、误判、误读。

(二) 艾森克人格问卷

1. 测验方法 艾森克人格问卷中的成人问卷用于调查 16 岁以上及成人的个性类型,少儿问卷用于调查 7—15 岁少儿的个性类型,不同文化程度的被检查者均可以使用。艾森克人格问卷的成人问卷和少儿问卷的每一个项目只要求被检查者回答“是”或“不是”(或“否”),一定要有一个回答,而且只能回答“是”或“否”,发卷后向被检查者说明方法,并由被检查者自己逐条回答,这是纸笔测验的一种。

2.注意事项

（1）每一个项目只要求被检查者回答"是"或"否"，一定要作答，而且只能回答"是"或"否"，不要遗漏任何一题的回答。

（2）在问卷上印有指导语，在实施时必须让被检查者读懂指导语。

（陈双）

第三节　情绪情感评定技术

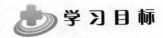

学习目标

【知识目标】

1.掌握情绪的定义和分类。

2.掌握情感的定义和分类。

3.熟悉情绪与情感的区别

4.掌握情绪与情感的评定方法。

【能力目标】

1.能初步完成抑郁症评估。

2.能初步完成焦虑症评估。

案例引导

案例：李某，男，50岁，是一位生意失败的企业家。他经常表现出不愉快，对周围环境缺乏兴趣，常常叹息、流泪，甚至出现自杀行为，请对患者进行情绪情感评定。

问题：患者为何种情感障碍类型？

一、情绪情感概述

（一）情绪的定义和分类

情绪是身体对行为成功的可能性乃至必然性，在生理反应上的评价和体验，包括喜、怒、忧、思、悲、恐、惊七种。行为在身体动作上表现得越强就说明情绪越强，如喜会手舞足蹈、怒会咬牙切齿、忧会茶饭不思、悲会痛心疾首等，这就是情绪在身体动作上的反应。情绪是信心这一整体中的一部分，它与信心中的外向认知、外在意识具有协调一致性，是信心在生理上一种暂时的较剧烈的生理评价和体验。

普通心理学认为，情绪是指伴随着认知和意识过程产生的对外界事物的态度，是对客观事物和主体需求之间关系的反应，是以个体的愿望和需要为中介的一种心理活动。情绪包含情绪体验、情绪行为、情绪唤醒和对刺激物的认知等复杂成分。

情绪有20种以上的定义，尽管它们各不相同，但都承认情绪是由以下四种成分组成的。

案例解析

Note

（1）情绪涉及身体的变化,这些变化是情绪的表达形式。

（2）情绪是行动的准备阶段,这可能跟实际行为相联系。

（3）情绪涉及有意识的体验。

（4）情绪包含了认知的成分,涉及对外界事物的评价。

（二）情感的定义和分类

情感是态度这一整体中的一部分,它与态度中的内向感受、意向具有协调一致性,是态度在生理上一种较复杂而又稳定的生理评价和体验。情感包括道德感和价值感两个方面,具体表现为爱情、幸福、仇恨、厌恶、美感等。《心理学大辞典》中认为,情感是人对客观事物是否满足自己的需要而产生的态度体验。

人的情感复杂多样,可以从不同的观察角度进行分类。由于情感的核心内容是价值,人的情感主要应该根据它所反映的价值关系的不同特点进行分类。

1. 根据价值的正负变化方向的不同,情感可分为正向情感与负向情感　正向情感是人对正向价值的增加或负向价值的减少所产生的情感,如愉快、信任、感激、庆幸等;负向情感是人对正向价值的减少或负向价值的增加所产生的情感,如痛苦、鄙视、仇恨、嫉妒等。

2. 根据价值的强度和持续时间的不同,情感可分为心境、热情与激情　心境是指强度较低但持续时间较长的情感,它是一种微弱、平静而持久的情感,如绵绵柔情、闷闷不乐、耿耿于怀等;热情是指强度较高但持续时间较短的情感,它是一种强有力的、稳定而深厚的情感,如兴高采烈、欢欣鼓舞、孜孜不倦等;激情是指强度很高但持续时间很短的情感,它是一种猛烈的、迅速爆发的、短暂的情感,如狂喜、愤怒、恐惧、绝望等。

3. 根据价值的主导变量的不同,情感可分为欲望、情绪与感情　当主导变量是人的品质特性时,人对事物所产生的情感就是欲望;当主导变量是环境的品质特性时,人对事物所产生的情感就是情绪;当主导变量是事物的品质特性时,人对事物所产生的情感就是感情。如:脏、乱、差的工作环境使人产生不愉快的情绪;那些清正廉洁、全心全意为人民工作的领导干部会引发人的尊敬与爱戴的感情,那些贪污腐化、以权谋私的领导干部会引发人的仇视与嘲笑的感情;当机体缺乏食物时,人就会产生饥饿的心理体验,并形成对于食物的欲望;当儿童成长发育到一定阶段,就会自发地产生对于"独立"的欲望。

4. 根据价值主体的类型的不同,情感可分为个人情感、集体情感和社会情感　个人情感是指个人对事物所产生的情感;集体情感是指集体成员对事物所产生的合成情感,阶级情感是一种典型的集体情感;社会情感是指社会成员对事物所产生的合成情感,民族情感是一种典型的社会情感。

5. 根据事物基本价值类型的不同,情感可分为真感、善感和美感　真感是人对思维性事物（如知识、思维方式等）所产生的情感;善感是人对行为性事物（如行为、行为规范等）所产生的情感;美感是人对生理性事物（如生活资料、生产资料等）所产生的情感。

6. 根据价值的目标指向的不同,情感可分为对物情感、对人情感、对己情感等　对物情感包括喜欢、厌烦等;对人情感包括仇恨、嫉妒、爱戴等;对己情感包括自卑感、自豪感等。

7. 根据价值的作用时期的不同,情感可分为追溯情感、现实情感和期望情感　追溯情感是指人对过去事物的情感,包括遗憾、庆幸、怀念等;现实情感是指人对现实事物的情感;期望情感是指人对未来事物的情感,包括自信、信任、绝望、期待等。

8. 根据价值的动态变化的特点,可分为确定性情感、概率性情感　确定性情感是指人对价值确定性事物的情感;概率性情感是指人对价值不确定性事物的情感,包括迷茫感、神秘感等。

9. 根据价值的层次的不同,情感可分为温饱类、安全与健康类、人尊与自尊类和自我实现类情感　温饱类情感包括酸、甜、苦、辣、热、冷、饿、渴、疼、痒、闷等;安全与健康类情感包括舒适感、安逸感、快活感、恐惧感、担心感、不安感等；人尊与自尊类情感包括自信感、自爱感、自豪感、友善感、思念感、自责感、孤独感、受骗感和受辱感等；自我实现类情感包括抱负感、使命感、成就感、超越感、失落感、受挫感、沉沦感等。

（三）情感与情绪的区别

在行为过程中，态度中的情感和情绪的区别就在于：情感是指对行为目标目的的生理评价反应，而情绪是指对行为过程的生理评价反应。以爱情举例，当我们产生爱情时是有目标的，我们的爱情是对相应目标的一种生理上的评价和体验，同时当我们随着爱情的追求这一行为过程的起伏波折我们又会产生各种各样的情绪。普通心理学还认为情绪和情感都是人对客观事物所持的态度体验。只是情绪更倾向于个体基本需求欲望上的态度体验，而情感则更倾向于社会需求欲望上的态度体验。

（四）焦虑症

焦虑症又称焦虑性神经症，是以广泛性焦虑症（慢性焦虑症）和发作性惊恐状态（急性焦虑症）为主要临床表现，常伴有头晕、胸闷、心悸、呼吸困难、口干、尿频、尿急、出汗、震颤和运动性不安等症，其焦虑并非由实际威胁所引起，或其紧张惊恐程度与现实情况很不相称。

患者表现焦虑、恐慌和紧张情绪，感到最坏的事即将发生，常坐卧不安，缺乏安全感，整天提心吊胆，心烦意乱，对外界事物失去兴趣。严重时有恐惧情绪，对外界刺激易出现惊恐反应，常伴有睡眠障碍和自主神经紊乱现象，如入睡困难、做噩梦、易惊醒、面色苍白或潮红、易出汗、四肢发麻、肌肉跳动、眩晕、心悸、胸部有紧压感或窒息感、食欲不振、口干、腹部发胀并有灼热感、便秘或腹泻、尿频、月经不调、性欲缺乏等。

（五）抑郁症

抑郁症是神经症的一种。世界卫生组织、世界银行和哈佛大学的一项联合研究表明，抑郁症已经成为中国疾病负担的第二大病。引起抑郁症的因素包括遗传因素、体质因素、精神因素等。

抑郁症主要表现为情绪低落，兴趣减低，悲观，思维迟缓，缺乏主动性，自责自罪，饮食、睡眠差，担心自己患有各种疾病，感到全身多处不适，严重者可出现自杀念头和行为。

二、情绪情感的评定方法

（一）抑郁自评量表测评

1. 测评方法　抑郁自评量表（SDS）（表 7-3-1）可以评定抑郁症状的轻重程度及其在治疗中的变化，特别适用于发现抑郁症患者。其评定对象为具有抑郁症状的成年人。填写时，要求被检查者仔细阅读每一条，把意思弄明白，然后根据最近一周的实际感觉，在适当的选项上打"√"表示。如果被检查者的文化程度太低，不能理解或看不懂 SDS 问题时，可由工作人员念给被检查者听，逐条念，让被检查者独自做出评定。

按照中国常模结果，SDS 标准分的分界值为 53 分，其中 53～62 分为轻度抑郁，63～72 分为中度抑郁，72 分以上为重度抑郁。

2. 量表说明　SDS 由 W. W. K. Zung 于 1965 年编制，是美国教育卫生福利部推荐的用于精神药理学研究的量表之一，因使用简便，能相当直观地反映患者抑郁的主观感受及其在治疗中的变化，目前已广泛应用于门诊患者的粗筛、情绪状态评定以及调查、科研等。

SDS 由 20 个问题条目组成，每一个条目相当于一个有关症状。20 个条目反映抑郁状态的四组特异性症状：①精神性-情感症状，包含抑郁心境和哭泣两个条目；②躯体性障碍，包含情绪的日夜差异、睡眠障碍、食欲减退、性欲减退、体重减轻、便秘、心动过速、易疲劳八个条目；③精神运动性障碍，包含精神运动性抑制和激越两个条目；④抑郁的心理障碍，包含思维混乱、无望感、

知识链接

Note

表 7-3-1　抑郁自评量表(SDS)

请你仔细阅读每一条,然后根据最近一个星期内你的实际感觉最符合下列哪种描述,做出选择并打"√"

序号	问题	对照您最近的情况			
		A. 没有或很少时间	B. 少部分时间	C. 相当多时间	D. 绝大部分或全部时间
1	我感到情绪沮丧,郁闷				
2	＊我感到早晨心情最好				
3	我要哭或想哭				
4	我夜间睡眠不好				
5	＊我吃饭像平时一样多				
6	＊我与异性密切接触时和以往一样感到愉快				
7	我感到体重减轻				
8	我为便秘烦恼				
9	我的心跳比平时快				
10	我无故感到疲劳				
11	＊我的头脑像往常一样清楚				
12	＊我做事情像平时一样不觉得困难				
13	我坐卧不安,难以保持平静				
14	＊我对未来抱有希望				
15	我比平时更容易激怒				
16	＊我做决定很容易				
17	＊我感到自己是有用的和不可缺少的人				
18	＊我的生活很有意义				
19	假若我死了别人会过得更好				
20	＊我仍旧喜爱自己平时喜爱的东西				

计分表格

题号	1	2	3	4	5	6	7	8	9	10
选项										
得分										
题号	11	12	13	14	15	16	17	18	19	20
选项										
得分										
粗分						标准分				

　　注:SDS 按症状出现频度评定,分 4 个等级:A 表示没有或很少时间,B 表示少部分时间,C 表示相当多时间,D 表示绝大部分或全部时间。若为正向评分题,依次评为粗分 1、2、3、4 分;若为反向评分题,则依次评为 4、3、2、1 分,其中第 2、5、6、11、12、14、16、17、18 和 20 为反向评分题,评定时间为过去一周内。把各题的得分相加为粗分,粗分乘以 1.25,四舍五入取整数即得到标准分。抑郁评定的临界值为 53 分,分值越高,抑郁倾向越明显。其中 53～62 分为轻度抑郁,63～72 分为中度抑郁,72 分以上为重度抑郁。

易激惹、犹豫不决、自我贬值、空虚感、反复思考自杀和不满足八个条目。

SDS 的优点为使用简单，不需要经专门的训练即可指导被检查者进行相当有效的评定，而且它的分析相当方便。在一定程度上能了解被检查者近期心境，可应用于心理咨询门诊中。如用以评估疗效，应在开始治疗或研究前让被检查者评定一次，然后至少应在治疗后或研究结束时再让被检查者自评一次，以便通过 SDS 总分变化来分析被检查者的症状变化情况。

在治疗或研究期间评定，其时间间隔可由研究者自行安排。

3. 测评注意事项

（1）SDS 主要适用于具有抑郁症状的成年人，心理咨询门诊及精神科门诊或住院精神患者也可使用。SDS 对严重阻滞症状的抑郁患者，评定有困难。

（2）关于抑郁症状的临床分级，除参考量表分值外，主要还应根据临床症状，特别是要害症状的程度来划分，量表总分值仅能作为一项参考指标而非绝对标准。

（二）焦虑自评量表测评

1. 测验方法　焦虑自评量表（SAS）（表 7-3-2）可以评定焦虑症状的轻重程度及其在治疗中的变化，适用于具有焦虑症状的成年人。SAS 主要用于疗效评估，不能用于诊断。在被检查者评定以前，一定要让他把整个量表的填写方法及每条问题的含义都弄明白，然后做出独立的、不受任何人影响的自我评定。如果被检查者的文化程度太低，不能理解或看不懂 SAS 问题的内容，可由工作人员逐条念出，让被检查者独自做出评定。

按照中国常模结果，SAS 标准分的分界值为 50 分，其中 50～59 分为轻度焦虑，60～69 分为中度焦虑，69 分以上为重度焦虑。

2. 量表说明　焦虑自评量表（SAS）由 W. W. K. Zung 于 1971 年编制。从量表结构的形式到具体评定方法，都与抑郁自评量表（SDS）十分相似，用于评定患者焦虑的主观感受及其在治疗中的变化。

SAS 适用于具有焦虑症状的成年人，它与 SDS 一样具有广泛的应用性。国外研究认为，SAS 能较好地反映有焦虑倾向的精神病患者的主观感受。而焦虑则是心理咨询门诊中较常见的一种情绪障碍，因此 SAS 可作为咨询门诊中了解焦虑症状的自评工具。

表 7-3-2　焦虑自评量表（SAS）

请仔细阅读每一条内容，根据您最近一周的实际感觉，选择符合自己的状态。

项　目	状　态			
	A. 无/偶尔有	B. 有时有	C. 经常有	D. 总是如此
1.我觉得比平时容易紧张或着急				
2.我无缘无故地感到害怕				
3.我容易烦乱或觉得惊恐				
4.我觉得我可能将要发疯				
＊5.我觉得一切都很好，也不会发生什么不幸				
6.我手脚发抖打战				
7.我因为头痛、颈痛和背痛而苦恼				
8.我感觉容易衰弱和疲乏				
＊9.我觉得心平气和，并且容易安静坐着				
10.我觉得心跳得很快				

续表

项　目	状　态			
	A.无/偶尔有	B.有时有	C.经常有	D.总是如此
11.我因为一阵阵头晕而苦恼				
12.我要晕倒发作,或觉得要晕倒似的				
*13.我吸气呼气都感到很容易				
14.我的手脚麻木和刺痛				
15.我因为胃痛和消化不良而苦恼				
16.我常常要小便				
*17.我的手脚常常是干燥温暖的				
18.我脸红发热				
*19.我容易入睡并且一夜睡得很好				
20.我做噩梦				

计分表格

题号	1	2	3	4	5	6	7	8	9	10
选项										
得分										
题号	11	12	13	14	15	16	17	18	19	20
选项										
得分										
粗分						标准分				

注:SAS采用四级评分。若为正向评分题,A、B、C、D依次评为粗分1、2、3、4分;若为反向评分题,则依次评为4、3、2、1分,其中第5、9、13、17、19条必须反向计分。将20个项目的各个得分相加,得到粗分,再用粗分乘以1.25以后取整数部分(四舍五入)得到标准分。临界值为50分,分数越高,焦虑倾向越明显。其中50~59分为轻度焦虑,60~69分为中度焦虑,69分以上为重度焦虑。

3. 注意事项

(1) 由于焦虑是神经症的共同症状,故 SAS 在各类神经症鉴别中作用不大。

(2) 关于焦虑症状的临床分级,除参考量表分值外,主要还应根据临床症状,特别是要害症状的程度来划分,量表总分值仅能作为一项参考指标而非绝对标准。

能力检测(第一至第三节)

一、单项选择题

1.认知功能评定不包括下列哪项?(　　　)

A.意识状态　　　　B.记忆评测　　　C.情绪评测　　　D.智商水平　　　E.言语反应

2.单侧半身忽略常见脑卒中的(　　　)病变。

A.优势侧颞叶　　　　　　　B.非优势侧颞叶　　　　　　　C.优势侧顶叶

D.非优势侧顶叶　　　　　　E.非优势侧枕叶

3.失用症评定不包括(　　　)。

Note

A.意念性失用　　B.运动性失用　　C.结构性失用　　D.注意力障碍　　E.穿衣失用

4.失用症是指（　　）。

A.偏瘫肢体运动功能障碍

B.偏瘫肢体感觉功能障碍

C.偏瘫患者的视觉忽略

D.偏瘫患者的触觉忽略

E.偏瘫患者的认知障碍

5.失认症的临床表现不包括下列哪项？（　　）

A.视力正常但看不到东西

B.对所见物品不能分辨但用手触摸后则能回答

C.听力正常但听不出什么声音

D.不能按指令表演刷牙动作

E.弄不清手指的名称

6.关于意念运动性失用，以下哪项正确？（　　）

A.根据口头命令习惯的动作能执行

B.根据口头命令习惯的动作不能执行

C.有意识的运动不能进行

D.能模仿检查者的动作

E.能用手势表演使用工具动作

7.检查者发出口令，要求被检查者"举起左手"，被检查者不能按检查者的口令完成此动作，确定被检查者为（　　）。

A.体像失认　　B.手指失认　　C.左右辨别困难　D.疾病失认　　E.以上都是错误的

8.不能准确地判断物品的位置，伸手取物时或未达该物而抓空，或伸手过远将物品碰倒。该被检查者可能有（　　）。

A.图形背景分辨困难

B.空间定位障碍

C.视空间失认

D.结构性失用

E.地形定向障碍

9.让脑损伤患者在白纸上临摹指定的几何图形，不能完成者（排除运动瘫痪等其他原因）属于（　　）。

A.意念运动性失用

B.结构性失用

C.视觉失认

D.意念性失用

E.肢体运动性失用

二、填空题

1.失用症可分为（　　）和（　　）两类。

2.失认症分为（　　）、（　　）和（　　）。

三、简答题

1.失用症常见的种类及相应的评定手段有哪些？

2.什么是单侧忽略？如何进行评定？

（陈双）

第八章　言语与吞咽功能评定技术

言语和语言是两个不同的概念。

言语(speech)就是口语交流即说话的能力,是在神经系统协调下,呼吸系统、喉咽部结构及口腔诸器官共同活动产生声音实现交流的过程。是人类运用语言材料和语法规律以表达思想、感情和影响他人的工具。也是人和其他动物区分的重要特征之一。代表性的言语障碍是构音障碍。

语言(language)是指人类社会中约定俗成的符号系统,它是以字形和语音为要素,以词汇为基本单位,以语法结构为规律组成的体系,是人类最重要的交流工具。它除了口语外,还包括书面语、手势语、体态语等。语言活动的形式包括口语表达、口语理解、阅读理解和书面表达。代表性的语言障碍是失语症和语言发育迟缓。

言语和语言相互依赖,难以分割。为简便起见,以下将用言语一词代表言语和语言。

言语的产生看似简单,但却是个高度复杂的过程,需要人体多系统、多器官共同参与,很好地协调与整合才能完成。神经系统发出言语指令,编码语言形式,并负责控制、协调与言语过程有关的肌肉活动;呼吸系统呼出足够的气流以启动发声器官(声带);发声系统包括喉的软骨和肌肉,尤其是声带,喉部的肌肉通过改变声带的长度、张力、位置从而调节声音的强弱和音调的高低;共鸣系统,又称发音系统,包括口、鼻、咽,口部的舌、齿、唇、软腭等器官的活动可以改变气流状态,产生不同的语音,咽部起共鸣的作用,鼻腔使声音加上鼻音色彩;听觉系统,即耳部器官,可以将自己发出的语音转换成神经传导信号,让言语者可以监听自己的语音。

言语障碍是指语言的产生、理解、应用等过程出现困难的情况。它是一种表现较为稳定的、一定时期内持续存在的言语功能异常。常见的言语障碍包括失语症、构音障碍、儿童言语发育迟缓、发声障碍和口吃等。

第一节　失语症评定技术

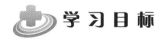
学习目标

【知识目标】

1.掌握失语症的定义、主要症状、分类及临床特征。

2.熟悉失语症的病因。

【能力目标】

1.能运用不同的检查方法对失语症患者实施评定。

2.能对不同类型的失语症进行鉴别。

本节 PPT

案例引导

案例：方先生，71 岁。有外周血管疾病、高脂血症、高血压、痛风等。3 个月前出现急性自我表述困难和右侧上肢无力。急诊入院。查体：BP 172/98 mmHg，P 88 次/分，律齐，神清，精神可。入院诊断为脑栓塞。患者现听理解较差，一步指令有时可完成，言语不畅，不能应答，可复述 1~2 字；右侧面颊、右上肢肌力减退。

问题：1. 请对患者进行言语功能评定，明确有无言语功能障碍。

2. 通过评定进一步明确言语功能障碍的类型。

一、失语症概述

（一）定义

失语症是指由于脑部器质性损伤，导致原来已经习得的语言能力受损或丧失，表现为对语言符号的感知、理解、表达和组织运用能力的障碍。失语症不包括由于意识障碍、智力和精神因素，以及视听、发音器官病损所致的言语功能障碍，也不包括因先天或幼年疾病，使语言学习困难，语言功能尚未能获得建立的语言功能障碍。

大脑分为左右两半球，其中功能较多的半球称为大脑优势半球。大脑优势现象在语言及左右手使用上尤为显著。绝大多数人都是右利手，其大脑优势半球在左侧。失语症是由大脑优势半球的病变所造成的。优势半球不同的特定部位受损，可引起不同类型的失语症。

（二）常见病因

1. 脑血管病变 脑血管病变（包括脑血栓、脑栓塞、脑出血、脑血管瘤等）是失语症常见的病因。我国的研究资料显示，至少三分之一的脑血管病变可以出现失语症。

语言中枢是大脑中动脉和大脑后动脉分布范围，失语症大多是大脑优势半球（大多为左侧半球）的大脑中动脉或大脑后动脉发生病变的结果。

2. 脑外伤 脑外伤造成脑组织损伤是导致失语症的常见原因之一。损伤部位不同，导致失语症的症状表现也各异。如颞叶外伤多出现 Wernicke 失语，并伴有视野下象限同侧偏盲；缘上回外伤导致失语症状轻，理解与表达同时困难，有上肢单瘫及上肢感觉症状。

3. 脑肿瘤 脑肿瘤可以表现出多种类型的失语症，命名性失语症和表达性失语症是最常见的。脑肿瘤患者起病初期的失语症状往往为暂时性发作，或与局部运动性癫痫伴随出现。

4. 颅内感染 脑炎、脑膜炎可导致暂时性失语，但较为罕见。耳源性脑脓肿常发生在颞叶，可见引起持续性失语。

5. 其他原因 皮克病、阿尔茨海默病可以伴有失语症状，其特点是失语症逐步发展，无卒中史和偏瘫，且智力逐步衰退。另外，暂时性失语症状也可见于一般性感染性疾病，如伤寒、肺炎等。

（三）主要言语症状

1. 听觉理解障碍 听觉理解障碍是指患者对听到的言语的理解能力降低或丧失。听觉理解障碍表现为患者听不懂他人的言语但依然能流利地说话，能正确朗读和书写，却不能理解文字甚至手势的意义。轻者仅对部分单词或短语不能理解，能回答问题比较准确；重者则可能答非所问。根据听觉理解障碍的特点和程度可分为以下几类。

（1）语音辨认障碍:患者能像正常人一样听到声音,但对所听到的声音不能辨认。给人以听不见的假象,患者往往会说听不懂说话者的话或不断让说话者重复、反问说话者等。患者的纯音听力检查正常。典型的重症情况是纯词聋。

（2）语义理解障碍:患者能正确辨认语音,可以正确地复述听到的词语,但不能正确理解词意,属于音-意联系中断。因轻重不同可表现为:①对常用物品名称或简单问候语不能理解;②对常用名词能理解,对不常用名词有困难;③对长句、内容和结构复杂的句子不能完全理解。

2. 口语表达障碍　口语表达障碍是指患者的语言陈述困难,即很难用准确的语言表达自己的意思,实际上是在口语表达过程中找词、语音、词汇、句法、语法障碍。口语表达障碍表现为语速很慢甚至完全说不出,或者表现为语量很多、滔滔不绝,或反复使用同样的单词短语,但患者的听理解能力正常,能理解别人的话。这使得患者非常苦恼。此类患者的具体问题包括以下几种。

（1）发音障碍:失语症的发音障碍又称皮质性构音障碍或言语失用,患者在有意识的言语中不能正确表达的语音,却往往在无意识的言语中正确发出。失语症的发音障碍表现为咬字不清、说话含糊、发单音困难。失语症的发音障碍和因周围神经肌肉功能损害所导致的发音障碍是不同的,前者的发音错误往往多变。

（2）找词困难和命名障碍:患者言谈中欲说出恰当的词有困难或不能,多见于名词、动词和形容词。有话到嘴边说不出来的感觉。表现为谈话出现停顿,或重复结尾词、介词或其他功能词。当患者找不到恰当的词语,则往往用描述说明等方式进行表达,此为迂回现象。

当患者面对物品或物品的图片时说不出物品的名称,即为命名障碍。

（3）说话费力:与发音障碍有关,表现为说话不流畅、缓慢,常伴有叹气表情和身体姿势费力的表现。

（4）错语:患者讲出的话不是自己想说的,是一些不正确的替代语,是不符合言语习惯和言语规则的音节、单词或句子。包括语音错语、词意错语和新语。语音错语是指词中音素与别的音素置换,如把"苹果"说成"丙果";词意错语是想表达的字词与另外的有意义的字词置换,如把"头发"说成"理发";新语是用无意义或新创造的词代替说不出的词,如将"鼻子"说成"祖子"。如果大量错语混有新词,则称为杂乱语。以至于说出的话让人难以理解。

（5）语法障碍:患者不能将词按照语法规则有组织地连接在一起。①失语法:仅把关键的名词、动词列出,虽能表达一定的意思,但句子不完整,类似电报文本,故称为电报式言语。②错语法:句子中有实义词、虚词存在,但用词错误,结构与关系紊乱。

（6）刻板言语:表现为固定、重复、非随意地表达特定语言,只能说几个固定的单音或单词,如"嘀、嘀""妈妈"等。此为重症患者的症状。

（7）持续性言语:在表达中持续重复同样的音节、词组或句子,为失语症患者残存言语表达的一种现象。

（8）模仿言语:患者机械地、强制地复述检查者说的话。如检查者问:"你叫什么名字?"患者会重复"你叫什么名字?"

（9）复述障碍:患者不能准确复述检查者说的内容,严重者完全不能复述或者只发出刻板言语,或哑,或无反应。

3. 阅读障碍　阅读障碍是指阅读能力受损,也称为失读症。包括朗读障碍和文字理解障碍,两者可以出现分离现象。表现为患者虽不能正确朗读文字,但却理解其意思,或可能朗读正确,但不明其含义。

4. 书写障碍　书写能力不仅涉及语言本身,还有视觉、听觉、运动觉等的参与,所以在分析书写障碍时首先要判断是否是失语性质。失语症的书写障碍表现如下。

（1）书写不能:完全性书写障碍,可简单画1～2笔画,构不成字,也不能抄写。

（2）构字障碍:写出的字看起来像该字,但有笔画缺漏或添加。

（3）象形书写：不能写字，以画图代替。

（4）镜像书写：笔画正确，但方向相反，写出来的字如镜中所见，见于右侧偏瘫而用左手写字者。

（5）书写过多：书写中混杂一些无关的字、词或造字。

（6）惰性书写：写出一个字词后，让患者再写其他的词时，仍不停地重复写前面的字词。

（7）语法异常：书写句子时出现语法错误。

（四）分类

失语症的分类在不同时期有着不同的方法，至今尚无统一的标准。根据患者的表达、理解、复述及书写等方面的特点，可将失语症分为以下几类。

1. Broca 失语 Broca 失语又称运动性失语，其突出特征为口语表达障碍，自发语言不流畅，语量少，找词困难，讲话费力，语言呈电报文样，严重的时候表现为无言状态。命名有困难，言语复述困难，虽有语法缺失，但仍可基本表达意思。口语理解相对较好，可以理解简单的句子。书写和阅读也有不同程度障碍。患者的病变部位一般在优势半球额下回后部（Broca 区）。

2. Wernicke 失语 Wernicke 失语又称感觉性失语，其突出特征为口语理解障碍，自发语言流畅，口语表达时无构音异常，有适当的语法结构，但缺乏实词，表现为语量多，讲话不费力。有时患者说话滔滔不绝，需要制止才能使其谈话停止。由于存在严重的听理解障碍，既听不懂别人的意思，也不理解自己所讲的内容，常答非所问。不能复述，命名与阅读常有障碍。患者的病变部位一般在优势半球裂上回后部（Wernicke 区）。

3. 传导性失语 传导性失语的典型特征为复述不成比例地受损，即与听理解障碍不成比例，听理解障碍比复述障碍明显轻些，患者能够听懂要求复述的内容，但是不能复述。其自发语言表现为流利性，有找词困难，谈话可出现犹豫和停顿，但非电报式语言，而是有语法结构，用词正确的完整句，只不过是一个字一个字地慢慢说。口语理解可有轻度障碍，命名及朗读中常出现明显的语音错语，伴有不同程度的书写障碍。患者病变部位在优势半球缘上回或深部白质内的弓状纤维。

4. 完全性失语 完全性失语又称球性失语，是大脑优势半球外侧裂周围的广泛域受到损害所致。由于语言中枢受损区域广、程度重，表现为所有语言功能均严重障碍，因此听、说、读、写各种语言功能基本缺失，即听理解、文字理解、命名、复述、读词、书写均出现严重障碍。自发性言语极少，偶尔可说个别单词或重复无意义的音节。完全性失语患者预后差。

5. 经皮质运动性失语 经皮质运动性失语主要表现为非流畅性失语，自发语言少。复述功能好为本型失语特点，可复述词、短语、绕口令、无关词组、长复合句等。命名、阅读和书写有障碍，口语理解和文字理解能力保留较好。该型失语症与 Broca 失语的最主要的区别在于可以复述较长的句子。患者的病变部位在优势半球 Broca 区的前、上部。

6. 经皮质感觉性失语 经皮质感觉性失语主要表现为自发语言流畅，错语较多，听理解与命名功能有严重障碍，复述能力较好，但有学语现象，即虽然不知道对方在说什么，却能够重复对方所说的话。与 Wernicke 失语的最大区别在于复述功能保留。常伴有严重的失读和失写。病灶位于优势半球颞、顶叶分水岭区。

7. 经皮质混合性失语 经皮质混合性失语主要表现为自发语言障碍，口语理解和文字理解也都有障碍，命名困难，书写也存在困难。但是复述能力相对地保留，可以复述词、短语、短句，或者仅为刻板重复或模仿检查者说的话。患者病变部位在优势半球分水岭区，病灶较大。

8. 命名性失语 命名性失语又称为健忘性失语，是以命名障碍为主要表现的流畅性失语。特征为自发性找词困难，对人的名字等也有严重的命名困难，对于说不出的词，往往用迂回语言和描述物品功能的方式进行表达。除了命名以外，其他语言功能如听理解、文字理解、复述、书写

知识链接

Note

能力均保留。命名性失语患者预后良好。患者的病变部位在优势半球颞中回后部或颞枕交界区。

9. 皮质下失语　皮质下失语是指损伤发生在丘脑、基底节等大脑皮质下区域时出现的失语症,分别称为丘脑性失语和基底节性失语。皮质下失语表现为非典型的失语症状,即基本上在理解、表达方面均有轻至中度障碍,而呈现出混合性失语。如常有语音性错语,找词困难,理解、书写障碍,但复述相对较好。

二、失语症的评定方法

失语症评定的主要目的是确定患者是否有失语症、失语症的类型和轻重程度,并依据评定结果实施言语治疗,它是一个系统的工作。在进行失语症的评定之前,要收集患者的个人资料,包括临床资料,如脑部损伤病史、发病经过、临床检查资料(CT、MRI 等)、治疗经过、当前身体状况、心理状态等;还要了解患者的个人生活史,如发病前的兴趣爱好、语言习惯、教育程度、职业、家庭环境、利手等。掌握这些信息可以帮助医生或治疗师对患者的言语受损情况建立初步的印象。

失语症的评定方法有多种,国外常用的失语症评定方法有波士顿诊断性失语症检查、西方失语成套测验,国内常用的失语症评定方法有汉语失语成套测验、汉语标准失语症检查。

(一)波士顿诊断性失语症检查(BDAE)

波士顿诊断性失语症检查是目前英语国家应用较为普通的失语症诊断性测验方法,由 Goodglass 和 Kaplan 编制,于 1972 年发表,1983 年修订。该检查法设计全面,有一套标准化的评分方法。它由 5 个大项、26 个分测验组成。5 个大项包括:①会话和自发性言语;②听觉理解;③口语表达;④书面语言理解;⑤书写。此检查方法能详细、全面地测出语言各种模式的能力,但检查需要的时间较长,平均需要 2～3 h。

(二)西方失语成套测验(WAB)

西方失语成套测验是 Kertesz 在波士顿诊断性失语症检查方法基础上简化而来的,于 1982 年制订。该检查需要的时间大约为 1 h。它根据自发言语、理解、复述和命名 4 项指标检查评分,最后计算出总分称为失语商(AQ),根据失语商确定患者是否有失语症。此检查还可以测出操作商(PQ)和皮质商(CQ),可以分别了解大脑的阅读、书写、运用、结构、计算、推理等功能,以及大脑认知功能。

(三)汉语失语成套测验(ABC)

汉语失语成套测验是由北京医科大学第一临床医学院神经心理研究室参考西方失语成套测验结合我国汉语的实际情况编制而成,于 1988 年开始应用于临床。该检查方法由谈话、理解、复述、命名、阅读、书写、结构与视空间、运用、计算、失语症检查总结十大项目组成,并规定了评分标准,目前国内很多医疗机构采用该方法进行失语症评定(见本节的附件)。

(四)汉语标准失语症检查

此检查是中国康复研究中心听力语言科以日本的标准失语症检查为基础,按照汉语的语言特点于 2000 年所编制,亦称中国康复研究中心失语症检查法(CRR-CAE)。本检查包括了听、复述、说、出声读、阅读理解、抄写、描写、听写和计算九个大项目、30 个分测试,采取 6 级评分标准,此方法适用于我国不同地区使用汉语的成人失语症患者。

(五)失语症类型的评定

失语症类型的评定可参照失语症鉴别流程(图 8-1-1),以此可鉴别 8 种常见的失语症。

知识链接

Note

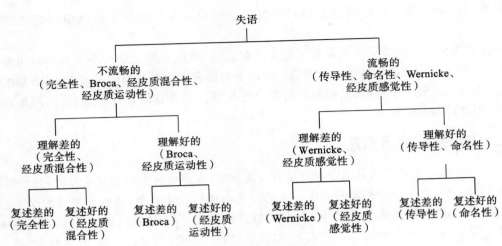

图 8-1-1 失语症鉴别流程

附件

汉语失语成套测验（ABC）

ABC 是按照失语检查的基本原则由高素荣等在 1988 年编制的，主要参考西方失语成套测验（WAB），结合我国国情和临床经验，经过探索、修改而拟订。此检查法按规范化要求制定统一指导语，统一评分标准，统一图片及文字卡片及统一失语症分类标准。其内容以国内常见词、句为主，适量选择使用频率较少的词、句，无罕见词、句及难句。为减少文化水平的差异，大多 ABC 测试语句比较简单。临床检验结果，其口语理解和听理解各亚项，不同文化水平者可完成 91% 以上。ABC 可区别语言正常和失语症；对脑血管疾病语言正常者，也可查出某些语言功能的轻度缺陷，通过 ABC 不同亚项测试可做出失语症分类诊断。

一、谈话

将患者的谈话内容录音。尽量鼓励患者多说，不要打断，录音至少要求 5 min。然后根据录音判断 1 min 有多少个字，是否有文法结构词，如果 1 min 内不到一半语句有文法结构词，则为文法结构词较少，偶有或没有文法结构词，则为无文法结构。谈话内容如下。

1. 您好些吗？

2. 您以前来过这里吗？

3. 您叫什么名字？

4. 您多大岁数啦？

5. 您家住在什么地方？

6. 您做什么工作（或您以前做什么工作）？

7. 请简单说说您是如何患病的。

8. 请您看图片，并说出图片的内容。

谈话的评分标准见如下。

口语特征	1 分	2 分	3 分
语量	<50 字/分	51～99 字/分	>100 字/分
语调	不正常	轻度不正常	正常
发音	不正常	轻度不正常	正常
词语长度	短（1～2 个字）	部分短语短	正常（>4 个字）

续表

口 语 特 征	1分	2分	3分
用力程度	费力	中度费力	不费力
强迫语言	无	中强迫语言倾向	有
用 词	有实质词	少量实质词	缺实质词,空洞
文 法	无	有部分	有
错 语	无	偶有	常有

分型:非流利型9~13分;中间型14~20分;流利型21~27分。

系列语言评测:

1.从1数到21。

2.十二生肖:鼠、牛、虎、兔、龙、蛇、马、羊、猴、鸡、狗、猪。

3.唐诗吟诵:床前明月光,疑是地上霜。举头望明月,低头思故乡。

二、理解

"现在我向您提一些问题,请用"是"或"不是","对"或"不对"来回答。如果表达有困难,可用举手表示是,摆手表示不是。"

如需要提问可重复一次,但需全句重复。在患者回答时不要以任何表示让患者觉得其回答对或不对。如果患者明确表示错了而改正,则以后一回答为准。提问后5 s未回答者为0分,5 s后回答正确给原分一半的分。1~14题正确回答每题给2分,15~22题正确回答每题给4分。检查中如必要可重复说明要求。

(一)是否问题

1.您的名字是张小红吗?("不"为正确)

2.您的名字是李华明吗?("不"为正确)

3.您的名字是(真名)吗?

4.您家住在前门/鼓楼吗?("不"为正确)

5.您家住在(正确地名)吗?

6.您家住在通县/延庆吗?("不"为正确)

7.您是大夫吗?("不"为正确)

8.我是大夫吗?

9.我是男/女的吗?("不"为正确)

10.这个房间的灯亮着吗?

11.这个房间的灯是关着的吗?

12.这儿是旅馆吗?

13.这儿是医院吗?

14.您穿的衣服是红/蓝色的吗?

15.纸在火中燃烧吗?

16.每年中秋节在端午节前过吗?

17.您吃香蕉时先剥皮吗?

18.北京七月下雪吗?

19.马比狗大吗?

20.农民用斧头割草吗?

21.一斤面比二斤面重吗?

22.冰在水里会沉吗?

（二）听辨认

将实物和图片不规则地放在患者面前,注意放在视野内。对患者说:"这儿有些东西(或图),请您指一下哪个是_____。"

5 s内无反应记0分,指错也记0分,如果患者指两项以上也记0分。身体左右指令必须方向和部位均对才记分,具体如下。

实物	<5 s 2分	>5 s 1分	0分	图形	<5 s 2分	>5 s 1分	0分	图画	<5 s 2分	>5 s 1分	0分
梳子				圆形				钥匙			
铅笔				方形				火柴			
钥匙				三角形				梳子			
火柴				螺旋形				铅笔			
花				星形				花			

动作	<5 s 2分	>5 s 1分	0分	颜色	<5 s 2分	>5 s 1分	0分	家具	<5 s 2分	>5 s 1分	0分
吸烟				红				窗户			
喝水				黄				椅子			
跑步				蓝				电灯			
睡觉				绿				桌子			
摔倒				黑				床			

身体	<5 s 2分	>5 s 1分	0分	身体	<5 s 2分	>5 s 1分	0分	身体	<5 s 2分	>5 s 1分	0分
耳朵				中指				右耳			
鼻子				胳膊肘				左眼			
肩膀				眉毛				左拇指			
眼睛				小指				右手腕			
手腕				拇指				右中指			

（三）口头指令

"请您照着我说的做。"

必要时可重复全句。

1.把手举起来。　　　　　　　　　　　　2分

2.闭上眼睛。　　　　　　　　　　　　　2分

3.指一下房顶。　　　　　　　　　　　　2分

4.指一下门,然后再指窗户。　　　　　　6分

在患者面前按照顺序放钥匙、铅笔、纸、梳子,告诉患者:"看清这些东西,请您照着我说的做。"给指令前可以示范:"如我说用钥匙指铅笔,就这样做。"注意每项做完后按原来的顺序放好。

5.摸一下铅笔,然后再摸一下钥匙。　　　6分

6.把纸翻过来,再把梳子放在纸上。　　　10分

7.用钥匙指梳子,然后放回原处。　　　　10分

8. 用梳子指铅笔,然后交叉放在一起。　　　　　　12 分

9. 用铅笔指纸一角,然后放在另一角处。　　　　　14 分

10. 把钥匙放在铅笔和梳子的中间,再把纸盖上。　　18 分

三、复述

"请您跟我学,我说什么您也说什么。"如果患者未听清,可再重复一遍。构音障碍者只要能听出复述内容则按正确记,每字 1 分。错语扣分。

（一）词复述

1. 门	1 分
2. 床	1 分
3. 尺	1 分
4. 哥	1 分
5. 窗户	2 分
6. 汽车	2 分
7. 八十	2 分
8. 新鲜	2 分
9. 天安门	3 分
10. 四十七	3 分
11. 拖拉机	3 分
12. 活蛤蟆	3 分

（二）句复述

1. 听说过。	3 分
2. 别告诉他。	4 分
3. 掉到水里啦。	5 分
4. 吃完饭就去散步。	7 分
5. 办公室电话铃响着吧。	9 分
6. 他出去以后还没有回来。	10 分
7. 吃葡萄不吐葡萄皮。	8 分
8. 当他回到家的时候,发现屋子里坐满了朋友。	18 分

四、命名

（一）词命名

按次序出示实物,问患者"这是什么?"（或指着图片问:"这个人在干什么?"）正确回答得 2 分。触摸后才正确回答得 1 分。如果触摸后 5 s 内仍不能说出正确答案,则提示 3 个名词其中包括正确答案让患者选择,选对则得 0.5 分,如仍说不出则提示正确答案的第一个音,能正确回答得 0.5 分,否则记 0 分。

实物	得分	实物	得分	身体	得分	图片	得分
铅笔		皮尺		头发		跑步	
纽扣		别针		耳朵		睡觉	
牙刷		橡皮		手腕		吸烟	
火柴		表带		拇指		摔跤	
钢笔		发卡		中指		喝水	

（二）列名

1. "您试着说蔬菜的名称。能说多少说多少,比如白菜、萝卜,还有什么菜呢?"

记前半分钟和后半分钟各说出多少种蔬菜。

2."您再试着说以'大'起头的词,如大海、大爷、大概等,还有什么以大起头的词呢?"

记前半分钟和后半分钟各说出多少个词。举例的词不算。

(三)颜色命名(每色1分,每题1分)

"请告诉我这是什么颜色?"(红、黄、黑、蓝、白、绿)

1.晴天的天空是____色。2.春天的草是____色。3.煤是____色。

4.稻谷熟了是____色。5.牛奶是____色。6.少先队领巾是____色。

(四)反应命名(每一正确反应得2分)

1.您切菜用什么?

2.看什么可以知道几点了?

3.用什么点烟?

4.天黑了什么可以使房间亮?

5.到哪儿能买到药?

五、阅读

(一)视读(每字1分)

"请您念一下这些字。"

妹　肚　鸭　动　村　明　和　砂　睛　转

(二)听字-辨认

"请您指出每行字中,我念的是哪一个?"

每次只限指一个,画"√"。指两个以上无分,除非患者明确表示更正。

(水)田:由　甲　申　电　田　　　　　唱(歌):倡　昌　唱　畅　常

(喝)水:永　水　本　木　术　　　　　(棉)被:背　被　披　杯　倍

成(功):戊　成　戌　咸　威　　　　　(铅)笔:币　必　笔　比　毕

(电)灯:登　灯　邓　瞪　等　　　　　(您)好:佳　良　棒　冠　好

坏(人):次　差　坏　下　未

(三)字-画匹配

"请您念一下每个词,再指出画上的是哪一个。"

如果读不出,亦要求指出。每正确反应给1分。其中朗读20分,配画20分。

图　画	朗　读	配　画		图　形	朗　读	配　画
钥匙				图形		
铅笔				方块		
火柴				三角形		
梳子				螺旋形		
菊花				星形		

动　作	朗　读	配　画		颜　色	朗　读	配　画
喝水				黑		
跑步				红		
睡觉				黄		
吸烟				绿		
摔倒				蓝		

Note

274

（四）读指令，并执行

"请您读这些句子，然后照着做。"

如果读不出或朗读错误，仍要求按照句子的意思做。

	朗读	执行
1.闭眼。	1分	1分
2.摸右耳。	1分	1分
3.指门，再指窗户。	3分	3分

将钥匙、铅笔、梳子放在患者面前。

| 4.先摸铅笔，后摸钥匙。 | 4分 | 4分 |
| 5.用梳子指铅笔，然后交叉放在一起。 | 6分 | 6分 |

（五）读句选择答案填空

"请您从每句后面的四个词中选一个正确的填空。"正确的记分，错误的记 0 分。

举例 1：树上有……

针　叶　草

举例 2：小张在学校里教书，他是……

学生　电工　教师　朋友

如果患者选错，可指出正确的。

1.苹果是……

原的　　圆的　　园的　　方的　　　　2分

2.解放军带……

呛　枪　强　仓　　　　　　　　　　　2分

3.老王修汽车和卡车，他是……

清洁工　　司机　　机器　　修理工　　6分

4.孙悟空本领高强，会七十二变，若不是……唐僧怎管得住他。

想取经　　紧箍咒　　如来佛　　猪八戒　10分

5.中国地大物博，人口众多，但是人均可耕地少，因此应该珍惜……

经济　　水源　　承包　　土地　　　　10分

六、书写

（一）写姓名、地址

"请您写下您的名字、地址。"

名字正确 3 分，地址正确 7 分。

（二）抄写

"请您照着这句话抄下来。"（北京是世界闻名的城市。）

每字正确得 1 分。

（三）系列书写

"请您从 1 写到 24。"

检查者书写 1、2、3 示范，正确得分，每字 1 分，遗漏或颠倒均无分。

（四）听写

1.偏旁：立人、提手、走之、言、土。

每写对一个得 1 分。

2.数字：7、15、42、193、1860。

前 3 个数字每个正确得 1 分，后 2 个数字每个正确得 2 分。

3.字：火柴的"火"，铅笔的"笔"，嘴的"口"，方块的"方"，黄色的"黄"。

每字正确得 1 分。

4. 词:梳子、钥匙、睡觉、跑步、五角星。

每词正确得 2 分。

5. 短句:春 风 吹 绿 了 树 叶

每字正确得 1 分,如果患者记不住可分部分念。

(五)看图写字

"这个图上是什么? 请写下来。"

写到红、黄时提示是什么颜色,如因对图误解,按误解写出正确字后得分。每项 2 分。

(六)写病情

"请您写下您现在身体有哪些问题,要按句子写。就好像给别人写信一样,说明您现在的情况。"

记分要求意思、笔画和句法正确。最高得 10 分。

七、结构与视空间

(一)照画图

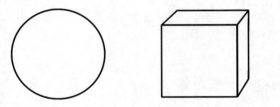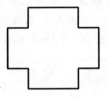

(二)摆方块

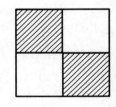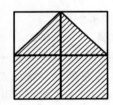

八、运用

"现在我让您做些动作,如招手叫人这样做。"(示范)

每正确执行一项动作得 2 分。模仿得 1 分,用实物得一半的分,如以手代工具则具体记录。

(一)面部

1. 咳嗽

2. 吹灭火柴

3. 鼓腮

4. 用吸管吸水

(二)上肢

5. 挥手再见

6. 瞳孔

7. 刷牙

8. 梳头

(三)复杂动作(6 分、8 分)

9. 假装划火柴,点烟。

10. 假装把信纸叠起来,放进信封,封好。

最高得 30 分。

九、计算

"这些算式请您计算出正确结果。"如果患者看不清或看错，可以将算式念给患者听。如果指对、说对也记分，每题 2 分，只能指一次，除非患者明确表示改正，按后一次记分。

1. 加法　　5＋4＝　　　　9　　20　　1　　8
　　　　　　6＋7＝　　　　12　13　52　14
2. 减法　　6－2＝　　　　8　　4　　12　3
　　　　　　8－3＝　　　　5　　11　24　16
　　　　　11－7＝　　　　18　4　　8　　17
3. 乘法　　4×2＝　　　　6　　2　　8　　1
　　　　　　6×7＝　　　　13　21　2　　42
　　　　　　8×3＝　　　　5　　11　24　40
4. 除法　　9÷3＝　　　　12　3　　6　　27
　　　　　64÷8＝　　　　40　56　8　　32
　　　　　35÷7＝　　　　5　　28　12　21

十、失语症检查总结

失语症检查总结表如下。包括以下关键词。

姓名	性别	年龄	病历号	利手	文化	职业
神志	合作	检查日期	注意力	定向力	记忆	计算
运用	图画	方块	颞叶运动功能			

自 语 表 达							听 理 解			阅　　读					书　　写						
				命　名																	
信息量	流利性	系列语言	复述	同命名	反应命名	颜色命名	是/否题	听指认	口头指令	视读	听字辨认	字画匹配	读指令执行	填空	姓名地址	抄写	听写	系列书写	看图书写	自发书写	（%）
																					100
																					90
																					80
																					70
																					60
																					50
																					40
																					30
																					20
																					10

（肖娟）

本节PPT

案例解析

第二节 构音障碍评定技术

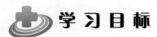

【知识目标】
1. 掌握构音障碍的定义。
2. 掌握构音障碍的评定方法。
3. 熟悉构音障碍的分类。

【能力目标】
能运用汉语构音障碍评定法对构音障碍患者实施评定。

案 例 引 导

案例：张某，62岁，突发性右侧肢体无力、言语不清2个多月。查体：BP 150/107 mmHg，心肺未见明显异常，神清，说话含糊不清，舌、唇运动差，饮水呛咳，右肢肌张力低，右肢肌力3级，右侧巴宾斯基征（＋）。

问题：1. 请对患者进行言语功能评定，明确有无构音障碍。
2. 通过评定进一步分析言语功能障碍的类型。

一、构音障碍概述

（一）定义

构音障碍是指由于神经系统损害导致与言语有关的肌肉麻痹或运动不协调等功能性病变，或由于构音器官结构异常的器质性病变，也包括无以上功能与器质病变所引起的一种言语障碍。构音障碍主要表现为发声困难、发音不准、咬字不清、音调和音量异常，甚至完全不能说话。但患者的听理解、语法正常，能正确选择词汇。

（二）分类及原因

1. 运动性构音障碍 运动性构音障碍是指由于参与构音的诸器官（肺、声带、软腭、舌、下颌、唇）的肌肉系统及神经系统的疾病所致言语运动功能障碍。根据神经解剖和言语声学特点一般分为六种类型：①弛缓性构音障碍；②痉挛性构音障碍；③运动失调性构音障碍；④运动过少型构音障碍；⑤运动过多型构音障碍；⑥混合型构音障碍。

2. 器质性构音障碍 器质性构音障碍是指由于构音器官的结构异常而出现的构音障碍。造成构音器官形态异常的原因如下：①先天性唇腭裂；②先天性面裂；③巨舌症；④齿裂咬合异常；⑤外伤致构音器官形态及功能损伤；⑥神经疾病致构音器官麻痹；⑦先天性腭咽闭合不全。

3. 功能性构音障碍 功能性构音障碍是指错误构音呈固定状态，但找不到构音障碍的原因，即构音器官无形态异常和运动功能异常，听力在正常水平，语言发育已达4岁以上水平，即构音已固定化。功能型构音障碍原因目前尚不十分清楚，可能与语言的听觉接受、辨别、认知因素、获得构音动作技能的运动因素、语言发育的某些因素有关，大多病例通过构音训练可以完全治愈。

Note

二、构音障碍的评定方法

构音障碍的评定主要包括客观评定和主观评定两个方面。常用的主观评定方法有 Frenchay 评定法和中国康复研究中心构音障碍评定法。

（一）Frenchay 评定法

我国张清丽、汪洁等依据汉语特点，对 Frenchay 评定法在内容上进行了修改。该测验从反射、呼吸、唇、颌、软腭、喉、舌、言语 8 大项、28 个细项目来评价构音器官运动障碍的严重程度。每细项按损伤严重程度分为 a 至 e 五级，a 级为正常，e 级为严重损伤，具体见表 8-2-1。

表 8-2-1　Frenchay 构音障碍评定法

功能/状态		损伤严重程度				
		a 正常←		→严重损伤 e		
		a	b	c	d	e
反射	咳嗽					
	吞咽					
	流涎					
呼吸	静止状态					
	言语时					
唇	静止状态					
	唇角外展					
	闭唇鼓腮					
	交替发音					
	言语时					
颌	静止状态					
	言语时					
软腭	进流质食物					
	抬高软腭					
	言语时					
喉	发音时间					
	音调					
	音量					
	言语时					
舌	静止状态					
	伸舌					
	上下运动					
	两侧运动					
	交替发音					
	言语时					

续表

功能/状态		损伤严重程度				
		a 正常←　　　　　→严重损伤 e				
		a	b	c	d	e
言语	读字					
	读句子					
	会话					
	速度					

1. 反射　询问患者及其亲属或其他有关人员,以观察、评价咳嗽反射、吞咽动作是否有困难和困难的程度;观察患者有无不能控制的流涎。

(1) 咳嗽:询问患者吃饭或喝水时是否咳嗽或呛住;清嗓子是否有困难。

分级:

a:没有困难。

b:偶有困难,呛住或有时食物进入气管。

c:患者必须特别小心,每日呛一到两次,清痰可能有困难。

d:患者在吃饭或喝水时频繁呛住,或有吸入食物的危险。偶尔不是在吃饭的时候呛住,例如在咽唾液时。

e:没有咳嗽反射,患者用鼻饲管进食或在吃饭、喝水、咽唾液时连续呛咳。

(2) 吞咽:如有可能,观察患者喝 140 mL 的冷开水和吃两块饼干,要求尽可能快的完成。另外,询问患者是否吞咽时有困难,并询问有关进食的速度及饮食情况。

喝水的正常时间是 14～15 s,平均 8 s,超过 15 s 为异常缓慢。

分级:

a:没有异常。

b:患者述说有一些困难,注意到吃饭或喝水缓慢,喝水时停顿比通常次数多。

c:进食明显缓慢,主动避免一些食物或选择流质饮食。

d:患者仅能吞咽一些特殊的饮食,例如单一的或搅碎的食物。

e:患者不能吞咽,须用鼻饲管。

(3) 流涎:询问患者在这方面是否有异常,在会话期间留心观察。

分级:

a:没有困难。

b:嘴角偶有潮湿,患者可能叙述夜间枕头是湿的(应注意这应是以前没有的现象,因一些正常人在夜间也可有轻微的流涎);当喝水时轻微流涎。

c:当倾身向前或精力不集中时流涎,略微能控制。

d:在静止状态时流涎非常明显,但是不连续。

e:连续不断地过多流涎,不能控制。

2. 呼吸

(1) 静止状态:在患者静坐后和没有说话的情况下,进行观察和评价,当评价有困难时,可让患者做下列动作:用嘴深吸气且听到指令时尽可能地缓慢呼出,然后记下所需的秒数。正常能稳定呼出且平均时间只用 5 s。

分级:

a:没有困难。

b:吸气或呼气不平稳或缓慢。

c:有明显的吸气或呼气中断,或深吸气时有困难。

d:吸气或呼气的速度不能控制,可能显出呼吸短促,比 c 项更加严重。

e:患者不能完成上述动作,不能控制。

(2)言语时:同患者谈话并观察其呼吸,询问患者在说话时或其他场合下是否有气短,下面的要求可能用来辅助评价。让患者尽可能快地一口气从 1 数到 20(10 s 内)。检查者不应注意患者的发音,只应注意完成这一要求所需呼吸的次数。

分级:

a:没有异常。

b:由于呼吸控制较差,流畅性极偶然地被破坏,患者可能声明他必须停下来做一下深呼吸,即需要一个外加的呼吸来完成这一要求。

c:患者必须说得很快,因为呼吸控制较差,声音可能消失,患者可能需 4 次呼吸才能完成这一要求。

d:患者用吸气或呼吸说话,或呼气非常表浅,只能运用几个词,不协调,且有明显的可变性,患者可能需 7 次呼吸才能完成这一要求。

e:由于整个呼吸缺乏控制,言语受到严重阻碍,可能 1 次呼吸只能说 1 个词。

3.唇

(1)静止状态:当患者没有说话时,观察唇的位置。

分级:

a:没有异常。

b:唇轻微下垂或不对称,只有熟练的检查者才能观察到。

c:唇下垂,但是患者偶尔试图复位,位置可变。

d:唇不对称或变形,显而易见。

e:严重不对称或两侧严重病变,位置几乎不变化。

(2)唇角外展:请患者做一个夸张的笑的表情,示范并鼓励患者唇角尽量抬高,观察双唇抬高和收缩运动情况。

分级:

a:没有异常。

b:轻微不对称,熟练的检查者能观察到。

c:严重变形的笑,显出只有一侧唇角抬高。

d:患者试图做这一动作,但是外展和抬高两项均在最小范围。

e:患者不能在任何一侧抬高唇角,没有唇的外展。

(3)闭唇鼓腮:让患者进行下面的一项或两项动作以帮助建立闭唇鼓腮。让患者吹气,鼓气两颊,并坚持 15 s,示范并记下所有的秒数。注意是否有气从唇边漏出。若有鼻漏气则不记分。如果有鼻漏气,治疗者应该用拇指和示指捏住患者的鼻子。让患者清脆地发出"p"爆破音 10 次,示范并鼓励患者强调这一爆破音,记下所用的秒数并观察"P"爆破音的闭唇连贯性。

分级:

a:唇闭合极好,能保持唇闭合 15 s 或用连贯的唇闭合来重复发"p"爆破音。

b:偶尔漏气,在爆破音的每次发音中唇闭合不一致。

c:患者能保持唇闭合 7~10 s。在发音时观察有唇闭合,但是听起来声音微弱。

d:唇闭合很差,唇的一部分闭合丧失。患者试图闭合但不能坚持,听不到发声。

e:患者不能保持任何唇闭合,看不见也听不到患者发音。

(4)交替发音:让患者重复发"u""i"音 10 次,要求在 10 s 内完成,让患者做夸张运动,不必发出发音,每秒钟做 1 次,记下所用时间。

分级:

a:患者能在 10 s 内有节奏地连接这两个动作,显出很好的唇收拢和外展。

b:患者能在 15 s 内连接这两个动作,在唇收拢、外展时能出现有节奏的震颤或改变。

c:患者试图做两个动作,但是很费力,一个动作可能在正常范围内,但是另一个动作严重变形。

d:可辨别出唇形有所不同,或一个唇形的形成需 3 次努力。

e:患者不能做任何运动。

(5)言语时:观察会话时唇的运动,重点注意唇在发音时的形状。

分级:

a:唇运动在正常范围内。

b:唇运动有些减弱或过度,偶尔有漏音。

c:唇运动较差,声音微弱或出现不应有的爆破音,嘴唇形状有许多不符合要求的地方。

d:患者有一些唇运动,但是听不到发音。

e:没有观察到两唇的运动。

4. 颌

(1)静止状态:当患者没有说话时观察其颌的位置。

分级:

a:颌自然地在正常的位置。

b:颌偶尔下垂,或偶尔过度闭合。

c:颌松弛下垂,口张开,但是偶尔试图闭合或频繁试图使颌复位。

d:大部分时间颌均松弛地下垂,且有缓慢不随意的运动。

e:颌下垂张开很大或非常紧地闭合住,下垂非常严重,不能复位。

(2)言语时:当患者说话时观察颌的位置。

分级:

a:无异常。

b:疲劳时有最小限度的偏离。

c:颌没有固定位置或颌明显的痉挛,但是患者在有意识地控制。

d:明显存在一些有意识的控制,但是仍有严重的异常。

e:试图说话时颌没有明显的运动。

5. 软腭

(1)进流质食物:观察并询问患者吃饭或喝水时是否进入鼻腔。

分级:

a:没有困难。

b:偶有困难,患者回答有一两次,咳嗽时偶然出现。

c:有一定的困难,患者注意到 1 星期内发生几次。

d:患者注意到在每次进餐时至少有 1 次这样的困难。

e:患者进食流质食物时,接连出现困难。

(2)抬高软腭:让患者发"啊—啊—啊"的音 5 次,保持在每个"啊"之间有一个充分的停顿。

分级:

a:软腭能充分保持对称的运动。

b:软腭有轻微的不对称,但是能运动。

c:在所有的发音中腭均不能抬高,或严重不对称。

d：软腭仅有一些最小限度的运动。

e：软腭没有扩张或抬高。

（3）言语时：在会话中注意鼻音和鼻漏音。可以用下面的要求来帮助评价：让患者说"妹、配"和"内、贝"，检查者注意倾听音质的变化。

分级：

a：共鸣正常，没有鼻漏音。

b：轻微的鼻音过重和不平衡的鼻共鸣，或偶然有轻微的鼻漏音。

c：中度的鼻音过重或缺乏鼻共鸣，有一些鼻漏音。

d：中到重度的鼻音过重或缺乏鼻共鸣，或有明显的鼻漏音。

e：言语完全表现为严重的鼻音或鼻漏音。

6. 喉

（1）发音时间：让患者尽可能长地发"啊"的音，示范，并记下所用的秒数。注意每次发音的清晰度。

分级：

a：患者能持续发"啊"的音 15 s。

b：患者能持续发"啊"的音 10 s。

c：患者能持续发"啊"的音 5～10 s，但断续沙哑或发音中断。

d：患者能清楚持续地发"啊"的音 3～5 s；或虽能发"啊"的音 5～10 s，但有明显的沙哑。

e：患者不能持续清楚地发"啊"的音达 3 s。

（2）音调：让患者唱音阶（至少 6 个音符）。示范，并在患者唱时评价。

分级：

a：无异常。

b：好，但有一些困难，表现为嘶哑或吃力。

c：患者能表达 4 个清楚的音高变化，上升不均匀。

d：音调变化极少，显出高、低音间有差异。

e：音调无变化。

（3）音量：让患者从 1 数到 5，每数一次增大一次音量。开始用一个低音，结束用一个高音。

分级：

a：患者能用有控制的方式来改变音量。

b：中度困难，偶尔数数时声音相似。

c：音量有变化，但是明显地不均匀。

d：音量只有轻微的变化，很难控制。

e：音量无变化，或全部过大或过小。

（4）言语时：注意患者在会话中是否发音清晰，音量和高音是否适宜。

分级：

a：无异常。

b：轻微的沙哑，或偶尔不恰当地运用音量或音调，只有留心才能注意到这一轻微的改变。

c：由于段落长，声音变质，频繁地调整发音，或音调有异常。

d：发音连续出现变化，在持续清晰地发音和运用适宜的音量和音调方面都有困难，如果上述任何一项始终有困难，患者应该被定在这一级上。

e：声音异常严重，可以显示以下两个或全部特征：连续的沙哑，连续不恰当地运用音调和音量。

7. 舌

(1) 静止状态：让患者张开嘴，在静止状态观察舌 1 min。舌可能在张嘴之后不能马上完全静止，因此，这段时间应不计在内。如果患者张嘴有困难，可用压舌板协助。

分级：

a：无异常。

b：偶尔有不随意运动，或最低限度的偏斜。

c：舌明显偏向一边，或不随意运动明显。

d：舌的一侧明显皱缩，或成束状。

e：舌显出严重的不正常，即舌体小，皱缩或过度肥大。

(2) 伸舌：让患者完全伸出舌并收回 5 次，以 4 s 内做 5 次的速度，记下所用的秒数。

分级：

a：舌在正常范围内活动，平稳、清晰。

b：活动慢（在 4～6 s），其余正常。

c：活动不规则或伴随面部怪相；或伴有明显的震颤；或在 6～8 s 完成。

d：只能把舌伸出唇外，或运动不超过两次，时间超过 8 s。

e：患者不能完成这一要求，舌不能伸出唇外。

(3) 上下运动：让患者把舌伸出指向鼻，然后向下指向下颌，连续做 5 次。鼓励患者保持张嘴，以 6 s 内运动 5 次的速度示范，记下测试的时间。

分级：

a：无异常。

b：活动好，但慢（8 s 内）。

c：两个方向都能运动，或不完全。

d：只能向一个方向运动或运动迟钝。

e：不能完成这一要求，舌不能抬高或下降。

(4) 两侧运动：让患者伸舌，从一边到另一边运动 5 次，在 4 s 内，示范，记下所用的秒数。

分级：

a：无异常。

b：运动好但慢，5～6 s 完成。

c：能向两侧运动，但吃力或不完全，可在 6～8 s 完成。

d：只能向一侧运动，或超过 10 s 完成。

e：患者不能做任何运动，或超过 10 s 完成。

(5) 交替发音：让患者以尽可能快的速度说"喀、啦"10 次，记下秒数。

分级：

a：无困难。

b：有一些困难，轻微不协调，稍慢；完成需要 5～7 s。

c：发音时一个较好，另一个较差，需 10 s 才能完成。

d：舌仅在位置上有变化，只能识别出不同的声响，听不到清晰的词。

e：舌没有位置的改变。

(6) 言语时：记下舌在会话中的运动。

分级：

a：无异常。

b：舌运动稍微不准确，偶有发错的音。

c：在会话过程中需经常纠正发音，运动缓慢，言语呐吃，个别辅音省略。

Note

d:运动严重变形,发音固定在一个位置上,舌位严重偏离正常,元音变形,辅音频繁遗漏。

e:舌没有明显的运动。

8. 言语

(1) 读字:将下面的字写在卡片上(每字一张)。

民 热 爹 水 诺 名 休 贴 嘴 若 盆 神 都 围 女 棚 人

偷 肥 吕 法 字 骄 学 船 瓦 次 悄 绝 床 牛 钟 呼 晕

润 刘 冲 军 伦 哭 该 脖 南 桑 搬 开 模 兰 脏 攀

要求:打乱卡片并将有字的一面朝下放置,随意挑选 12 张给患者,逐张揭开卡片,让患者读字,记下能听明白的字,12 个卡片中的前面为练习卡,其余 10 个为测试卡,当患者读完所有的卡片时,将这些卡片对照所记下的字,把正确的字数相加,记下数量,用下列分级法评分。

分级:

a:10 个字均正确,言语容易理解。

b:10 个字均正确,但是治疗师必须特别仔细地听并加以猜测才能理解。

c:7～9 个字正确。

d:5 个字正确。

e:两个或更少的字正确。

(2) 读句子:清楚地将下列句子写在卡片上。

这是风车	这是篷车	这是大哥	这是大车
这是木盆	这是木棚	这是人民	这是人名
这是一半	这是一磅	这是木船	这是木床
这是绣球	这是牛油	这是阔绰	这是过错
这是淡季	这是氮气	这是公司	这是工资
这是工人	这是功臣	这是山楂	这是山茶
这是资料	这是饲料	这是老牛	这是老刘
这是鸡肉	这是机构	这是旗子	这是席子
这是溪谷	这是西湖	这是文物	这是坟墓
这是生日	这是绳子	这是莲花	这是年画
这是零件	这件零钱	这是果子	这是果汁
这是诗词	这是誓词	这是伯伯	这是婆婆
这是街道	这是切刀		

要求和评分分级:运用这些卡片,按照上述方法和同样的分级法评分。

(3) 会话:鼓励患者会话,大约持续 5 min,询问有关工作、业余爱好、亲属情况等。

分级:

a:无异常。

b:言语异常但可理解,患者偶尔会重复。

c:言语严重障碍,其中能明白一半,经常重复。

d:偶尔能听懂。

e:完全听不懂患者的言语。

(4) 速度:从患者会话时的录音中,计算每分钟说出的字的数量(语速),填在图表中适当的范围内,正常言语速度为每秒 2 个字左右,每分钟 100～120 个字,每一级每分钟相差 12 个字。

分级:

a:每分钟 108 个字以上。

b：每分钟 84～95 个字。

c：每分钟 60～71 个字。

d：每分钟 36～47 个字。

e：每分钟 23 个字以下。

将评定结果填在表中，由于 a 为正常，e 为最严重，故可迅速看出异常的项目所在。

（二）中国康复研究中心构音障碍评定法

此评定方法是中国康复研究中心李胜利等在日本等其他构音障碍评定方法的基础上，按照我国汉语普通话特点于 1991 年制订的汉语构音障碍评定法。中国康复研究中心构音障碍评定法主要包括两部分：构音器官检查和构音检查。构音器官检查包括呼吸、喉、面部、口部肌肉、硬腭、腭咽机制、舌、下颌、反射等；构音检查包括会话、单词检查、音节复述检查、文章水平检查、构音类似运动检查。该评定方法可以评定有无构音障碍，构音障碍的种类、程度，还可以指导治疗。

1. 构音器官检查

（1）目的：通过构音器官的形态及粗大运动检查来确定构音器官是否存在器质异常和运动异常。常常需要结合医学、实验室检查、言语-语言评价才能做出诊断。此外，病史、交往史、听觉和整个运动功能的检查亦有助于诊断。

（2）范围：肺（呼吸情况）、喉、面部、口部肌肉、硬腭、腭咽机制、舌、下颌、反射。

（3）用具：压舌板、手电筒、长棉棒、指套、秒表、叩诊锤、鼻息镜等。

（4）方法：在观察安静状态下构音器官的同时，通过指示或模仿，使之做粗大运动，对以下项目做出评价。

①部位：构音器官哪个部位存在运动障碍。

②形态：确认构音器官的形态是否异常，是否有偏位及异常运动。

③程度：判断异常程度。

④性质：判断异常是属于中枢性、周围性或是失调性的。

⑤运动速度：确认单纯运动或反复运动，是否速度低下或节律变化。

⑥运动范围：确认运动范围是否限制，协调运动控制是否低下。

⑦运动的力：确认肌力是否低下。

⑧运动的精巧性、正确性、圆滑性：可通过协调运动和连续运动判断。

（5）检查说明：做每项检查前，应向患者解释检查目的，按检查表的要求记录，见表 8-2-2。

表 8-2-2 构音器官检查记录表

Ⅰ.呼吸

1.呼吸类型：胸腹_____ 胸_____ 腹_____　　　　2.呼吸次数_____次/分
3.最长呼气时间_____s　　　　4.快呼气：能_____ 不能_____

Ⅱ.喉功能

1.最长发音时间_____s
2.音质、音调、音量

a.音质异常_____　　　　b.正常音调_____　　　　c.正常音量_____　　　　d.吸气时发声_____
　嘶哑_____　　　　异常高调_____　　　　异常音量_____
　震颤_____　　　　异常低调_____　　　　异常过低_____
3.音调、音量匹配
a.正常音调变化_____　　　　b.正常音量变化_____
　单一音调_____　　　　单一音量_____

续表

Ⅲ.面部

a.对称______　不对称______　b.麻痹(R/L)______　c.痉挛(R/L)______
d.眼睑下垂(R/L)______　e.口角下垂(R/L)______　f.流涎______
g.怪相______扭曲______抽搐______　h.面具脸______　i.口式呼吸______

Ⅳ.口部肌肉

1.噘嘴
a.缩拢范围正常______
缩拢范围异常______
b.对称缩拢________
不对称缩拢______

2.咂唇
a.力量正常______
力量减低______
b.口角对称______
口角不对称______

3.示齿
a.范围正常______
范围缩小______

4.唇力度
a.正常______
减弱______

Ⅴ.硬腭

a.腭弓正常______________
高窄腭弓______________
b.新生物__________
c.黏膜下腭裂______

Ⅵ.腭咽机制

1.大体观察
a.正常软腭高度______
软腭下垂(R/L)______
b.分叉悬雍垂________
c.正常扁桃体______
肥大扁桃体______
d.节律性波动______
或痉挛________

2.软腭运动
a.中线对称______
b.正常范围______
范围受限______
c.鼻漏气______
d.高鼻腔共鸣______
低鼻腔共鸣______
鼻喷气声______

3.鼓颊
a.鼻漏气____
口漏气____

4.吹
a.鼻漏气______
口漏气______

Ⅶ.舌

1.外伸
a.正常外伸________
偏移(R/L)________
b.长度正常________
外伸减少________

2.舌灵活度
a.正常速度________
速度减慢________
b.正常范围______
范围缩小______
c.灵活__________
笨拙__________

3.舔唇左右侧
a.充分______
不充分______

Ⅷ.下颌

1.下颌张开闭合
a.正常下拉____
异常下拉____
b.正常上抬____
异常上抬____
c.不平衡,扭曲______
或张力障碍性运动____
d.下颌关节杂音______
膨出运动________

2.咀嚼范围
a.正常范围______
减少__________

Ⅸ.反射

1.角膜反射__________　2.下颌反射______________　3.眼轮匝肌反射___________
4.呕吐反射__________　5.缩舌反射______________　6.口轮匝肌反射___________

2. 构音检查 构音检查是以普通话语音为标准音,结合构音类似运动,对患者的各个言语水平及其异常的运动障碍进行系统评价。

(1) 房间及设施要求:房间内应安静,没有可能分散患者注意力的物品。光线充足,通风良好,两把无扶手椅和一张训练台。椅子的高度以检查者与患者视线处于同一水平为准。检查时,检查者与患者可以隔着训练台相对而坐,也可让患者坐在训练台的正面,检查者坐在侧面,为避免患者注意力分散,除非是年幼儿童,患者的亲属或护理人员不要在室内陪伴。

(2) 检查用具:单词检查用图卡 50 张、记录表、压舌板、卫生纸、消毒纱布、吸管、录音机,上述检查物品应放在一清洁的小手提箱内。

(3) 检查范围及方法。

①会话:可从通过询问患者的姓名、年龄、职业、发病情况等,观察患者是否可以说话,以及音量、音调变化,清晰程度,气息音,粗糙声,鼻音化,震颤等情况。一般 5 min 即可,需录音。

②单词检查:此项由 50 个单词组成,根据单词的意思制成 50 张图片,将图片按记录表中词的顺序排好或在背面注上单词的号码,检查时可以节省时间。

表中的所有单词和文章等检查项目均用国际音标,记录也采用国际音标,除应用国际音标记录以外,无法记录的要尽量描述。检查时首先向患者出示图片,患者根据图片的意思命名,不能自述的采取复述引出。50 个单词检查结束后,将查出的各种异常标记在下一页以音节形式出现的表上,音节下面的第一行数字表示处于前页第一个音节的单词号码,第二行(在虚线之下)为处于第二音节的单词号码,以此类推,记录方法见表 8-2-3。

表 8-2-3 记录方法

表 达 方 式	判 断 类 型	标 记
自述引出,无构音错误	正确	○(画在正确的单词上)
无歪曲、自述、由其他替代	置换	—(画在错误的音标之下)
自述,省略,漏掉音	省略	/(画在省略的音标上)
自述与目的音相似	歪曲	△(画在歪曲的音标上)
歪曲严重,很难判定是哪个音歪曲	无法判断	×(画在无法分辨的音标下)
复述引出		( )(画在患者复述的单词上)

③音节复述检查:按照普通话发音方法设计,共 140 个音节,均为常用和比较常用的音节。音节复述检查的目的是在患者复述时,在观察发音点的同时注意患者的异常构音运动,发现患者的构音特点及规律。其方法为检查者说一个音节,患者复述,标记方法同单词检查,同时把患者异常的构音运动记入构音操作栏,确定发生机制,以利于制订训练计划。

④文章水平检查:在限定连续的言语活动中,观察患者的音调、音量、韵律、呼吸运用。文章水平检查选用的是一首儿歌,有阅读能力的患者自己朗读,不能读的,复述引出,记录方法同前。

⑤构音类似运动检查:依据普通话的特点,选用以下 15 组具有代表性的发音的构音类似运动。

[f]、(f),[p]、(b),[p′]、(p),[m]、(m),[s]、(s),[x]、(x),[s]、(sh),[r]、(r),[t]、(d),[t′]、(t),[n]、(n),[l]、(l),[k]、(g),[k′]、(k),[x]、(h)

方法是检查者示范,患者模仿,观察患者是否可以做出,在结果栏的能与不能项标出,此检查可发现患者构音异常的运动基础,对指导今后训练有重要意义。

(4) 结果分析:将前面单词、音节、文章、构音运动检查发现的异常分别记录在表中加以分析,确定类型,共十个栏目,下面分别说明。

Note

①错音:发什么音时出现错误,如发[p][p′][k]音等。

②错音条件:在什么条件下发成错音,如词头以外或与某些音结合时。

③错音方式:所发的错音方式异常。举例见表 8-2-4。

表 8-2-4　举例

错　　音	错 音 条 件	错 音 方 式
[k]	[a][o]结合时	[t]
[t]	词头以外	歪曲

④一贯性:包括发声方法和错法。

⑤发声方法:发音错误为一贯性的以"＋"表示,非一贯性也就是有时正确以"—"表示。

⑥错法:错音方式与错音是一致的,以"＋"表示,各种各样以"—"表示。举例:[ts][ts′]音发成 [t′][t]音。如发音方式标记为"＋",说明[ts]和[ts′]发音错误是一贯性的;发音方式标记为"—",说明患者将[ts]和[ts′]音有时发成[t][t′]音,有时发成其他的音。

⑦被刺激性:以音节或音素形式进行提示,能纠正构音错误的称为有被刺激性,以"＋"表示,反之为无被刺激性,以"—"表示。

⑧构音类似运动:可以完成的以"＋"表示,不能完成的以"—"表示。

⑨错误类型:根据目前所了解的构音异常,共总结出 26 种类型,经前面检查分析,依异常态特点从中选一项或几项相符类型填入结果分析表的错误类型栏内。

举例:将[k]音发成[t]音,[k′]音发成 [t′]音,判断为齿龈化、置换音。

将[s]音发成[k]音判断为硬腭化、置换音。

(5)总结:把患者的构音障碍特点归纳分析,结合构音运动和训练计划观点进行总结。

例 1:[t][t′][k][k′]音在词头时发正常音,在词头以外表现为省略或歪曲音。

[p][p′][f] 音在词头时发音尚可分辨,在词头以外表现为省略音,共同问题为发音时词头与词中存在差别。

例 2:[ts][ts′][s]音发成[k][k′][x]音,判定为软腭化、置换音,构音类似运动检查发现患者存在明显的舌前伸和上举障碍。

(肖娟)

知识链接

第三节　儿童语言发育迟缓评定技术

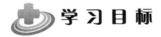

本节 PPT

【知识目标】

1.掌握儿童语言发育迟缓的定义。

2.掌握儿童语言发育迟缓的评定方法。

3.熟悉儿童语言发育迟缓的主要表现。

【能力目标】

能运用 S-S 检查法对儿童语言发育迟缓实施评定。

Note

案例解析

Note

案 例 引 导

案例：患者小武，男，4岁，其母怀孕期间营养不良，小武出生时体重仅2 kg，出生后一直与父母一起生活，父母身体健康，正常喂养。患者现在已经4岁，但言语能力明显落后于同龄小孩，表现为交流过程中大多只能用单词而缺乏完整的句子，时而也用手势表达个人想法。

问题：1.请对患者进行言语功能评定，明确有无言语功能障碍。

2.通过评定进一步明确言语功能障碍的类型。

一、儿童语言发育迟缓的概述

（一）定义

语言发育迟缓是指儿童语言发育落后于实际年龄水平，以至于不能够与正常儿童一样用语言符号进行语言理解、表达及交流，表现为说话延迟、言语理解和表达障碍，语言发育迟缓是语言功能发育障碍所致。

（二）儿童语言发育的分期

儿童语言发育可以分为四个时期。

第一期（1～1.5岁）：单字句期。该阶段儿童表达自己的需求几乎全用单字句。

第二期（1.5～2岁）：双字句期或多字句期。该阶段儿童发现什么东西都可予以命名，并热心问事物的名字。用语除名词外出现动词、形容词，表达意思常用双字句叙述。

第三期（2～2.5岁）：该阶段儿童接受各语言社会的传统，学习成人文法。

第四期（2.5～3岁）：使用复杂句子为该阶段儿童的特征，由使用单纯的并列法的阶段进入使用从属法条件句和附属句等复杂句型的阶段，这一时期儿童进入好问期。

一般儿童的语言学习从1岁开始，经过上述四个时期才大致完成。

（三）儿童语言发育迟缓的原因

导致儿童语言发育迟缓的原因很多，常见的有视觉障碍、听觉障碍（聋、重听等）、交往障碍（自闭症、自闭倾向等）、智力发育迟缓、不良语言环境、构音器官的结构或运动异常、脑发育不全及脑损伤等。

1. 听觉障碍　听觉障碍对儿童的语言发育影响是最为明显的，如果儿童在语言发育期间长期存在对口语信息的输入障碍，则语言信息的接受和发出会受到影响，导致语言发育迟缓。

2. 视觉障碍　视觉障碍使儿童对语言信息中表示方位的名词、表示色彩的形容词的理解（信息输入）受到影响，导致这些词在运用时显示出明显的障碍。

3. 自闭症　自闭症导致儿童对作为语言交流对象的存在及语言刺激本身不关心，而影响其语言的发育。在语言表现上有模仿语言、与场合不符的自言自语、人称代词的混乱使用、没有抑扬顿挫的单调讲话方式等。

4. 智力发育迟缓　智力发育迟缓所致的语言发育迟缓所占的比例较大，表现为患儿语言的接受（理解）和发出（表达）均较实际年龄迟缓，常有模仿语言。在行为方面常伴有注意力不集中、多动等异常行为。

染色体异常、胎儿期感染性疾病、新生儿窒息、核黄疸、脑炎及脑膜炎、先天性代谢异常、脑肿瘤等是智力发育迟缓的常见原因。

5. 不良语言发育环境　在儿童口语发育的 1～3 岁阶段，如果语言环境过于复杂，或长时间脱离母语环境，或者亲子之间语言沟通不足，都势必会影响儿童语言信息的获得，导致语言发育迟缓。

6. 构音器官的异常　如因脑性瘫痪所致的构音器官运动障碍，因唇腭裂所致的构音器官结构异常等，均会引起语言发育迟缓。

（四）儿童语言发育迟缓的主要表现

1. 言语表达障碍　语言发育迟缓的患儿口语表达能力明显低于同年龄儿童，或伴有发音的异常，但患儿的非语言交流能力（如运用手势等）正常。表现为 2 岁多时只会讲单字，3 岁多时词汇量少、语法错误多、讲话过短、句子结构不完整、常忽略开头和结尾。由于说的话不被人理解，患儿可出现焦虑不安、哭闹、社交困难、多动、注意力缺陷等问题。

2. 对事物或口语理解障碍　患儿在表达障碍的同时，也可表现为对事物或他人口语的理解障碍，尤其是智力发育迟缓的患儿，可能与其长时间掌握新的词句困难有关。

3. 交流障碍　部分语言发育迟缓的患儿因言语或非言语交流障碍，表现为发音含糊不清，令人难以理解或回答问题时出现鹦鹉学舌样表现；3 岁以下的患儿表现为经常使用手势或发出声响来表达自己的欲望，避免与父母或其他家庭成员进行眼神接触等。

在现实生活中，语言发育迟缓患儿往往表现出以下情况：①过了说话的正常年龄仍不会说话，或说话很晚；②开始说话后，比别的正常孩子发展慢或出现停滞；③虽会说话，但语言技能较低；④词汇和语法均差于同龄儿童；⑤只会用单词，不会用句子表达；⑥交流技能低；⑦回答问题反应慢；⑧语言理解和遵循指令困难。

二、儿童语言发育迟缓的评定方法

（一）评定目的

儿童语言发育迟缓评定的主要目的如下。

（1）发现和确定是否存在语言发育迟缓。

（2）确定语言发育迟缓的类型。

（3）确定患儿的语言水平与正常儿童相比处于哪一个阶段。

评定的结果是制订训练计划的依据。患儿在初诊时由于不能很好地配合评定往往导致评定结果不够客观，所以不能仅仅满足于初期的评定结果，在训练过程中要进一步密切观察患儿表现，最后完成评定。在训练过程中，患儿的语言会发生变化或取得不同程度的改善，因此必须进行多次评定，这样才能为修订下一步的训练计划提供依据。

（二）常用评定方法

儿童语言发育迟缓评定前应进行智力评估（常用韦氏儿童智力量表（中国修订版）、Gesell 儿童智能发育检测等），并进行听力检查、构音器官检查、语音听辨检查、声带检查等相应的医学检查。

目前儿童语言发育迟缓的检查方法很多，主要有日本的 S-S 语言发育迟缓检查法、美国 ITPA 检查法，这些都是单纯针对儿童语言发育水平进行检查的，还有些是在检查智力水平的方法中设定了与语言密切相关的语言功能区，以此来检查语言发育水平，如韦氏学龄儿童智力量表、韦氏学龄前儿童智力量表等。其中 S-S 语言发育迟缓检查法是根据符号形式-指示内容关系制订。

目前我国采用的是中国康复研究中心根据日本 S-S 语言发育迟缓检查法，结合中国儿童语言发育的规律和汉语的语言体系制作成的 CRRC 版 S-S 语言发育迟缓检查法，可查出语言发育迟缓儿童的语言发育年龄与实际生活年龄的差距、语言发育各个侧面的平衡情况,以及语言发育迟缓的状况与性质。检查内容包括符号形式-指示内容关系、基础性过程、交流态度三个方面,但以符号形式-指示内容关系为核心分为 5 个阶段,具体如表 8-3-1 所示。

表 8-3-1　符号形式-指示内容关系的阶段

阶　　段	内　　容
阶段 1	事物、事物状态理解困难阶段
阶段 2	事物的基础概念阶段
阶段 2-1	事物的功能性操作
阶段 2-2	匹配
阶段 2-3	选择
阶段 3	事物的符号阶段
阶段 3-1	手势符号(象征性符号)
	言语符号
阶段 3-2	幼儿语(象征性符号)
	成人语(任意性符号)
阶段 4	组句(言语规则)阶段
阶段 4-1	二词句
阶段 4-2	三词句
阶段 5	句子形式阶段
阶段 5-1	主动语态
阶段 5-2	被动语态

1. 阶段 1:事物、事物状态理解困难阶段　此阶段儿童对语言尚未掌握,并且对事物、事物状态尚处于未分化阶段。

此阶段儿童对物品的抓握、舔咬、摇动、敲打一般为无目的性的,属于自娱性质。例如:拿起勺子不是为了吃饭而是放到桌上敲打,在床边玩,放到嘴里啃咬,甚至扔到地上等。此时的儿童对于自己的欲求也不能用某种手段来表现与实现。在日常生活中常可见到他们毫无目的地玩、摇晃、哼唱,或玩耍中毫无缘由地拍手笑,或突然哭、闹、扔东西等,还常可见到自我刺激的行为,如抓玩排泄物等。

2. 阶段 2:事物的基础概念阶段　此阶段的儿童也是语言尚未获得阶段,但是与阶段 1 不同的是此阶段的儿童对事物开始概念化,能根据常用物品的用途进行操作,对事物的状况也开始能够理解。并且能将人领到物品面前,利用呈现物品的行动来表达自己的要求。阶段 2 的儿童发育水平也有高低不同,可进一步分出 3 个亚项阶段:阶段 2-1 事物的功能性操作;阶段 2-2 匹配;阶段 2-3 选择。其中匹配与选择都是利用示范项进行操作,因为检查顺序不同,对儿童来说,意义也不同,因此分为 2 项。

(1) 阶段 2-1:事物的功能性操作。此阶段的儿童开始进行对事物的功能性操作。例如,由原来拿起电话听筒就乱敲乱打发展到能将电话听筒放到耳边做打电话状,或拿起听筒能像成年人一样,用手指装模作样地拨弄号码盘等,此阶段儿童在日常生活中经过帮助与促进,对事物的功能性操作还是可以完成的。检查分三项进行:事物,配对事物,镶嵌板。

(2) 阶段 2-2:匹配。此阶段儿童能够辨别出事物 A 与事物 B 之间的区别,能在规定范围之内进行比较,匹配成对事物,如书-书架等。如能够将画报、书本之类的东西归类放到书架上,能够将积木等玩具放到玩具柜里,这些行动就是匹配。检查也分三项进行:三种事物,三种成对事物,三种镶嵌板。

(3) 阶段 2-3:选择。此阶段儿童能够根据他人呈示的示范项,从几个选择项中将与示范项有关的成对事物选择出来。与阶段 2-2 的不同点在于：匹配是儿童拿物品去匹配示范项，而选择是在几种选择项中选择出一个与示范项成对的事物。

检查时，儿童与呈示的示范项之间要有一定程度的空间距离，也就是说使儿童抓不到物品为好。另外，儿童的视线不转向示范项的话，那么示范项就起不到示范作用。发育水平低的儿童视线转移很困难，因此选择行动很难成立。

3. 阶段 3：事物的符号阶段　此阶段的儿童符号形式与指示内容关系开始分化。语言符号大致分为 2 个阶段，即受事物特性限制的象征性符号——手势符号、幼儿语阶段；与事物的特性相关性极少的任意性符号——成人语阶段。

本检查法将手势符号、幼儿语、成人语全部包括在阶段 3 里，但又分别做了具体的亚项分类。

（1）阶段 3-1：手势符号。此阶段儿童开始学习运用手势符号来理解与表达事物。可以通过他人的手势表现开始理解表达的是什么，还能够用手势向他人表示自己的要求等。

手势语与幼儿语并不是同一层次的符号体系。从神经感觉回路来看，手势符号为视觉→运动回路，而幼儿语则为听觉→言语回路；视觉→运动回路无论从感觉还是运动上与指示内容的关系都是直接的、鲜明的、一目了然的。而听觉→言语回路比视觉→运动回路反应复杂，更难以掌握。在此检查法中将此两项分为阶段 3-1 手势符号及阶段 3-2 言语符号。

（2）阶段 3-2：言语符号。此阶段儿童能将言语符号与事物相联系。从语言发展的角度来看，儿童是按照以下规律掌握言语符号的：①能用手势符号、幼儿语、成人语三种符号表达事物名称；②只能用手势符号及成人语两种符号表达事物名称；③只能用幼儿语及成人语两种符号表达事物名称；④仅能用成人语表达事物名称。

阶段 3-2 言语符号中共选了 16 个事物名称词汇，其中身体部分词汇 6 个，动词词汇 5 个，表示性状的词汇 2 个。阶段 3-1 手势符号的检查词汇中，使用的是阶段 2 事物的基础概念中的词汇，以及阶段 3-2 言语符号词汇中相对应的手势符号。

4. 阶段 4：组句（言语规则）阶段　此阶段儿童能将事物及事物状态用 2~3 个词组合连成句子，此阶段又根据句子的长短及语法关系将二词句和三词句分为 2 个阶段。

（1）阶段 4-1：二词句。此阶段儿童开始学习用两个词组合起来表现事物、事物状态。儿童在此阶段能理解及表达的二词句各种各样，本检查法中仅举了四种形式：事物的性状（大小）＋事物；事物的性状（颜色）＋事物；主语＋宾语；谓语＋宾语。

（2）阶段 4-2：三词句。此阶段儿童能够理解与表达三词句，但句子的表现形式及语法关系是多种多样的，本检查法中只限定了具有代表性的两种形式：事物的性状（大小）＋事物的性状（颜色）＋事物；如大的红色的帽子（或大红帽子）、小黄鞋等；主语＋谓语＋宾语，如妈妈吃苹果、弟弟洗苹果等。

在阶段 4 中，要求句子的非可逆态，只要儿童能够理解句子的结构成分是不能互相颠倒的即可（主语与宾语），如"弟弟吃苹果"而不能为"苹果吃弟弟"。

5. 阶段 5：句子形式阶段　此阶段的儿童能够用三词句理解与表达事物状态，但与阶段 4 的不同点在于，此阶段的句子为可逆状态，如"小鸡追小鸭"可逆为"小鸭追小鸡"，但句子的意思却完全不同。这种类型的句子比非可逆句复杂，对儿童来说难度较大，语言发育阶段如果达不到阶段 5 的儿童，常常将主语与宾语互相颠倒。阶段 5-1 为主动语态，如"小鸡追小鸭"；阶段 5-2 为被动语态，例如，"乌龟追小鸡""小鸡被乌龟追"。

（三）评定结果

1. 评定总结　以上检查结束后，对检查结果和收集的病史资料进行综合、分析，做出诊断。S-S 语言发育迟缓检查法结果显示的阶段要与实际年龄语言水平阶段进行比较，如低于相应阶段，可诊断为语言发育迟缓，符号形式-指示内容的关系及年龄可通过阶段见表 8-3-2。

表 8-3-2　符号形式-指示内容的关系及年龄可通过阶段

内　容	言语符号	主语＋宾语	主　谓　宾	语序规则	被动语态
年龄	1.5～2岁	2～2.5岁	2.5～3.5岁	3.5～5岁	5～6.5岁
阶段	3-2	4-1	4-2	5-1	5-2

2.分类

（1）按交流态度分类：分为两群。Ⅰ群，交流态度良好；Ⅱ群，交流态度不良。

（2）按言语符号与指示内容的关系分群：分为A群、B群、C群三个主群。

再根据言语符号与指示内容相关的检查和操作性课题（基础性过程）的完成情况相比较，将以上的A群和C群又分为6个亚群。

A群：言语符号尚未掌握，符号形式-指示内容的关系的检查在阶段3-1以下，不能理解口语中的名词。

A群a：操作性课题及符号形式-指示内容的相关检查均落后于实际年龄。

A群b：操作性课题好于符号形式-指示内容的相关检查。

B群：无亚群，但应具备以下条件：①年龄在4岁以上；②词句理解在阶段4-1以上；③一般可以用数词表达；④言语模仿不能，或有波动性；⑤上述②～④项的状态持续1年以上；⑥无明显的运动功能障碍。

C群：语言发育落后于实际年龄，言语符号-指示内容的相关检查在阶段3-2以上。

C群a：操作性课题和言语符号-指示内容相关的理解和表达全面落后，即

操作性课题＝言语符号的理解＝表达

C群b：操作性课题好于言语符号-指示内容的相关情况，即

操作性课题＞言语符号的理解＝表达

C群c：言语符号的理解好于表达，操作性课题检查基本与言语符号理解相当，即

操作性课题＝言语符号的理解＞表达

C群d：言语符号表达尚可，但理解不好，此亚群多见于孤独症或有孤独倾向的儿童。

能力检测

一、单项选择题

1.构音障碍的临床表现不包括（　　）。

A.发音困难　　　B.发音不准　　　C.咬字不清　　　D.听理解障碍　　　E.音调异常

2.人类的构音器官不包括（　　）。

A.鼻　　　　　B.舌　　　　　C.心脏　　　　D.声带　　　　E.喉

3.复述能力相对好的失语症为（　　）。

A.Broca失语　　　　　　B.Wernicke失语　　　　　　C.经皮质感觉性失语

D.经皮质混合性失语　　　E.完全性失语

4.儿童能够用三词句理解与表达事物状态应达到哪一阶段？（　　）

A.阶段1　　　B.阶段3-2　　　C.阶段5　　　D.阶段4-2　　　E.阶段2-1

5.写出来的字如镜中所见称为（　　）。

A.象形文字　　　　　　B.写字过多　　　　　　C.镜像书写

D.书写惰性现象　　　　E.构字障碍

6.Wernicke失语的临床特征中不包括（　　）。

A.表达流畅　　　　　　B.听理解相对好　　　　　　C.不能复述

D. 命名障碍　　　　　　　　　　E. 有较多的错语

7. Broca 失语的临床特征不包括(　　　)。

A. 表达不流畅　　　　　　　　B. 听理解相对好　　　　　　　C. 复述正常

D. 命名障碍　　　　　　　　　　E. 阅读困难

8. 写出一字词后,仍不停地重复前面所写的字,这种现象称为(　　　)。

A. 书写不能　　　B. 惰性书写　　　C. 象形写字　　　D. 书写过多　　　E. 书写过少

9. 下列不属于言语障碍的是(　　　)。

A. 失语症　　　　　　　　　　B. 构音障碍　　　　　　　　　　C. 语言发育迟缓

D. 言语失用　　　　　　　　　　E. 口吃

10. 失语症的主要言语症状不包括(　　　)。

A. 听觉理解障碍　　　　　　　B. 口语表达障碍　　　　　　　C. 声音沙哑

D. 书写障碍　　　　　　　　　　E. 阅读障碍

11. 目前我国汉语失语症评定常用的方法是(　　　)。

A. BDAE 评定法　　　　　　　B. WAB 评定法　　　　　　　　C. ABC 评定法

D. Frenchay 评定法　　　　　　E. S-S 检查法

二、简答题

言语功能障碍主要表现形式有哪些?

（肖娟）

第四节　吞咽功能评定技术

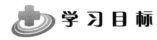
学习目标

本节 PPT

【知识目标】

1. 掌握吞咽障碍的概念。

2. 掌握吞咽障碍的评定方法。

3. 熟悉正常的吞咽过程和分期。

【能力目标】

理解吞咽困难评定过程,学会运用评判性思维对吞咽功能障碍者实施评定。

案 例 引 导

案例解析

　　案例:患者张某,男,65 岁,脑梗死十天,行走缓慢,下肢无力,短时记忆差、易迷路,既往有糖尿病病史。现失语、饮水呛咳、吞咽困难,无头痛、恶心、呕吐、意识障碍及大小便障碍等。头部 MRI:大面积梗死,尤以桥脑部位为甚。查体:心肺功能基本正常,BP 120/79 mmHg。收入康复医学科治疗。

　　问题:请对患者进行吞咽功能评定,明确有无吞咽障碍。

Note

一、吞咽障碍概述

吞咽是人类摄食的主要环节,也是维持个体生存的重要功能活动,是人体获得足够热量、营养、水分的必要条件。每人每天进行千余次的吞咽。吞咽是食物经过口腔的咀嚼和搅拌形成食团,并由口腔经咽及食管将食团以适宜的频率、速度送入胃的整个过程。这一过程需经过口腔准备期、口腔期、咽期和食管期4个阶段。正常的吞咽涉及口、咽喉部和食管几十块肌肉,9块喉软骨及上颌骨、腭骨、下颌骨,由6对颅神经、3对颈神经支配,受位于脑干和大脑皮质2个中枢的调控。需多部位的解剖结构协同运动,才能将食团由口腔传送到胃,是一个非常复杂的反射活动。

吞咽障碍是由于下颌、双唇、舌、软腭、咽喉、食管括约肌或食管功能受损,不能安全有效地把食物和水送到胃内的一种进食障碍,包括口、咽或食管的吞咽困难,如液体或固态食物吞咽时发生呛咳、哽噎等。

吞咽障碍分器质性和功能性两种,前者主要发生在口腔、咽、喉部,由解剖结构异常引起;后者则由中枢神经系统及末梢神经系统障碍、肌肉疾病等引起,在解剖结构上没有异常,为运动异常引起的障碍。

吞咽障碍是脑卒中常见并发症之一。脑卒中急性期吞咽障碍发生率为41%,慢性期为16%;脑干病变,吞咽障碍发生率为51%。吞咽障碍程度与卒中类型,患者的性别、年龄,原发性高血压、糖尿病等危险因素无明显关系;但吞咽障碍程度与卒中的部位和面积密切相关。吞咽障碍可影响摄食、营养吸收,导致吸入性肺炎、脱水、营养不良、支气管痉挛及精神心理问题,严重者可危及生命。因此吞咽困难应早期诊断、早期评定、早期治疗。

(一)吞咽的解剖结构基础

1. 口腔 口腔是吞咽过程的起始部位,其前壁为上下唇,侧壁为颊,上壁为腭,下壁为口腔底,向后与咽相通。腭分割鼻腔和口腔,分为软腭及硬腭。硬腭位于腭的前2/3,软腭位于腭的后1/3,由肌、肌腱与黏膜构成。软腭后缘游离,中部有垂向下方的突起,称悬雍垂,软腭在静止状态垂向下方,吞咽或说话时软腭上提,贴咽后壁,将鼻咽与口咽分隔开。

2. 咽 咽是上宽下窄的漏斗形肌性管道,长约12 cm,分为鼻咽、口咽和喉咽三部分,其中口咽和喉咽是消化道与呼吸道的共同通道。鼻咽是咽的上部,位于鼻腔后方,上达颅底,下至腭帆游离缘续于口咽部,后通鼻腔。口咽部位于腭帆游离缘与会厌上缘平面之间,向前与口腔相通,上续鼻咽部,下接喉咽部,口咽的前壁为舌根后部,此处有一矢状位黏膜皱襞称为舌会厌正中襞,其两侧的深窝为会厌谷,为异物易停留处。口咽的侧壁上有腭扁桃体。喉咽是咽的最下部,上起自会厌上缘平面,下至第6颈椎体下缘平面与食管相续,喉咽部前壁上方有喉口通入喉腔,在喉口的两侧各有一深窝称为梨状隐窝,为异物易滞留之处。咽肌为骨骼肌,包括咽缩肌和咽提肌。咽缩肌包括上、中、下3部,呈叠瓦状排列。吞咽时各咽缩肌自上而下依次收缩将食团推向食管。咽提肌位于咽缩肌深部,肌纤维纵行排列。咽提肌收缩时,上提咽和喉,舌根后压,会厌封闭喉口,食团越过会厌,经喉咽进入食管。

3. 食管 食管是一前后扁平的肌性管状器官,是消化管中最狭窄的部分,长约25 cm。上端在第6颈椎体下缘平面与咽相接,下端约平第11胸椎体,与胃的贲门相接。

(二)正常的吞咽过程

正常的吞咽是一个流畅、协调的过程,通过口腔、咽、食管这些上消化道的括约肌序贯收缩和舒张作用,分别在食团前和食团后产生负性吸引力及正性压力,把食团推送进入胃中。食物由口腔传送到胃的过程可分为4个时期,分别是口腔准备期、口腔期、咽期和食管期。

1. 口腔准备期 口腔准备期也称为制备期,是摄入食物到完成咀嚼的过程。将食物置于口腔内,在神经的支配和适量唾液的参与下,唇、齿、舌、颊将食物磨碎形成食团。这一过程需要舌的搅拌和面肌控制食团或液体,封闭嘴唇防止食物漏出,所需时间由食物种类、进食量、进食习惯、情绪等决定。

2. 口腔期　口腔期是咀嚼形成食团后运送至咽的阶段。舌将食物或液体沿硬腭推至咽入口，以触发咽反射，所需时间约为 1 s。此期口唇紧闭，舌上举，口腔内压力上升。

3. 咽期　咽期是食团由咽到食管入口的快速、短暂的反射运动阶段。食物或液体刺激咽部，反射性地引起腭肌收缩，软腭（腭垂）抵咽后壁，鼻咽关闭，防止食物反流入鼻咽部和鼻腔；继之咽提肌收缩，上提咽喉使喉入口关闭，避免食物误入气管；最后食管入口开放；咽缩肌依次收缩使咽腔缩小、闭合，食团或液体被挤入食管中。此期需时约 1 s，是吞咽的最关键时期。呼吸道必须闭合，防止食物进入呼吸系统，如果没有完好的喉保护机制，此期最容易发生误吸。

4. 食管期　食管期是食物通过食管进入胃的阶段。此期食管平滑肌和横纹肌收缩产生蠕动波推动食团或液体由食管入口移动到胃，是食物通过时间最长的一段时期，持续 6～10 s。

（三）控制吞咽的肌肉和神经

参与调控吞咽动作的神经结构包括脑运动神经、感觉神经，以及脑干、小脑、大脑皮质。吞咽中枢位于脑干，支配参与吞咽动作的 26 对肌肉；食管平滑肌由内脏神经支配。与吞咽动作有关的肌肉、神经支配如表 8-4-1 所示。

表 8-4-1　控制吞咽的肌肉和神经

时　期	功　能	肌　肉	神　经
口腔准备期及口腔期	唇闭合	口轮匝肌	Ⅶ（面神经）
	颊控制	颊肌	Ⅶ（面神经）
		颞肌	Ⅴ（三叉神经）
	垂直咀嚼	咬肌	Ⅴ（三叉神经）
		内翼状肌	Ⅴ（三叉神经）
	水平咀嚼	外翼状肌	Ⅴ（三叉神经）
		舌内附肌	Ⅶ（面神经）
	舌混合	颏舌肌	Ⅶ（面神经）
		茎突舌肌	Ⅶ（面神经）
咽期	舌腭闭合	茎突舌肌	Ⅶ（面神经）
	帆闭合	腭帆张肌	Ⅴ（三叉神经）
		腭帆提肌	Ⅸ（舌咽神经），Ⅹ（迷走神经）
		茎突舌肌	Ⅻ（舌下神经）
		舌骨舌肌	Ⅻ（舌下神经）
	咽压迫	茎突咽肌	Ⅸ（舌咽神经），Ⅹ（迷走神经）
		上缩窄肌	Ⅸ（舌咽神经），Ⅹ（迷走神经）
		中缩窄肌	Ⅸ（舌咽神经），Ⅹ（迷走神经）
		下缩窄肌	Ⅸ（舌咽神经），Ⅹ（迷走神经）
	会厌倾斜	杓会厌肌	Ⅸ（舌咽神经），Ⅹ（迷走神经）
		甲状舌骨肌	Ⅻ（舌下神经）
	喉向上移位	舌骨舌肌	Ⅻ（舌下神经）
		茎突舌骨肌	Ⅶ（舌下神经）
		二腹肌后腹	Ⅶ（舌下神经）
	喉向前移位	颏舌肌	Ⅻ（舌下神经）
		颏舌骨肌	$C_{1\sim3}$
	声门闭合	环杓肌	Ⅸ（舌咽神经），Ⅹ（迷走神经）
	气流停止	肋间肌（抑制）	$T_{1\sim12}$
		膈肌（抑制）	$C_{3\sim4}$
	咽食管松弛	环咽肌（抑制）	Ⅸ（舌咽神经），Ⅹ（迷走神经）

续表

时　　期	功　　能	肌　　肉	神　　经
食管期	食管收缩	横纹肌纤维	Ⅹ（迷走神经）
		平滑肌纤维	Ⅹ（迷走神经）

由表 8-4-1 看出,吞咽功能与脑神经中三叉神经(Ⅴ)、面神经(Ⅶ)、舌咽神经(Ⅸ)、迷走神经(Ⅹ)、舌下神经(Ⅻ)关系密切。

1. 三叉神经　与咀嚼运动有关部分是三叉神经的运动纤维。三叉神经运动纤维起自脑桥的三叉神经运动核,在脑桥外侧出脑,经卵圆孔出颅,走行于下颌神经内,支配颞肌、咬肌、内翼状肌和外翼状肌,司咀嚼运动和张口运动。翼状肌主要功能是将下颌推向前、向下。一侧神经麻痹可合并同侧咀嚼肌无力或瘫痪张口时下颌向患侧偏斜。临床常见的三叉神经病变有三叉神经痛、颅底部肿瘤、桥小脑角区肿瘤和头部外伤等。

2. 面神经　面神经为混合神经,运动纤维支配面部表情运动,同时管理味觉和唾液分泌。运动纤维起自脑桥的面神经运动核,在脑桥下缘邻近听神经处出脑,经内耳孔、面神经管下行,最后于茎乳孔出颅。面神经核上部受双侧皮质脑干束控制,支配额肌、皱眉肌和眼轮匝肌;面神经核下部只受对侧皮质脑干束控制,支配颧肌、颊肌、口轮匝肌等。味觉纤维管理舌前 2/3 味觉。起自舌前 2/3 的味蕾经脑桥孤束核交叉至对侧丘脑外侧核,最后终止于对侧大脑中央后回下部。副交感神经纤维从脑桥上泌涎核发出,支配舌下腺、颌下腺的分泌。临床常见的面神经病变有脑血管病、脑干肿瘤、面神经管内炎症或外伤等。

3. 舌咽神经、迷走神经　舌咽神经、迷走神经均为混合神经,有共同的神经核(疑核、孤束核)、共同的走行和共同的分布特点。两者伴行共同支配软腭、咽、喉和食管上部的横纹肌,共同完成吞咽动作。因两神经关系密切常同时受损。临床常见的舌咽神经、迷走神经病变有多发性脑血管疾病损伤双侧皮质脑干束(假性延髓性麻痹)及延髓部位的炎症、肿瘤、外伤或刺激性病变等。

(1) 舌咽神经:感觉纤维的中枢支止于延髓孤束核;周围支分布于舌后 1/3 的味蕾,传导味觉;一般内脏感觉纤维分布于咽、扁桃体、舌后 1/3、咽鼓管等处黏膜。运动纤维起自延髓疑核,经颈静脉孔出颅,支配茎突。咽肌功能是提高咽穹隆。

(2) 迷走神经:感觉纤维的中枢支止于延髓孤束核;周围支分布于咽、喉、食管、气管及胸腔内诸器官接受黏膜感觉。运动纤维起自延髓疑核,经颈静脉孔出颅,支配软腭、咽及喉部的横纹肌。

4. 舌下神经　舌下神经支配舌肌运动。舌下神经核位于延髓,其轴突经舌下神经管出颅,分布于同侧舌肌。舌向外伸出是颏舌肌向前推的作用;舌向内缩回是舌骨舌肌的作用。舌下神经只受对侧皮质脑干束支配。临床常见舌下神经疾病有脑血管病、肌萎缩侧索硬化、延髓空洞症等。

(四) 吞咽障碍的常见病因

1. 神经系统疾病

(1) 脑血管疾病:脑出血、脑梗死、脑血管畸形等。引起吞咽障碍的主要表现为食物或液体从口中漏出、鼻反流、吞咽时咳嗽、食物清除不完全、气道堵塞等。

(2) 脑外伤:吞咽启动延迟、舌控制能力下降、咽肌收缩力下降等。

(3) 帕金森病:因张力增高及震颤所致的口、咽、舌肌僵硬,吞咽频率下降,流涎等。

(4) 脊髓损伤:可导致真性延髓性麻痹吞咽障碍。

2. 非神经系统疾病

（1）头颈部肿瘤：喉部肿瘤切除术后，喉上提困难，不能封闭呼吸道。放射治疗后可导致咽喉部水肿、感染。

（2）咽喉炎症：如急、慢性咽喉炎等。

（3）食管贲门肿瘤：可导致食管期吞咽障碍。

（五）吞咽障碍的表现

与吞咽过程及其分期相对应，吞咽困难分为口腔期吞咽困难、咽期吞咽困难、食管期吞咽困难。

1. 口腔期吞咽困难 因面肌及舌肌瘫痪、舌感觉丧失，吞咽障碍主要表现为流涎、吞咽后口腔内食物残留、食物咀嚼不当、哽噎感或咳嗽。因舌不能与硬腭形成封闭腔，食物易从患侧口角流出或提前溢入咽喉而导致误吸。因舌前 2/3 运动异常，导致食团抬举、形成和推进困难，舌来回做无效运动，食物滞留于口腔一侧或溢出，不能送到口腔后部，表现为反复试图吞咽动作，咽启动延迟或困难，或分次吞咽。

2. 咽期吞咽困难 一口量减少，一般在 3～20 mL。因食物在会厌谷或梨状隐窝滞留积聚，咽期吞咽吸入气管，表现为呛咳，分为吞咽反射延迟、缺乏和延长。喉上抬幅度降低造成梨状隐窝滞留，咽喉部感觉减退，咽肌运动紊乱、收缩力减弱，食团到达腭咽弓前部时不能触发吞咽，称为吞咽反射延迟或缺乏。环咽肌打开不全、咽缩肌无力致食团在咽部停滞，舌后部力量减弱使舌将食团推入下咽部的力量大大降低等则可引起咽期延长。

3. 食管期吞咽困难 食团经食管后向胃输送有困难，引起食管协调性收缩障碍的疾病，如食管失弛缓症等可出现食管无蠕动、食管反流、食管痉挛，均可导致吞咽障碍。食管期吞咽困难可出现食物反流导致误吸，患者常能指出症状部位，进流质食物通常无明显障碍。

在这三期中，由于食管期不受中枢控制，脑卒中患者主要表现为口腔期和咽期吞咽困难，有时把口腔期、咽期吞咽障碍统称为传递性吞咽障碍。

二、吞咽障碍的评定方法

吞咽障碍评定常采用临床一般状况评定和吞咽功能评定相结合的方式。

（一）评定目的

（1）明确吞咽障碍是否存在。

（2）提供吞咽障碍的解剖和生理学依据。

（3）找出引起吞咽障碍的原因。

（4）筛查患者有无误吸或误咽的危险因素。

（5）分析吞咽功能的障碍程度，判断代偿能力。

（6）制订康复目标并提出合适的康复治疗方案，评估预后。

（二）一般状况评定

全面详细地询问病史是评定吞咽功能的必要条件。

1. 病史

（1）现病史：吞咽困难持续的时间、频度、加重与缓解因素。有无饮水呛咳、声音嘶哑、食管疼痛和梗阻感；有无频繁气道感染、咳嗽、呼吸困难、哮喘发作；有无吃饭时间过长、咀嚼费力、异物感；有无强哭、强笑、智力低下、行为幼稚、行走困难、尿便失禁现象；有无运动、感觉异常等神经系统疾病症状。

（2）既往史：有无脑卒中、脑外伤、癫痫、脱髓鞘病、重症肌无力等神经系统疾病病史；有无颈部畸形、椎间盘脱位、颈椎异位；有无咽喉部、颈部肿瘤；有无呼吸、消化系统疾病病史；有无精神病病史和精神疾病用药史。

（3）个人史：生活环境、文化程度、职业、生活习惯、婚姻、精神应激因素（离婚、亲友亡故或失业等）。

（4）家族史：有无痴呆、共济失调、肌营养不良等遗传病病史。

2. 临床检查

（1）一般情况：意识是否清晰，检查能否配合，有无声音嘶哑、发音不协调或无力，有无不自主运动或共济失调，全身营养状况，有无明显肌肉萎缩。

（2）精神状况：观察患者言语和行为是否正常；对疾病的自知力是否存在；有无意识、记忆、智能、定向和人格异常等精神障碍表现。

（3）头面部：有无小颅、巨颅或畸形颅，有无颅骨局部凹陷或肿物。注意面部有无发育异常、有无明显的面肌萎缩、有无颈肌无力头部低垂。

3. 吞咽困难的综合评定　因吞咽功能涉及多个学科和专业，故吞咽困难的综合评定由各有关专业人员一起组成评定小组进行评定（表 8-4-2）。

表 8-4-2　吞咽困难的综合评定

器　　官	吞咽时的相关因素	评 定 方 法
口	面部表情肌	安静状态下和运动中的对称性
	咀嚼肌	触诊及轻轻做抵抗运动
	黏膜	目测
	牙齿	专科检查
	舌肌	在非运动状态下观察及在前伸状态下检查抗阻运动
	口面感觉	主观刺激辨别
咽	腭咽闭合	在安静及发声状态下观察刺激呕吐反射
	咽部缩窄	呕吐刺激
	喉外肌	吞咽时触喉
	喉内肌	间接喉镜检查
	环咽肌	运动中 X 线透视
食管	食管形态学	运动中 X 线透视和内镜观察
	食管运动	测压和运动中 X 线透视
	胃食管肌功能	测压和运动中 X 线透视、胃肠闪烁扫描、pH 监测、内径检查
	食管裂孔疝和反流	活体组织检查
其他	精神状态判断力	定向筛查语言、视运动知觉和记忆

4. 控制吞咽的脑神经评定

（1）三叉神经评定：先观察两侧颞肌和咬肌有无萎缩。然后以双手同时触摸颞肌或咬肌，嘱患者做咀嚼动作，检查者体会颞肌和咬肌收缩力量的强弱，并左右比较。再嘱患者张口，以上、下门齿的中缝线为参照，观察下颌有无偏斜。一侧三叉神经运动支病变，患侧咀嚼肌肌力减弱，张口下颌偏向患侧，病史长者患侧肌萎缩。同时注意面部有无感觉过敏、感觉减退或消失，确定感觉障碍的分布区域，以判断病变部位和制订康复目标。

（2）面神经评定。

①运动功能：观察两侧额纹、眼裂和鼻唇沟是否对称，有无一侧口角下垂或歪斜。嘱患者做

睁眼、闭眼、皱眉、示齿、鼓腮等动作,观察能否完成动作及面部表情肌是否对称。一侧周围性面神经损害(核或核以下),患侧面部表情肌瘫痪,额纹变浅、皱眉不能、闭眼无力或不全、鼻唇沟变浅、口角下垂、闭唇鼓腮时口角漏气,口角歪向健侧,吃饭时食物存于颊部和牙齿之间。一侧中枢性(皮质脑干束)损害,只出现病灶对侧眼裂以下面肌瘫痪,仅表现病灶对侧鼻唇沟变浅、口角下垂。

②味觉评定:准备糖、盐、醋酸和奎宁溶液,将"甜""咸""酸""苦"四个字写在纸上。嘱患者辨味时不说话,舌不动,用手指点纸上"甜""咸""酸""苦"四字之一进行回答。检查者用棉签蘸取溶液涂抹在患者舌前部的一侧,每测试一种溶液后要用清水漱口,舌两侧要分别检查并比较。面神经损害时舌前 2/3 味觉丧失。

(3)舌咽、迷走神经评定。

①运动功能:询问有无吞咽困难和饮水呛咳,注意说话声音有无嘶哑或鼻音。嘱患者张口发"啊"音,观察患者双侧软腭位置是否对称,腭垂是否居中。一侧舌咽、迷走神经损伤,张口时可见到瘫痪侧软腭弓位置较低,发"啊"音时患侧软腭上抬无力,腭垂偏向健侧。

②感觉功能:用棉签或压舌板轻触两侧软腭和咽后壁,黏膜检查一般感觉。舌后 1/3 味觉评定的方法同面神经的味觉评定法。舌咽神经损伤时舌后 1/3 处黏膜的感觉和味觉均丧失。患者张口发"啊"音,用棉签或压舌板轻触两侧咽后壁黏膜引起作呕及软腭上抬动作。观察比较刺激两侧咽后壁时引出的反射活动,舌咽、迷走神经周围性病变,咽反射减弱或消失。

(4)舌下神经评定。

①中枢性舌下神经麻痹:伸舌偏向瘫痪侧(病灶对侧),正常时两侧颏舌肌运动将舌推向前方,若一侧颏舌肌肌力减弱,则健侧肌运动将舌推向瘫痪侧。但无舌肌萎缩和舌束颤动。

②舌下神经核及核以下病变:舌肌瘫痪伴有舌肌萎缩。一侧舌下神经病变时,患侧舌肌瘫痪,伸舌时舌尖偏向患侧。双侧舌下神经病变时,舌肌完全瘫痪而不能伸舌。核性病变时常伴有舌束颤动。

(三)吞咽功能评定

随着现代科学技术的发展,吞咽功能障碍检查方法越来越多,每一种检查方法都能提供吞咽困难的相关信息。在众多吞咽功能障碍检查与评估方法中,吞咽造影是评价吞咽障碍的"金标准",不仅可以发现吞咽过程中结构性或功能性异常的病因、部位、程度、代偿情况,以及有无误吸现象等,而且是治疗措施和治疗效果观察的依据。

1.吞咽造影检查 吞咽造影检查是目前最可信的吞咽功能评价方法。调制不同黏度的造影剂,让患者于不同体位下吞服,在荧光屏幕下摄录吞咽过程,进行反复和全面的观察,分析舌、咽、软腭、喉等部位的活动状况,评价吞咽反射有无减弱、喉是否关闭不全、环状咽肌扩张情况,食物有无误吸入气管,口腔、咽后壁、梨状隐窝和会厌处有无食物滞留等异常情况。

通过吞咽造影检查,可以明确是否存在吞咽障碍;可以发现吞咽障碍的结构性或功能性异常的病因及其部位、程度和代偿情况;可以明确吞咽障碍发生在哪一期,有无误吸,尤其是并发肺炎高度危险的隐性误吸,严重程度如何;可以评价代偿的影响,能否通过一些吞咽方法或调整食物的黏稠度来减轻吞咽障碍的程度;可以为选择有效治疗措施(进食姿态治疗和姿势治疗)和观察治疗效果提供依据。

(1)准备工作。

①造影剂准备:a.含碘水样造影剂:20％或76％泛影葡胺、碘比乐或优维显等。b.硫酸钡混悬液:200 mg 硫酸钡加入 286 mL 水中,均匀调至 60％浓度即可。c.可显影糊状食物:取上述适量含碘的水样造影剂或硫酸钡混悬液,加入适量的米粉或食物加稠剂,根据需要调制成不同浓度的糊状造影剂。d.可显影的固体食物:用饼干夹上可显影的糊状食物即可。常用的造影钡剂由

硫酸钡粉调制而成，不易被人体吸收，误吸后易沉积于肺泡中导致肺功能受损，影响呼吸功能。窦祖林对其进行改良，用可吸收的水溶性硫酸钡混悬液，浓度为 20%～60%，加入果汁、蜂蜜、果酱等，调配出不同性状、接近自然进食状态含造影剂的食物，对患者自然进食影响最小，检查安全性大大提高。即使钡剂被误吸，因其浓度较低，可通过自身咳嗽或体位振动排痰等方法排出，不会或极少存留在肺泡内，不影响肺的呼吸功能。

②检查设备：带有录像功能，具备 800 mA 以上功率的 X 线机，记录吞咽时从口腔准备期到食物进入胃的动态变化情况，如无录像设备，也可用像素较高的数码相机录下操作台显示屏画面来代替。

（2）操作方法。

①检查前准备：患者取直立位或坐位，选择正位和侧位，取左前或右前 30°直立侧位最好。检查时患者常用的体位如下。a. 患者可配合，最好取侧位和前后站立位。b. 患者不能自己坐稳，最好坐在头颈部有支撑物的椅子上并固定好躯干，以免滑倒，椅子要求与所用 X 线机配套，以便在侧坐位和前后坐位间转换。c. 患者因无力、偏瘫、四肢瘫不能坐站时，可将患者用绑带固定在 X 线机检查台上，避免意外，取头高足低半卧位，在吞咽造影中调整为侧卧位或斜位。d. 注意事项：为保证造影顺利，造影前应清洁口腔、排痰；鼻饲者应拔掉鼻饲管；由语言治疗师或指定的人员（家属等）为患者喂入含造影剂的食物，不允许患者自行食用。

②不同质地造影食物的检查方法：据临床评价结果决定使用含造影剂食物的顺序，原则上先糊状，后液体和固体，量由少到多。a. 仅发生饮水呛咳，先喂糊状食物，患者口含小勺，2～5 mL，先在口腔内进行咀嚼动作，观察口腔情况，然后嘱患者尽可能一次全部咽下，观察患者吞咽情况、会厌谷及梨状隐窝情况。b. 进食水样造影剂时，要根据患者情况，先从小剂量开始，逐渐加量。可以分次给 2 mL、4 mL、6 mL、8 mL、10 mL 造影剂，观察不同剂量时患者的吞咽情况，有无误吸现象发生。c. 口腔功能减退，尽可能将食团或水样造影剂送至舌根后部，并刺激咽部帮助患者完成吞咽动作。d. 除选择流质造影食物、含碘的水样造影剂外，根据需要再选择糊状、固体（饼干）造影食物，依次进行观察。但应注意，只有当第一次吞咽的造影剂完全通过食管后，才能做重复的吞咽检查。e. 进食后发生呛咳，及时采用拍背、咳嗽及吸痰等方法，尽可能将误吸的造影剂排出呼吸道或肺。

③吞咽造影范围：将所用显影食物进行编号，编号放在 X 线机检查台相应处，并在影像上能看见：a. 尽可能同时采用吞咽时的动态录像和吞咽后发声时的静态双对比点片摄影；b. 咽造影检查后还要观察食管及贲门开放情况；c. 咽点片，显示咽的解剖结构，包括软腭、舌骨、环咽段及部分颈椎；d. 患者头不能抬起，咽显示不清时，可调整球管的角度，将咽显示清楚；e. 无论有无误吸，造影结束前进行肺部的透视检查，了解肺内情况。

④观察内容：a. 口腔期：观察口唇的闭合及随意运动、舌的搅拌运动、舌的运送功能、软腭的活动情况及有无鼻腔内反流、口腔内异常滞留及残留等。b. 咽期：观察吞咽反射启动的触发时间、咽缩肌舒缩活动、咽喉上抬程度、会厌及声门关闭、会厌谷及梨状隐窝异常滞留及残留情况、有无误吸呼吸道、误吸食物的浓度和误吸量。c. 食管期：观察食管上括约肌能否开放、开放程度、食管的蠕动、食管下括约肌的开放情况等。

⑤造影评估吞咽障碍的主要表现：a. 吞咽启动过度延迟或不能启动吞咽；b. 发生与吞咽有关的误吸；c. 腭咽反流；d. 吞咽后口咽不同部位（会厌谷、梨状隐窝、咽后壁）食物滞留及残留。

2. 反复唾液吞咽测试　吞咽功能的要素包括吞咽反射的引发和吞咽运动的协调，吞咽反射的引发可根据喉部上抬来推断。反复唾液吞咽测试是测定随意引发吞咽反射的方法。

患者取坐位或卧位，检查者示指放在患者的喉结及甲状软骨上缘处，患者尽量快速反复吞咽唾液，口腔干燥无法吞咽时，先在舌面滴少许水，观察喉结和舌骨随吞咽运动越过手指再下降的次数，30 s 内完成 3 次为正常。吞咽困难者能完成第一次，但随后会变得困难，喉头尚未充分上举就已下降。

3.饮水试验　饮水试验是一种方便、常用的鉴别有无吞咽障碍的方法。以吸入性肺炎为参照,诊断吞咽困难的敏感性为 77.8%,特异性为 68.1%。但 Glasgow 昏迷量表小于 13 分或在帮助下不能维持坐位的患者不能用此种方法评估。

患者取坐位,让患者饮水 30 mL,观察饮水经过并记录时间,饮水试验评分标准如表 8-4-3 所示。

表 8-4-3　饮水试验评分标准

吞咽困难程度	评分/分
一饮而尽无呛咳为正常,若 5 s 以上喝完为可疑	1
两次以上喝完无呛咳为可疑	2
一次喝完有呛咳为异常	3
两次以上喝完有呛咳为异常	4
呛咳多次发生不能将水喝完为异常	5

4.简易吞咽激发试验　将 0.4 mL 蒸馏水注射到患者咽上部,观察患者的吞咽反射和从注射后到发生反射的时间差。注射后 3 s 内诱发吞咽反射,为正常,超过 3 s,为不正常。该试验无需患者主动配合和主观努力,适用于卧床患者。简易吞咽激发试验可用于筛查吸入性肺炎。

5.量表评定法　量表评定法主要有两大用途:筛查吞咽障碍和评估吞咽能力;指导吞咽训练目标的制订和效果的评估。

(1)多伦多床边吞咽筛查测试:该测试是具有一级循证医学证据的吞咽障碍筛查量表,检查者可以在 10 min 内完成此筛查测试,由于量表使用前需要经过 4 h 的培训,从而限制其临床推广。

(2)Frenchay 构音障碍评定量表:吞咽器官与发音器官的关系密切。对口腔功能的评估可采用 Frenchay 构音障碍评定量表中有关吞咽过程口腔肌肉活动功能的项目进行评估。

Frenchay 构音障碍评定量表中有关吞咽过程口腔肌肉活动功能的项目包括以下几项。

①唇的运动:在静止状态下唇的位置、做唇角外展动作以观察抬高和收缩的运动、闭唇鼓腮、交替重复发"u"和"1"音以观察会话时唇的动作。

②颌的位置:静止状态下颌的位置,言语时颌的位置。

③软腭运动:观察进食时是否反流入鼻腔;发"a"音 5 次,观察软腭在抬升、言语时是否有鼻腔漏气。

④喉的运动:发音的时间、音高、音量、言语的协调性。

⑤舌的运动:静止状态下舌的位置、伸舌动作、舌抬高动作、舌向双侧的运动、舌的交替运动、言语时舌的运动,共 6 项检查,每项最低分为 1 分(e 级),最高分为 5 分(a 级),16 分以上为相对安全。

吞咽肌功能分级如表 8-4-4 所示。

表 8-4-4　吞咽肌功能分级

	Ⅰ级	Ⅱ级	Ⅲ级	Ⅳ级
舌肌	可紧抵上腭及左右牙龈	可紧抵上腭但不能抵左右牙龈	可上抬但不能达上腭	不能上抬
咀嚼肌及颊肌	可左右充分偏口角,鼓气叩颊不漏气,上下牙齿咬合有力	鼓气可紧缩,叩颊漏气,上下牙齿咬合一侧有力,另一侧力弱	鼓气叩颊不紧,有咬合动作,但力弱	鼓气完全不能,咬合动作不能
咽喉肌	双软腭上抬有力	一侧软腭上抬有力	软腭上抬无力	软腭上抬不能

6.其他评定方法

（1）肌电图检查:吞咽时进行有关肌电图检查。该检查检查难度大且不能直接反映误咽情况,应用很少。

（2）咽下内压测定:了解咽、食管咽交界处、上部食管内的静止压及咽下运动时的蠕动波的收缩力及内压变化而进行的一种检查。该检查手法困难,可信性及可重复性尚有问题,应用不多。

（3）声门电图检查:表面电极检测发声时声带活动所伴随的组织抵抗变化的一种方法。

（4）内镜检查:喉镜或食管镜经口腔或鼻腔观察咽部和喉部情况,如梨状隐窝有无泡沫状唾液潴留、唾液流入喉部状况、声门闭锁程度、食管入口处状态等。

（5）咳嗽反射测试:了解咳嗽反射是否存在的一种试验。咳嗽反射存在表示患者能够通过该反射防止食物进入气道深处,减弱或消失则意味着误吸或误咽的可能性大大增加。

（6）肌电生物反馈技术:应用肌电生物反馈仪将肌肉组织生物电转换为视、听等信号,并传输给大脑以便人体控制肌肉组织生物电活动,达到训练的目的。临床研究发现肌电生物反馈技术可在短时间内提高患者的经口摄食功能。

（7）经颅磁刺激:经颅磁刺激是非侵入性大脑刺激,重复经颅磁刺激是在经颅磁刺激的基础上发展起来的一种新的电生理技术。

🏥 能 力 检 测

一、单项选择题

1.正常的吞咽过程不包括下列哪期?（　　　）

A.口腔准备期　　B.口腔期　　　　C.咽期　　　　　D.食管期　　　　E.胃期

2.咽期指（　　　）。

A.口腔内　　　　　　　　B.从口腔到咽　　　　　　　C.从口腔到食管

D.沿食管下行到胃　　　　E.从咽到食管上端的环咽括约肌处

3.形成食团是在吞咽过程中的哪期?（　　　）

A.制备期　　　B.口腔期　　　C.咽期　　　D.食管期　　　E.咀嚼期

4.饮水试验中,患者喝30 mL水,两次以上喝完,有呛咳,吞咽障碍程度为（　　　）。

A.5分　　　　　B.2分　　　　　C.3分　　　　D.4分　　　　E.1分

5.饮水试验中让患者喝（　　　）mL水。

A.5　　　　　B.10　　　　　C.20　　　　　D.30　　　　E.40

二、名词解释

1.吞咽

2.吞咽障碍

3.吞咽造影检查

三、简答题

1.简述咽期吞咽困难的表现。

2.简述吞咽造影检查的操作过程。

（肖娟）

第九章 生活质量与社会功能评定技术

第一节 生活质量评定技术

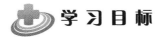

学习目标

【知识目标】

1.掌握生活质量的概念。

2.掌握生活质量评定的内容和评定方法。

3.熟悉生活质量评定的注意事项。

【能力目标】

理解生活质量概念，能为患者选择合适的量表进行生活质量的评定。

案例引导

案例：患者张某，男，65岁，10个月前脑卒中，导致右侧偏瘫。在康复医学科接受康复训练，要求出院。

问题：请通过生活质量评定，了解患者躯体运动功能、精神意识状况、步态、日常生活活动能力等情况。

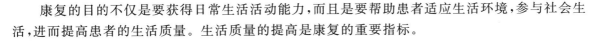

康复的目的不仅是要获得日常生活活动能力，而且是要帮助患者适应生活环境，参与社会生活，进而提高患者的生活质量。生活质量的提高是康复的重要指标。

一、生活质量概述

生活质量(quality of life，QOL)，也称生命质量、生存质量、生活素质等。随着康复医学的发展和生物医学模式的改变，疾病转归、功能恢复后，患者更加关注自身生活质量的保持与提高。生活质量是对患者生存质量的一个衡量，是康复工作最重要、最终的目标，是康复医学有别于其他临床医学的特点之一。

生活质量与客观意义上的生活水平有关，人们除了保持基本的物质生活水平及身心健康之外，生活质量也取决于人们是否能够获得快乐、幸福、舒适、安全的主观感受，即精神生活方面的质量。生活质量是一个多维度的概念，包括生活者自身的质量和周围环境质量两大方面。生活

本节 PPT

案例解析

Note

质量的构成如图9-1-1所示。

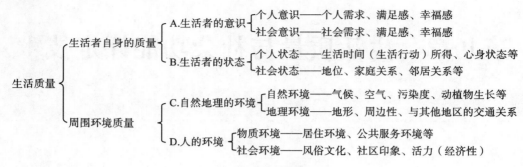

图9-1-1 生活质量的构成

WHO生活质量研究组于1997年提出：生活质量是指不同文化和价值体系中的个体对目标、期望、标准以及所关心的事情相关的生活状况的体验。

除了WHO提出的生活质量概念外，大量学者提出了不同的概念，主要有以下三个流派的观点。

（1）客观论：为满足人们生活需要的全部社会条件与自然条件的综合水平，包括生活环境的美化、净化，以及社会文化、教育、卫生、生活服务状况、社会风尚和社会治安秩序等。

（2）主观论：人们的主观幸福感和对生活的满意程度，是对个体生活各方面的评价和总结，包括精神的、躯体的、物质方面的幸福感以及对家庭内外的人际关系、工作能力、主动参与各项休闲活动的能力的满意程度。

（3）主客观综合论：包括社会提供给人们生活所需条件的充分程度和人们对于生活需求的满意程度，是反映人类生活发展的一个综合概念，是对社会发展包括人类自身发展过程的一种标识。

健康相关生活质量（health-related quality of life，HRQOL）是患者对于自身疾病与治疗产生的躯体、心理和社会反应的一种实际的、日常的功能性描述。健康相关生活质量从医学角度探知疾病对于患者的影响以及医疗干预措施的成效，是借用社会科学提出的生活质量概念开展研究的一种方式。基于对健康相关生活质量概念的理解，可以看出生活质量可以分为与健康有关的和与健康无关的两个方面。与健康有关的包括与被评定者健康有关的主要因素，比如身体、心理、精神健康等方面；与健康无关的包括社会环境和生活环境等方面。

二、生活质量评定方法

（一）生活质量评定的意义

1. 生活质量评定是康复评定的重要内容 生活质量的评定涉及患者总体结局，全面反映疾病及其导致的躯体、心理和社会功能等方面在康复干预等作用下产生的影响，而且更着重于体现患者自身的主观感受。而不是像其他康复评定内容中，可能只关注了解患者结构或功能上有无异常。

2. 生活质量评定有助于了解影响患者生活质量的因素 生活质量评定是制订康复措施的重要依据，借以了解疾病和功能受损对于患者生活质量的影响，以便有针对性地进行干预。通过生活质量的评定，有助于了解分析影响患者康复的主要因素，阐明生活质量与损伤或残疾程度之间的关系，从而有利于发现问题，提出针对不同疾病成因机制中全面且较客观的解释。

3. 生活质量评定有利于评价和比较各种康复干预措施的疗效 后期的康复评定中，生活质量评定的各项指标也是判断相应康复治疗效果的重要参数，为后续治疗提供更好的依据。国内外生活质量的研究提示，根据生活质量评定的结果，可以制订更加有效的康复干预方案及治疗措施,能够显著提高残疾者或慢性病、老年病患者的康复疗效,进而改善患者的生活质量。

（二）生活质量评定的内容

生活质量的评定是针对每一位个体进行主观感受和对社会、环境体验的评定,它有别于其他客观评定指标,需要有针对性地分析不同疾病、状态、人群与生活质量有关的因素,如身体功能、心理状况、独立能力、社会关系、生活环境等。生活质量评定的内容主要围绕这些因素选择特定的指标进行评定,这些指标包括以下几类。

（1）躯体功能的评定:睡眠、饮食、行走、大小便自我控制、自我料理、家务操持、休闲。

（2）精神心理功能的评定:抑郁、焦虑、孤独感、自尊、记忆力、推理能力和应变能力。

（3）社会功能评定:家庭关系、社会支持、与他人交往、就业情况、经济状况、社会整合、社会角色。

（4）疾病特征与治疗:疾病病症、治疗副作用等方面。

（三）生活质量评定的分类

评定内容根据患者的主、客观两方面的情况分为两类。

1. 实际指标的调查　实际指标的调查是以提出生活中的具体问题的形式收集被评定者的有关资料。例如,对旅行的次数,洗澡的次数、时间等进行调查,把握生活内容作为社会指标。

2. 对患者的主观意识的调查　对患者的主观意识的调查是对个人的主观、心理的情况进行调查,按记述式或重要度的顺序进行,可参照视觉模拟定级评定法,即通过用一条标有刻度的直线(长度为 10 cm、15 cm、20 cm)来评定主观症状或障碍。直线的两端标明某种症状的两个极端。以疼痛为例,左端为“无痛”,右端为“最严重的痛”,中间为从“无痛”到“最严重的痛”的过渡,被评定者根据症状在直线范围内选择。

（四）生活质量评定的方法

在不同人群或不同疾病的评定中,按照评定的目的和内容,常用的评定方法有以下几种。

1. 访谈法　通过访谈了解受访人的心理、行为、健康状况、生活水平等,综合评价其生活质量的一种方法。根据进程的标准化程度,可分为结构性访谈和非结构性访谈。结构性访谈是按定向标准程序进行,采用问卷或调查表,对所问的条目和可能的反应都有一定的准备;非结构性访谈是没有定向标准化程序的自由提问和进行大的访谈形式。访谈法运用面广,可简单而迅速地收集多方面的评定分析资料。

访谈法的优点:方式灵活易实施;面对面交谈便于了解个别条目无法反映的较深层内容;资料收集可靠;适用人群面广,特别是文化程度较低的人士、儿童或一定认知障碍的患者。访谈法的缺点:成本较高,时间长;主观性太强,受评定员的影响大;记录和结果的分析处理较难;缺乏隐秘性,被评定者可能会对一些敏感问题回避或不做真实的回答。

2. 观察法　在一定时间内有目的、有计划地在特定条件下,通过感官或借助一定的科学仪器,对特定个体的心理行为或活动、疾病症状及相关反应等进行观察,从而收集资料判断其生活质量。观察法常用于植物人状态、精神障碍、阿尔茨海默病或危重患者的评定。

3. 主观报告法　被评定者根据自己的身体情况和对生活质量的理解,报告一个整体生活质量的状态水平,是一种简单的整体评定方法,可以用分数或等级数表示。主观报告法的优点是数据单一易分析处理;主观报告法的缺点是结果的可靠性较差。通常与其他量表共同使用,作为补充。

4. 症状定式检查法　症状定式检查法用于限于疾病症状和治疗的毒副作用时的生活质量评定。把各种可能的症状或毒副作用列出来,由评定者或被评定者注意选择,选项可以是“有”“无”两项,也可为程度等级选项。

5. 标准化的量表评价法　标准化的量表评价法采用最广的方法,用具有较好信度、效度和反应度的标准化测定量表,对被评定者的生活质量进行多个维度的综合评定。根据评定主题的不同可分为自评法和他评法。此方法的优点是客观性较强、可比性好、程式易标准化和易于操作等。

(五)生活质量评定量表

生活质量评定的重要工具就是生活质量评定量表。目前国内外研制了大量的量表,一些普适性量表,并不针对某一特殊疾病的患者,而在于了解一般人群的综合健康状况,用于不同疾病患者生活质量的研究。为更好地了解特定疾病患者的生活质量,近年也研制或改良了大量的生活质量测量的疾病专用量表。

普适性量表的优点:适用于多种疾病,可以借此明确影响生活质量的其他相关因素;适用于多病种、不同条件下的研究;便于资料的采样、收集与管理。普适性量表的缺点:患者通常伴有不同程度的认知、语言功能和心理障碍,不同程度地干扰了测量结果,若排除这部分患者,将会失去一大部分测试对象;个别量表会出现封底效应或封顶效应,影响评估的准确性。

生活质量测量的疾病专用量表的优点:量表内容针对性强,各领域较普适性量表更能反映各类疾病的功能特点;完成量表耗时短,不易因被评定者疲劳或注意力不集中而影响测量结果;适用于被评定者自答、访问、电话访问和书信访问等形式。生活质量测量的疾病专用量表的缺点:一些疾病专用量表为最近几年研制而成,还未经大量研究使用,信度和效度尚未得到完全证实,特别是缺乏使用国的文化调适时;部分条目的语句不一定能真实地描述被评定者的反应。

选择量表时,除了考虑其优缺点外,研究者同时还应兼顾自己研究的目的和内容、资料获取的形式、被访对象的自身状况(如脑卒中的类型、关节炎的受累肢体等)相关因素。

1. 普适性量表

(1)健康调查简表(SF-36)。

健康调查简表(SF-36)是在 1988 年 Stewartse 研制的医疗结局研究量表(MOS SF)的基础上发展而来。1991 年浙江大学医学院社会医学教研室翻译了中文版的 SF-36。该量表包括 8 个领域(躯体功能、心理健康、日常活动功能、日常精神活动功能、身体疼痛、总体健康自评、活力、社会活动功能)、36 个条目,评定分为 5 个等级的健康调查问卷简化版,评定耗时 5~10 min。健康调查简表如表 9-1-1 所示。

表 9-1-1 健康调查简表(SF-36)

1.总体来讲,您的健康状况是:
①非常好 ②很好 ③好 ④一般 ⑤差
2.跟一年前相比您觉得自己的健康状况是:
①比一年前好多了 ②比一年前好一些 ③跟一年前差不多 ④比一年前差一些 ⑤比一年前差多了
(权重或得分依次为 1、2、3、4 和 5)
●健康和日常活动
3.以下这些问题都和日常活动有关。请您想一想,您的健康状况是否限制了这些活动? 如果有限制,程度如何?
(1)重体力活动。如跑步举重、参加剧烈运动等:
①限制很大 ②有些限制 ③毫无限制
(权重或得分依次为 1、2、3,下同)注意:如果采用汉化版本,则得分为 1、2、3、4,得分转换时应做相应的改变。
(2)适度的活动。如移动一张桌子、扫地、打太极拳、做简单体操等:
①限制很大 ②有些限制 ③毫无限制
(3)手提日用品。如买菜、购物等:
①限制很大 ②有些限制 ③毫无限制

续表

（4）上几层楼梯：

①限制很大　②有些限制　③毫无限制

（5）上一层楼梯：

①限制很大　②有些限制　③毫无限制

（6）弯腰、屈膝、下蹲：

①限制很大　②有些限制　③毫无限制

（7）步行 1500 m 以上的路程：

①限制很大　②有些限制　③毫无限制

（8）步行 1000 m 的路程：

①限制很大　②有些限制　③毫无限制

（9）步行 100 m 的路程：

①限制很大　②有些限制　③毫无限制

（10）自己洗澡、穿衣：

①限制很大　②有些限制　③毫无限制

4. 在过去 4 个星期里，您的工作和日常活动有无因为身体健康的原因而出现以下这些问题？

（1）减少了工作或其他活动时间：

①是　②不是

（权重或得分依次为 1、2，下同）

（2）本来想要做的事情只能完成一部分：

①是　②不是

（3）想要干的工作或活动种类受到限制：

①是　②不是

（4）完成工作或其他活动的困难增多（比如需要额外的努力）：

①是　②不是

5. 在过去 4 个星期里，您的工作和日常活动有无因为情绪的原因（如压抑或忧虑）而出现以下这些问题？

（1）减少了工作或活动时间：

①是　②不是

（权重或得分依次为 1、2，下同）

（2）本来想要做的事情只能完成一部分：

①是　②不是

（3）干事情不如平时仔细：

①是　②不是

6. 在过去 4 个星期里，您的健康或情绪不好在多大程度上影响了您与家人、朋友、邻居或集体的正常社会交往？

①完全没有影响　②有一点影响　③中等影响　④影响很大　⑤影响非常大

（权重或得分依次为 5、4、3、2、1）

7. 在过去 4 个星期里，您有身体疼痛吗？

①完全没有疼痛　②有一点疼痛　③中等疼痛　④严重疼痛　⑤很严重疼痛

（权重或得分依次为 5、4、3、2、1）

8. 在过去 4 个星期里，您的身体疼痛影响了您的工作和做家务吗？

①完全没有影响　②有一点影响　③中等影响　④影响很大　⑤影响非常大

（如果没有条目 7 与条目 8，权重或得分依次为 6、4.75、3.5、2.25、1.0；如果条目 7 有条目 8 无，权重或得分则依次为 5、4、3、2、1）

●您的感觉

9. 以下这些问题是关于过去 1 个月里您自己的感觉，对每一条问题所说的事情，您的情况是什么样的？

(1)您觉得生活充实：

①所有的时间　②大部分时间　③比较多时间　④一部分时间　⑤小部分时间　⑥没有这种感觉

（权重或得分依次为 6、5、4、3、2、1）

(2)您是一个敏感的人：

①所有的时间　②大部分时间　③比较多时间　④一部分时间　⑤小部分时间　⑥没有这种感觉

（权重或得分依次为 1、2、3、4、5、6）

(3)您的情绪非常不好,什么事都不能使您高兴起来：

①所有的时间　②大部分时间　③比较多时间　④一部分时间　⑤小部分时间　⑥没有这种感觉

（权重或得分依次为 1、2、3、4、5、6）

(4)您的心灵很平静：

①所有的时间　②大部分时间　③比较多时间　④一部分时间　⑤小部分时间　⑥没有这种感觉

（权重或得分依次为 6、5、4、3、2、1）

(5)您做事精力充沛：

①所有的时间　②大部分时间　③比较多时间　④一部分时间　⑤小部分时间　⑥没有这种感觉

（权重或得分依次为 6、5、4、3、2、1）

(6)您的情绪低落：

①所有的时间　②大部分时间　③比较多时间　④一部分时间　⑤小部分时间　⑥没有这种感觉

（权重或得分依次为 1、2、3、4、5、6）

(7)您觉得筋疲力尽：

①所有的时间　②大部分时间　③比较多时间　④一部分时间　⑤小部分时间　⑥没有这种感觉

（权重或得分依次为 1、2、3、4、5、6）

(8)您是个快乐的人：

①所有的时间　②大部分时间　③比较多时间　④一部分时间　⑤小部分时间　⑥没有这种感觉

（权重或得分依次为 6、5、4、3、2、1）

(9)您感觉厌烦：

①所有的时间　②大部分时间　③比较多时间　④一部分时间　⑤小部分时间　⑥没有这种感觉

（权重或得分依次为 1、2、3、4、5、6）

10.不健康影响了您的社会活动(如走亲访友)：

①所有的时间　②大部分时间　③比较多时间　④一部分时间　⑤小部分时间　⑥没有这种感觉

（权重或得分依次为 1、2、3、4、5、6）

●总体健康状况

11.请看下列每一道问题,哪一个答案最符合您的情况？

(1)我好像比别人容易生病：

①绝对正确　②大部分正确　③不能肯定　④大部分错误　⑤绝对错误

（权重或得分依次为 1、2、3、4、5）

(2)我跟周围人一样健康：

①绝对正确　②大部分正确　③不能肯定　④大部分错误　⑤绝对错误

（权重或得分依次为 5、4、3、2、1）

(3)我认为我的健康状况在变坏：

①绝对正确　②大部分正确　③不能肯定　④大部分错误　⑤绝对错误

（权重或得分依次为 1、2、3、4、5）

(4)我的健康状况非常好：

①绝对正确　②大部分正确　③不能肯定　④大部分错误　⑤绝对错误

（权重或得分依次为 5、4、3、2、1）

续表

假如对条目 7 和条目 8 均做了回答,假如条目 8 的编码为 1 且条目 7 的编码为 1,那么条目 8 的积分应该为 6 分;假如条目 8 的编码为 1 但条目 7 的编码为 2～6,那么条目 8 的积分应该为 5 分;假如条目 8 的编码为 2 而条目 7 的编码为 1～6,那么条目 8 的积分应该为 4 分;其余的以此类推。

假如条目 8 的编码为	且　条目 7 的编码为	那么　条目 8 的计分为
根本没有影响 1	2～6	6
根本没有影响 1	1～6	5
有一点影响 2	1～6	4
有中度影响 3	1～6	3
有较大影响 4	1～6	2
有极大影响 5	1～6	1

SF-36 是目前世界上公认的具有较高信度和效度的普适性生活质量评定量表,将 SF-36 应用于脑卒中后的患者的生活质量的研究发现,在身体和精神健康方面较敏感,而在社会功能方面表现较差。

(2) Spitzer 生活质量指数量表。

Spitzer 生活质量指数量表是 Spitzer W O 等于 1981 年为癌症及其他慢性病患者设计的,内容包括活动、日常活动、健康、支持及背景,每方面分三级评分(0、1、2),总分 10 分。Spitzer 生活质量指数量表见表 9-1-2。此量表以肢体功能为主,可以有效地评定脑卒中患者的生活质量。

表 9-1-2　Spitzer 生活质量指数量表

	内　容	评分
活动	A. 不论退休与否,全天或接近全天在通常的职业中工作或学习;或处理家务;或参加义务活动	2
	B. 在通常的职业中工作或学习;或处理家务;或参加义务活动;但需要较多的帮助;或显著缩短工作时间;或请病假	1
	C. 不能在任何岗位工作或学习且不能处理家务	0
日常活动	A. 独立进食、淋浴、如厕和穿衣,能利用或驾驶交通工具	2
	B. 在日常活动和交通转移中需要较多帮助(需他人或特殊仪器),但可以进行简单作业	1
	C. 既不能自理也不能进行简单作业或根本不能离开住所或医疗机构	0
健康	A. 感觉良好或大多数时间感觉良好	2
	B. 乏力或除偶尔外无不适感,能达到一般人水平	1
	C. 感到十分不适,大部分时间感到软弱和无精力,或意识丧失	0
支持	A. 与他人有良好关系,且至少从一个家人或朋友中得到有力支持	2
	B. 从家人和朋友中得到的支持有限	1
	C. 不经常得到家人和朋友的支持,或只在绝对需要时才能得到	0
背景	A. 对前景表现宁静和自信,能接受和控制个人环境和周围事物	2
	B. 不能充分控制环境而有时烦恼,或有明显的间断焦虑或抑郁	1
	C. 严重错乱或非常害怕或有持续焦虑、抑郁或意识不清	0

注:正常人在 4 分左右,分数越低,病情越严重。

（3）EuroQOL 调查表。

EuroQOL 调查表由英国 University of York 的 EuroQOL 研发组于 1990 年制定，内容包括活动能力、自理能力、日常活动能力、疼痛/不舒适及焦虑/抑郁 5 个部分。量表效度、收敛效度和重测信度好。该量表评测简单、直观，数据来源于类似温度计的目测表，刻度为 0～100，表示被测试者当天的健康状态。EuroQOL 调查表见表 9-1-3。完成量表耗时 2～3 min。该量表适合轻、中度症状的各类疾病患者的自评和问卷式调查。

表 9-1-3　EuroQOL 调查表

通过在以下各组的方框中打钩，请指出最能描述您目前身体状况的语句。

1.活动能力

走路没问题□　　　走路有些问题□　　　卧床不起□

2.自理能力

可以完全自理□　　　洗澡或穿衣服有些问题□　　　无法自己洗澡或穿衣服□

3.日常活动（如工作、学习、做家务，进行家庭或闲暇活动）能力

进行日常活动没有问题□　　　进行日常活动有些问题□　　　无法进行日常活动□

4.疼痛/不舒适

没有疼痛/不舒适□　　　有中度疼痛/不舒适□　　　极度疼痛/不舒适□

5.焦虑/抑郁

焦虑/抑郁□　　　不焦虑/抑郁□　　　轻度焦虑/抑郁□

为帮助被评定者表达其健康状态的程度，我们绘制了一个比例尺（很像温度计），最佳健康状态标记为 100，最坏健康状态标记为 0。

我们希望您根据具体情况在这个比例尺上标出您目前的健康状况。请从比例尺上任一点下方的方框开始画线，来表明您目前健康状况的好坏

（4）世界卫生组织生活质量测定量表-100（WHOQOL-100）。

世界卫生组织生活质量测定量表-100（WHOQOL-100）是世界卫生组织领导的 15 个国家和地区共同研制的跨国家、跨文化的普适性、国际性量表。使用语言版本近 30 种，共有 6 个领域、100 个项目，包括生理、心理、独立性、社会关系、环境和精神支柱/宗教/个人信仰。该量表结构严谨、内容全面，适合多个学科的有关生活质量的研究。

于 1998 年成功制定的 WHOQOL-100 中国版，能详细地评估与生活质量有关的各方面，但特别冗长，增加了工作量。

WHO 于 1998 年改良出世界卫生组织生活质量测定简式量表（WHOQOL-BREF），包括生理、心理、社会关系和环境 4 个领域，共 26 个条目。该量表有良好的内部一致性、区分效度和结构效度。

（5）疾病影响调查表。

疾病影响调查表（SIP）由 Gilson B S 等于 1975 年制定，1981 年，同一工作组 Bergner M 等完成修订和定稿，形成目前使用的版本。该量表共 12 个方面，136 个条目，包括步行、活动、自身照顾、社会交往、情绪行为、交流、行为动作的灵敏度、睡眠与休息、饮食、家居料理、娱乐与休闲和工作等内容。交流、行为动作的灵敏度、情绪行为和社会交往比较适合神经疾病患者的后期测量，其余各项更表现在 ADL 方面。完成该量表耗时 20～30 min。该量表适合多中心的研究，但缺少健康、幸福和生活满意度的条目。

2.专用量表　普适性量表无法完全满足各类疾病患者的专科测量时，国内外的研究者，研制、改良了一些专供于不同疾病患者的生活质量量表。如：脑卒中患者生活质量评定的脑卒中专用生活质量量表（SA-SIP30）、Frenchay 活动量表、关节炎影响测量量表 2（AIMS2）、McMaster-

Toronto 关节炎病人偏向残疾问卷(MACTAR)。

(1) 脑卒中专用生活质量量表(SA-SIP30)。

脑卒中专用生活质量量表是 SIP 改良后形成的脑卒中专用生活质量评定量表。其前身疾病影响调查表减少为 30 个条目,去除了与脑卒中相关性差及可信度差的条目。该量表内容包括身体照顾与活动、社会交往、活动性、交流、情感行为、家居料理、行为动作灵敏度和步行 8 个方面。SA-SIP30 在结构效度、收敛效度、临床效度和外部效度上较 SIP 稍差,最适用于患者代言人的生活质量测量工具。

(2) Frenchay 活动量表。

Frenchay 活动量表是专为脑卒中患者生活质量及其功能预后的测量而设计的。该量表包括家务、户外活动和休闲与工作 3 个领域,15 个条目,总分 45 分;其信度、效度及其敏感度好,适合代理人使用,用于自答或访问。完成该量表耗时 3~5 min,应答率较高。该量表内容较少、覆盖面小,不适宜大型研究使用。

(3) 关节炎影响测量量表 2(AIMS2)。

关节炎影响测量量表 2 是评价关节炎生活质量的量表之一,是在 AIMS 的基础上研发的,共 57 个条目,5 个维度,包括躯体(活动能力、步行和弯腰、手和指功能、上臂功能、自我照顾、家务工作)、症状(关节炎痛)、角色(工作)、社会角色(社会活动、家庭和朋友的支持)、情感(紧张度、心情)。每条目用 5 级表示不同程度。计分时将条目标准化为 0~10 级,0 表示非常健康,10 表示非常糟糕。完成评定需要 23 min 左右。

(六) 生活质量评定的注意事项

生活质量有诸多影响因素,评定方法多样,评定中注意以下几个方面。

1. 建立有用的生活质量评价指标　选用量表要注意可测量性、敏感度、是否广泛被接受、是否易于理解、平衡性等方面。

2. QOL 量表的本土化和民族化　量表具备国际通用性和可比性,又要照顾各个国家、地区的本土文化和民族化元素。必要时对相关内容进行文化调适。

3. 有针对性地使用 QOL 量表　针对不同疾病,尽量选择生活质量专表,以便测得患者特有的问题。

4. 注意不同数据采集过程中的技巧　提高访谈法评定者的素质、量表评价法中量表的编印质量等,进一步提高生活质量评定的准确性。

(张华锴)

能 力 检 测

一、单项选择题

1. 生活质量评定中一般不考虑的因素是(　　)。

A. 心理状况　　B. 社会制度　　C. 经济状况　　D. 宗教信仰　　E. 身体功能

2. 最适合脑梗死患者的 QOL 评定的量表是(　　)。

A. Spitzer 生活质量指数量表　　　　　　B. WHO 生活质量测定量表

C. WHO 生活质量测定简式量表　　　　　D. 脑卒中专用生活质量量表

E. SF-36

3. 脑卒中专用生活质量量表中没有涉及的内容是(　　)。

A. 用药情况　　B. 言语功能　　C. 家庭角色　　D. 体能　　　E. 工作情况

参考答案

Note

二、名词解释

1. 生活质量
2. 健康相关生活质量

三、简答题

1. 生活质量评定的意义是什么？
2. 生活质量的评定应包括哪些内容？
3. 生活质量评定的方法有哪些？
4. 生活质量评定的注意事项有哪些？

本节 PPT

第二节　职业能力评定技术

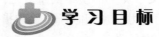 学习目标

【知识目标】

1. 掌握职业能力的概念。
2. 熟悉职业能力评定的内容和方法。
3. 熟悉职业能力评定的目的。

【能力目标】

能选择合适的方法进行职业能力评定。

职业劳动是个体生存与发展所必需的一种社会性、生产性活动，伤残者作为人类社会的成员也同样具有劳动就业的权利。个体必须以自己所具备的生理与心理条件以及职业适应性为前提，通过学习与掌握一定的知识、技能才能完成各种作业活动。伤残者作为具有特殊生理与心理障碍的社会群体，具有不同于其他群体的职业活动方式与特征。伤残者康复的目的就是回归社会，享受正常人同等的权利。因此，职业康复是伤残者走向社会的桥梁，职业能力评估是伤残者职业康复过程中的重要环节。对其进行职业能力评定工作，具有十分重要的理论与现实意义。

一、职业能力评定概述

职业康复是指采取各种适当的手段，综合利用药物、器具，帮助伤残者恢复健康和工作能力，包括肢体、器官、智能的全面和部分恢复，以及职业培训，即利用其身体能力，发挥伤残后的潜在素质与再就业合理结合，帮助其再就业。

职业能力是指伤残者从事相关职业的多种能力的综合，是个体将所学知识、技能和态度在特定的职业劳动或情境中进行类化迁移与整合所形成的能完成职业任务的能力。

（一）职业能力评定的意义

1. 职业能力评定是制订职业康复计划的基础　其作用主要表现在：①为确定职业活动目标与职业发展目标提供科学依据；②对参与职业活动的作业行为进行预测；③明确确定其作业适应水平。

2. 职业能力评定为职业发展提供科学的依据　职业发展是职业康复的重要组成部分，因个体所处的社会环境与条件不断变化，人们对自己的认识与期望也会发生相应的变化。伤残者由于身体或心理原因，不能正确地认识自己的能力及其特点、自己的职业发展的可能性、伤残功能

Note

之间可能存在的功能代偿特性。通过职业能力评估,可以向被评定者提供身体的心理障碍可能影响的职业活动等,从而为职业发展提供科学依据。

3.职业能力评定为恢复伤残者社会属性提供有效途径　提高伤残者的生活自理能力或在家庭环境中有一定程度的独立活动,仅是自然属性的恢复,只有社会的适应能力和就业能力的康复,从社会资源的消耗者变为社会资源的创造者,才是社会属性的恢复,职业能力评定为恢复伤残者社会属性提供有效途径。

（二）职业能力评定的原则

1.系统性原则　伤残者职业活动涉及面广,必要采用系统性原则与方法,全面评定身体机能、心理素质与状态等,从多维角度,多侧面把握这种复杂的过程。

2.科学性原则　职业能力评定是对伤残者身体、心理与职业活动特点进行全面考察的过程,要求评估能够客观地反映出患者能力发展的水平与可能性,即评估时要注重科学性原则。职业能力评定包括三个方面内容:一是评估的客观性,要求尽量采用标准化的测量方式与方法,具有标准化测量内容、标准化的评估程序与标准化的评估结果的解释方法;二是评估的信度、评估的可靠性,即评估的一致性程度,多次评估的结果保持一致性;三是评估的效度、正确性,即一种评估能够测量出其所要测量内容的程度。一项评估若无效,无论其有何优点,均无法发挥其功能。

3.实用性原则　职业能力评定的最终目的是为伤残者职业发展与职业康复提供科学可靠的依据,进行评估时,应该注重不同职业活动的特点、伤残的类型及其对工作环境的特殊要求,进行有针对性的评估,同时,评估应该具有易操作性的特点,便于推广。

（三）职业能力评定的目的

职业能力评定的目的是使伤残者获得、保持适当的职业并得到提升,从而促使其与健全人平等地参与社会,进行职业劳动。

职业能力评估为伤残者职业选择、职业训练及职业咨询提供了科学的依据。

采用现代心理测量与职业评估理论,确定和诊断预测伤残者职业适应性、可能性和发展水平、发展方向的系统理论与方法,使伤残者达到最全面的康复。

二、职业能力评定方法

（一）职业能力评定的内容

1.残存功能　①体重负荷检查:通过起立和行走检查下肢支撑身体的重量;坐和站位时双脚轮换踩地检查下肢的屈伸。②升降检查:通过在阶梯和斜面上行走,观察平衡状态。③机敏性检查:通过足跟转动,在平行棒内行走、跑、跳、单腿支撑等检查全身运动协调能力和平衡能力。④躯干动作检查:保持正常站位,扭转躯干、侧屈、双手提和搬重物观察躯干灵活度。⑤低位动作检查:通过爬和蹲,主要观察全身动作的协调性。⑥手及手指动作的检查:通过手及手指的关节活动,拇指及其他四指对指、抓握、伸展,检查。⑦各种感觉检查:浅感觉(温度觉、触觉、痛觉)、深感觉(振动觉、运动觉)。⑧视力及听力检查:通过一般身体功能检查,初步确定残疾人适合的工种,例如上下肢或全身性的工作以及工作强度。

2.智力检查　①韦氏成人智力测验:分为言语和操作测验,各分测验量表的智商之和就是总智商。通过比较各项得分,找出伤残者能力上的强、弱项,便于对智力特点进行分析。②瑞文推理测验:跨文化、跨地域的非文字测验,分别对被评定者的知觉辨别力、图形比较、组合,以及系列关系、互换等能力做测试。

3.职业倾向测验　主要受兴趣(你想做什么)、能力(你能做什么)、人格(你适合做什么)三个方面因素影响。①兴趣倾向:列举一些具体活动或职业,根据自己喜好作答。②个体经历:根据自己能够做得很好或能够胜任的活动作答。③人格倾向:针对自己实际情况作答。该测验是帮助伤残者更加全面、准确地了解自己,与此同时也是一个学习的过程。

4.职业操作能力检查 ①手腕作业检查测试:测试心理运动-眼手协调能力,通过对双手、单手的提取、放置、翻转、插入小圆棒等观察其理解及操作能力、忍耐力、注意力、情绪调整及手指手腕协调性,评定精细小动作的速度和准确度。②机械能力测试(克劳福德小部件灵活测验):评定手指与手腕的灵活性,通过镊子、小改锥将螺栓、小金属棒、小垫圈插入或旋入相应的孔中,以完成2项测试作业的时间为伤残者的成绩。

(二)职业能力评定的分类

职业康复中对患者或残疾者职业能力测定方法种类很多,既有心理方面的测定又有实际操作的测定,见图 9-2-1。

面谈法是通过与伤残者进行面对面交谈,了解伤残者本人及家庭情况,了解伤残者文化程度、受过的教育、专长,了解伤残者本人对未来职业的愿望、就业能力、适应范围等。

心理学评定法测定内容有职业兴趣、职业价值观、性格等。

模拟试工法是布置和实际工作环境一样的场面,在特定条件下测定患者或残疾者职业能力。

职务试行法则是请伤残者担当某种职务进行测定。

工厂内评定法是请伤残者在工厂实际环境中进行操作评定。

作业标本法是通过一些实际操作来测定伤残者职业能力的方法。

情报收集和分析法是指通过对伤残者有关医学情报、心理学情报、职业情报、社会情报等资料进行综合分析得出测定结果的方法。

量表法是通过使用相关量表进行询问或自我评价的方法。

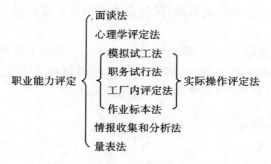

图 9-2-1 职业能力评定方法及分类

(三)职业能力评定量表

不同伤残者,就业前均需要进行职业能力评定,评定包含全面的内容,量表式评估是最常用的方式。

1.职业能力评定调查量表 职业能力评定调查量表是较全面的功能状态评定表,可了解伤残者职业能力的受损和残存状况。见表 9-2-1。

表 9-2-1 职业能力评定调查量表

项　　目		标　　准
视	0	无显著损伤。
	1	在需要敏锐视力的操作中有困难。
	2	损伤的程度足以干扰阅读、驾车等主要活动。
	3	视力全部或几乎全部丧失

续表

项　目	标　准
听	0　无显著损伤。 1　会话和用电话时有些困难。 2　能借助唇读,进行面对面的会话,但不能用电话,不能听见某些环境中有关的声音(如铃声、高音调声等)。 3　极度难听或聋,不能理解任何言语
言语	0　无显著损伤。 1　言语易被人理解,但音质或言语方式不悦耳;或说话时特别费力才能使他人听懂。 2　言语难以理解,往往必须重复。 3　言语不能被他人理解
行走或活动	0　无显著损伤。 1　速度或距离不如常人,若用轮椅,可独立自驱动和转移而无需他人帮助。 2　只能在平地上步行短的距离,即便坐轮椅,也不能独立转移,但用电动轮椅至少能不用帮助驱动 100 m 左右。 3　无行走的可能,若坐轮椅,在他人帮助下能走 100 m 左右
上肢功能	0　无显著损伤。 1　一侧上肢完全或部分丧失功能,另一侧上肢完好。 2　双侧上肢至少在某种范围内丧失功能或利侧上肢有严重的功能丧失。 3　任一上肢没有有用的功能
手功能	0　无显著损伤。 1　不能进行大多数需要精细灵巧性、速度和协调性的作业。 2　严重损伤,但用或不用辅助物或义肢仍能进行书写和进食等 ADL 活动。 3　几乎没有或完全没有手功能
协调	0　无显著损伤。 1　眼手协调和粗大运动协调均有一些损伤,但主要功能仍完好。 2　眼手和粗大运动协调显著损伤。 3　几乎没有能力去控制和协调运动
头的控制	0　无显著损伤。 1　保持和确立头的位置有困难,在定向、平衡或外观上可有小的问题。 2　控制或旋转头部有困难,由于不能控制可轻度妨碍注视。 3　由于缺乏控制,严重干扰或妨碍阅读时的注视和谈话时与对方保持眼的接触
用力能力	0　无显著损伤。 1　在需要极度用力的职业中(如需用力上举或需要大量步行、弯腰等职业中)有某些困难,但在中度用力时可以接受。 2　在任何类型的职业中,甚至只需中等的体力也不能进行。 3　即使是坐和轻度用手工作的职业都可以是对患者体力方面的苛求

续表

项 目		标 准
耐力	0	无显著损伤。
	1	安排休息阶段可以全天工作。
	2	能半天工作。
	3	每日工作不能超过 2 h
运动速度	0	无显著损伤。
	1	移动速度比平均速度慢。
	2	移动极慢,需要速度的竞争性职业完全不能进行。
	3	运动极度迟滞
学习能力	0	无显著损伤。
	1	能学习复杂的就业技能,但速度不正常。
	2	通过特殊的训练,能掌握相当复杂的概念和操作。
	3	只能学习极简单的作业并且自由花费充分的时间和进行重复训练才能完成
判断	0	无显著损伤。
	1	有时做出不恰当的判断,不费时间去考虑替代方案或行为的后果。
	2	经常做出仓促和不明智的决定,往往显示出不合适的行为或选择。
	3	愚蠢或冲动性行为的结果,可能危及自己或他人
坚持性	0	无显著损伤。
	1	注意广度或集中于作业或概念上的能力变化大,有时不能坚持到完成他所负责的作业。
	2	注意广度有限,缺乏集中,为使之坚持一种活动需要大量的监督。
	3	注意广度极有限,没有持续的监督不能坚持进行作业
知觉组织	0	无显著损伤。
	1	其知觉组织使之不能进行任何需要精细分辨的作业,但无明显行为损伤的证据。
	2	偶尔表现出空间失定向(迷路或在粗大知觉问题上有困难)。
	3	行为上证实有极度的知觉畸变(如粗大空间失定向,撞到墙上,不能鉴别物体)
记忆	0	无显著损伤。
	1	偶因记忆缺陷造成一些困难。
	2	记忆缺陷显著干扰新的学习、指示和通知,必须频繁地重复才能让被评定者记住。
	3	错乱、失定向、记忆几乎丧失
言语功能	0	无显著损伤。
	1	言语能力轻到中度损伤,若听觉受损,能用唇读和言语交流。
	2	交流有严重困难,限于说单个词或短语,或用非发音交流形式表达简单的概念,若听觉受损,用符号语言有效,但不能用唇读或说。
	3	表达性交流近乎不可能
阅读写作能力	0	无显著损伤。
	1	由于文化背景或缺乏教育,读、写有困难。
	2	读、写有严重困难。
	3	功能上类似文盲

续表

项　　目	标　　准
对能力和受限的准确感知	0　无显著损伤。 1　对于由于残疾的结果而引起的职业能力的变化有不正确的理解（如排除掉太多的就业可能性，或否认一些限制的意义）。 2　不现实地理解其就业能力（如排除所有的就业可能，或否认重要的限制）。 3　拒绝接受或显著歪曲理解其受限，关于其残疾，经常提供其他虚假的、引人入歧途的或极为不合适的信息
和人们相互作用的有效性	0　无显著损伤。 1　在社会交往中有些笨拙或口齿不清。 2　缺乏在社会中有效交往所必需的技巧。 3　明显的攻击性、退缩性、防御性、怪异或不合适的行为，常伤害个人交往
个人的吸引力	0　无显著损伤。 1　个人外表或卫生在某些方面是不吸引人的，但能为家人所忍受。 2　在个人外表或卫生方面，有极严重的问题，难于为他人甚至为家人所接受。 3　在个人外表或卫生方面，有极严重的问题，很可能为他人所拒绝
由于治疗或医疗问题的缺勤	0　无显著损伤。 1　由于医学监督、治疗或复发，每月有 1～2 日的请假。 2　平均每周需要有 1 日请假以接受医学监督或治疗。 3　由于需要几个阶段的住院，必须经常缺勤
状态的稳定	0　无显著损伤。 1　若由饮食、治疗或训练控制则稳定。 2　状态可能缓慢的进展，或其过程难以预料，并且可导致功能的进一步丧失。 3　状态在可以预见的将来很可能显著恶化
技能	0　无显著损伤。 1　没有可以利用的为工作特需的技能，但具有一般的技能，使之能转换到其他一些工作岗位上去。 2　可以转换工作岗位的技能没有多少，由于残疾或其他一些因素，工作特需的技能大部分无用。 3　一般的技能也没有多少
工作习惯	0　无显著损伤。 1　工作习惯有缺陷（如不守时、仪表不恰当、没有合适的会读方法等），但愿意和能够学习这些技能，而且十分容易。 2　工作习惯有缺陷，在受雇之前可能需要进行工作调整训练。 3　工作习惯上有严重的缺陷，似乎没有可能通过工作调整训练来改善
工作历史	0　无显著损伤。 1　由于年轻或其他理由，没有或几乎没有大多数雇主可以接受的工作经验。 2　工作历史中有诸如经常拖拉或经常由于失业而变换工作。 3　有 5 年的失业期，可用的工作资料贫乏

项　目	标　准
雇主的 可接受性	0　无显著影响。 1　身体上或历史上的一些特征可能干扰某些雇主对雇员的接受。 2　尽管对行为没有干扰（如已控制住的癫痫，有严重易复发的精神病等），但历史上有极少为雇主和公众接受的特征。 3　目前和新近的特征不能避免使该患者不为大多数可能的雇主所接受（如新近犯罪史，不能控制的癫痫，显著的行为异常）
工作机会	0　无显著影响。 1　受雇机会有些受限制（如由于交通问题、地理位置问题、环境状态为雇员不能耐受等）。 2　受雇机会显著受限，几乎没有什么合适的工作条件。 3　受雇机会极度受限，可能只能居留在乡下或生活在工作机会很少的农村
经济上的妨碍	0　无显著影响。 1　受雇的可能性受到经济上限制（雇员可能要求异常高的薪金或存在难于找到合适工作的其他特殊情况）。 2　由于可能丧失受益，工作选择十分受限（可能会考虑非全天或低收入的工作，以便继续从他处得益）。 3　由于会导致目前得到的好处（财政上医疗保险的，或伺候人员等）的丧失，所有可能性都不能提供比这更好的工作
社会支持系统	0　无显著影响。 1　无或几乎没有支持系统可以利用。 2　当时的支持系统与康复目标相违背。 3　支持系统的工作明显地对抗康复的行为

评定内容 30 项，分 0、1、2、3 四级，制定四个级别。

0～5 分：职业能力无显著损伤。

6～31 分：职业能力轻度损伤。

32～62 分：职业能力中度损伤。

63～93 分：职业能力严重损伤。

2. 职业倾向自我评定量表　见表 9-2-2。

表 9-2-2　职业倾向自我评定量表

您想更多地了解您自己吗？下面有一系列问题，请按照您的真实情况，在五分钟之内，如实回答。

第一组：	是	否
1.您喜欢把一件事做完后再做另一件事吗？	（　）	（　）
2.您喜欢在做事情前，对此事做出细致的安排吗？	（　）	（　）
3.您喜欢修理家具吗？	（　）	（　）
4.您喜欢出头露面吗？	（　）	（　）
5.您喜欢使用锤子、榔头一类的工具吗？	（　）	（　）
总计分数	（　）	（　）

第二组：	是	否
1.您喜欢解决数学难题吗？	（　）	（　）

续表

	是	否
2.您认为自己更多的是属于思考型而不是情感型吗？	（　）	（　）
3.您具有研究自然科学的能力吗？	（　）	（　）
4.您喜欢对难题做深入的研究和探讨吗？	（　）	（　）
5.您喜欢独自做实验吗？	（　）	（　）
总计分数	（　）	（　）

第三组：	是	否
1.您喜欢做实际工作吗？	（　）	（　）
2.您动手能力强吗？	（　）	（　）
3.您怕难为情吗？	（　）	（　）
4.您喜欢修理电器和做罐头食品一类的事吗？	（　）	（　）
5.您喜欢自行车、电视机、收音机吗？	（　）	（　）
总计分数	（　）	（　）

第四组：	是	否
1.您喜欢照顾别人吗？	（　）	（　）
2.您爱交际吗？	（　）	（　）
3.您责任心强吗？	（　）	（　）
4.您对教育工作感兴趣吗？	（　）	（　）
5.您对咨询工作感兴趣吗？	（　）	（　）
总计分数	（　）	（　）

第五组：	是	否
1.您具有冒险精神吗？	（　）	（　）
2.您喜欢销售吗？	（　）	（　）
3.您擅于为自己的观点辩护吗？	（　）	（　）
4.您喜欢组织各种活动吗？	（　）	（　）
5.您喜欢当经理吗？	（　）	（　）
总计分数	（　）	（　）

第六组：	是	否
1.您喜欢写诗或小说吗？	（　）	（　）
2.您喜欢绘画吗？	（　）	（　）
3.您具有音乐、艺术、戏剧方面的才能吗？	（　）	（　）
4.您喜欢记者工作吗？	（　）	（　）
5.您具有唱歌、跳舞方面的特长吗？	（　）	（　）
总计分数	（　）	（　）

第七组：	是	否
1.您喜欢有条不紊的事务性工作吗？	（　）	（　）
2.您喜欢遵照上级的指示做细致的工作吗？	（　）	（　）
3.您做一项工作,既仔细又有效吗？	（　）	（　）
4.您喜欢办公室的统计工作吗？	（　）	（　）

续表

	是	否
5.您喜欢做分类工作吗?（如文件分类）	（　）	（　）
总计分数	（　）	（　）

第八组：	是	否
1.您喜欢独立工作吗?	（　）	（　）
2.您喜欢生物课程吗?	（　）	（　）
3.您喜欢自然科学研究方面的工作吗?	（　）	（　）
4.您喜欢阅读自然科学方面的书籍和杂志吗?	（　）	（　）
5.您喜欢物理课程吗?	（　）	（　）
总计分数	（　）	（　）

第九组：	是	否
1.您喜欢社会活动吗?	（　）	（　）
2.您喜欢与人协作吗?	（　）	（　）
3.您有较强的口才能力吗?	（　）	（　）
4.您愿意帮助后进的,甚至是犯错误的同学吗?	（　）	（　）
5.您喜欢结交朋友吗?	（　）	（　）
总计分数	（　）	（　）

第十组：	是	否
1.您喜欢行政工作吗?	（　）	（　）
2.您喜欢在许多人面前发表议论吗?	（　）	（　）
3.您喜欢推销商品吗?	（　）	（　）
4.您喜欢参加会谈吗?	（　）	（　）
5.您擅于做别人的思想工作吗?	（　）	（　）
总计分数	（　）	（　）

第十一组：	是	否
1.您是一个沉静而不易动感情的人吗?	（　）	（　）
2.您擅于整理书、报纸、杂志吗?	（　）	（　）
3.您喜欢打字工作吗?	（　）	（　）
4.您喜欢记账工作吗?	（　）	（　）
5.您喜欢收款工作吗?	（　）	（　）
总计分数	（　）	（　）

第十二组：	是	否
1.您喜欢写作文吗?	（　）	（　）
2.您具有丰富的想象力吗?	（　）	（　）
3.您是一贯感情丰富的人吗?	（　）	（　）
4.当您接受一项新任务,您喜欢以自己独特的方法去完成吗?	（　）	（　）
5.您能创造新事物吗?（如创作故事、图画、诗歌等）	（　）	（　）
总计分数	（　）	（　）

职业倾向评定,每个问题回答"是"则得 1 分,回答"否"则得 0 分。从各组得分中,找出最高

的一项,便是被评定者相应的个性类型。也可能最高分不只是一项,说明被评定者的职业适应性更为广泛。最低分,说明被评定者不适宜从事该种类型的职业。职业倾向自我评定量表的统计说明见表 9-2-3。

表 9-2-3　职业倾向自我评定量表统计说明

组	得分	相应个性类型	相应的职业
第一组加第三组		现实型(R)	木匠、车工、钳工、铆工、焊工、电工、汽修、家电维修、摩托车修理、通信、服务与维修、汽车驾驶
第二组加第八组		调研型(I)	科技、实验、研究、药剂、数学、化学、生物、动物、地质、气象、编辑、作家、物理
第四组加第九组		社会型(S)	导游、家政服务、教师、教练、中介服务、医务、公务员、心理咨询、社团干部、社区服务
第五组加第十组		企业型(E)	经理、厂长、广告创意、影视编制、企业管理、营销、个体、经营、大型活动主办、公关
第六组加第十二组		艺术型(A)	节目主持、书画、摄影、作家、记者、服装模特、插花、装饰美工、艺术表演、文艺创作
第七组加第十一组		常规型(C)	会计、统计、保管、打字、计算机操作、文书、档案管理、收银、服务、簿记

3. 职业能力倾向自我评定量表　见表 9-2-4。

表 9-2-4　职业能力倾向自我评定量表

职业能力倾向	强	较强	一般	较弱	弱
	1	2	3	4	5
1.一般学习能力倾向(G)					
快而容易地学习新的内容	( )	( )	( )	( )	( )
快而正确地解决数学题目	( )	( )	( )	( )	( )
您的学习成绩总的来说处于	( )	( )	( )	( )	( )
对课文的字、词、段落和篇章的理解、分析和综合的能力	( )	( )	( )	( )	( )
对学习过程的材料的记忆能力	( )	( )	( )	( )	( )
各等级次数累积	( )	( )	( )	( )	( )
	×1	×2	×3	×4	×5
总计分数( )＝( )＋( )＋( )＋( )＋( ) 自评等级( )＝总计分数( )÷5					
2.言语能力倾向(V)	( )	( )	( )	( )	( )
擅于表达自己的观点	( )	( )	( )	( )	( )
阅读速度快,并能抓住中心内容	( )	( )	( )	( )	( )
掌握词汇量的程度	( )	( )	( )	( )	( )
向别人解释难懂的概念	( )	( )	( )	( )	( )
您的语文成绩	( )	( )	( )	( )	( )

续表

职业能力倾向	强	较强	一般	较弱	弱
	1	2	3	4	5
各等级次数累积	( )	( )	( )	( )	( )
	×1	×2	×3	×4	×5

总计分数( )＝( )＋( )＋( )＋( )＋( )

自评等级( )＝总计分数( )÷5

3.算术能力倾向（N）

	强	较强	一般	较弱	弱
做出精确的测量（如测量长、宽、高等）	( )	( )	( )	( )	( )
笔算能力	( )	( )	( )	( )	( )
口算能力	( )	( )	( )	( )	( )
打算盘	( )	( )	( )	( )	( )
您的数学成绩	( )	( )	( )	( )	( )
各等级次数累积	( )	( )	( )	( )	( )
	×1	×2	×3	×4	×5

总计分数( )＝( )＋( )＋( )＋( )＋( )

自评等级( )＝总计分数( )÷5

4.空间判断能力倾向（S）

	强	较强	一般	较弱	弱
解决立体几何方面的习题	( )	( )	( )	( )	( )
画三维度的立体图形	( )	( )	( )	( )	( )
看几何图形的立体感	( )	( )	( )	( )	( )
想象盒子展开后的平面形状	( )	( )	( )	( )	( )
想象三维度和三维度的物体	( )	( )	( )	( )	( )
各等级次数累积	( )	( )	( )	( )	( )
	×1	×2	×3	×4	×5

总计分数( )＝( )＋( )＋( )＋( )＋( )

自评等级( )＝总计分数( )÷5

5.形态知觉（P）

	强	较强	一般	较弱	弱
发现相似图形中的细微差异	( )	( )	( )	( )	( )
识别物体的形状差异	( )	( )	( )	( )	( )
注意到多数人所忽视的物体的细节部分	( )	( )	( )	( )	( )
检查物体的细节	( )	( )	( )	( )	( )
观察图案是否正确	( )	( )	( )	( )	( )
各等级次数累积	( )	( )	( )	( )	( )
	×1	×2	×3	×4	×5

总计分数( )＝( )＋( )＋( )＋( )＋( )

自评等级( )＝总计分数( )÷5

Note

续表

职业能力倾向	强	较强	一般	较弱	弱
	1	2	3	4	5
6. 职员能力倾向（Q）					
快而准确地抄写资料（诸如姓名、日期、电话号码等）	（　）	（　）	（　）	（　）	（　）
发现错别字	（　）	（　）	（　）	（　）	（　）
发现计算错误	（　）	（　）	（　）	（　）	（　）
在图书馆很快地查找编码卡片	（　）	（　）	（　）	（　）	（　）
自我控制能力（如较长时间地抄写资料）	（　）	（　）	（　）	（　）	（　）
各等级次数累积	（　） ×1	（　） ×2	（　） ×3	（　） ×4	（　） ×5

总计分数（　）＝（　）＋（　）＋（　）＋（　）＋（　）
自评等级（　）＝总计分数（　）÷5

职业能力倾向	强	较强	一般	较弱	弱
7. 眼手运动协调（K）					
玩电子游戏	（　）	（　）	（　）	（　）	（　）
打篮球或打排球一类的活动	（　）	（　）	（　）	（　）	（　）
打乒乓球或羽毛球	（　）	（　）	（　）	（　）	（　）
打算盘	（　）	（　）	（　）	（　）	（　）
打字	（　）	（　）	（　）	（　）	（　）
各等级次数累积	（　） ×1	（　） ×2	（　） ×3	（　） ×4	（　） ×5

总计分数（　）＝（　）＋（　）＋（　）＋（　）＋（　）
自评等级（　）＝总计分数（　）÷5

职业能力倾向	强	较强	一般	较弱	弱
8. 手指灵巧能力倾向（F）					
灵巧地使用很小的工具（如镊子等）	（　）	（　）	（　）	（　）	（　）
穿针眼、编织等使用手指的活动	（　）	（　）	（　）	（　）	（　）
用手指做一件小手工艺品	（　）	（　）	（　）	（　）	（　）
使用计算器的灵巧程度	（　）	（　）	（　）	（　）	（　）
弹琴	（　）	（　）	（　）	（　）	（　）
各等级次数累积	（　） ×1	（　） ×2	（　） ×3	（　） ×4	（　） ×5

总计分数（　）＝（　）＋（　）＋（　）＋（　）＋（　）
自评等级（　）＝总计分数（　）÷5

职业能力倾向	强	较强	一般	较弱	弱
9. 手的灵巧能力倾向（M）					
用手把东西分类（如把一大堆苹果分为大、中、小三类）	（　）	（　）	（　）	（　）	（　）
在推和拉东西时手的灵活度	（　）	（　）	（　）	（　）	（　）
很快地削水果	（　）	（　）	（　）	（　）	（　）

Note

325

续表

职业能力倾向	强 1	较强 2	一般 3	较弱 4	弱 5
灵活地使用手工工具(如榔头、锤子等)	( )	( )	( )	( )	( )
在绘画、雕刻等手工活动中手的灵活性	( )	( )	( )	( )	( )
各等级次数累积	( ) ×1	( ) ×2	( ) ×3	( ) ×4	( ) ×5

总计分数( )＝( )＋( )＋( )＋( )＋( )

自评等级( )＝总计分数( )÷5

统计分数的方法：对每一类能力倾向计算总计分数、自评等级。

对每一道题目，采取"强""较强""一般""较弱""弱"五等级；每组 5 道题完成后，分别统计各等级选择的次数总和；然后用下面公式计算出该类的总计次数(把"强"定为第一项，以此类推，"弱"定为第五项；第一项之和就是选"强"的次数和)。总计分数＝(第一项之和×1)＋(第二项之和×2)＋(第三项之和×3)＋(第四项之和×4)＋(第五项之和×5)；自评等级＝总计次数/5。

把每一组的自评等级填入表 9-2-5 中。

表 9-2-5 职业能力等级表

组	评 定 等 级	相应职业能力
第一组		一般学习能力倾向(G)
第二组		言语能力倾向(V)
第三组		算术能力倾向(N)
第四组		空间判断能力倾向(S)
第五组		形态知觉(P)
第六组		职员能力倾向(Q)
第七组		眼-手运动协调(K)
第八组		手指灵巧能力倾向(F)
第九组		手的灵巧能力倾向(M)

确定被评定者的每一种职业能力倾向后，参阅职业与职业能力倾向的要求，确定被评定者所能从事的职业。见表 9-2-6。

表 9-2-6 职业与其所要求职业能力标准

	G	V	N	S	P	Q	K	F	M
生物学家	1	1	1	2	2	3	3	2	3
建筑家	1	1	1	1	2	3	3	3	3
测量员	2	2	2	2	2	3	3	3	3
测量辅助员	4	4	4	4	4	4	3	4	3
制图员	2	3	2	2	2	3	2	2	3
建筑和工程技术专家	2	2	2	2	2	3	3	3	3
建筑工程技术员	2	3	3	3	3	3	3	3	3

续表

	G	V	N	S	P	Q	K	F	M
物理科学技术专家	2	3	3	3	2	3	3	3	3
物理科学技术员	2	3	3	3	2	3	3	3	3
农业、生物、动物、植物学的技术员	2	3	3	4	2	3	3	3	3
数学家和统计学家	1	1	1	3	3	2	4	4	4
系统分析和计算机程序编制者	2	2	2	2	3	3	4	4	4
经济学家	1	1	1	4	4	2	4	4	4
社会学家、人类学者	1	1	3	2	2	3	4	4	4
心理学家	1	1	2	2	2	3	4	4	4
历史学家	1	1	3	4	4	3	4	4	4
哲学家	1	1	4	3	3	3	4	4	4
政治学家	1	1	3	4	4	3	4	4	4
政治经济学家	2	2	2	3	3	3	3	3	3
社会工作者	2	2	3	4	4	3	4	4	4
社会服务助理人员	3	3	3	4	4	3	4	4	4
法官	1	1	3	4	4	3	4	4	4
律师	1	1	3	4	4	3	4	4	4
公证人	2	2	3	4	4	3	4	4	4
图书馆管理学专家	2	2	3	3	4	2	3	4	4
图书馆、博物馆和档案管理员	3	3	3	2	2	4	3	2	3
职业指导员	2	2	3	4	4	3	4	4	4
大学教师	1	1	3	3	2	3	4	4	4
中学教师	2	2	3	4	3	3	4	4	4
小学和幼儿教师	2	2	3	3	3	3	3	3	3
职业学校教师(专业课)	2	2	2	3	3	3	3	3	3
职业学校教师(基础课)	2	2	3	4	3	3	4	4	4
内科、外科、牙科医生	1	1	2	1	2	3	2	2	2
兽医学家	1	1	2	1	2	3	2	2	3
护士管理	2	2	3	3	3	3	4	4	4
护士	2	2	3	3	3	3	3	3	3
护士助手	3	4	4	4	4	3	3	3	3
工业药剂师	1	1	1	3	2	3	3	3	3
医院药剂师	2	2	2	4	2	3	3	3	3
营养学家	2	2	2	3	3	3	4	4	4
配镜师	2	2	2	2	2	3	3	3	3
眼镜商	3	3	3	3	3	4	3	2	3
放射科技术人员	3	3	3	3	3	3	3	3	3
药物实验室技术专家	2	2	2	3	2	3	3	3	3

续表

	G	V	N	S	P	Q	K	F	M
药物实验室技术员	2	3	3	3	3	3	3	3	3
画家、雕刻家及有关艺术家	2	3	4	2	2	5	2	1	2
产品设计和内部装饰者	2	2	3	2	2	4	2	2	3
舞蹈家	2	3	3	2	3	4	2	3	3
演员	2	2	4	3	4	4	4	4	4
电台播音员	2	2	3	4	4	3	4	4	4
作家和编辑	2	1	3	3	3	3	4	4	4
翻译人员	2	1	4	4	4	3	4	4	4
体育教练	2	2	2	4	4	3	4	4	4
运动员	3	3	4	2	3	4	2	2	2
秘书	3	3	3	4	3	2	3	3	3
出纳员	3	3	3	4	3	2	3	3	4
统计员	3	3	3	4	3	3	3	3	4
商业经营管理	2	2	3	4	4	3	4	4	4
警察	3	3	3	4	3	3	3	4	3
厨师	4	4	4	4	3	4	3	3	3
导游	3	3	3	3	3	3	4	4	3
机床操作工	3	4	4	3	3	4	3	4	3
细木工	3	3	3	3	3	4	3	4	4
电工	3	3	3	3	3	4	3	3	3
裁缝	3	3	4	3	3	4	3	2	3

根据职业与其所要求的职业能力基本标准查找合适您的职业。

注意在等级数字下画有"-"的能力倾向,表明为此职业所必备的职业能力。

能力检测

一、单项选择题

1. 职业能力评定的内容不包括( )。

A. 残存功能评定　　　　　　B. 智力检查　　　　　　C. 职业倾向测验

D. 职业操作能力检查　　　　E. 职业认知评估

2. 职业能力轻度损伤在职业能力评定调查表中得分为( )。

A. 0～5分　　　B. 6～30分　　　C. 35～60分　　　D. 61～90分　　　E. 91～100分

二、简答题

简述职业能力评定的方法。

（张华锴）

参 考 文 献

CANKAOWENXIAN

[1] Satoru A, Atsushi U, Akira U, et al. Reliability of remote evaluation for the Fugl-Meyer assessment and the action research arm test in hemiparetic patients after stroke [J]. Top Stroke Rehabil, 2018, 25(6): 432-437.

[2] Ross R M. ATS/ACCP statement on cardiopulmonary exercise testing[J]. Am J Respir CritCare Med, 2003, 167(10): 1415.

[3] Ong K C, Ng A W K, Lee L S U, et al. Pulmonary function and exercise capacity in survivors of severe acute respiratory syndrome[J]. Eur Respir J, 2004, 24(3): 436-442.

[4] 缪鸿石.康复医学理论与实践[M].上海:上海科技出版社,2000.

[5] 卓大宏.中国康复医学[M].2版.北京:华夏出版社,2003.

[6] 黄晓琳,燕铁斌.康复医学[M].6版.北京:人民卫生出版社,2018.

[7] 王玉龙.康复功能评定学[M].3版.北京:人民卫生出版社,2018.

[8] 王玉龙,周菊芝.康复评定技术[M].北京:人民卫生出版社,2020.

[9] 李胜利.语言治疗学[M].3版.北京:人民卫生出版社,2018.

[10] 姜泗长,顾瑞.言语语言疾病学[M].北京:科学出版社,2005.

[11] 周立峰,杨毅.康复评定技术[M].武汉:华中科技大学出版社,2012.

[12] 林成杰,孙权.康复评定技术[M].北京:中国中医药出版社,2018.

[13] 恽晓平.康复疗法评定学[M].2版.北京:华夏出版社,2014.

[14] 周菊芝,周立峰.康复评定技术[M].北京:人民军医出版社,2008.

[15] 张绍岚,刘红旗.康复评定技术[M].北京:中国医药科技出版社,2019.

[16] 王安民.康复功能评定学[M].上海:复旦大学出版社,2009.

[17] 南登昆,郭正成.康复医学临床指南[M].北京:科学出版社,1999.

[18] 李晓捷.人体发育学[M].北京:人民卫生出版社,2008.

[19] 卓大宏,戴红.我国康复治疗技术岗位任务分析的研究[J].中国康复医学杂志,2004,19(6):411-412.

[20] 江钟立.人体发育学[M].2版.北京:华夏出版社,2011.

[21] 孟莉,徐建平.发展心理学[M].北京:中国医药科技出版社,2005.

[22] 杨毅,胡德.康复医学导论[M].北京:中国医药科技出版社,2019.

[23] 窦祖林.吞咽障碍评估与治疗[M].2版.北京:人民卫生出版社,2017.

[24] 邱卓英,陈迪.基于ICF的残疾和康复信息标准体系及其应用研究1[J].中国康复理论与实践,2014,20(6):501-507.

[25] 沈晓明,金星明.发育和行为儿科学[M].南京:江苏科技出版社,2003.

[26] 于兑生,恽晓平.运动疗法与作业疗法[M].北京:华夏出版社,2002.

[27] 纪树荣.运动疗法技术学[M].2版.北京:华夏出版社,2011.

[28] 燕铁斌.物理治疗学[M].3版.北京:人民卫生出版社,2018.

［29］　窦祖林.作业治疗学［M］.3 版.北京：人民卫生出版社，2018.

［30］　陈卓铭.语言治疗学［M］.3 版.北京：人民卫生出版社，2018.

［31］　刘若琳，王宁华.Frenchay 活动量表对于我国脑卒中患者评定的效度研究［J］.中国康复理论与实践，2010，16（12）：1149-1151.

［32］　金冬梅，燕铁斌，曾海辉.Berg 平衡量表的效度和信度研究［J］.中国康复医学杂志，2003，18（1）：25-27.